Bartholomäus Böhm

Wissenschaft und Medizin

Über die Grundlagen
der Wissenschaft

SpringerWienNewYork

Priv.-Doz. Dr. med. Dr. phil. Bartholomäus Böhm
Klinik fiir Chirurgie der Charité
Humboldt-Universität zu Berlin
Berlin, Bundesrepublik Deutschland

© 1998 Springer-Verlag/Wien
Printed in Austria

Datenkonvertierung: macTypo Werbegraphik, Peter Schmidt, A-1020 Wien
Druck und Bindearbeiten: Manz, A-1050 Wien

Graphisches Konzept: Ecke Bonk

Gedruckt auf säurefreiem, chlorfrei gebleichtem Papier – TCF

SPIN: 10674047

Mit 8 Abbildungen

ISBN 3-211-83119-3 Springer-Verlag Wien New York

*„Die menschliche Vernunft hat das besondere Schicksal in einer
Gattung ihrer Erkenntnisse: daß sie durch Fragen belästigt wird,
die sie nicht abweisen kann; denn sie sind ihr durch die Natur der
Vernunft selbst aufgegeben, die sie aber auch nicht beantworten
kann; denn sie übersteigen alles Vermögen der menschlichen
Vernunft."*

Immanuel Kant, Kritik der reinen Vernunft (AVII)

*Meiner Familie
Anke
Annika
Stefanie*

Vorwort

Wissenschaftliche Forschung beginnt mit Problemen; und Probleme sind die Folge eines Konfliktes zwischen unseren Erwartungen einerseits und den tatsächlich gemachten Beobachtungen andererseits. Ein weiterer Konflikt entsteht gelegentlich zwischen der Wissenschaft und lebensweltlichen Problemen, der letztlich der Anlaß wurde, einige Gedanken zur „Wissenschaft und Medizin" zu Papier zu bringen.

Jeder, der ein Buch schreibt, bezweckt, erhofft, befürcht und beansprucht etwas. Dieses Buch bezweckt und erhofft, daß den interessierten MedizinerInnen und WissenschaftlerInnen (jeder Fachrichtung) Einblicke in die wissenschaftlichen Grundlagen ihres täglichen Tuns vermittelt werden. Sie werden damit zwangsläufig mit philosophischen Problemen konfrontiert, die zwar häufig keiner abschließenden Lösung zugeführt werden können, die sie aber als Ausgangspunkt für neue Gedankengänge nutzen können.

Es wird befürchtet, daß der Sinn des Buches mißverstanden wird. Es soll einerseits glaubhaft vermitteln, daß die Grundlagen der Medizin als Wissenschaft mit denen der Physik oder Soziologie übereinstimmen. Es soll zugleich die Probleme artikulieren, die mit jeder wissenschaftlichen Methode einhergehen, unabhängig davon, ob es sich um physikalische Theorien handelt oder um solche, die medizinische Aspekte behandeln. Es ist nicht dazu gedacht, die unermüdliche kritische Kraft des wissenschaftlichen Geistes zu lähmen, sondern es soll sie anspornen, damit der Mensch seine aktive Aufgabe in der Welt erfüllt.

Es wird nicht beansprucht, alle diskutierten Lehren und Philosophien vollständig und adäquat zu präsentieren. Ja, es wird noch nicht einmal beansprucht, sie im weitesten Sinne „richtig" darzustellen. Die einzelnen Meinungen und Ausführungen anderer Autoren zu diesem Thema wurden lediglich dazu verwendet, Probleme gut zu skizzieren, um so die Argumentation zu erleichtern. Dagegen wird beansprucht, eine verständliche Übersicht über die Grundlagen und Probleme unserer wissenschaftlichen Tätigkeiten zu geben.

Leider ist es nicht immer gelungen, die Abhandlung leicht verständlich zu schreiben. In manchen Passagen wird es dem Leser, der mit der philosophischen Argumentation wenig vertraut ist, nicht erspart bleiben, einige Mühe aufzuwenden, um sich mit der Argumentation hinreichend vertraut zu machen. Er wird für seine Bemühungen aber reichlich belohnt werden.

Zu großem Dank bin ich meiner Familie verpflichtet, die es mir trotz meiner geringen freien Zeit erlaubte, meinem Bedürfnis nachzugeben und dieses Buch niederzuschreiben. Ohne diese aufopfernde Einstellung wäre dieses Werk niemals zustande gekommen. Für die intellektuelle Herausforderung, die letztlich auch zur Genese gehörte, danke ich allen, die Anteil an meiner chirurgischen Ausbildung hatten, wobei ich besonders meine Lehrer Prof. Dr. W. Stock (Düsseldorf), Dr. J.W.

Milsom (Cleveland), und Prof. Dr. J. M. Müller (Berlin) herausstellen möchte. Mein besonderer Dank gilt des weiteren Fr. Groot-Wassink, die mir in ihrer Freizeit bei der Materialsammlung geholfen hat.

Berlin, Januar 1998   *B.B.*

Inhalt

1. Wissenschaft und Medizin

Die Abhandlung ist als Vorlesung konzipiert – wie sie allerdings bisher nie gehalten worden ist und wahrscheinlich auch nie gehalten werden wird. Sie ist gerichtet an alle diejenigen, die eine natürliche Neugier darüber verspüren, zu erfahren, auf welchem theoretischen Fundament unsere Tätigkeit als Mediziner beruht und ob es ein sicheres Fundament ist. An Beispielen aus der Medizin soll exemplarisch aufgezeichnet werden, was wir heutzutage meinen können, wenn wir uns bei einer Empfehlung unserer Tätigkeiten darauf berufen, daß die Methode wissenschaftlich abgesichert wurde, oder wenn wir bestimmte Behandlungsverfahren ablehnen, weil sie nicht hinreichend wissenschaftlich untersucht wurden. Es geht demnach, um eine Abhandlung zum Themenbereich „Wissenschaft", „Rationalität" und „Wirklichkeit". Wir könnten sie in diesem Sinne auch eine wissenschaftsphilosophische Abhandlung nennen.

Das Thema lautet „Wissenschaft und Medizin". Es mag prima vista provokativ erscheinen, weil möglicherweise die überwiegende Mehrheit der Ärzte der Meinung ist, daß Medizin keine Wissenschaft ist oder sein soll. Jedenfalls sind drei Reaktionen auf das Thema denkbar. Die erste wäre eine strikte Ablehnung, Medizin überhaupt als Wissenschaft begreifen zu wollen oder sie als eine wissenschaftliche Tätigkeit zu konstruieren. Diese ablehnende Haltung mag auf moralischen Ansichten beruhen, die die ärztliche Tätigkeit von methodischen Zwängen losgelöst sehen wissen will, weil befürchtet wird, daß die Patienten möglicherweise schlechter behandelt werden ohne sogenannte weniger wissenschaftliche fundierte, alternative Behandlungsverfahren. Nun, auch diejenigen, die der ‚Medizin als Wissenschaft' ablehnend gegenüber stehen, sollten sich die Mühe machen, in der Lektüre fortzufahren, weil sie aufgrund der Vorlesungen möglicherweise ihre Einstellungen in einem gewissen Grade revidieren werden. Die zweite Reaktion wäre möglicherweise ein Achselzucken im Sinne von ‚ach, was soll Medizin denn sonst sein, schließlich basiert die Medizin auf Grundlagen wissenschaften', wobei wir dann bei dem Problem wären, die Grundlagenwissenschaften etwas genauer zu untersuchen. Für diejenigen unter ihnen, die an eine empirische Basis ihrer ärztlichen Tätigkeiten glauben und eine Evaluation möglicher Behandlungsalternativen auf der Grundlage der wissenschaftlichen Methodologie fordern, bevor diese beim Patienten eingesetzt werden kann, wird es möglicherweise eine Überraschung geben. Sie sollten jedenfalls der Argumentation sehr sorgfältig folgen, um die Beschränktheit der wissenschaftlichen Methodologie zu berücksichtigen.

Die dritte Reaktion auf das Thema könnte darin bestehen, daß der Sinn des Themas angezweifelt wird. Sie könnten behaupten, daß Medizin eine ärztliche Tätigkeit sei und als Handlung anders zu beurteilen ist, als das Wissen über den Menschen. Da man aber einer Handlung nicht schlechthin das Merkmal „wissenschaftlich" zu- oder abschreiben kann, sondern lediglich als „wissenschaftlich" fundiert – im weitesten

Sinne –, scheint es legitim zu sein, die Gründe für bestimmte Handlungen auf ihren wissenschaftlichen Wert zu untersuchen, wobei hier natürlich nur Bezug auf die theoretischen Gründe genommen wird, warum eine bestimmte pflegerische oder ärztliche Handlung vorgenommen wird. Moralische Aspekte der medizinischen Handlungen werden dabei zwangsläufig in den Hintergrund treten.

Sollten Sie sich für das Thema interessieren, so sollten Sie sich von der weiteren Argumentation nur insoweit gefangen nehmen lassen, als daß sie die einzelnen Argumente auf ihre Schlüssigkeit untersuchen und den Gedankengang nachzuvollziehen trachten. Es wird durch die Auswahl von verschiedenen Wissenschaftskonzeptionen, die historisch gesehen meistens chronologisch entstanden sind, versucht, einen Überblick über unseren derzeitigen Erkenntnisstand bezüglich den Bedingungen und den Möglichkeiten von Wissenschaft zu geben. Die dabei auftretenden Probleme sollen dann in einem zweiten Schritt, verbunden mit medizinhistorischen Fakten, erläutert und beseitigt werden, um so zu klären, ob die Medizin als Wissenschaft auf Sand oder auf Fels gebaut ist. Es handelt sich also um Themen, die in erster Linie von Wissenschaftsphilosophen, Wissenschaftstheoretikern, Wissenschaftshistorikern usw. eingehend diskutiert wurden. Die hiesige Argumentation wird im Vergleich zu diesen fachwissenschaftlichen Erörterungen und Disputationen aber nur soweit vorangetrieben, wie es für den Zweck erforderlich ist.

Eine Schwierigkeit tritt bekanntlich immer dann auf, wenn ein Brückenschlag zwischen verschiedenen Disziplinen versucht wird und wir dabei zur Vereinfachung gezwungen sind – es ist das Problem der Ausgewogenheit. Einerseits wollen wir uns nicht nur mit Trivialitäten auseinandersetzen und andererseits dürfen wir die Argumentation auch nicht so komplex gestalten, daß sie für den Nicht-Spezialisten unverständlich wird. Im ersten Fall wäre die Abhandlung langweilig und im zweiten würden Sie die Abhandlung beiseite legen, so daß wir unser Ziel nicht erreichen, das theoretische Fundament unserer medizinischen Tätigkeit näher zu untersuchen.

In dieser Abhandlung wird deshalb nicht der Anspruch erhoben, die diskutierten Autoren in ihren Argumentationen exakt wiederzugeben, – was auch schwierig werden würde, weil die meisten ihre Ansichten im Laufe der Zeit zum Teil gravierend änderten –, sondern nur so weit darzustellen, wie es für den verständlichen Fortgang der Argumentation sinnvoll ist. Umso leichter wird es Ihnen dann fallen, die Argumentation nachzuvollziehen, die Schlußfolgerungen dieser Rekonstruktion zu verstehen und diese dann konstruktiv zu kritisieren.

Die Argumentationen in den Vorlesungen bauen aufeinander auf, so daß derjenige, der mit den Argumenten und der Terminologie über die wissenschaftliche Methode weniger vertraut ist, nicht gut beraten ist, Teile zu überspringen.

Um Ihnen die Entscheidung zu erleichtern, in der Lektüre fortzufahren – oder sich mit interessanterer zu begnügen –, werden wir zunächst angeben, welche Voraussetzungen an den Leser gestellt werden, auf welchem Fundament die Argumentation beruht, und was mit der Abhandlung genau bezweckt wird. Der Leser kann am Ende dieser Vorlesung entscheiden, ob es gelungen ist, sein Interesse zu wecken. Sollte er weder die Voraussetzung erfüllen, noch am Zweck interessiert sein, oder sich nicht auf die Grundlage der Argumentation einlassen wollen, so sollte er seine Zeit nicht mit dieser Abhandlung verschwenden. Da sie außerdem bei der Besprechung von Details streckenweise anstrengend sein kann und diese Beschwerlichkeiten möglicherweise nur mit einem gewissen Grad an Begeisterung überwunden werden können, sollte der Leser für die aufgezeigte Problematik ein ausreichend großes Interesse mitbringen.

Kommen wir zu den Voraussetzungen. Die Sprache, die hier verwendet werden wird, ist die Umgangssprache. Es werden von keinem Zuhörer spezielle Kenntnisse über Probleme der Philosophie, Wissenschaftstheorie, Quantenphysik oder ähnlicher Fachgebiete erwartet. Wann immer ein Begriff aus diesen Fachbereichen verwendet wird, der nicht durch ein gewisses Maß an Bildung in unserer Kultur Eingang gefunden hat, wird seine Bedeutung für die weitere Verwendung hinreichend erklärt. Bis auf die Kenntnis einiger medizinischer Grundbegriffe, über die meistens auch der medizinische Laie verfügt, ist lediglich eine ausreichende Neugierde erforderlich, die Argumentation tatsächlich nachvollziehen zu wollen. Es soll allerdings auch nicht verheimlicht werden, daß es auch eine Mühe erfordern wird, der Argumentation zu folgen. Leider scheint es aber generell so zu sein, daß man sich keine neuen Erkenntnisse aneignen kann, – die über einen trivialen Inhalt hinausgehen –, ohne daß wir eine gewisse Anstrengung aufbringen. In diesem Sinne kann die Abhandlung auch als intellektuelle Herausforderung betrachtet werden.

Die Präzision der Argumentation kann nicht denselben Grad wie die der Fachspezialisten erreichen, und soll sie im Grunde auch nicht. Sie soll schließlich einem interessierten Publikum gewisse Erkenntnisse über die wissenschaftlichen Tätigkeiten nahebringen und die Literatur nicht um eine weitere Abhandlung erweitern, die nur für ausgewählte Spezialisten verständlich ist.

Alle Begriffe, die eine philosophische Bedeutung nahelegen, werden zunächst in ihrer umgangssprachlichen Bedeutung verwendet.[1] Jede Bedeutungserweiterung, die über das umgangssprachliche Verständnis hinausgeht, wird sukzessive eingeführt. Die umgangssprachliche Verwendung eines Begriffes bedeutet, daß beim Leser ein intuitives Verständnis des Begriffes vorhanden sein sollte und er dieses Wort oder diesen Satz im Alltag auch korrekt verwendet. Viele Menschen sind häufig gar nicht in der Lage, eine präzise Definition des verwendeten Begriffes zu geben. So wird zum Beispiel im Alltag häufig das Wort ‚Zeit‘ verwendet, aber nur selten kann vom Sprecher auch die mehr philosophische Frage beantwortet werden: „Was ist Zeit?"[2]

---

1   Da gegenwärtige analytische Philosophen hinter jedem verwendeten Satz oder Begriff häufig einen „Trick" oder ein „Gespenst" vermuten, versuchen sie, ihre Begriffe möglichst genau zu spezifizieren. Diese Einstellung ist zwar sehr hilfreich und lobenswert, aber es würde unser Anliegen überfordern, jede wichtige Begriffsbestimmung hinreichend zu erläutern.

2   Dies trifft allerdings auch für so einfache Begriffe wie „Katze" zu. Wenn wir einen Gegenstand erblicken, der aussieht wie eine Katze, aber zusätzlich einen Rüssel hat, werden wir die Entscheidung, ob das Tier eine Katze ist, nicht allein treffen wollen. Wir müßten das Tier einfangen und einer eingehenden Untersuchung durch Spezialisten unterziehen lassen, um

Neue Begriffe werden nur dann eingeführt, wenn dadurch die weitere Argumentation verständlicher oder erleichtert wird. Diese Einführung ist vergleichbar mit medizinischen Fachbegriffen. Sie sind auch nicht dazu gedacht, den Mediziner zu verwirren oder dem Studenten das Studium zu erschweren, sondern um die Kommunikation prägnanter zu machen, sie zu erleichtern, die Argumentation auf den Punkt zu bringen und neue Erkenntnisse zu formulieren.[3]

Bevor wir nun mit den philosophischen Betrachtungen beginnen, soll zunächst versucht werden, die Grundlage der hiesigen Argumentation näher zu beleuchten. Es wäre ziemlich kurzsichtig, anzunehmen, daß wir eine Argumentation auf neutralem Grund und mit „jungfräulichem" Material aufbauen können. Jeder, der sich Gedanken über ein bestimmtes Problem macht, argumentiert auf einer Grundlage, die sein Denken bestimmt. Dieses Fundament ist niemals völlig losgelöst von dem jeweiligen Wissensstand oder den geschichtlich bedingten Anschauungen. Auch wir können nicht über Wissenschaft diskutieren, ohne uns auf eine historisch gewachsene Basis unserer methodologischen Erkenntnisse zu berufen. Es ist deshalb sinnvoll, zu Beginn unserer Betrachtungen eine gemeinsame Grundlage festzulegen, die Sie möglichst teilen sollten, damit wir auf dieser Basis argumentieren können. Solch ein minimaler Konsens kann als conditio sine qua non für eine fruchtbare Diskussion angesehen werden. Wenn es zwischen denjenigen, die konstruktiv diskutieren wollen, keine gemeinsame Grundlage gibt, eine Wissensbasis, auf die man sich jederzeit berufen kann, dann wird ein Gespräch nicht fruchtbar sein können. Meistens reden wir in diesen Situationen aneinander vorbei oder ergehen uns in endlose Grundlagen-diskussionen über die Bedeutung bestimmter Begriffe.[4]

Es ist wenig wahrscheinlich, daß wir ein verständliches und vielleicht auch erfolgreiches Konzept entwickeln können, das nicht auf irgendeiner theoretischen

---

festzustellen, ob es sich um ein Katze mit Mutation oder um eine andere Tierart handelt. Putnam [45] hat zu Recht darauf hingewiesen, daß es eine linguistische Arbeitsteilung gibt und zur sicheren Feststellung der Bedeutung und Referenz von alltäglichen Begriffen kompetente Fachleute notwendig sind, die über ein spezielles Wissen verfügen. Nicht alle Menschen können zum Beispiel Gold sicher von anderen ähnlichen Metallen unterscheiden. Welcher Laie würde sich beim Kauf eines gelben Metalls oder eines schillernden Steines darauf verlassen, daß ihm ein Verkäufer auf der Straße versichert, daß es sich um Gold und Diamanten handelt?

3 Obwohl wir uns doch schon manchmal die Frage stellen, ob bestimmte neue Fachbegriffe tatsächlich notwendig sind oder nur der Tatsache ihre Existenz verdanken, daß sich „wichtige" Persönlichkeiten durch Einführung einer neuen Begrifflichkeit „verewigen" wollen.

4 Bereits Aristoteles erkannte, daß wir nicht um jeden Preis mit jedem argumentieren sollten: „Man darf aber nicht mit jedem disputieren und sich nicht mit dem ersten besten einlassen; denn je nachdem der Gegner ist, kann aus den Disputationen nichts Rechtes werden. Wollte man einen Widerpart, der um jeden Preis den Schein behaupten will, daß ihm nicht beizukommen sei, um jeden Preis matt stellen, so wäre das zwar gerecht, aber man würde sich selbst vergeben. Deshalb darf man nicht leichthin mit jedwedem anbinden. Denn da kann nichts herauskommen als böses Gerede. Würden doch auch die, die sich bloß üben wollen, kaum umhin können, bei solchen Disputationen in einen streitsüchtigen und rechthaberischen Ton zu verfallen." Aristoteles [4] 164b.

Grundlage aufbaut. Wenn wir nun ein Fundament für unsere Argumentation wählen, dann sollte es möglichst solide sein und nicht von vornherein im Widerspruch mit denjenigen Sachverhalten stehen, die allgemein als wahr angesehen werden. – Obwohl es aber nicht grundsätzlich ausgeschlossen ist, daß nicht auch Theorien konstruktiv und vielleicht sogar erfolgreich sein können, die auf einer fraglichen Grundlage beruhen. Allerdings ist dies relativ unwahrscheinlich.

Eine unserer fundamentalen Annahmen wird sein, daß wir durch bloß es Nachdenken allein – sitzen auf dem Sofa und an die Decke starren –, ohne uns in irgendeiner Form auf Beobachtungen zu stützen, keine wahre Aussage über die Beschaffenheit unserer Welt machen oder gar Gesetze oder Regelmäßigkeiten der Natur aufstellen können. Wer etwas über die Welt aussagen will, der muß zunächst Erfahrungen über die Welt sammeln. Eine weitere Annahme ist, daß es Regeln des logischen Zusammenhanges gibt, die wir als logische Regeln akzeptieren. Wenn Sie diesen beiden Annahmen zustimmen, dann können wir behaupten, daß alle Erkenntnisse entweder in irgendeiner Form auf empirischem Wissen bzw. auf Erfahrungen beruhen oder sich durch Regeln der formalen Wissenschaften, der Logik oder Mathematik, herleiten lassen.[5]

Außerdem wollen wir versuchen, eine konsistente Verwendung bestimmter Begriffe durchzuhalten und unseren Begriffen eine für die Argumentation hinreichende Klarheit zu geben, wobei das Ausmaß der Genauigkeit der Begrifflichkeit von dem Gegenstand der Argumentation abhängt, d. h. worüber gesprochen wird. Es ist ohne Zweifel ein groß er Verdienst der modernen Wissenschaftstheorie und der Sprachanalyse, uns wichtige Einblicke in klassische wissenschaftsphilosophische Problemstellungen zu ermöglichen und auch manche Probleme als eher sprachliche Probleme entlarvt zu haben. Allerdings können wir mit der Sprachanalyse allein nicht alle interessanten philosophischen Probleme erschöpfend erörtern. Genausowenig ist die Wissenschaftstheorie allein dazu geeignet, uns erschöpfende Auskunft über das Phänomen „Wissenschaft" zu geben. Wir werden versuchen, möglichst diejenigen Erkenntnisse aus den verschiedenen Fachgebieten zu präsentieren, die für unsere Zwecke ausreichend präzisiert oder eingehend diskutiert wurden.

Die Genauigkeit der eigenen Methode machten die Wissenschaftstheorie und Sprachanalyse aber zugleich auch vulnerabel bezüglich ihrer eigenen Grundlagen, so daß einige sehr anspruchsvolle Projekte des modernen „logischen Empirismus" als gescheitert angesehen werden müssen. Bis zu dieser Erkenntnis, daß einige streng empirische Positionen nicht aufrechterhalten werden können, vergingen oft Jahrzehnte intensiver

---

[5] Inwieweit auf dieser als empiristisch zu bezeichnenden Grundlage noch Platz ist für die klassische philosophische Wissenschaft bzw. Metaphysik, wurde in den vergangenen Jahrzehnten kontrovers beurteilt. Nachdem aber der Versuch gescheitert ist, ein eindeutiges Abgrenzungskriterium zwischen modernen empirischen Wissenschaften und der Metaphysik zu formulieren, bleibt weiterhin offen, welche Rolle eine Metaphysik in unserer heutigen Zeit noch spielen kann. Unter Metaphysik wird dabei jede Konzeption verstanden, die den Anspruch erhebt, auf nicht-empirischem Weg zu Aussagen über die Wirklichkeit oder zu normativen Aussagen zu gelangen.

Diskussionen, die erfreulicherweise dadurch geprägt waren, daß die hohen formalen Anforderungen an die Diskussion und ihre relativ genaue Begrifflichkeit beim Erkennen dieser Irrtümer sehr hilfreich waren. Es übersteigt, wie bereits gesagt, den Anspruch dieser Abhandlung diese Diskussionen im Detail wiedergeben zu können. Allerdings profitieren wir von der Diskussion über diese irrtümlichen Ansichten, weil sie unseren Blick für die eigenen Probleme schärfen wird. Außerdem haben diese philosophischen Auseinandersetzungen gezeigt, wie fruchtbar eine sorgfältige Argumentation sein kann, wenn sie auf einer rationalen Basis vorgenommen wird.

Die Grundlage unserer Argumentation wird im wesentlichen darin bestehen, daß wir mit jeder Behauptung, die wir aufstellen, auch die Verpflichtung eingehen, sie im Zweifelsfall zu begründen. Dabei wird es nicht selten notwendig werden, auf empirische Daten, auf Erfahrungen zurückzugreifen, die wir in unserer Welt machen. Die Fähigkeit, eine sinnvolle Diskussion zu führen, die zugleich den Regeln einer rationalen Argumentation folgt, wird im folgenden vorausgesetzt.

Es ist möglicherweise ungewöhnlich, eine Abhandlung mit einer ausschweifenden Erläuterung des Zweckes derselben zu beginnen. Der Grund, warum die Ausführung des Zieles dieser Abhandlung aber ganz bewußt an den Anfang gestellt wird, besteht darin, daß die Erwartungshaltung des Zuhörers lieber zu Beginn enttäuscht werden soll als am Ende, und ihm somit die Mühe erspart bleibt, der Argumentation zu folgen. Was wird nun mit der Abhandlung beabsichtigt? Es soll aufgezeigt werden, auf welchen Fundamenten unsere wissenschaftliche Tätigkeit beruht und warum wir soviel Wert darauflegen, daß Erkenntnisse durch wissenschaftliche Methoden gewonnen werden. Allerdings werden damit auch die inhärenten Schwächen der Wissenschaft offengelegt, indem zugleich die Beschränktheit der wissenschaftlichen Methode ausgewiesen wird. Möglicherweise werden wir in Zukunft alternative Konzepte besser und gerechter bewerten.

Es ist nicht das Ziel, sogenannte schulmedizinische Verfahren als besser oder wissenschaftlicher auszuweisen als „alternative" z.B. naturheilkundliche Verfahren. Als „Schulmediziner", – was immer das genau sein mag –, wenden wir zweifelsfrei diejenigen Verfahren in der alltäglichen ärztlichen Praxis an, die wir gelernt haben, mit denen wir vertraut sind. Es wird uns am Ende dieser Abhandlung sicherlich leichter fallen, gewisse Zwiespälte der „Schulmediziner" gegenüber alternativen Heilmethoden zu verstehen. Vielleicht werden wir auch die Argumente der Verfechter alternativer Behandlungsverfahren anders bewerten. Wir werden aufgrund unserer Überlegungen allein aber zu keinem Zeitpunkt begründen können, welche konkrete Behandlungsmethode bei einem erkrankten Patienten als die „richtige" oder „bessere" gelten kann oder muß. Allerdings können wir die gewonnenen Erkenntnisse aus dieser Abhandlung dazu verwenden, eine konstruktive Diskussion über den „wissenschaftlichen" Charakter und die Bedeutung der verschiedenen Heilmethoden zu führen und sich dabei weniger von Vorurteilen über die „Wissenschaftlichkeit" blenden zu lassen.

Ob es gelungen sein wird, die medizinische Tätigkeit als wissenschaftlich fundiert darzustellen, mag am Ende der Leser entscheiden. Sollten Sie sich den Folgerungen aber dennoch nicht anschließen wollen, so ist zu hoffen, daß Sie trotzdem Spaß an der Argumentation hatten oder in irgendeiner anderen Art und Weise etwas hinzugelernt haben.

Nun gut, was ist damit gewonnen, wenn wir behaupten können, daß unsere ärztlichen Tätigkeiten auf wissenschaftlichen Erkenntnissen beruhen? Verhalten wir uns deshalb rationaler, sind unsere Behandlungsmethoden effektiver und helfen wir damit den Patienten mehr, als wenn wir nicht diese wissenschaftliche Erkenntnisse hätten? Da wir unterstellen, daß wissenschaftliche Methoden, bei all ihren Beschränkungen, wichtig sind und eine conditio sine qua non in der erfolgreichen Entwicklung von medizinischen Behandlungen waren und weiterhin sein werden, müssen wir versuchen, diese Annahme zu begründen. Dazu ist eine dezidierte Auseinandersetzung mit den Grundlagen der Wissenschaft notwendig. Gelingt es uns nämlich nicht, die Wissenschaft auf ein sicheres Fundament zu stellen, dann sind wir auch nicht mehr berechtigt, wissenschaftliche Erkenntnisse von unwissenschaftlichen abzugrenzen oder ihre Überlegenheit zu behaupten. Erst wenn wir mit den Grundlagen der Wissenschaft hinreichend vertraut sind, können wir uns ein Bild über den Wert wissenschaftlicher Aussagen machen.

Ein anderer wichtiger Grund, sich mit den Grundlagen der Wissenschaft auseinanderzusetzen, liegt darin, daß sich im klinischen Alltag immer wieder pseudo-wissenschaftliche Erklärungen oder pseudo-rationale Verhaltensweisen finden, die manchmal ein echtes Ärgernis sind. Sehr häufig werden im klinischen Alltag, Feststellungen getroffen wie „diese Operationsindikation ist nicht rational begründbar", „Medizin ist keine Wissenschaft" und „es gibt keine streng wissenschaftlichen Belege für die Wirksamkeit dieser Therapie". Meistens beziehen sich die Sprecher damit auf Behandlungsmethoden, die sie selbst nicht akzeptieren. Des weiteren sind insbesondere jüngere Kollegen, die sich wißbegierig mit neuen Behandlungsmethoden beschäftigen, immer häufiger frustriert, weil sie auf ihre zum Teil berechtigten Fragen, warum etwas in einer bestimmten Weise getan wird, häufig keine oder nur eine unzureichende Antwort erhalten – was nicht immer auf methodischen Problemen beruht. Außerdem werden wir zunehmend mit der seltsamen Erscheinung konfrontiert, daß einerseits aus methodischen Gründen prospektiv-randomisierte Studien zur Beantwortung von klinischen Fragen gefordert werden, daß aber andererseits die Erkenntnisse aus ernsthaften prospektiv randomisierten Studien nicht im klinischen Alltag umgesetzt werden. Dabei werden zum Teil relativ haarsträubende Argumente vorgetragen, um ja keine Veränderung der alten Gewohnheiten und Rituale in der eigenen Klinik vorzunehmen. Dies gilt nicht generell, aber wahrscheinlich hat jeder klinisch tätige Kollege diese Erfahrung im Laufe seiner Tätigkeit oder Ausbildung schon einmal selbst gemacht – und möglicherweise wieder verdrängt.[6]

---

6 Während der chirurgischen Ausbildung werden häufig auf die Frage „Warum aufgrund der vorhandenen überzeugenden Daten nicht das Verfahren A zugunsten des anderen Verfahrens B gewählt wird?" die folgenden drei Gründe (DDD-Regel) genannt, warum man bei dem alten Verfahren bleibt: 1. **„Das** war schon immer so!", 2. **„Das** war noch nie so!" und 3. **„Da** könnte ja jeder kommen!"

Wir werden sicherlich nicht alle psychologischen, sozialen und geschichtlichen Gründe für diese Verhaltensweisen aufzeigen können. Dieser relativ starke Konservatismus in der Medizin ist sicherlich multifaktoriell[7] bedingt und liegt nicht allein in der starren hierarchischen Struktur der deutschen Kliniken begründet. Der Konflikt zwischen der jungen und alten Generation ist in allen medizinischen Disziplinen auffindbar und beide Generationen können in der Regel gute Argumente vorbringen, um ihre Handlungen zu begründen. So ist zum Beispiel ein Chirurg gut beraten, seine operative Kunst zu verbessern, um seine Ergebnisse zu optimieren. Und wenn er ein hohes Maß an Sicherheit mit seiner Methode gewonnenen hat, die zu guten Ergebnissen führt, sollte er sie auch nicht leichtfertig durch eine ihm unbekannte Methode ersetzen.

Möglicherweise bleibt an dieser Stelle noch vage, was beabsichtigt wird, weil bisher zwar die Begriffe „Wissenschaft" und „Rationalität" verwendet, aber nicht genauer bestimmt wurden. Es muß deshalb noch im Nebel verborgen bleiben, was erst aufgrund einer systematischen Argumentation in Sicht gelangen soll.

Was ist Wissenschaft?

Die Beantwortung der Frage, ob Medizin eine Wissenschaft ist, hängt wesentlich von der Bestimmung ab, was als Wissenschaft betrachtet werden soll. Deshalb wenden wir uns nun der Frage zu, was unter Wissenschaft verstanden werden kann. Vielleicht versuchen Sie selbst einmal, die Frage zu beantworten: „Was ist Wissenschaft?" Möglicherweise werden Sie zu Ihrer eigenen Verwunderung keine einfache Antwort auf diese scheinbar banale Frage geben können, obwohl Sie diesen Ausdruck wie selbstverständlich verwenden.

Was ist Wissenschaft? Was ist das Objekt unserer Betrachtungen? Es scheint bei den Ausführungen über Wissenschaft eher so zu sein, daß sich die Bedeutung erst dadurch offenbart, indem wir uns mit ihr intensiv auseinandersetzen. Dabei spiegelt sich Wissenschaft in immer mehr Facetten, je mehr wir sie von verschiedenen Blickwinkeln aus betrachten. Könnte es möglich sein, daß wir in einer Illusion verfangen sind, wenn wir nach einer einfachen Bestimmung dessen suchen, was Wissenschaft ist? Offensichtlich handelt es sich bei „Wissenschaft" um einen Begriff, dessen Bedeutung vage und vielschichtig ist, so daß wir ihn nicht durch eine einfache explizite Definition angeben können.[8] Der Begriff „Wissenschaft" ähnelt damit Begriffen wie „Lebenswelt" oder „Technik", deren Bedeutung ebenfalls so vielschichtig ist, daß eine genaue Festlegung auf bestimmte Einzelaspekte zwar methodisch wünschenswert wäre, aber zugleich ihrem ursprünglichen komplexen Charakter nicht

---

7 Die Redewendung „ist multifaktoriell bedingt" weist meistens daraufhin, daß wir im Grunde genommen noch kein vernünftiges Konzept haben, um einen Sachverhalt halbwegs plausibel zu erklären.

8 Eine explizite Definition ist zum Beispiel: „Eine Junggeselle ist ein unverheirateter Mann." Mit dieser Begriffsbestimmung wird sprachlich genau festgelegt, was die Bedeutung von „Junggeselle" ist.

gerecht werden würde. Die wissenschaftlichen Tätigkeiten sind viel zu komplex, als daß wir eine einfache Begriffserklärung erwarten können.

Der einfachste Zugang zu einer Explikation des Begriffes wäre über die Analogie zu anderen Fragen. Die Frage „Was ist Wissenschaft" ähnelt nämlich sehr stark den Fragen „was ist ein Spiel, ein Tisch, eine Katze oder Wasser". Sie scheinen nach den Merkmalen zu fragen, die vorhanden sein müssen, damit wir etwas als ein Spiel, als ein Tisch, als eine Katze oder als Wasser ansehen.[9]

Wir fragen uns also, was der Begriff „Wissenschaft" bedeutet. Nach Wittgenstein [60] wird die Bedeutung eines Ausdruckes durch seine Verwendung festgelegt. Wollten wir herausbekommen, was zum Beispiel ein Spiel ist, was die Bedeutung von „Spiel" ist, so müßten wir folgendermaßen vorgehen:[10] Wir müßten zunächst alle Vorgänge auf der Welt betrachten, die als Spiele bezeichnet werden (Brettspiele, Kartenspiele, Ballspiele, Kampfspiele etc.). Dann würden wir untersuchen, ob es eine Menge an Eigenschaften gibt, die allen Spielen zukommt. Nach Wittgenstein werden wir dabei nicht etwas finden, was allen Spielen zukommt, sondern wir werden nur Ähnlichkeiten, Verwandtschaften finden, die sich im Großen und Kleinen überkreuzen. Er nennt sie Familienähnlichkeiten. Es gibt nach Wittgenstein keine festgelegte Menge von Eigenschaften, die allen Spielen zukommen muß, und die dadurch die Bedeutung von „Spiel" festlegen. Alle aufgezählten Merkmale sind zwar notwendig, aber nicht hinreichend für die Zugehörigkeit zu den Spielen. Es treffen hier einerseits die Exaktheit in Bezug auf die notwendigen Bedingungen für die Zugehörigkeit zu Spielen und andererseits die Unexaktheit in Bezug auf die hinreichende Bedingung für die Zugehörigkeit zu den Spielen aufeinander. Wollte jemand wissen wollen, was die Bedeutung von „Spiel" ist, dann würden wir ihm Spiele beschreiben und jedesmal

---

9 Fragen der Art „Was ist Wasser?" oder „Was ist eine Katze?" wurden früher häufig gestellt, um über die Begriffsbestimmung zugleich festzulegen, was das Wesen von Wasser oder von Katzen ist. Es wurde nicht nur nach der Bedeutung der verwendeten Begriffe gefragt, sondern zugleich nach einer Festlegung der wesentlichen Eigenschaften der Gegenstände, die unter sie fallen. Gäbe es eine eindeutige Antwort auf diese Fragen, dann wurde damit ein Wissen über das Wesen dieser Gegenstände ausgedrückt. Interessanterweise hat man heute weitgehend akzeptiert, daß es so etwas wie eine linguistische Arbeitsteilung gibt (Putnam [45]). Nicht jeder kann die oben genannten Fragen ausreichend beantworten. Gibt man einem Archäologen ein Glas klarer und geschmacksneutraler Flüssigkeit und fragt ihn, ob es sich eindeutig um Wasser handelt, wird er diese Frage wahrscheinlich gar nicht beantworten können. Er wird die Frage an einen befreundeten Chemiker weiterleiten, der eine Probe der Flüssigkeit im Labor analysieren wird. Würde man einem Physiker dagegen ein behaartes Tier ohne Schwanz und mit drei Beinen zeigen und ihn fragen, ob es eine Katze ist, wird er diese Frage ebenfalls nicht beantworten können. Er wird unter Umständen einen Veterinär zu Rate ziehen, der möglicherweise sogar einen genetischen Test veranlassen wird, um sicherzustellen, daß es sich nicht um eine unbekannte Spezies, sondern nur um eine „veränderte" Katze handelt. Obgleich wir uns im Alltag über die gewöhnlichsten Dinge sehr effektiv verständigen können, bedienen wir uns bei der Beantwortung spezifischer Fragestellungen dem Wissen von Spezialisten. Keiner würde erwarten, daß man, wenn man Begriffe wie „Wasser" oder „Katze" verwendet, tatsächlich die „genaue" Bedeutung dieser Begriffe angeben können muß.

10 Wittgenstein [60], S. 56ff

hinzufügen: „das, und Ähnliches nennen wir ‚Spiel'.„ Die Bedeutung wird demnach durch eine Anführung einer Beispielmenge angegeben, die sozusagen paradigmatisch für den Begriff sind.

Wir haben an dem Beispiel des Wortes „Spiel" von Wittgenstein gesehen, daß es Begriffe gibt, die vage und unterbestimmt sind. Selbst Begriffe wie „rot" oder „schneller als" haben nur auf dem ersten Blick eine einfach zu beschreibende Bedeutung. Es lassen sich auch für diese Begriffe Situationen konstruieren, in denen der eine sagen würde, daß ein bestimmter Gegenstand nicht mehr rot ist, während einer anderer immer noch hartnäckig darauf beharrt, daß er rot ist. Solche Situationen sind uns zum Teil auch vertraut, wenn wir Begriffe wie „Hütte" und „Haus" oder „Tal" und „Berg" versuchen zu spezifizieren. Wann ist ein Gegenstand noch eine Hütte und wann fängt er an, ein Haus zu sein? Welches sind die entscheidenden Merkmale zur Unterscheidung zwischen einem Haus und einer Hütte? An welcher Stelle beginnt das Tal und wo der Berg? Wir müssen akzeptieren, daß wir im Alltag häufig Begriffe verwenden, die in ihrer Bedeutung vage sind. Dieser Mangel an Präzision hat einerseits den Vorteil, daß dieselben Begriffe zur Beschreibung einer Vielzahl von Gegenständen in unterschiedlichen Situationen geeignet sind, aber er hat andererseits auch den Nachteil, daß in Situationen, wo eine präzise Begriffsbestimmung notwendig ist, wir auf zusätzliche definitorische Mechanismen zurückgreifen müssen. Im alltäglichen Gebrauch unserer Sprache wäre eine zu große Präzision kontraproduktiv, während sie zur Problemanalyse meistens unerläßlich ist.[11]

Wir haben bereits gesehen, daß wir die Bedeutung eines Begriffes dadurch bestimmen können, indem wir auf die Verwendung des Begriffes referieren.[12] Wir lernen mit unserer Sprache dadurch umzugehen, indem wir sie anwenden, – sie ist schließlich ein Mittel zur Kommunikation zwischen sozialen Wesen, die sich etwas mitteilen wollen. Wir werden beim Lernen der Sprache von unserer Umwelt bestärkt, wenn wir die Begriffe korrekt anwenden. Wenn ein Kind zu einem roten Gegenstand „grün" sagt, dann werden wir ihm erklären, daß es „rot" heißen muß. Wenn das Kind dann auf beliebige rote Gegenstand den Begriff „rot" korrekt anwendet, dann werden wir sagen, daß es den Begriff „rot" verstanden hat und richtig verwendet.[13] Keiner würde für den umgangssprachlichen Gebrauch von „rot" ernsthaft auf die Idee kommen, einem Kind zu sagen, daß nur diejenigen Gegenstände als rot klassifiziert werden sollen, die elektromagnetische Wellen einer bestimmten Wellenlänge abstrahlen.

Da bei fast allen Begriffen, die wir umgangssprachlich verwenden, eine gewisse Unterbestimmtheit oder Vagheit vorhanden ist, ist es nicht weiter verwunderlich, daß

---

11 In diesem Phänomen liegt zum Teil der Erfolg der modernen sprachanalytischen Methoden begründet, weil bestimmte Probleme allein durch eine Präzisierung der Sprache beseitigt oder gelöst werden können.

12 Allerdings gibt es auch noch andere Möglichkeiten, die Bedeutung eines Begriffes anzugeben, z.B. in der Festlegung der Wahrheitsbedingungen eines Satzes.

13 Auch hierbei setzen wir voraus, daß das Kind nicht rot-grün-blind ist und über ein normales Farb- und Lernvermögen verfügt.

wir auch Begriffe wie „Wissenschaft" verwenden, ohne über eine eindeutige Begriffsbestimmung zu verfügen.[14] Wir könnten sicherlich unseren gesamten intellektuellen Scharfsinn dazu einsetzen, die Bedeutung des Begriffes „Wissenschaft" analytisch zu entfalten, aber wir müßten uns ständig bewußt sein, daß wir dadurch dem vielfältigen Sinn des Wortes in unserer Sprache nicht vollständig gerecht werden.[15] Es wäre eine rein akademische Aufgabe, einen präzise definierten Begriff von Wissenschaft als eindeutige Festlegung zu erklären.

Da selbst Wissenschaftstheoretiker die Frage: „Was ist Wissenschaft?" erst am Ende ihrer wissenschaftstheoretischen Analysen beantworten, weil eine adäquate Erläuterung des Wissenschaftsbegriffes bereits die Lösung einiger wissenschaftstheoretischer Spezialprobleme vorauszusetzen scheint, sollten wir in einer ersten Näherung den Begriff „Wissenschaft" zunächst dadurch zu erläutern versuchen, indem aufzählend Merkmale angegeben werden, die mit wissenschaftlichen Tätigkeiten verbunden sind. Dazu sollten wir zunächst alles als wissenschaftliche Tätigkeit anerkennen, was in einer Forschungs- oder Lehranstalt unter der Bezeichnung „Wissenschaft" oder ähnlichem getan wird. Wissenschaft ist dort, wo diejenigen, die als Wissenschaftler angesehen werden, nach wissenschaftlich anerkannten Kriterien forschend arbeiten.[16] Wenn Wissenschaft als soziales Handeln verstanden wird, dann kann es auch daraufhin untersucht werden, ob es erfolgreich ist, ob die Zwecke sinnvoll sind und die Mittel adäquat.

Diese Methode der Begriffserläuterung hat zwar den Vorteil, daß wir alle Tätigkeiten erfassen, die vordergründig als wissenschaftlich angesehen werden, aber wir sind zugleich mit dem Nachteil konfrontiert, daß andere alternative Tätigkeiten unberücksichtigt bleiben, die gegenwärtig als unwissenschaftlich verpönt sind. Wir werden deshalb das Bild, das wir uns als ersten Entwurf über die Wissenschaft machen, später sehr kritisch betrachten und gegebenenfalls revidieren müssen, um den vermeintlichen unwissenschaftlichen Methoden nicht aufgrund eines Vorurteiles Unrecht zu tun.

Wissenschaft erhebt aber auch einen besonderen Geltungsanspruch. Wenn etwas wissenschaftlich fundiert ist, dann gehen wir davon aus, daß es besonders sicher ist, daß es verläßlich nachgeprüft wurde und die so gewonnene Erkenntnis allgemeingültig und unabhängig von subjektiven Interessen ist. Wir glauben, daß sich wissenschaftliche Erkenntnisse irgendwie von anderen Glaubensbekenntnissen oder bloßen

---

14 Gerade die philosophischen Untersuchungen scheinen sich dadurch auszuzeichnen, daß sie sich bestimmten komplexen Begriffen wie „Ursache", „Zeit", „Identität", „Erkenntnis", „Wahrheit" usw. widmen und die vielschichten Probleme durch eine sorgfältige Analyse offenlegen, die mit diesen Begriffen verbunden sind. Interessanterweise ist es fast immer so, daß die meisten dieser Begriffe so fundamental sind, daß sie wie in einem unsichtbaren Netz immer irgendwie aufeinander bezogen sind und sich wechselseitig beeinflussen.

15 Sollte doch jemand auf die Beantwortung der Frage „Was ist Wissenschaft?" bestehen, ist folgende Antwort zu empfehlen: „Wissenschaft ist das, was Wissen schafft!"

16 Diese Bestimmung ist offensichtlich zirkulär.

Wissenschaft
- als Kulturbereich
- als Forschung
- als Gesamtheit von Erkenntnissen

Natur:
Die Natur ist die Gesamtheit aller Gegenstände, die frei von menschlichen Einflüssen entstanden sind und den Grund ihres Daseins in sich selbst haben.

Meinungen unterscheiden, wobei diese Sicherheit in der Geltung durch die wissenschaftliche Methodologie garantiert werden soll.

Wenn wir uns eine Übersicht darüber verschaffen wollten, was wir alles unter Wissenschaft verstehen, dann bietet es sich an, Wissenschaft unter drei Gesichtspunkten zu betrachten:

1. Wissenschaft ist zunächst einmal ein Kulturbereich wie Staat, Kirche, Wirtschaft oder Kunst, wobei unter Kultur das Gesamtsystem aller Dimensionen der menschlichen Weltgestaltung verstanden werden soll. Wissenschaft thematisiert so den Menschen mit seinen Ideen und seinen Institutionen als einen sozialen Prozeß, der sich in Interaktionen zwischen den Wissenschaftlern und anderen Teilen der Gesellschaft konstituiert. Unter diesem sozio-kulturellen Wissenschaftsbegriff könnten dann die Bedingungen von Forschung in den einzelnen Institutionen, die Wissenschaftspolitik oder die Förderung von Forschung und Lehre thematisiert werden.

2. Wissenschaft ist aber auch ein sozialer Prozeß, dessen Zweck es ist, wissenschaftliche Erkenntnisse zu produzieren. Wissenschaft soll das Wissen über unsere Welt erweitern. Die Forschungstätigkeit der Wissenschaftler, ihre theoretischen Interessen als auch ihre praktischen Tätigkeiten können unter diesem Begriff der Wissenschaft als Forschung subsumiert werden.

3. Wissenschaft kann auch als ein System von Wissen angesehen werden, das sich in Theorien und Aussagen über die Welt ausdrückt.

Diese Ausführung, was wir alles unter dem Begriff „Wissenschaft" diskutieren könnten, offenbart, daß Wissenschaft ein sozialer Prozeß ist, der einen Zweck hat. Wissenschaft hat die Aufgabe, unsere Auseinandersetzung mit der Natur transparenter zu machen, Wissenschaft soll uns ein Wissen vermitteln, das uns eine bessere Orientierung in der Welt ermöglicht. Wissenschaft ist kein Selbstzweck. Das Ziel der Wissenschaft ist die Erklärung, Vorhersage und Beherrschung der Erscheinungen der Natur. Sie mündet in einem zunehmenden theoretischen Wissen über die Welt.

Wir werden uns im Folgenden in erster Linie mit der Wissenschaft als einem System des Wissens auseinandersetzen, weil es die theoretische Grundlage sowohl für die Forschungstätigkeit des einzelnen Wissenschaftlers als auch die des Kulturbereiches „Wissenschaft" ist. Allerdings werden die anderen beiden Aspekte im Laufe der Betrachtungen zunehmend in den Vordergrund rücken.

Kriterium:

Ein Kriterium ist ein Mittel, um festzustellen, ob ein Begriff auf eine Sachlage angewendet werden kann.

Wissenschaftliche/Unwissenschaftliche Sätze:

Unwissenschaftliche Sätze basieren nach Meinung der Empiristen auf Spekulation und sind Ausdruck einer verdammenswerten Metaphysik. Der ‚logische Empirismus' suchte nach einem Signifikanzkriterium, um alle Sätze ohne empirische Signifikanz als sinnlos bzw. unwissenschaftlich zu kennzeichnen. Ein Satz ist danach empirisch signifikant, wenn er sich entweder als wahr oder als falsch ausweisen lassen kann. Zunächst glaubte man, daß nur Beobachtungssätze sinnvoll sind, weil man durch Erfahrung intersubjektiv die Wahrheit überprüfen kann. Dann erkannte man, daß nicht alle sinnvollen Sätze auf Beobachtbares gründen. Man forderte deshalb nur noch, daß sich sinnvolle Sätze irgendwie auf Beobachtbares beziehen müssen. Da sich aber nicht alle wissenschaftlich relevanten Sätze auf Beobachtbares reduzieren lassen, wurde auch dieses Kriterium fallengelassen. Man entschied sich dann, nur noch Sätze als sinnvoll anzusehen, die in eine empiristische Sprache übersetzt werden können. Die Wissenschaft besteht aber sowohl aus einer Beobachtungssprache als auch aus einer theoretischen Sprache. Um die theoretische Sprache mit der Beobachtungssprache zu verknüpfen, wurden Zuordnungsregeln eingeführt, die den theoretischen Begriffen empirische Begriffe zuwiesen. Leider war auch dieses Konzept nicht erfolgreich, so daß man den Versuch aufgab, mit Hilfe eines Kriteriums zwischen wissenschaftlichen und unwissenschaftlichen bzw. sinnvollen und sinnlosen Sätzen zu unterscheiden.

Warum legen wir aber soviel Wert darauf, daß das von uns erworbene Wissen wissenschaftlich fundiert ist? Was diskreditiert unwissenschaftliches Wissen? Welches war der Grund, daß die Metaphysik so in Mißkredit gelangen konnte, nachdem es über Jahrtausende eine besondere Auszeichnung war, wenn man über die Fähigkeit verfügte, über metaphysische Sachverhalte nachzudenken.[17] Wo liegt gegenwärtig die Abneigung der Wissenschaftler gegenüber der Metaphysik? Was wird hier tatsächlich als Übel empfunden? Es ist nämlich nicht die Spekulation von neuen Gedanken oder Theorien oder die Absurdität und die Unsinnigkeit bestimmter Annahmen, denn wir werden noch sehen, daß dies auch auf wissenschaftliche Theorien zutrifft. Es ist vielmehr eine intolerante geistige Einstellung, die wir ablehnen. Bei einigen Vertretern metaphysischer Lehren wie auch bei Verfechtern politischer und religiöser Weltanschauungen findet sich eine Dogmatisierung und Immunisierung bestimmter Auffassungen, die keine rational-kritischen Einwände zulassen.[18] Diese intolerante Geisteshaltung kann nicht durch Argumente überwunden werden, sondern nur durch die praktische Tätigkeit des Einzelnen. Es ist unter anderem eines der Anliegen dieser Ausführungen zur Wissen-

---

17 Hoffentlich denken nicht spätere Generationen in ähnlicher Weise über das, was wir heute Wissenschaft nennen!

18 Wer behauptet, ein Erleuchteter zu sein, der ausschließlich über die alleinige Wahrheit verfügt, kann lediglich Gläubige um sich scharen wollen. Er wird kein Verständnis für ein echtes Interesse an rationalen Diskussionen haben.

schaftsphilosophie, daß Sie erkennen, daß die kritische Toleranz eine Geisteshaltung ist, die als praktische Aufgabe verstanden werden muß, um konstruktives Denken zu verbreiten und um zukünftige Probleme aufgeschlossen lösen zu können.

In manchen Diskussionen wird das Wort „sinnlos" verwendet, um Unverständnis für eine bestimmte Theorie oder Aussage zum Ausdruck zu bringen. Gelegentlich wird „sinnlos" auch verwendet, um auszudrücken, daß es fruchtlos ist, gewisse Fragen zu beantworten.[19] Nicht selten treten Probleme erst auf, nachdem eine neue Theorie aufgestellt wurde. Wenn sich diese dann als falsch herausstellt, wird meistens auch die Problemstellung gegenstandslos.[20]

Worin unterscheidet sich nun wissenschaftliches und unwissenschaftliches Wissen voneinander? Irgendwie glauben wir doch intuitiv, daß das wissenschaftlich fundierte Wissen, das durch einen bestimmten wissenschaftlichen Prozeß gewonnen wurde, glaubwürdiger und verläßlicher ist als das unwissenschaftliche. Gibt es ein eindeutiges Kriterium, das es uns ermöglicht, eine Aussage als wissenschaftlich oder unwissenschaftlich auszuzeichnen?

Leider ist es bis heute nicht gelungen, ein hinreichendes Kriterium aufzustellen, das es uns ermöglicht, diese Unterscheidung eindeutig vorzunehmen. Obwohl wir also kein Kriterium haben, um bestimmte Tätigkeiten direkt als unwissenschaftlich auszugrenzen, scheint es doch gewisse Minimalanforderungen an eine wissenschaftliche Aussage zu

---

19 „Es ist schon ein großer und nötiger Beweis der Klugheit oder Einsicht, zu wissen, was man vernünftigerweise fragen solle. Denn, wenn die Frage an sich ungereimt ist, und unnötige Antworten verlangt, so hat sie, außer der Beschämung dessen, der sie aufwirft, bisweilen noch den Nachteil, den unbehutsamen Anhörer derselben zu ungereimten Antworten zu verleiten, und den belachenswerten Anblick zu geben, daß einer (wie die Alten sagten) den Bock melkt, der andere ein Sieb unterhält." Kant [27] B82

20 Als ein klassisches philosophisches Beispiel für diesen Sachverhalt kann die sogenannte Ideenlehre angeführt werden. Es wurde damals angenommen, daß es so etwas wie die wahre Bedeutung von Wörtern gibt, die den Gebrauch dieser Wörter regeln und vollkommen unabhängig von Konventionen sind. So wurde in den Dialogen Platons versucht, das Wesen der Gerechtigkeit, das Wesen der Tugend, das Wesen der Schönheit usw. zu ergründen. Dabei wurde methodisch so vorgegangen, daß zunächst bestimmte Ausdrücke des sprachlichen Alltages wie „gerecht" bzw. „Gerechtigkeit", „gut" usw. zum Ausgangspunkt der philosophischen Betrachtungen genommen wurden. Durch systematische Analyse der Begriffe wurde dann ein einheitlicher und eindeutig bestimmter Bedeutungskern offengelegt, der als Ausdruck der Idee der Gerechtigkeit angesehen wurde. Nun haben einige Philosophen zu Recht bemerkt, daß diese Ausdrücke in unterschiedlichen Kontexten verschieden verwendet werden und sie außerdem vage und mehrdeutig sind. Es ist deshalb nicht möglich, von einer „wahren" Bedeutung dieser Wörter zu sprechen, und sinnlos, weil gegenstandslos, nach dem Wesen der Gerechtigkeit, nach dem Wesen des Guten usw. zu fragen. Wenn wir den wahren Bedeutungskern dieser Ausdrücke suchen, dann geben wir uns der falschen Hoffnung hin, eine Präzision in den Begriffen zu finden, die nicht in ihnen steckt. Haben wir uns einmal von der Unrichtigkeit dieser Theorie überzeugt, so wird die Suche nach der „wahren" Wortbedeutung gegenstandslos. Sollte jemand versuchen, die Verwendung dieser Ausdrücke in einer bestimmten Sprache zu spezifizieren, so würde er ebenfalls keine Wesenserkenntnis, sondern lediglich sprachliche Konventionen zur korrekten Verwendung dieser Begriffe gewinnen.

Argument:

Ein Argument ist eine Aussage, die eine begründende Funktion beansprucht.

Diskurs:

Ein Diskurs ist ein Dialog, der auf Argumenten beruht. Da mit der Äußerung des Argumentes ein Geltungsanspruch der Wahrheit einer Aussage oder Richtigkeit von Normen einhergeht und mit jeder Kommunikation der Anspruch auf Verständigung verbunden ist, können in einem Diskurs die Geltungsansprüche als akzeptiert oder unbegründet zurückgewiesen werden. Ein Geltungsanspruch einer Aussage wird dann von einer Person verstanden, wenn sie die Gründe kennt, die für ihn angeführt werden könnten, um ihn akzeptabel machen.

Regeln der rationalen Argumentation:

Die Argumentation sollte widerspruchsfrei sein, der Gebrauch der Begriffe konsistent und die Sprache verständlich. Jeder kann ohne Zwang am Diskurs teilnehmen und eine Behauptung in Frage stellen.

geben, die erfüllt sein müssen, um sie mit dem Merkmal „wissenschaftlich" zu versehen. Wenn wir die wissenschaftliche Tätigkeit zunächst als rationale Suche nach Wahrheit, nach Erkenntnissen über unsere Welt charakterisieren, dann müßte diese Tätigkeit zu Aussagen über die Welt führen, die folgende Anforderungen erfüllen sollten:

1. Die Aussagen sollten in einer intersubjektiv verständlichen Sprache ausgedrückt werden.
2. Die Aussagen müssen intersubjektiv nachprüfbar sein.
3. Die Aussagen müssen begründbar sein.

Wie Sie möglicherweise erkannt haben, sind diese Anforderungen denjenigen ähnlich, die wir aufstellen würden, wenn wir Regeln für eine konstruktive Diskussion aufstellen müßten. Ohne Zweifel ist das Bemühen um sprachliche Klarheit eine unerläßliche Voraussetzung des wissenschaftlichen Arbeitens. Wer etwas behauptet, dessen Inhalt nicht verständlich ist, oder wer sich so unklar ausdrückt, daß nicht genau gewußt wird, was er meint, der erfüllt nicht die Voraussetzungen, um an einer wissenschaftlichen Diskussion oder einem rationalen Gespräch teilzunehmen.

Wenn ein Wissenschaftler eine Behauptung aufstellt, dann muß es möglich sein, daß andere Wissenschaftler diese Behauptung überprüfen können. Wer wiederholt versichert, etwas zu beobachten, was kein anderer Kollege zu beobachten vermag, dessen Behauptungen werden wahrscheinlich von anderen Wissenschaftlern nicht mehr ernst genommen. Wer trotzdem auf seinem nicht überprüfbaren Standpunkt beharrt, der wird genauso aus dem „Spiel der Wissenschaft" ausgeschlossen, wie einer, der sich bei der Begründung lediglich auf Intuitionen und Evidenz beruft, die von anderen nicht nachvollziehbar sind.

Die Forderung nach intersubjektiver Verständlichkeit und Nachprüfbarkeit ist grundlegend für jede wissenschaftliche Aussage, wobei die intersubjektive Verständlichkeit grundlegender ist, weil wir eine Aussage nur dann überprüfen können, wenn wir ihren Sinn verstanden haben.

Prognose:
Eine Prognose ist eine Vorhersage von zukünftigen Ereignissen.

Erklärung:
Eine Erklärung ist eine Rückführung von Unbekanntem auf Bekanntes. In der Wissenschaft ist es meistens die Rückführung eines Sachverhaltes auf eine allgemeine Gesetzmäßigkeit.

Die dritte Anforderung artikuliert, daß wissenschaftliche Behauptungen gegebenenfalls durch rationale Argumente gestützt werden müssen. Wo Behauptungen gegen Behauptungen stehen, liegt keine wissenschaftliche Diskussion vor. Behauptet ein Wissenschaftler etwas und wird er daraufhin gefragt: „Woher weißt Du das?", dann muß der Befragte eine Begründung zu geben bereit sein. Beruft er sich dagegen nur auf (s)eine Autorität, auf göttliche Eingebung, Intuition oder Evidenz, so ist dies keine rationale Begründung.

Obwohl diese drei Anforderungen uns ein vages Verständnis geben, welche Minimalanforderung wir an eine wissenschaftlich fundierte Aussage stellen, wird damit immer noch keine Bestimmung gegeben, was eine wissenschaftliche Erkenntnis ausmacht. Eine bloße Ansammlung von Wissen, von für wahr anerkannten Aussagen, ist noch keine Wissenschaft, sondern es bedarf offensichtlich noch einer weiteren Systematisierung unserer Welt. Da der klassische Wissenschaftsbegriff dem des alltäglichen Verstandes am nächsten zu kommen scheint, wollen wir mit Bezug auf die Geschichte zu erklären versuchen, was früher unter Wissenschaft verstanden wurde.

Die Wurzeln unseres abendländischen Wissenschaftsverständnisses liegen bei den Griechen. Obwohl auch im vorwissenschaftlichen Denken immer wieder versucht wurde, Prognosen über die Zukunft aufgrund vergangener Erfahrungen abzugeben, vollzog sich erst bei den Griechen der Übergang zu einem systematischen Denken über die Welt. Die Griechen waren die ersten, die „unabhängige" Theorien über die Natur aufstellten. Dabei wurde unter einer Theorie eine Ansammlung von Sätzen verstanden, die so geordnet waren, daß sie in logischer Abhängigkeit zueinander standen. Es wurde dadurch möglich, einen Satzzusammenhang herzustellen und Sätze aus anderen Sätzen abzuleiten, wie wir es aus der Geometrie kennen. Die Euklidische Geometrie basiert einerseits auf Axiomen, aus denen dann andere Lehrsätze, Theoreme abgeleitet werden. Diese Art der Beweisführung setzt voraus, daß auch ein Verfahren der logischen Folgerung vorhanden ist. Die Entdeckung von logischen Zusammenhängen ist ebenfalls eines der großen Verdienste der Griechen.

Thales von Milet, um 625 v. Chr. geboren, wird nach der griechischen Überlieferung als erstem zugestanden, allgemeingültige Sätze über die Geometrie aufgestellt und bewiesen zu haben. Zu diesen Sätzen gehören unter anderem: Der Kreis wird durch jeden seiner Durchmesser halbiert; die Basiswinkel im gleichschenkligen Dreieck sind gleich; und der Peripheriewinkel im Halbkreis ist ein rechter Winkel. Die Leistung von Thales bestand nicht nur darin, diese Behauptungen

> **Prinzip:**
> Als Prinzip gilt dasjenige, wovon etwas seinen Ausgang nimmt. Prinzip ist ein Erstes, aus dem eine Sache entweder besteht, entsteht oder erkannt wird.
>
> **Axiome:**
> Axiome sind Sätze, die aus sich selbst einsichtig sind und keines Beweises bedürfen.
>
> **Axiomatisches System:**
> Für Axiome in einem axiomatischen System gelten die Bedingungen der Minimalität, Widerspruchsfreiheit und Vollständigkeit:
> 1. Die Axiome müssen voneinander unabhängig sein, man darf sie nicht voneinander ableiten können.
> 2. Das System muß widerspruchsfrei sein. Es dürfen nicht eine Aussage und die Verneinung derselben Aussage aus den Axiomen ableitbar sein.
> 3. Das System muß vollständig sein. Alle wahren Aussagen des betreffenden Bereiches müssen aus den Axiomen ableitbar sein.

aufgestellt zu haben. Denn bereits in anderen früheren Kulturen galten allgemeine Rechenvorschriften, die auch niedergeschrieben wurden. Aber erst bei den Griechen tauchten Aussagen auf, die mehr abstrakter und theoretischer Natur waren und die zugleich innerhalb eines System bewiesen wurden. Erst durch die Realisierung solcher theoretischer Sätze und die Möglichkeit des Beweises, der Argumentation, wurden die Voraussetzungen geschaffen für den Aufbau einer Wissenschaft, und im speziellen der Euklidschen Geometrie. Erst indem Sätze durch gewisse logische Abhängigkeiten als miteinander verbunden erkannt wurden, wurde so etwas wie eine Theorie geschaffen. Die Theorienbildung setzte demnach die Fähigkeit des logischen Schließens voraus.

Außerdem war Thales der erste, der wissenschaftliche Erklärungen über Naturerscheinungen abgegeben hatte. Bei seinem Erklärungsversuch der wiederkehrenden Überschwemmungen des Nils griff er nicht auf mythische Erklärungsmechanismen zurück, wie es vorher üblich war, sondern er versuchte, sie allein aus Naturregelmäßigkeiten abzuleiten. Dies hatte die Konsequenz, daß dem Ereignis jetzt kausale Notwendigkeit zukam und es nicht mehr von der Willkür eines persönlichen, durch Opfer günstig zu stimmenden Gottes abhing.[21]

In der griechischen Philosophie wurden aufgrund der logischen Prinzipien die Grundlagen für einen axiomatischen Aufbau von Theorien und der Wissenschaft

---

21 Neben den theoretischen wissenschaftlichen Errungenschaften wurde dem Thales in Form einer Anekdote auch eine gewisse Realitätsferne zugeschrieben, die als Spott darüber gedacht war, daß die theoretischen Betrachtungen der Philosophen nur wenig praktischen Nutzen haben. „Wie auch den Thales, o Theodorus, als er, um die Sterne zu beschauen, den Blick nach oben gerichtet, in den Brunnen fiel, eine artige und witzige thrakische Magd soll verspottet haben, daß er, was im Himmel wäre, wohl strebte zu erfahren, was aber vor ihm läge und zu seinen Füßen, ihm unbekannt bliebe." Platon [40] 174a

Theoreme:
Theoreme sind Lehrsätze, die innerhalb eines axiomatischen Systems aus den Axiomen ableitbar sind.

Glauben oder Meinen:
Etwas ohne verallgemeinerungsfähige Begründung für wahr halten.

Wissen:
Etwas für wahr halten und eine Begründung dafür angeben können.

schlechthin gelegt, wobei als hervorstechende wissenschaftliche Disziplin die Mathematik angesehen wurde. Während Thales von Milet als „Ahnherr" der westlichen Philosophie betrachtet werden könnte, könnte Aristoteles als der Gründer der Wissenschaftstheorie gelten. In seinem Werk „Erste Analytik"[2] beschrieb er in systematischer Form die Regeln der formalen Logik und in der „Zweiten Analytik"[3] versuchte er die Frage zu beantworten, wie Wissenschaft (ἐπιστήμη – episteme) möglich sei. Nach Aristoteles wird in der Wissenschaft jene Form des Wissens zum Ausdruck gebracht, in der das natürliche Streben des Menschen nach Erkenntnis sein höchstes Ziel erreicht: die wahre und in ihrer Wahrheit aus Prinzipien begründete Erkenntnis der Wirklichkeit.

Der Mensch ist ein neugieriges Wesen, das sich dadurch auszeichnet, daß es verstehen will, was und warum etwas in seiner Umwelt geschieht. Der Mensch beobachtet aber nicht nur die Welt, um darauf adäquat reagieren zu können und sein Überleben sicherzustellen, sondern er versucht darüber hinaus, Theorien über die Naturzusammenhänge aufzustellen. Erfolgreiche Theorien über die Natur würden dem Menschen nicht nur eine Antwort auf die Frage geben, warum (Grund) oder wozu (Zweck) ein bestimmter Sachverhalt besteht, sondern sie würden ihm zugleich erlauben, Vorgänge über ähnliche Sachverhalte in Zukunft vorherzusagen.

Wissenschaft hat das Ziel, zu gesichertem Wissen zu gelangen. Dieses gesicherte Wissen muß unterschieden werden von bloßen Annahmen oder Meinungen (δόξα – doxa) über die Welt. Wodurch unterscheiden sich Meinungen von Wissen. Annahmen oder Meinungen können revidiert werden und sind immer potentiell einem Irrtum unterlegen, sie sind also fallibel. Aussagen, die dagegen gesichertes Wissen ausdrücken, sind immer wahr, wenn sie einmal wahr sind.

Was ist aber gesichertes Wissen? Aristoteles faßt das Wissen als begründetes Wissen auf.[22] Es ist gesichert und verläßlich, weil es begründet ist. Was aber soll als eine Begründung gelten?

Begründen bedeutet nicht, auf empirisch Erfahrenes einfach hinzuweisen. Wer auf einen Baum zeigt und sagt, daß alle Laubbäume im Winter ihre Blätter

---

22 Der Gegensatz von Wissen und Irrtum kann durch „wahr" und „falsch" ausgedrückt werden, während der von Wissen und Meinen durch „begründet" und „unbegründet".

Begründung:
Eine Begründung ist eine schlüssige Argumentation, in der in einer Reihe von Argumenten jedem einzelnen zugestimmt wurde.

Arten der Begründung:
1. Begründung a fortiori – B wird aus A bewiesen, wobei A als begründet angesehen wird.
2. Begründung e contrario – Wenn die Verneinung von A als unwahr erkannte wurde, dann ist A wahr.

Argumentationskette:
In einer Argumentation werden Aussagen häufig durch mehrere Argumente begründet.

1. A_1 wird behauptet und mit A_2 begründet. A_2 wird bezweifelt und durch A_3 begründet. A_3 wird bezweifelt und durch ...A_n begründet. Diese Argumentationskette kann bis in die Unendlichkeit (ad infinitum) fortschreiten.
2. A_1 wird behauptet und mit A_2 begründet. A_2 wird bezweifelt und durch A_3 begründet. A_3 wird bezweifelt und durch A_1 begründet. Dies wäre eine zirkuläre Argumentation.
3. A_1 wird behauptet und mit A_2 begründet. A_2 wird bezweifelt und durch A_3 begründet. A_3 wird bezweifelt und nicht mehr begründet. Dies wäre ein Abbruch der Argumentation.

abwerfen, der hat damit noch kein begründetes Wissen ausgedrückt, sondern lediglich eine Beobachtung zum Ausdruck gemacht. Wissen erlangt der Mensch erst, wenn er die beobachteten Tatsachen nicht nur erhebt, sondern auch aufgrund einer Theorie durchschaut. Durch die Beobachtung allein kann nämlich dem Wissen nicht die Eigenschaft der Notwendigkeit zukommen. Dies muß durch eine Theorie erfolgen, die begründet, warum die Laubbäume im Winter die Blätter abwerfen. Es handelt sich erst dann um sicheres Wissen, wenn wir Gründe dafür angeben können, warum es sich so verhalten muß und nicht anders. Aristoteles gesteht, daß die empirische Beobachtung immer am Anfang eines Wissens steht, aber sie allein führt nicht zu einem begründeten Wissen, das zugleich eine notwendige Wahrheit ausdrückt.

Jede Begründung fußt dabei auf Beweisen, d. h. wenn wir den Sachverhalt A begründen wollen, dann versuchen wir ihn auf den Sachverhalt B zurückzuführen. Allerdings stellt sich hier das Problem, daß wir auch den Sachverhalt B in Frage stellen können, so daß dieser ebenfalls begründet werden muß. Es ist offensichtlich nicht hinreichend, den Sachverhalt B durch den Sachverhalt A zu beweisen, denn dies wäre eine zirkuläre Begründung, die keinen Erkenntniswert hat. Wir erwarten vielmehr, daß ein neuer Sachverhalt C genannt wird, der als Begründung für B angeführt wird. Nun könnten wir C ebenfalls wieder in Zweifel ziehen und auf den Sachverhalt D verweisen, der wiederum zu begründen ist, usw. Eine Begründungsfolge kann demnach bei berechtigtem Zweifel bis ins Unendliche fortschreiten und würde damit ihr Ziel, die Begründung von A, niemals einlösen.

Um eine unendliche oder zirkuläre Argumentationsfolge zu vermeiden, muß die Begründungsfolge irgendwo stehen bleiben. Beweise müssen deshalb von

Beweis:

Unter Beweis wird in der Regel ein Verfahren verstanden, durch das die Wahrheit eines Satzes, einer Hypothese oder Theorie sichergestellt wird. Als strenger Beweis wird die logische Ableitung aus Prämissen verstanden. Als indirekter Beweis gilt die reductio ad absurdum, die sogenannte Widerlegung des Gegenteils: Die Aussage A wird dadurch bewiesen, indem die Verneinung von A (Nicht-A) angenommen wird und dabei gezeigt wird, daß aus Nicht-A ein falscher Satz folgt.

Beweisfehler:

In Argumentationen werden gelegentlich Fehler in der Beweisführung begangen. Die wichtigsten sind:

1. Circulus vitiosus (fehlerhafter Zirkel) – Beim Beweis des Satzes wird bereits implizit die Wahrheit des Satzes verwendet. Ein Zirkelschluß ist also ein Beweis, in dem das zu Beweisende bereits vorausgesetzt wird.
2. Error fundamentalis (Fehler der Grundlage) – Der Beweis geht von falschen Sätzen aus.
3. Petitio principii (Forderung des Beweisgrundes) – Voraussetzung eines noch unbewiesenen Satzes als Argument im Beweis. Dabei wird bei einem Beweis ein Satz als Beweisgrund für einen anderen Satz angeführt, obgleich er selbst noch eines Beweises bedarf.
4. Quaternio terminorum (Vierheit von Begriffen) – Ein Wort wird in mehreren Bedeutungen in einem Schluß verwendet.
5. Ignoratio elenchi (Unkenntnis des Beweises) – Statt des zu Beweisenden wird etwas anderes bewiesen.
6. Hysteron-proteron (das Spätere wird das Frühere) – Die Beweisordnung wird umgekehrt. Scheinbeweis von A mit Hilfe von B, obwohl B mit Hilfe von A bewiesen werden müßte.

unerschütterlichen Gewißheiten ausgehen. Diese wahren und schlechthin ersten Sätze werden Prinzipien oder gelegentlich auch Axiome genannt. Der Beweis muß demnach von ersten und unvermittelten Prämissen ausgehen, die selbst ohne Beweis einleuchtend sind, – sie können nicht selbst erst das Resultat eines Beweises sein, weil sie die Voraussetzung des Beweises sind. Diese ersten Prämissen sind also Gründe, die selbst nicht mehr begründbar sind. Der Beweis ruht also auf Wissen, das aus sich selbst heraus einleuchtend ist, das selbstevident ist.

Diese Prinzipien oder Axiome sind absolut wahr, ausnahmslos gültig, notwendig und begründet durch sich selbst. Diese mehr allgemeine Formulierung können wir uns am besten dadurch veranschaulichen, daß wir uns erinnern, wie in der Mathematik Lehrsätze begründet werden. Es werden dort Axiome als verbindlich und wahr gesetzt und dann aus diesen Axiomen verschiedene andere Sätze abgeleitet. Unter der Voraussetzung, daß die Axiome wahr sind und die Ableitung logisch korrekt erfolgte, sind dann auch die abgeleiteten Sätze wahr. Wir werden später die logische Folgerung noch genauer erläutern. An dieser Stelle ist es ausreichend, darauf hinzuweisen, daß als Beweis eine logische Ableitung aus Prinzipien oder Axiomen gilt. Begründetes Wissen liegt dann vor, wenn es gelingt, aus den Prinzipien und Axiomen das Wissen abzuleiten. Von einer wissenschaftlichen Erklärung wird also erwartet, daß sie die Form eines Beweises hat, wobei der Beweis lediglich in einer Ableitung aus Prinzipien besteht.

Notwendig:
Etwas ist notwendig, wenn es nicht anders hätte sein können. Unbestimmt bleibt, was der Grund für die Notwendigkeit ist.

Zufällig:
Etwas ist zufällig, wenn es auch hätte anders sein können.

Möglich:
Etwas ist möglich, wenn es eintreten könnte.

Wirklich:
Etwas ist wirklich, wenn es eingetreten ist.

Die Wissenschaft ist bei Aristoteles dadurch charakterisiert, daß sie von den Prinzipien (ἀρχαί – archai) ausgeht, – die selbst unbeweisbar sind –, um dann durch logische Ableitung zu anderen Wahrheiten zu gelangen.[23] Über diejenigen Sachverhalte, die sich nicht aus den Prinzipien ableiten lassen, den sogenannten Annahmen und Meinungen, läßt sich nach Aristoteles nur in Sätzen reden, die Wahrscheinliches zum Ausdruck bringen und die im Rahmen einer Dialektik[24] und Rhetorik diskutiert werden können.

Das Wissen schlechthin, das gesicherte Wissen, ist also das Ideal des Wissens und es enthält zwei Grundelemente: das Wissen um die ersten Sätze, Prinzipien oder Axiome, und der Beweis von anderen Sätzen aus diesen Prinzipien.[25] Nur in diesem Konzept glaubt Aristoteles einen voll einsichtigen Begründungszusammenhang konstruieren zu können, der Wissenschaft, Notwendigkeit und Begründung ineinander verschränkt.

Dieses Wissen drückt zugleich Notwendiges aus, wenn die behauptete Sache nicht bloß de facto, aus Zufall zutrifft, sondern wenn sie sich keinesfalls anders als behauptet verhalten kann. Das Wissen wird damit universal gültig; was einmal wahr ist, wird auch weiterhin wahr sein.

Die Wissenschaft bezieht sich auf das Allgemeine, auf Regeln, auf Naturgesetze. Sie kann ihr Fundament nicht allein durch die Wahrnehmung erhalten, die sich nur

---

23 Die These, daß Wissenschaft von Prinzipien ausgeht, bedeutet, daß nicht alles Wissen in diesem Sinne bewiesen werden kann. So gibt es Prinzipien, die Aristoteles auch Axiome nennt (ἀξίωμα), die jeder kennt, wie den Satz vom ausgeschlossenen Dritten oder den Satz vom verbotenen Widerspruch. Der letztere besagt, daß es nicht sinnvoll ist, in einem Satz etwas zu behaupten und zugleich auch nicht zu behaupten. Würde jemand sagen „es regnet und es regnet nicht", so würden wir ihn mit Unverständnis anschauen. Es macht in einer rationalen Argumentation auch keinen Sinn, sich selbst zu widersprechen.

24 Dialektische Argumente gehen nicht von ersten Sätzen aus (Aristoteles, [4] 100b), sondern von mehr oder weniger allgemein akzeptierten Auffassungen.

25 Als wissenschaftliche Vorbilder galten damals die reine Mathematik (Arithmetik und Geometrie) und die angewandte Mathematik (Astronomie, Mechanik, Nautik, Optik, Harmonik).

Wahrnehmung:

Wahrnehmung ist die sinnliche Gesamtauffassung eines Gegenstandes.

Hierarchie:

In einer Hierarchie wird ein komplexes System derart differenziert, daß sein Teile eine bestimmte übertragbare Ordnung enthalten. Als klassisches Beispiel kann die Einteilung der Lebewesen angesehen werden.

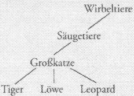

In dieser hierarchischen Ordnung werden die Begriffsinhalte zur Spitze immer geringer und der Begriffsumfang immer größer. Mit dem Begriff „Wirbeltier" werden mehr Gegenstände (Begriffsumfang) bezeichnet als mit dem Begriff „Großkatze". Allerdings enthält der Begriff „Wirbeltier" auch weniger Spezifikationen (Begriffsinhalt) als „Großkatze".

auf einzelne Gegenstände und Ereignisse bezieht. Durch Beobachtung allein wird es kein wissenschaftliches Wissen in diesem Sinne geben, sondern erst wenn die Ursachen, die Gründe für den Sachverhalt bekannt sind. Zum vollen Begriff des Wissens gehört nicht nur der unumstößliche Nachweis der Wahrheit, sondern auch, daß man Gründe angeben kann. Erst in der Kenntnis des Grundes erfahren wir, daß sich die Sache gar nicht anders verhalten kann. „Grund" heißt in diesem Zusammenhang dasjenige, was die Warum-Frage beantwortet.

Wissensansprüche kann jemand nicht allein dadurch aufstellen, daß er beliebige Argumente aufstellt, um seine Behauptung zu stützen, sondern es wird erwartet, daß er sogenannte „Realgründe" angeben kann, die eine Erklärung darüber liefern, warum der behauptete Sachverhalt besteht. Zu wissen, daß es notwendig ist, ist nicht hinreichend, sondern wir müssen auch wissen, warum es notwendig ist. Der Wissende muß die notwendigen Verhältnisse kennen, die in der Wirklichkeit bestehen, und sie im Beweis aufzeigen.

Für die Wissenschaft sind zwei sich ergänzende Weisen von Wissen konstitutiv: der Vollzug der Beweise und die Erkenntnis ihrer nicht mehr beweisbaren Prinzipien. Das Wissenschaftsideal von Aristoteles ist somit einerseits axiomatisch-deduktiv, im Sinne der Beweisführung, und andererseits induktiv, um die Prinzipien zu erkennen. Wie aber gelangen wir zu diesen Prinzipien, Axiomen oder anderen Gewißheiten? Nach Aristoteles gewinnt der Geist, ausgehend von der Wahrnehmung über die Erinnerung und die Erfahrung Begriffe unterschiedlicher Allgemeinheitsstufe, um schließlich bei den ersten Begriffen stehen zu bleiben. Bei der Erkennung von Prinzipien greifen also drei Vermögen ineinander: die Wahrnehmung (αἴσθησις – aisthesis), der Intellekt (νοῦς – nous) und die Induktion (ἐπαγωγή – epagoge). Die

Allgemeines und Einzelnes:
Dem Allgemeinen steht das Einzelne gegenüber. Es dient zur Kennzeichnung dessen, was einer Menge von Dingen gemeinsam ist. Es kann durch Abstraktion gewonnen werden oder durch Generalisation.

Allgemeinbegriff – genereller Begriff:
Ein genereller Begriff beinhaltet die Spezifikation von Eigenschaften, die auf mehrere Gegenstände zutreffen können, wie „rot", „heiß" oder „schwebend". Die generellen Begriffe werden dazu verwendet, einen Gegenstand zu charakterisieren.

Singulärer Begriff:
Ein singulärer Begriff trifft nur auf einen Gegenstand in dem geäußerten Kontext zu. Er wird dazu verwendet den entsprechenden Gegenstand zu identifizieren, über den gesprochen wird. Als singuläre Begriffe werden Kennzeichnungen („Autor des Faust", „schnellster 100 m Läufer"), Eigennamen („Albert Einstein", „Charité") und deiktische Ausdrücke („hier", „jetzt", „er", „ich") verwendet.

Wahrnehmung liefert die Informationen über den einzelnen Gegenstand, das Einzelne, ohne die wir keine Prinzipien gewinnen können. Die Wahrnehmung bezieht sich aber lediglich auf eine Vielheit von Einzelnem, wir können lediglich viele verschiedene Gegenstände wahrnehmen. Damit bringen wir aber noch keine Idee, keine Allgemeinheit hervor. Viele beobachtete rote Gegenstände vermitteln für sich allein noch nicht die Farbe „rot". Dies erfolgt erst durch den Intellekt, den Verstand, der aus dem Gemeinsamen der vielen Gegenstände das Allgemeine schafft. Unter Induktion versteht Aristoteles nun einen weiteren Erkenntnisprozeß, der über Wahrnehmung, Erinnerung und Erfahrung zur Prinzipienerkenntnis führt. Prinzipien zu erkennen, ist nach Aristoteles aber nicht Aufgabe der einzelnen Wissenschaft, sondern der Philosophie; Philosophie wird zu einer Über-(Meta)-Wissenschaft, einer Metaphysik.

Bei Aristoteles können wir offensichtlich verschiedene Stufen der Wissensbildung unterscheiden, die sich von der Wahrnehmung über die Erfahrung zum „Techne-Wissen" und „Theoria-Wissen" entwickelt. Zu Beginn orientiert sich der Mensch zunächst im Raum seiner Wahrnehmungen, indem er zwischen wahrnehmbaren Gegenständen unterscheidet. Daraus entwickelt sich ein Erfahrungswissen als das Wissen über den konkreten Gegenstand, des Besonderen. Der Mensch erkennt einzelne Gegenstände und das Allgemeine in ihnen. Durch die Generalisierungen wird die Erfahrung erweitert, indem nun auch allgemeine Zusammenhänge konstruiert werden. Dieses „Techne-Wissen" umfaßt jetzt nicht nur, daß etwas der Fall ist, sondern auch, warum etwas der Fall ist. Dieses Wissen vermittelt uns ein Wissen über die Gründe. Die nächste Stufe, die zugleich die höchste Stufe ist, ist das Begründungswissen, d. h. es wird eine Theorie aufgestellt und das Wissen in dieser Theorie systematisiert. Es handelt sich hier um ein Wissen aus „ersten" Gründen, Prinzipien oder Axiomen.

Aristoteles sah es als eine Aufgabe der Philosophen an, nicht nur irgendwelche Sätze als erste Sätze anzunehmen, sondern außerdem noch einen Begründungsversuch zu

Wissenschaft:
Sie erhebt den Anspruch auf:
  – Allgemeinheit
  – Notwendigkeit
  – Wahrheit

wagen. Es sollte aufgezeigt werden, warum bestimmte Sätze ‚notwendige' Sätze sind und wie wir zu ihnen kommen können. Dabei appellierte er sowohl an die intuitive Einsicht als auch an die Wahrnehmung und Erfahrung.[26] Wissenschaft wurde so als ein System von verbundenen Sätzen verstanden, das von einem Einheitsgesichtspunkt aus gesehen wurde.

Sollten Sie sich trotz dieser Ausführungen über die Lehre des Aristoteles kein klares Bild von der Erkenntnis dieser Prinzipien machen, so reihen Sie sich mühelos in die Liste vieler Skeptiker der letzten Jahrtausende ein. Es war ein ungelöstes Problem in der Philosophie, diese Prinzipien einsichtig, verständlich und nachvollziehbar darzustellen. Wenn wir Wissenschaft ähnlich spezifizieren würden wie Aristoteles, was nach ihm die meisten abendländischen Denker getan haben, dann würden wir dieses Problem der Prinzipien lösen müssen, um Wissenschaft adäquat zu fundieren. Die Begründung dieser ‚unbewiesenen Sätze' wurde deshalb auch zur Herausforderung der Philosophie selbst – eine Herausforderung, an der sie gescheitert ist.

Das klassische Wissenschaftskonzept seit den Griechen war also auf bestimmte Grundelemente bezogen: die Allgemeinheit, die Notwendigkeit und die Wahrheit. Auch wir würden heute von einer Wissenschaft erwarten, daß sie uns Kenntnisse vermittelt, die allgemeingültig sind, deren Regeln tatsächlich gelten und auch in Zukunft anwendbar sind, und daß die wissenschaftlichen Aussagen wahr sind, daß sie mit der Wirklichkeit übereinstimmen.[27]

Allgemeinheit, Notwendigkeit und Wahrheit stehen so in einem innigen Verhältnis zueinander. Für eine Wissenschaft ist es nicht ausreichend, daß lediglich Aussagen über einzelne Gegenstände oder Ereignisse gemacht werden, die vielleicht

---

26 Aristoteles hat allerdings die strengen methodischen Anforderungen, die er in der zweiten Analytik formulierte, nicht selbst auf die einzelnen wissenschaftlichen Disziplinen angewendet. Erst Descartes versuchte, die neuzeitliche Physik streng axiomatisch aus evidenten Grundannahmen und Ableitungen aufzubauen, wie es sich Aristoteles vorgestellt hatte. Da Aristoteles aber akzeptierte, daß jede Wissenschaft ihre eigenen Prinzipien hat, war er kein Anhänger einer Universalwissenschaft wie Platon.

27 Nicht alle Philosophen der Antike würden aber unseren bisherigen Ausführungen zustimmen, es gab durchaus unterschiedliche Denkansätze zur Lösung wissenschaftlicher Probleme. Die philosophischen Grundkonzepte des Aristoteles wurden bevorzugt ausgewählt, weil sie einen bedeutenden Einfluß auf unsere heutige Denkweise ausüben. Als alternatives Konzept soll auf Platon verwiesen werden, dessen Theorie der Erkenntnis auf der Annahme beruht, daß die Welt, die wir wahrnehmen, nicht die wirkliche Welt ist. Die Welt ist nicht so, wie wir sie beschreiben, sondern wir müssen uns im Denken die Ideen der Vollkommenheit erst „erarbeiten".

nur zufällig auftraten und uns somit kein richtiges Bild über die Welt geben, wie sie in Wirklichkeit ist. Wissenschaft unterscheidet sich dadurch von diesem ‚einfachen‘ Wissen, dem bloßen Meinen über etwas, indem es ein Wissen über das Allgemeine, das Notwendige und das ‚ewig Seiende‘ ist. Erst wenn das Allgemeine in der Natur erkannt wird, dann wird auch das Wesen bzw. das Notwendige der Welt erkannt und wir erlangen ein Wissen über die Wirklichkeit, dem ewig Seienden. Menschliche Erfahrung ist darauf ausgerichtet, zu erkennen, wie die Welt wirklich ist, was sie im Innersten zusammenhält. Dazu muß der Mensch die einzelnen konkreten Gegenstände untersuchen und herausfinden, welchen Regeln und Gesetzmäßigkeiten der Natur sie unterworfen sind. Die Natur systematisch zu enträtseln, ist die Aufgabe der Wissenschaft. Sie soll uns definitives Wissen verschaffen über unsere Welt. In der Antike und im Mittelalter vertrauten die Menschen fest darauf, daß die Natur sich ihnen durch die wissenschaftlichen Untersuchungen offenbarte.

Dieses Bild über die Wissenschaft und die Erwartungen, die wir an sie knüpfen, ist sicherlich ein vorläufiges und eines, daß wahrscheinlich viele von Ihnen als intuitiv richtig angeben würden. Der Zweck der Wissenschaft scheint danach darin zu bestehen, zu definitivem Wissen über die Welt bzw. Wirklichkeit zu gelangen.[28] Dabei wird angenommen, daß der Wissenschaftsprozeß zu einer Akkumulation von Wissen führt und wir immer mehr Informationen darüber erlangen, was ‚die Welt in Wirklichkeit zusammenhält‘. Diese Art des Wissens ist nicht revidierbar, weil es ein Wissen um das Wesen der Dinge ist. Wenn wir wissen, wie und was etwas ist, oder warum es so ist, dann ist es so für immer; wobei Irrtümer natürlich immer denkbar sind. Wenn wir wissen, aus welchen Partikeln sich Gold zusammensetzt und welche chemischen Reaktionen es mit anderen Elementen eingeht, dann ist das eine Erkenntnis über Sachverhalte, die schon immer gegolten haben, und nicht erst seitdem wir diese Erkenntnis haben. Da jeder Satz, der gestern wahr war, auch noch morgen wahr sein wird, ist jedes zusätzliche Wissen ein Wissenszuwachs. Wissenschaftlicher Fortschritt ist kumulativ zu einem Ziel hin: dem Verständnis der Wirklichkeit, der Wahrheit immer näher zu kommen.

Durch diese Erklärungen werden auch die wechselseitigen Beziehungen von Wissenschaft und Philosophie erkennbar. Da Wissenschaft in der genannten Form von Prinzipien ausgeht, die nicht selbst beweisbar sind, bedarf es einer Disziplin, die sich in erster Linie mit diesen Prinzipien auseinandersetzt als den Bedingungen der Möglichkeit von Wissenschaft überhaupt. Diese Aufgabe hatte bisher immer die Philosophie übernommen, wobei sie sich derselben fundamentalen Regeln bediente wie die Wissenschaft. Philosophie wurde seit über 2500 Jahren als die Parade-Wissenschaft schlechthin angesehen, die allen hohen methodischen und logischen Ansprüchen ihrer Zeit zu genügen hatte.

---

28 Aristoteles teilte das Wissen in drei Arten ein: 1.) theoretisches Wissen (Denken), 2.) praktisches Wissen (Wollen) und 3.) poietisches Wissen (Fühlen).

Erfahrungswissenschaften:
Die Erfahrungswissenschaften wurden traditionell in Natur- und Geisteswissenschaften eingeteilt.

Naturwissenschaft:
Der Gegenstand der Naturwissenschaft ist die Natur. Der Zweck der Naturwissenschaften besteht darin, die Natur zu enträtseln, sichere Erkenntnisse über die Natur und deren Gesetzmäßigkeiten zu gewinnen, so daß sie zur Beherrschung der Natur eingesetzt werden können. Dies versucht sie dadurch zu erreichen, indem sie im Wechselspiel von Experimenten und mathematischen Theorien eine Erklärung der Naturphänomene anstrebt, die durch überprüfbare Methoden gewonnen werden. Sie ist ausgerichtet auf das Allgemeine.

Geisteswissenschaft:
Der Gegenstand der Geisteswissenschaften umfaßt die verschiedenen Seiten des menschlichen Lebens (Philosophie, Religion, Sprache, Literatur, Kunst, Recht, Geschichte usw.). In den Geisteswissenschaften soll nicht so sehr das Allgemeine untersucht werden als vielmehr das Individuelle in seiner geschichtlichen einmaligen kulturellen Bedeutsamkeit. Die Betrachtung wendet sich hier dem Konkreten zu, weil die schöpferische Kraft des Geistes eine jeweils eigene Prägung ausformt.

Nach der Überwindung der Aristotelischen Tradition und dem Scheitern des absoluten Idealismus wurde einerseits deutlich, daß die Begründungsprobleme der Wissenschaften nach klassischem Muster nicht einlösbar waren, und andererseits kam es zu einem immensen Wissenzuwachs. Die Wissenschaften begannen in zwei „Richtungen" auseinanderzudriften: in die Naturwissenschaften und die Geisteswissenschaften. Diese letztlich auf Dilthey zurückgehende Unterscheidung wurde im letzten Jahrhundert eingeführt, weil sich die wissenschaftlichen Methoden und Interessen beider „Richtungen" voneinander zu unterschieden schienen. In den Naturwissenschaften war die Erklärung von Naturereignissen vorrangig, die mit den Mitteln der Klassifikation, der experimentellen Überprüfung, der Konstruktion von Modellen und der Entwicklung von Theorien erreicht wurde. Die Aufgabe der Naturwissenschaften wurde darin gesehen, die sich ständig verändernde Welt in ihrer Struktur zu erkennen, um sich dann diese Kenntnisse technologisch nutzbar zu machen. Da die Wissenschaftler sich mit der Natur primär durch empirische Beobachtungen auseinandersetzten, gewann die Erfahrung zwangsläufig ein Primat über das „Denken", die Spekulation. Sachverhalte, die mit Beobachtungen im Widerspruch stehen, wurden von den Naturwissenschaftlern abgelehnt. Die Naturbeobachtung wurde die entscheidende Berufungsinstanz für die Erkenntnis der Wirklichkeit.

Die Geisteswissenschaften hatten es dagegen primär mit dem Verstehen von anderen Menschen und ihren Ausdrucksformen in Geschichte, Kultur und Kunst zu tun. Dabei wurde vorrangig eine neue Methode, die sogenannte „hermeneutische Methode des Verstehens" verwendet, die sich in ihrem Verständnis

> **Klassische Wissenschaft:**
> Gesamtheit von gesichertem Wissen.
>
> **Forschung:**
> Von Personen betriebene planmäßige und zielgerichtete Suche nach Erkenntnissen.
>
> **Moderne Wissenschaft:**
> Wissenschaft ist Forschungswissenschaft. Sie ist ausgerichtet an der Erstellung von neuen und besseren Erkenntnissen, die durch experimentelle Manipulation gewonnen werden.

sehr deutlich von der Methode der naturwissenschaftlichen Erklärung unterscheidet.

An dieser Stelle braucht weder darauf eingegangen zu werden, ob die Unterscheidung zwischen Geistes- und Naturwissenschaften „glücklich" war oder auch heute noch sinnvoll ist,[29] noch muß die hermeneutische Methode des Verstehens eingehend erläutert werden. Dieses mag als ein Mangel in der Argumentation angesehen werden, aber weil der Zweck der Abhandlung darin besteht, aufzuzeigen, welchen Stellenwert die Wissenschaft als solche haben kann, können diese Aspekte zunächst unberücksichtigt bleiben. Es ist durchaus denkbar, daß Mediziner, die auf den Gebieten der Psychosomatik, Psychologie, Psychoanalyse, Psychiatrie, Sozialmedizin und anderen verwandten Disziplinen tätig sind, mehr Wert auf die Berücksichtigung dieser „geisteswissenschaftlichen" Aspekte Wert gelegt hätten. Dieses würde aber nicht nur den Rahmen dieser Abhandlung bei weitem sprengen, sondern vermutlich auch zu keiner wesentlichen Änderung in den Schlußfolgerungen führen, wie Sie am Ende noch erkennen werden.

Die Entwicklung von der Philosophie als „der Wissenschaft" hin zu den einzelnen Wissenschaften ist zugleich geprägt von einer äußerlichen zunehmenden wissenschaftlichen Strenge als auch größeren Anforderungen an die Präzision des Begriffsapparates, der Exaktheit der Beweisführung, der intersubjektiven Verständlichkeit und der Überprüfbarkeit der Theorien. Der rapide Wissenszuwachs durch die empirischen Wissenschaften im 18. und 19. Jahrhundert und deren außergewöhnlicher praktischer Erfolg, der technologische Fortschritt, bestärkte bei vielen Menschen den Glauben an die Macht der einzelnen empirischen Wissenschaften. Von vielen Menschen wurde und wird erwartet, daß die wissenschaftliche Entwicklung helfen wird, lebensweltliche Probleme zu beseitigen oder zu lösen.

Das klassische Wissenschaftskonzept, dem es um definitives Wissen ging, wird heutzutage einerseits durch die Hinwendung zur Erfahrung, zur Empirisierung, und andererseits durch die Vergänglichkeit von wissenschaftlichen Theorien ersetzt. Die

---

29 Die Unterscheidung von Natur- und Geisteswissenschaft ist unglücklich und heute nicht mehr gerechtfertigt. Es gibt keine besondere Methode, die nur der einen und nicht der anderen zugesprochen werden kann. Die Unterscheidung sollte deshalb fallengelassen werden.

Abstraktion:

Abstraktion ist ein gedankliches Verfahren, das von denjenigen Merkmalen absieht, die nicht für relevant gehalten werden, so daß nur noch die wesentlichen Merkmale berücksichtigt werden. Auf diese Weise kann entweder eine spezifische Eigenschaft von vielen bei einem Gegenstand in den Vordergrund rücken oder das Gemeinsame aus einer Menge von Gegenstände herausgelöst werden.

Systematisierung des Wissens, die durch die philosophischen Systeme immer versucht wurde, ist zwar unentbehrlich, aber von letztlich untergeordneter Bedeutung für die jetzt als Prozeß aufgefaßte Wissenschaft. Die empirische Erfahrung ist zwar immer noch das Definitionsmerkmal der Realwissenschaft, aber die Wissenschaft wird jetzt als Prozeß aufgefaßt, d. h. Wissen wird nur in dem Sinne als wissenschaftlich angesehen, wenn es nach einem bestimmten festgelegten Verfahren der Gewinnung und Überprüfung gewonnen wurde. Diese Verfahren definieren den Begriff der Forschung. Wissenschaft als Prozeß wird damit zur Forschungswissenschaft. Die empirische Erfahrung stellt lediglich sicher, daß wissenschaftliche Erkenntnis in irgendeiner Form mit der Wirklichkeit in Übereinstimmung bleiben muß, sie garantiert den Realitätsbezug. Empirismus bedeutet letztlich, daß Erfahrung als wichtiges Wissenschaftskriterium angesehen wird und die Erfahrung die wichtigste Berufungsinstanz für unser Wissen ist.

Während für Aristoteles Wissenschaft noch im Wissen der Ursachen und Gründe des Seienden besteht, faßt der konsequente Empirist Ursachen und Gründe nur noch als bloße Konstruktionen auf, die auf empirischen Erfahrungen beruhen. Selbst die Naturgesetze sind nach heutiger Sicht lediglich die Resultate unserer Formulierungen, der von uns beobachteten Zusammenhänge der Erscheinungen.

Auf ein wichtiges Problem muß an dieser Stelle hingewiesen werden, weil es grundlegend ist und in verdeckter Form immer wieder durchschimmert. Einerseits ist die so definierte Wissenschaft bestimmt als systematisches Wissen des Allgemeinen und Notwendigen; andererseits gründet die Erfahrung aber nur im Wissen über Einzelnes und Zufälliges. Von einzelnen Gegenständen oder Ereignissen gibt es keine Wissenschaft. Wie kann sich eine Wissenschaft, die Aussagen über allgemeine Zusammenhänge machen will, allein durch die Erfahrung rechtfertigen? Ist eine Erfahrungswissenschaft nicht ein Widerspruch in sich?

In den Erfahrungswissenschaften werden nicht nur Wörter verwendet, die auf einzelne Gegenstände oder Ereignisse hinweisen, sondern in ihnen werden auch allgemeine Begriffe verwendet und allgemeine Urteile gefällt. Nur durch dieses Allgemeine, das eine Klasse von Einzelgegenständen oder Einzelereignissen aufgrund gemeinsamer Merkmale zusammenfaßt bzw. klassifiziert, kann ein systematischer Zusammenhang zwischen den Einzeldingen und Ereignissen hergestellt werden. Unter Klassifikation wird dabei eine grundlegende intellektuelle Tätigkeit verstanden, die allgemeine Merkmale (z.B. die Farbe, Größe, Gestalt) dadurch spezifiziert, daß sie von einzelnen konkreten Gegenständen aufgrund von Ähnlichkeiten ausgewählt werden.[30] Die Abstraktion von konkreten Gegenständen zu einem allgemeinen Begriff (einer Idee) wie „ist rot", „ist ein Apfel", „ist ein Schiff" oder „ist die Quadratwurzel aus 36„ wird dabei als ein wesentlicher Akt unseres Verstandes angesehen.[31] Allerdings ist das Vermögen zur Abstraktion, zur Schaffung eines allgemeinen Begriffes, noch nicht hinreichend zur Formulierung einer Theorie. Sie ist lediglich eine notwendige Bedingung. Zur Bildung einer Theorie bedarf es eines erneuten kreativen Aktes des Menschen, denn Theorien sind nicht beobachtbar.

Die beschriebene Empirisierung der Wissenschaft bedeutete zugleich auch eine Dynamisierung der Wissenschaft. Wir sind heute bereit, der Erfahrung den Vorzug gegenüber der Spekulation zu geben und in ihrem Lichte unsere Hypothesen und Theorien zu revidieren. Die Theorien erscheinen jetzt nur noch als Resultate unserer Systematisierungen des Erfahrenen, sie sind Zwischenstationen auf dem Weg der Erkenntnis.

Den dynamischen Prozeß des wissenschaftlichen Fortschrittes stellen wir uns so vor, daß dadurch, daß neue Theorien aufgestellt werden, die alten nicht gänzlich entwertet oder für falsch erklärt werden, sondern daß sie sich als Grenzfall der neuen Theorie darstellen und damit in die verbesserte Theorie aufgenommen werden. Der wissenschaftliche Fortschritt ist demnach ein kontinuierlicher Vorgang mit dem Ziel, die Welt als das zu erkennen, was und wie sie ist. Gerade in der Medizin erleben wir jeden Monat, daß die „wissenschaftliche" Welt erneut über Entdeckungen berichtet und uns Behandlungsverfahren zur Verfügung stellt, die wir uns vor 30 Jahren nicht hätten erträumen lassen. Es scheint so zu sein, daß wir die Welt immer mehr enträtseln, daß wir immer mehr hinter die Geheimnisse der Welt kommen und daß wir uns diese Erkenntnisse zu Nutze machen.

Dieses intuitive Verständnis über unsere Welt, über unsere wissenschaftlichen Tätigkeiten werden Sie wahrscheinlich alle in irgendeiner Form teilen. Unberücksichtigt bleiben muß hier eine wertende Betrachtung unserer wissenschaftlichen Tätigkeit im Sinne von: ist es „gut" diese Technologie zu entwickeln, ist es „gut" für die Menschheit etc.

Fassen wir zusammen, was wir normalerweise unter Wissenschaft verstehen:

1. Wissenschaft strukturiert systematisch unser Wissen über die Wirklichkeit, über unsere Welt.
2. Dazu bedient sie sich akzeptierter und rationaler Methoden.
3. Wissenschaftliche Erkenntnis ist intersubjektiv und begründet und sie artikuliert sich in wahrheitsfähigen Sätzen.
4. Im Laufe der wissenschaftlichen Entwicklung wird Wissen angesammelt, das unsere Erkenntnis der Wahrheit nähert, und uns somit mitteilt, woraus die Welt tatsächlich besteht und welchen Regeln sie unterliegt.

---

30 Auch das Messen ist eine Art der Klassifikation, indem auf eine Klassifikationsnorm (z.B. das Urmeter) Bezug genommen wird.

31 Auf den alten Streit zwischen Realisten und Nominalisten darüber, ob die durch Abstraktion gewonnenen Begriffe „Röte", „Apfel", „Schiff" oder „ 36" auch tatsächliche Objekte bezeichnen, die existieren wie die konkreten Gegenstände, kann hier nur hingewiesen werden.

Wir werden dieses Wissenschaftsverständnis zunächst als Ausgangsbasis für die weitere Abhandlung annehmen und dann durch eine schrittweise Problematisierung alternative Konzepte diskutieren.

2. Wissenschaftsphilosophische Grundbegriffe

Erinnern wir uns an das vorläufige Bild, das wir uns über Wissenschaft gemacht haben. Sie soll unser Wissen über die Wirklichkeit systematisieren und sich dabei akzeptierter und rationaler Methoden bedienen, wobei wissenschaftliche Erkenntnis intersubjektiv und begründet zu sein hat. Wir wollen uns nun weiterer Zugangswege zum Verständnis der wissenschaftlichen Tätigkeiten zuwenden, um uns ein umfassenderes Bild über die Wissenschaft zu machen, so daß dadurch der Gegenstand dieser Abhandlung deutlicher hervortritt. Außerdem sollen einige Begriffe der Sprachanalyse und Logik eingeführt und das Problem der Induktion und der Formulierung von Naturgesetzen diskutiert werden.

Wir hatten gesehen, daß wir Wissenschaft unter drei Gesichtspunkten betrachten können – als Kulturbereich, als Forschungsprozeß und als System von Wissen. Je nachdem, unter welchem Aspekt wir Wissenschaft untersuchen wollen, werden wir uns mit der Wissenschaftstheorie, Wissenschaftsgeschichte, Wissenschaftssoziologie oder Wissenschaftspsychologie oder ähnlichem beschäftigen müssen. Da wir uns zunächst mit der Wissenschaft als ein System von Wissen auseinandersetzen wollen, werden zu Beginn mehr wissenschaftstheoretische Betrachtungen im Vordergrund stehen. Allerdings wird sich später zeigen, daß Wissenschaftsgeschichte und -soziologie zunehmend an Bedeutung gewinnen.

Wir werden also mit der Wissenschaftstheorie beginnen, zumal sie auch am ehesten dasjenige thematisiert, was seit den Griechen unter wissenschaftlichen Problemen verstanden wurde. Was ist Wissenschaftstheorie? In der Wissenschaftstheorie werden die Grundlagen und Methoden der Wissenschaft erörtert. Sie beschreibt eine Methodologie der Wissenschaft. Was ist aber eine Methodologie? Die Methodologie ist die Lehre von den wissenschaftlichen Methoden, die als Ziel die Gewinnung wissenschaftlicher Erkenntnisse haben, wobei unter Methoden sowohl Leitlinien als auch Vorschriften und Regeln verstanden werden, die festlegen, wie wir zu gesichertem bzw. wissenschaftlich akzeptierten Wissen gelangen.[32] Die Methodologie hat es mit Handlungsanweisungen zu tun, wie wir zu wissenschaftlicher Erkenntnis gelangen und welche Hilfsmittel wir dabei in welcher Weise einzusetzen haben. Das bedeutet, daß erst durch die Methodologie die Wissenschaft zur Wissenschaft wird, denn nur durch ein methodisches und systematisches Vorgehen wird wissenschaftliche Erkenntnis gewonnen.[33] Der Einfluß der wissenschaftlichen Methodologie ist allgegenwärtig, denn sie gibt dem Forscher Leitlinien, ob eine bestimmte Erklärung tatsächlich plausibel ist, ob er eine

---

32 Von der Methodologie sollte die Methodik unterschieden werden, die Lern- und Lehrmethoden thematisiert und ein Zweig der Pädagogik ist.

33 Ein weiterer wichtiger Begriff ist die „Heuristik". Unter Heuristik wird die Lehre von den Methoden der Auffindung wissenschaftlicher Erkenntnisse verstanden. Sie legt fest, was eine

Wissenschaft:
- Wissenschaftstheorie
- Wissenschaftsgeschichte
- Wissenschaftssoziologie
- Wissenschaftspsychologie

Methode:
Bestimmt den Weg, um ein vorgesetztes Ziel zu erreichen.

Methodologie:
Lehre von den Methoden zur Gewinnung wissenschaftlicher Erkenntnisse. Sie formuliert Handlungsanweisungen, mit welchen Verfahren Erkenntnisse gewonnen werden können und welche Hilfsmittel dazu eingesetzt werden dürfen.

Methodik:
Lehre über die Methoden.

Aufgabe der Methodologie:
Eine Methodologie soll uns gestatten, eine Theorie einzuschätzen. Dabei ist es nicht ausreichend zu sagen, ob eine Theorie richtig oder falsch ist. Es gibt nachweislich ausgezeichnete falsche Theorien und andererseits auch richtige Theorien, die begrifflich schwierig zu verstehen sind.

Theorie einer alternativen Theorie vorziehen soll oder welche Probleme wissenschaftlich relevanter sind. Wissenschaftliche Erkenntnis unterscheidet sich also dadurch von unserem alltäglichen Wissen, daß es methodisch gewonnen wird, während wir zu dem Letzteren eher zufällig gelangen.

Eine Methodologie beschreibt also diejenigen Methoden, die gegenwärtig von der wissenschaftlichen Gemeinschaft zur Lösung bestimmter wissenschaftlicher Fragen als adäquat angesehen werden, wobei sich die Methodologie im Laufe der Geschichte änderte. Sie ist damit eine wichtige Orientierungshilfe, die der Forscher zur Lösung seiner Probleme verwenden kann. Es ist unwahrscheinlich, daß der Forscher zu akzeptablen Ergebnissen gelangt, wenn er sich nicht an die akzeptierte Methodologie hält – er wird zumindest große Probleme bekommen, diese in anerkannten wissenschaftlichen Zeitschriften zu publizieren. Die Methodologie ist demnach eine Technologie, die auch für den Fortschritt unserer Erkenntnis verantwortlich ist.

Es wurde häufig versucht, eine allgemeine Methodologie der wissenschaftlichen Forschung zu formulieren, die für alle Forschungsvorhaben verbindlich ist. Solch ein universelles Konzept macht aber nur Sinn, wenn wir unterstellen, daß alle rationalen Lösungsvorhaben nach einem ähnlichen Muster ablaufen. Dieses Muster soll einem

---

Beobachtung ist, wie ein Experiment aufgebaut sein muß, welche Anforderungen es erfüllen muß, was eine hinreichende Erklärung bzw. Begründung ist und wie ein Begründungszusammenhang hergestellt wird.

Modell:

Unter Modell wird unter anderem eine Darstellung der Wirklichkeit verstanden, die nur gewisse Aspekte abbildet. Es wird dazu verwendet, bestimmte Erscheinungen oder Zusammenhänge verständlicher zu machen und damit eine Erklärungshilfe zu geben.

Experiment:

Ein Experiment ist eine geplante, mit Hilfe von Instrumenten gewonnene Erfahrung einer Naturerscheinung. Sie bedarf der methodischen Einflußnahme durch den Menschen.

Wechselspiel zwischen kreativen Einfällen und kritischer Überprüfung entsprechen, so daß es durch eine Fehlereliminierung zu einem Erkenntnisfortschritt kommt. Diese allgemeine Methodologie steckt aber nur einen globalen Rahmen ab. Speziellere Methodologien wurden für die einzelnen Fachdisziplinen formuliert, um den Bedürfnissen der einzelnen Wissenschaften nachzukommen. Wir werden in der Physik sicherlich andere Kriterien an ein Experiment anlegen als an Studien in der Literaturwissenschaft oder Soziologie.

Wie könnte solch eine globale Methodologie aussehen? Welche grundlegende Struktur müßte heutzutage eine wissenschaftliche Studie haben? Versuchen wir diese Frage dadurch zu beantworten, indem wir mit allgemeinen Worten beschreiben, wie wir vorzugehen gedenken, um ein Problem wissenschaftlich zu lösen. Zunächst werden wir aufgrund unserer Neugierde auf ein Problem stoßen, das wir für interessant halten und von dem wir erwarten, daß wir es auch adäquat untersuchen können – auch wenn sich ein Historiker für Genetik interessiert, wird er nur schwerlich eine molekularbiologische Studie vornehmen. (Selbst wenn er es versuchen sollte, weil er sich für ein Genie hält, wird er sehr wahrscheinlich nicht die nötigen Finanzmittel erhalten, um das Projekt zu realisieren.) Sollten wir also glauben, die notwendigen Voraussetzungen (Ausbildung, Mitarbeiter, Forschungslabor, Finanzmittel, usw.) zu erfüllen, um uns diesem Projekt zu widmen, werden wir nicht sofort mit Laboruntersuchungen oder ähnlichem beginnen. Wir werden zuerst eine konkrete Frage aufstellen, die wir beantworten wollen. Sie sollte möglichst präzise formuliert sein, weil ungenaue Fragen mehrdeutige Antworten zur Folge haben können und so entweder für Konfusionen sorgen oder verschleiern, daß wir im Grunde gar nicht wissen, was wir eigentlich untersuchen wollen. Die von uns formulierte wissenschaftliche Frage ist meistens in eine bereits akzeptierte Theorie eingebettet und soll ihr Verständnis vertiefen oder bestimmte Elemente der Theorie in Frage stellen. Mit der wissenschaftlichen Frage wird demnach ein Problem beschrieben, das durch eine gezielte Untersuchung einer Lösung zugeführt werden soll.

Als nächstes wird der Zweck der Studie beschrieben und dann eine Hypothese aufgestellt, die eine Vermutung über die Lösung des Problems artikuliert. Aus den Annahmen über eine mögliche Lösung werden dann Zielkriterien ausgewählt, die festlegen, wie die Hypothese überprüft werden soll. Der nächste wichtige Schritt wäre dann, ein Modell bzw. Experiment aufzustellen, das uns ermöglicht, die Fragestellung tatsächlich zu beantworten bzw. die Hypothese zu überprüfen. Das Modell oder Experiment ist nur ein begrenzter Ausschnitt der Realität, der durch vorher festgelegte

Eigenschaften genau definiert ist.[34] Modelle sind aber immer Idealisierungen, die in relevanten Punkten von der Realität abweichen können, weil ein Modell so gewählt wird, daß es sich mathematisch gut beschreiben läßt, um prinzipielle Zusammenhänge abzubilden. Die Abweichungen des Modells von der Realität können als Maß der Adäquatheit des Modells bewertet werden. Sind die Abweichungen zwischen den gemessenen Resultaten und den Voraussagen durch das Modell zu groß, werden sie zum Anlaß genommen, neue Modelle zu entwerfen.

Unsere wissenschaftliche Frage wird also nicht dadurch beantwortet, daß wir die Welt daraufhin überprüfen, ob etwas zutrifft oder nicht, sondern indem wir eine artifizielle Umwelt schaffen. Der Vorteil dieser „unnatürlichen" Welt der wissenschaftlichen Untersuchung besteht darin, daß wir die meisten Einflußgrößen in diesem Modell kontrollieren können, so daß wir es leichter haben, die möglichen Einflüsse der einzelnen Komponenten genauer zu bestimmen. Die reale Welt ist zur Beantwortung der meisten wissenschaftlichen Fragestellungen für uns noch zu komplex, wie wir zum Beispiel an epidemiologischen Studien über die Ursache von Malignomen erkennen können. Die Welt als ganzes ist ungeeignet, unser Bedürfnis nach wissenschaftlich fundierter Erkenntnis zu befriedigen.

An einem Modell etwas zu studieren, ist eine bestimmte Art der wissenschaftlichen Untersuchung. Sie bezweckt letztlich nichts anderes, als unter definierten Bedingungen eine bestimmte Erscheinung hervorzubringen. Meistens handelt es sich sogar um eine Erscheinung, die in dieser Form unter natürlichen Bedingungen gar nicht vorkommt. Experimentieren ist nicht nur die Anwendung einer Technik, sondern zugleich eine Poiesis, ein aktives Hervorbringen von Erscheinungen. Forschung erwächst aus der menschlichen Neugierde und dem Bedürfnis, problematische Situationen zu rekonstruieren und sie mit den vorhandenen Mitteln einer Lösung zuzuführen. Forschung führt in den wechselseitigen Interaktionsformen zwischen der Welt und dem Forschenden zu Veränderungen, sie läßt neue Erscheinungen entstehen, die es vorher nicht gab. Dabei werden besser abgesicherte und vertiefte Erfahrungen gemacht, die zugleich unsere Erkenntnisse über die Welt erweitern.

Doch nun zurück zur Wissenschaftstheorie. Da Wissenschaftstheorie die Methodologie thematisiert, kann sie nicht als „Realwissenschaft" verstanden werden, die sich mit der Wirklichkeit beschäftigt, sondern sie versucht die Wissenschaft selbst rational zu rekonstruieren. Sie klärt und präzisiert die Begriffs- und Satzgerüste von Theorien, die in den Theorien enthaltenen logisch-mathematischen Strukturen, die Methoden wissenschaftlicher Überprüfung und die Anwendungskriterien von Theorien.

Um dieses Ziel zu erreichen, wendet sich der Wissenschaftstheoretiker an vorhandene Wissenschaften, die er als Faktum so nimmt, wie er sie vorfindet. Dabei

---

34 Die Gefahr im Umgang mit Modellen besteht darin, daß wir uns zwar einerseits auf einfache Modelle konzentrieren müssen, damit aber andererseits auch den Reichtum der Welt aus den Augen verlieren, so daß wir möglicherweise am Ende das eigentliche Ziel unserer Untersuchung verfehlen.

benötigt der Wissenschaftstheoretiker genausowenig wie wir eine Definition der Wissenschaft, um seine Analysen zu beginnen, sondern er geht davon aus, daß sich erst am Ende der wissenschaftstheoretischen Analysen, am Ende seiner rationalen Rekonstruktion aufzeigen läßt, was Wissenschaft ist oder sein soll.

Der Wissenschaftstheoretiker geht zunächst von einem intuitiven Verständnis des Wissenschaftlers über sein Fachgebiet aus und befragt ihn über den Aufbau der ihn beschäftigenden Theorien, über die Ordnung der Begriffe, die Überprüfungskriterien der Theorie, deren Rolle für die Deutungen, Erklärungen und Prognosen. Obwohl also am Anfang der Untersuchungen keine explizit formulierten Kriterien und Regeln über die wissenschaftlichen Tätigkeiten vorliegen, werden sie sich langsam entfalten. Es kann sich auch während oder am Ende der wissenschaftstheoretischen Analysen herausstellen, daß die Meinungen des Wissenschaftlers über sein Fachgebiet undeutlich, verworren oder mehrdeutig sind. Dieses hätte zur Folge, daß zusätzliche Differenzierungen vorgenommen werden müßten, daß sich möglicherweise einige Vorstellungen des Wissenschaftlers über seine Tätigkeiten als miteinander unverträglich erweisen und daß deshalb einige Begriffe geklärt werden müssen, die wiederum einen direkten Einfluß auf die wissenschaftlichen Tätigkeiten ausüben.[35]

Der Wissenschaftstheoretiker orientiert sich demnach an den Einzelwissenschaften als konkret vorliegende Tätigkeit.[36] Er übt Wissenschaftskritik, um eine rationale Rekonstruktion der Wissenschaft zu versuchen und ihre Mängel aufzuzeigen. Die moderne Wissenschaftstheorie setzt dabei weder einen bestimmten philosophischen Glauben voraus noch unterstützt sie einen Glauben – bis auf die Annahme, daß es tatsächlich so etwas wie Wissenschaft gibt. Sie ist mit jedem Glauben verträglich, solange man sich an die Spielregeln rationalen Diskutierens hält. Die Fähigkeit zur rationalen Argumentation ist auch eine notwendige Bedingung, um überhaupt ernsthaft über Wissenschaft reden zu können.

Wissenschaft kann auch als Kulturbereich oder als Forschungsprozeß zum Gegenstand empirischer Forschungen werden. Derartige Untersuchungen gehören zum Themenkreis dessen, was wir unter Wissenschaftswissenschaft verstehen würden. Wissenschaftswissenschaft beschäftigt sich mit den realen Verhaltensweisen von Menschen, die Wissenschaft betreiben, und kann unter anderem in drei empirische

---

35 Wissenschaftstheorie beschäftigt sich als Metatheorie der Einzelwissenschaft, als Theorie über die Einzelwissenschaft, mit Aussagen und Begriffen, deren sprachliche Gebilde und Bedeutungen, Argumentationen und Begründungsweisen. Sie thematisiert Definitionen, Theorien, Naturgesetze, Erklärungen, Axiomatisierungen, Funktionsanalysen usw.

36 Wie könnten wir einen Erkenntnistheoretiker von einem Wissenschaftstheoretiker abgrenzen? Nun, der Wissenschaftstheoretiker stellt die existierenden Wissenschaften nicht in Frage, sondern er nimmt sie als Faktum und versucht sie zu rekonstruieren, wobei er annimmt, daß eine rationale Rekonstruktion möglich ist. Der Erkenntnistheoretiker geht dagegen noch einen Schritt weiter. Er kann die Geltung der wissenschaftlichen Erkenntnis generell in Frage stellen. So ist die Frage, ob es überhaupt eine „physikalische" Wissenschaft gibt, eine Wissenschaft über physikalisch existierende Gegenstände, keine sinnvolle wissenschaftstheoretische Frage mehr, aber eine erkenntnistheoretische.

Sachverhalt:

Ein Sachverhalt ist etwas, was möglicherweise der Fall ist. Ein beliebiger sinnvoller Satz behauptet, daß ein Sachverhalt besteht.

Tatsache:

Eine Tatsache ist dasjenige, was der Fall ist. Wenn der Satz, der einen Sachverhalt behauptet, wahr ist, dann handelt es sich um eine Tatsache.

Disziplinen eingeteilt werden: Psychologie, Soziologie und Geschichte der Wissenschaft. In der Psychologie könnte untersucht werden, ob es individual-psychologische oder soziale Bedingungen für die Gewinnung neuer wissenschaftlicher Entdeckungen gibt oder aus welchen Gründen Menschen den Beruf des Wissenschaftlers ergreifen? Welche Motive oder Interessen veranlassen einen Wissenschaftler sich mit einem bestimmten Forschungsgebiet auseinander zu setzen oder eine bestimmte Theorie zu wählen. In der Soziologie könnte untersucht werden, welches die zeit- und gesellschaftsrelevanten Aspekte der Forschung sind, unter welchen ökonomischen und gesellschaftlichen Bedingungen es zum normalen Fortgang der Wissenschaften kommt und unter welchen Bedingungen revolutionäre Erfindungen oder Entdeckungen gemacht werden. Eine bedeutende Rolle könnte auch der Wissenschaftshistoriker spielen, der uns über vergangene wissenschaftliche Institutionen und deren „Spielregeln" und die tatsächlichen historischen Abläufe von Erfindungen und Entdeckungen aufklärt.

An diesen Beispielen können wir erkennen, wie vielschichtig eine umfassende Untersuchung von Wissenschaft sein müßte, wenn wir alle diese Aspekte berücksichtigen wollten. Trotzdem sollte es möglich sein, ein rationales Verständnis des Wissenschaftsprozesses zu gewinnen.

Da wissenschaftstheoretische Analysen bisher auf logische, semantische und modelltheoretische Ausführungen beschränkt blieben, aber pragmatische Aspekte zum vollen Verständnis der wissenschaftlichen Tätigkeiten mit einbezogen werden müssen, ist eine zunehmende Verflechtung von Wissenschaftstheorie und Wissenschafts-wissenschaft in den letzten Jahren erkennbar.[37]

Was ist nun der Gegenstand einer wissenschaftlichen Untersuchung? Da die heutigen Wissenschaften für sich beanspruchen, empirische Wissenschaften zu sein, wollen sie uns etwas über die Empirie, unsere Erfahrungswelt, die Realität, die Natur, die Welt mitteilen. Die Wissenschaftler gehen stillschweigend davon aus, daß wir mit unserer Sprache zwar beliebige mögliche Sachverhalte beschreiben können, aber daß von diesen Sachverhalten nur einige tatsächlich bestehen. Bestehende Sachverhalte

---

37 Da für pragmatische Begriffe die Bezugnahme auf menschliche Personen und ihre Interaktionen notwendig ist, müssen die historischen, psychologischen und sozialen Komponenten mehr berücksichtigt werden.

werden wir eine Tatsache nennen. So könnten wir auf einen Apfelbaum zeigen, von dem gerade ein Apfel zu Boden fällt und sagen: „ein Apfel fällt zu Boden", „eine Birne fällt zu Boden", „sieh Dir diesen schönen Eichenbaum an" oder „ein Vogel sitzt auf dem Ast". Mit jedem dieser Aussagesätze wird etwas ausgesagt. Es wird behauptet, daß ein bestimmter Sachverhalt besteht. Aber für wahr gehalten wird nur der erste Satz, weil nur er eine Tatsache ausdrückt. Wird von jemandem also eine Tatsache behauptet, so geht er davon aus, daß seine Behauptung wahr ist und daß dieser Sachverhalt auch besteht. Einer wahren Behauptung korrespondiert demnach etwas in der Realität, in der Wirklichkeit, während einer falschen Behauptung keine Tatsache korrespondiert. Wir könnten sie auch als nicht-verwirklichte Sachverhalte ansehen. Wittgenstein hat dies mit der Kurzformel ausgedrückt: „Die Welt ist alles, was der Fall ist" und „Was der Fall ist, die Tatsache, ist das Bestehen von Sachverhalten".[38]

Es ist sicherlich bekannt, daß der Eindruck,[39] den wir von Gegenständen haben, nicht einfach einer einfachen Abbildung entspricht, wie zum Beispiel bei einer Kamera. Der kognitive Prozeß des Erkennens eines Gegenstandes ist viel zu komplex, als ihn durch ein einfaches optisches Widerspiegeln zu erklären. Wie konstituiert sich unsere Welt? Was ist der Grund dafür, daß wir unsere Welt in diskrete Abschnitte, in Gegenstände einteilen? Wenn wir uns in unserer näheren Umgebung umblicken, dann erkennen wir Stühle, Tische, Katzen, Hunde, goldene Ringe oder Behälter mit Flüssigkeiten, die wir versuchen mit unserer Sprache zu beschreiben. Warum gliedert sich die Welt gerade in diese Gegenstände bzw. Einheiten und nicht in andere? Seit der sogenannten „kopernikanischen Wende" der Erkenntnistheorie, die Immanuel Kant einleitete, wurde deutlich, daß die Welt sich nicht unabhängig von unserem Erkenntnisvermögen in mögliche Sachverhalte oder Tatsachen gliedert. Es ist nicht die Wirklichkeit allein, die die Strukturen festlegt. Es ist das besondere Erkenntnisvermögen des Menschen, das uns dasjenige vermittelt, was wir unter Realität oder Wirklichkeit verstehen. Unsere Welt erhält eine bestimmte Struktur durch uns selbst – aber nicht durch eine besondere Bewußtseinsform, sondern durch die Sprache, in der wir die Wirklichkeit beschreiben. Unter Sprache ist hier keine konkret gesprochene Sprache gemeint, wie Deutsch, Japanisch oder Suaheli, sondern die Tatsache, daß sich der Mensch durch die Verwendung eines sprachlichen Begriffssystems auf die Welt bezieht. Wer etwas meint, wer über Realität sprechen will, wer auf sie Bezug nehmen will, muß sich äußern. Er wird seine Äußerung in einer Sprache artikulieren müssen und die Struktur der Sprache legt dem Sprechenden bestimmte Zwänge auf.[40] Die

---

38 Wittgenstein [61] S. 11

39 Wobei berücksichtigt werden muß, daß Eindrücke weder wahr noch falsch sind.

40 Es ist zwar denkbar, daß es eine Wirklichkeit gibt, die unabhängig von uns existiert, aber wir haben keine Möglichkeit auf sie Bezug zu nehmen, ohne unsere Sprache zu verwenden. Genausowenig gibt es keine Möglichkeit diese Wirklichkeit unabhängig von unserem spezifischen Erkenntnisvermögen kennenzulernen. Wenn immer wir uns mit der Welt auseinandersetzen, tun wir das mit unserem menschlichen Erkenntnisapparat, einschließlich seiner Beschränkungen.

Sprache scheint nicht hintergehbar zu sein, wenn wir versuchen, uns in irgendeiner Form über die Wirklichkeit zu äußern.

Wie kommt es aber, daß zwischen den Menschen eine Verständigung über die Welt gelingt? Worauf beruht die Verläßlichkeit der von uns sprachlich vorgenommenen Unterscheidungen? Wir haben gesehen, daß wir allgemeine Begriffe wie „Baum", „Hund" oder „Flasche" verwenden, um Gegenstände voneinander zu unterscheiden. Wir sagen, daß dies ein Baum ist und jenes ein anderer Baum. Wir sind uns bei diesem Gebrauch gewiß, daß wir uns mit anderen Menschen verständigen können, denn Sprache ist kein ‚privates', sondern ein gemeinsames Können. Sprachlich vollzogene Unterschiede sind nur dann sinnvoll, wenn sie sich auch anderen gegenüber vertreten lassen. Behauptungen werden immer im Rahmen einer Sprachgemeinschaft zum Ausdruck gebracht, die das Sprachspiel verstehen und von der wir es auch gelernt haben. Mit dem Spracherwerb erlernen wir auch die Regeln der Sprache. Wir lernen, wie wir Behauptungen rechtfertigen und unter welchen Bedingungen Behauptungen als wahr oder falsch akzeptiert werden.

Woran liegt es aber, daß die akzeptierten sprachlichen Regeln, die wir in der Vergangenheit verwendeten, auch in Zukunft zu funktionieren scheinen? Worin liegt die Stabilität unserer Sprache? Es gibt darauf zwei Beantwortungsversuche, die beide plausibel sind und in den letzten Jahrtausenden wiederholt zu heftigen Diskussionen geführt haben. Nach dem ersten Beantwortungsversuch besteht die Stabilität darin, daß die Welt als solche stabil ist, daß sich bestimmte Ereignisse wiederholen und daß die Sprache als Abbild der Welt die Verläßlichkeit und Stabilität der Wirklichkeit einfach übernimmt. Es ist demnach der Glaube daran, daß unserer Sprache bestimmte Teile in der Realität entsprechen. Wir glauben, daß den Kennzeichnungen und Namen Gegenstände in der Welt entsprechen und den Begriffen Merkmale bzw. Eigenschaften. Ob dies tatsächlich wahr ist, ließe sich nur beantworten, wenn wir einen außersprachlichen Zugang zur Welt hätten, um zu überprüfen, ob die von uns für wahr akzeptierte Zuordnung auch zutrifft. Dieser Weg ist uns leider verwehrt. Es gibt keine andere Möglichkeit als durch die Sprache über diese Zuordnung zu sprechen bzw. zu streiten.

Der zweite Beantwortungsversuch liegt auf der Hand. Wenn es nicht die Welt ist, die das Sprechen über Gegenstände stabilisiert, dann ist es die Sprache selbst. Sie wäre dann keine Eigenschaft der Welt mehr. Die Welt würde so eine Gliederung erhalten, die abhängig wäre von der Art und Weise, wie wir über die Welt sprechen. Die Welt an sich wäre demnach ungegliedert und würde sich in ihrer Struktur erst durch unseren Begriffsapparat konstituieren. Auch dieser Beantwortungsversuch läßt sich nicht begründen bzw. sein Wahrheitsanspruch nicht einlösen, weil ein argumentativer Bezug auf die Welt an sich ohne Sprache nicht möglich ist.

Da es außerhalb der Sprache keinen Zugang zu diesem Problem gibt, werden wir dieses Problem und dessen Relevanz ignorieren. Es scheint so zu sein, daß die von uns vollzogene Handlung der sprachlichen Unterscheidung, der Prädikation, unhintergehbar ist. Was eine stabile Unterscheidung in unserer Sprache zu erlauben gestattet, ist weder die Welt noch die Sprache, sondern wahrscheinlich die Aufgabe selbst, nämlich eine kontrollierbare Unterscheidung im Rahmen der Kommunikation zu ermöglichen.

Ob es vielleicht doch noch Möglichkeiten gibt, diese scheinbare Barriere zu überwinden, wird kontrovers diskutiert. Wir können diese Kontroverse hier aber unberücksichtigt lassen, weil wir bereits festgelegt haben, daß eine der Voraussetzungen, Wissenschaft betreiben zu können, darin besteht, daß ihre Aussagen intersubjektiv verständlich sein sollen. Wir werden uns deshalb kurz mit einigen Begriffen über die Verwendung unserer Sprache vertraut machen, die das weitere Verständnis erleichtern werden.[41]

Mit der Äußerung eines Namens („Bismarck") kann etwas benannt werden, aber erst mit einem vollständigen Satz („Bismarck war ein bedeutender Politiker im 19. Jahrhundert") wird tatsächlich etwas kundgetan, etwas geäußert, eine Behauptung aufgestellt. Nicht Begriffe („ist ein Politiker") oder Namen („Bismarck"), sondern Sätze sind die kleinsten Verständigungseinheiten. Ein Wort hat einen Sinn, wir können es verstehen, aber nur mit der Äußerung eines ganzen Satzes können wir etwas zu verstehen geben oder etwas behaupten.

Wenn jemand nur „Helmut", „Diarrhoe" oder „rot" sagt, dann können wir darauf nicht adäquat reagieren; wir wissen nicht, wie wir uns verhalten sollen. Möglicherweise antworten wir auf diese kurze Äußerung mit: „Na und? Was ist denn mit Helmut? Was willst Du mit der Äußerung „Diarrhoe" oder „rot" erreichen?" Mit der Äußerung eines Wortes haben wir demnach noch nicht eine Sprechhandlung vollzogen; erst ein ganzer Satz ist ein ‚Zug im Sprachspiel'.[42]

Für Aussagesätze gilt außerdem, daß ihre Funktion, etwas kundzutun, damit zusammenhängt, daß etwas aufgezeigt werden soll. Mit Aussagesätzen oder Behauptungen wie „Die Knospe ist gelb" oder „Die Frau ist schwanger" wird mitgeteilt, daß etwas besteht, eben daß die Knospe gelb und die Frau schwanger ist. Deshalb können wir immer sinnvoll fragen, ob die Sätze wahr oder falsch sind.[43] Wer einen Aussagesatz verwendet, in dem er z. B. sagt „Frau Meyer hat ein Magengeschwür" oder „Helmut ist gestorben", erhebt immer einen Wahrheitsanspruch, den der Sprecher auf Nachfrage auch einlösen können muß. Deshalb können seine Gesprächspartner auch fragen, ob dieser Wahrheitsanspruch tatsächlich berechtigt ist oder nicht – ob, was er sagt, wahr oder falsch ist. Im ersten Fall würden wir Frau Meyer daraufhin untersuchen, ob sie tatsächlich ein Magengeschwür hat, was soviel bedeutet, daß zunächst die Person „Frau Meyer" identifiziert werden muß und daß dann diese Person mit geeigneten Mitteln

---

41 Es wird nicht beansprucht, daß die folgenden Begriffsbestimmungen allgemeine Zustimmung finden, sondern es wird lediglich ihre weitere Verwendung festgelegt. Die Spezifikation der einzelnen Begriffe entspricht meistens denen der analytischen Philosophie.

42 Wittgenstein, [60] S. 27

43 Die Wahrheitsfähigkeit ist das entscheidende Kriterium, um Aussagesätze von Wunschsätzen, Imperativen und Fragesätzen zu unterscheiden. Wir können von Wünschen, Fragen oder Imperativen nicht sinnvoll fragen, ob sie wahr oder falsch sind.

Wahrheitsbedingung:

Einfache Aussagen wie „Hans ist Rechtshänder" sind dann wahr, wenn dem durch den Namen (singulärer Begriff) bezeichnete Gegenstand die durch das Prädikat (genereller Begriff) bezeichnete Eigenschaft oder Beziehung tatsächlich zukommt.
Die Wahrheit einer zusammengesetzten Aussage ist eine Funktion der Wahrheit aller einzelnen Aussagen, so daß man sie als Konjunktion von einfachen Aussagen formulieren kann.

Wahrheitswert:

In der klassischen zweiwertigen Logik unterscheidet man die beiden Wahrheitswerte: Wahrheit und Falschheit.
Mehrwertige Logiken enthalten mehrere Wahrheitswerte.

daraufhin untersucht wird, ob das Merkmal „ein Magengeschwür zu haben" auf diese Person zutrifft.[44]

Da wissenschaftliche Sätze als Behauptungen über die Welt in Form von Aussagesätzen formuliert werden, sollten wir die Frage beantworten, was mit einer Aussage eigentlich gemeint ist. Wir sagten bereits, daß wir Aussagesätze nur dann verstehen, wenn wir auch im Stande sind, anzugeben, unter welchen Bedingungen sie wahr und unter welchen Bedingungen sie falsch sind. Wir verstehen einen Aussagesatz nur dann, wenn wir wissen, wovon seine Wahrheit (veritas) abhängt, wenn wir wissen, wie überprüft werden kann, ob der behauptete Sachverhalt besteht. Der Wahrheitswert der Behauptung „Frau Schmidt ist schwanger" läßt sich auch dadurch erläutern, daß wir zunächst Frau Schmidt ausfindig machen und dann überprüfen, ob sie schwanger ist. Dadurch kann festgelegt werden, ob die Behauptung wahr oder falsch ist.

Damit hätten wir bereits die erste Fassung des sogenannten empiristischen Sinnkriteriums gewonnen. Sie erinnern sich daran, daß wir nach einem empiristischen Abgrenzungskriterium zwischen wissenschaftlichen (sinnvollen) und unwissenschaftlichen (unsinnigen) Sätzen suchten. Die potentielle Verifizierbarkeit einer

---

44 In Aussagesätzen werden sehr häufig zwei Arten von Begriffen verwendet, die unter anderem als singuläre und generelle Termini bezeichnet werden. Ein singulärer Terminus ist ein Ausdruck, der die Funktion hat, einen einzelnen Gegenstand zu bezeichnen. Hierunter fallen Eigennamen („Helmut Kohl"), Kennzeichnungen bzw. Beschreibungen („der Dekan der Medizinischen Fakultät der Humboldt Universität zu Berlin") oder hinweisende Ausdrücke (deiktische Termini wie „hier", „dort"). Mit einem singulären Terminus wird also auf einzelne Gegenstände Bezug genommen. Dieses „Bezug nehmen auf" oder „referieren auf den Gegenstand" kann nur erfolgreich sein, wenn aufgrund der Verwendung des Eigennamens, der Kennzeichnung oder dem Kontext des hinweisenden Ausdruckes eine eindeutige Identifikation des Gegenstandes möglich ist. Ein genereller Terminus ist dagegen ein Ausdruck, der die Funktion hat, Gegenstände zu klassifizieren oder voneinander zu unterscheiden. Er ist auf viele Gegenstände anwendbar („ist rot", „ist größer als", „ist wasserlöslich") und erlaubt aufgrund der Bedeutung eine Abgrenzung zu anderen Gegenständen. Rote Gegenstände werden von nicht roten unterschieden, wasserlösliche Materialien von solchen, die sich nicht in Wasser auflösen.

Verifikation und Falsifikation:

Die Verifikation oder Falsifikation einer empirischen Aussage ist das Ergebnis einer Überprüfung der Aussage mit Hilfe von Beobachtungen.
Ein Satz ist verifiziert, wenn er als wahr akzeptiert wird, und falsifiziert, wenn er als falsch angesehen wird.

Aussage wäre möglicherweise solch ein Abgrenzungskriterium, weil die Verifizierbarkeit eine notwendige und hinreichende Bedingung dafür zu sein scheint, um einen Satz als empirisch sinnvoll ansehen zu dürfen. Ist eine Verifikationsmöglichkeit prinzipiell nicht gegeben, wie im Fall von „Gott existiert" oder „Das Nichts wird durch einen Mangel an Energie hervorgerufen", so wäre der Satz sinnlos; er ist nur scheinbar ein Satz, mit dem etwas Sinnvolles behauptet werden kann. Allerdings wird die Verifikationsmöglichkeit hier mehr in einem logischen und nicht in einem empirischen Sinn verstanden. Wenn die Verifikation einer Aussage logisch denkbar wäre, aber aus technischen Gründen unmöglich ist – wie etwa bei „Es gibt intelligente Lebewesen im Andromedanebel" –, so ist diese Aussage gemäß dem Sinnkriterium als sinnvoll zuzulassen.[45] Da einige klassische metaphysische Aussagen nicht dieses empiristische Sinnkriterium erfüllen, wurden sie konsequenterweise von den logischen Empiristen als sinnlos bezeichnet.[46]

Obgleich das empiristische Sinnkriterium auf den ersten Blick adäquat zu sein scheint, hat sich seine Formulierung als zu eng erwiesen, was wir im folgenden kurz erläutern wollen. Gemäß dem Grundprinzip des Empirismus muß die Grundlage einer empirischen Theorie so gewählt werden, daß sich alle undefinierten Grundbegriffe auf unmittelbar Ausweisbares, also auf erlebnismäßig Gegebenes beziehen. Sätze, die die Basis einer empirischen Theorie darstellen, in der also einem bestimmten Objekt eine beobachtbare Eigenschaft zugesprochen wird, werden Basissätze oder Beobachtungssätze genannt. So dürfen Sätze wie „Der Patient hat einen Druckschmerz im rechten Unterbauch", „Endoskopisch ließ sich ein polypös wachsender Tumor im Magen nachweisen" oder „Der Patient leidet an einem Hirnabszeß" Beobachtungssätze genannt werden.[47] Für einen Empiristen haben solche Sätze natürlich eine besondere wissenschaftliche Relevanz, weil sie diejenigen Instanzen zu sein scheinen, deren Wahrheit wir am leichtesten überprüfen können.

---

45 Eine zweite Klasse von sprachlichen Sinnlosigkeiten, von sogenannten Kategorienfehlern, ließe sich dadurch konstruieren, wenn an sich sinnvolle Ausdrücke in grammatikalisch falscher Weise zusammengestellt werden. Ein Beispiel für eine Sinnlosigkeit dieser Art bildet etwa der Satz „Das Pferd ist eine Primzahl" oder „Grün ist glücklich".

46 Beispiele für andere sinnlose Ausdrücke sind: „das Absolute", „das Unbedingte", „das wahrhaft Seiende", „Gott", „das Nichts", „der Weltgrund".

47 Bereits an dieser Stelle sollte beachtet werden, daß lediglich der erste Satz eine „nackte" Beobachtung durch unsere Sinnesorgane ohne zusätzliche Instrumente zum Ausdruck bringt. Die Verwendung von Instrumenten erlaubt uns keine „direkte" Beobachtung, sondern sie vermittelt uns gemeinsam mit der funktionierenden Technologie die Informationen.

Beobachtung:
Die Beobachtung ist die Grundlage des Empirismus und wird als Wahrnehmung von Gegenständen und Ereignissen angesehen.

Beobachtungssprache:
Sie ist eine Sprache, in der sich die grundlegenden Begriffe ausschließlich auf Beobachtbares beziehen. Alle anderen Begriffe müssen auf diese Grundbegriffe zurückführbar sein.

Logik:
Beschreibt die Grundlagen unseres Denkens und unserer Argumentation.

Elementare Gesetze der zweiwertigen Logik:
1. Im Satz vom ausgeschlossenen Widerspruch wird festgelegt, daß man nicht sinnvoll eine Behauptung aufstellen und zugleich verneinen kann, ohne sich selbst zu widersprechen.
2. Im Satz vom ausgeschlossenen Dritten wird festgelegt, daß man entweder A behaupten oder verneinen muß. Eine weitere Alternative gibt es nicht.
3. Im Satz von der Kontravalenz wird festgelegt, daß von zwei gegensätzlichen Sachverhalten genau einer bestehen muß.

Formale Logik:
Theorie der logischen Verbindung und logischen Folgerung von Aussagen.

In den empirischen Wissenschaften werden aber auch komplexere oder abstraktere Begriffe verwendet, die sich nicht auf „direkt" Beobachtbares beziehen. Wie können wir nun garantieren, daß es sich trotzdem um sinnvolle Ausdrücke handelt. Wie können wir Begriffe wie „Atom", „Gen" von solchen wie „das Nichts" oder „die Hölle" unterscheiden. Wie können wir sicher sein, daß wir die ersteren sinnvoll anwenden und die letzteren nicht. Es wurde zunächst versucht, komplexere oder abstraktere Begriffe auf beobachtbare Eigenschaften zu reduzieren. Man erkannte aber schnell, daß es unmöglich ist, alle komplexen sinnvollen Begriffe durch Definitionen auf empirische Grundbegriffe zurückzuführen. Zu diesen undefinierbaren, d. h. nicht reduzierbaren Begriffen gehören zum Beispiel auch Dispositionsprädikate („ist löslich", „ist zerbrechlich", „ist intelligent") und abstrakte theoretische Begriffe der Naturwissenschaft („Elektron", „Gravitationspotential").[48]

---

48 Carnap hat versucht, eine Struktur für den Aufbau einer empirischen Wissenschaftssprache und ein klares Kriterium für empirische Signifikanz gemeinsam mit einer empiristischen Wissenschaftssprache zu formulieren. Neben den empirischen Grundbegriffen, die sich auf empirische Erfahrungen bezogen, wurden auch theoretische Begriffe zugelassen, die keiner vollständigen empirischen Deutung fähig waren. Carnap entwickelt eine Zweistufenkonzeption der Wissenschaftssprache, die in zwei Teilsprachen zerfiel, nämlich in die Beobachtungssprache und in die theoretische Sprache, deren Grundbegriffe ungedeutete theoretische Begriffe enthielten. Eine partielle empirische Deutung erhalten diese theoretischen Begriffe durch sogenannte Zuordnungsregeln, welche die Verbindung zwischen den beiden Teilsprachen herstellen und die theoretischen Begriffe für empirische Erklärungen und Voraussetzungen nutzbar machen. Theoretische Begriffe sind also solche, deren Bedeutung eine erfolgreiche Anwendung der Theorie voraussetzt.

Induktion:

Sie ist eine Methode, durch die es erlaubt ist, von beobachteten Einzelfällen auf allgemeine Gesetze zu schließen.

Deduktion:

Sie ist eine Methode, bei der nach Regeln des logischen Schließens eine Aussage (Schlußfolgerung) aus anderen Aussagen (Prämissen) abgeleitet wird. Die Gültigkeit der Deduktion beruht auf der logischen Beziehung zwischen den Prämissen und der Schlußfolgerung (Konklusion).

Prämisse A	Alle Menschen sind sterblich	Alle F sind G
Prämisse B	Hans ist ein Mensch.	x ist ein F
Schlußfolgerung	Hans ist sterblich.	x ist ein G

Es setzte sich zunehmend die Erkenntnis durch, daß die Verifikation durch Beobachtungen kein allgemeingültiges Kriterium dafür sein kann, ob ein Begriff als sinnvoll angesehen werden kann. Im Grunde ist das Projekt gescheitert, durch ein universell anwendbares Kriterium sinnvolle von nicht sinnvollen Ausdrücken zu unterscheiden.

Wir wollen uns jetzt einigen wichtigen Grundstrukturen der Argumentation zuwenden. Bei einigen unserer vorhergehenden Argumente wurde unter anderem der Begriff „Logik" verwendet. Was ist Logik oder wann sagen wir, daß etwas logisch ist? Bei der Logik, wie sie allgemein als formale Logik verstanden wird, handelt es sich nicht um eine Lehre vom richtigen Denken; sie ist keine empirische Wissenschaft wie die Psychologie, die sich mit dem tatsächlichen Prozeß des Denkens befaßt, sondern Logik beschäftigt sich mit den Regeln des korrekten Argumentierens. Von einer Logik kann deshalb verlangt werden, daß sie uns Kriterien bereitstellt, die zur Beurteilung der Gültigkeit von Argumenten verwendet werden können. Logik ist damit eine Lehre von den Prinzipien des korrekten Argumentierens und wird hier auch nicht anders verwendet.

Da später wiederholt der Begriff „logische Schlußfolgerung" verwendet wird, soll er hier soweit erläutert werden, wie es zum weiteren Verständnis notwendig ist. Es handelt sich bei einer logischen Schlu folgerung um eine wichtig Form der Argumentation. Nehmen wir zum Beispiel an, daß jemand zwei Behauptungen aufstellt: 1. „Alle Menschen sind sterblich" und 2. „Hans ist ein Mensch". Aus beiden Sätzen folgt logisch ein dritter Satz: „Hans ist sterblich." Was bedeutet nun „folgt logisch"? Unter der Voraussetzung, daß die ersten beiden Sätzen wahr sind, kann der Sprecher berechtigterweise dazu übergehen, auch die logische Folgerung „Hans ist sterblich" zu behaupten, weil auch sie wahr ist. Ein gültige logische Folgerung erlaubt danach einen Übergang von den wahren Prämissen auf die wahre Folgerung. Dieser Übergang ist wahrheitskonservierend, d. h. auch die korrekte logische Folgerung ist wahr, wenn die Prämissen wahr sind. Es entspricht der hohen Argumentationskunst, zu beweisen, daß sich eine Behauptung (Folgerung) aus anderen Behauptungen

(Prämissen), die bereits als wahr akzeptiert wurden, logisch folgern läßt, weil damit auch die erste Behauptung als wahr angesehen werden kann.[49]

Obwohl Sie hier nicht mit zum Teil komplexen logischen Problemen gelangweilt werden sollen, ist die Kenntnis von elementaren logischen Strukturen insofern erkenntniserweiternd, als sie in rationalen Argumentationen häufig sehr hilfreich sein kann. Die Beherrschung der Logik ist eine wertvolle intellektuelle Bereicherung und nicht umsonst gehört seit Jahrtausenden das Studium der Logik zu den Grundlagen der Philosophie. Für unsere Betrachtungen sollen Sie deshalb mit den beiden wichtigsten logischen Schlußfolgerungen vertraut gemacht werden.

Nehmen wir an, jemand behauptet die beiden Sätze: „Wenn es regnet, dann ist die Straße naß" und „Es regnet". Unter der weiteren Annahme, daß diese beiden Sätze (auch Prämissen genannt) wahr sind, können wir nun auch die logische Folgerung aus diesen beiden Sätzen behaupten: „Die Straße ist naß" Sind die ersten beiden Sätze, die Prämissen, wahr, dann ist auch die Folgerung war. Dieser Zusammenhang kann auch noch allgemeiner dargestellt werden, wobei mit den kleinen Buchstaben „p", „q" usw. beliebige Sätze gemeint sind:

$p \rightarrow q$ „wenn p, dann q" ist wahr

p „p" ist wahr,

---

q dann ist auch „q" wahr.

Aus einem wahren Bedingungssatz, einer Regel oder ähnlichem, der die Struktur eines Konditionals („wenn p, dann q") hat, und einem wahren Vorderglied (p) folgt demnach logisch das Hinterglied (q). Diese Schlußform wird in der Logik modus ponens genannt.[50]

Was ist aber, wenn das Vorderglied (p) falsch ist[51] und das Konditional weiterhin gilt. Aus dieser Konstellation läßt sich logisch nichts folgern. Wenn der Satz „Wenn es regnet, dann ist die Straße naß" wahr ist und „Es regnet nicht" wahr ist, dann gilt nicht, daß die Straße nicht naß ist. Es könnte ja schließlich sein, daß die Straße durch ein anderes Ereignis naß geworden ist. Die Falschheit des Vordergliedes erlaubt nicht, auf die Falschheit des Hintergliedes zu schließen.

Lassen Sie uns die Gedanken über die logische Folgerung vertiefen. Nehmen wir an, daß es eine Definition gäbe, wann ein Patient eine Pneumonie hat. Wir würden zum Beispiel sagen, daß zur sicheren Diagnose einer Pneumonie folgende Kriterien gehören: Erhöhte Temperaturen, ein pathologischer Auskultationsbefund und ein

---

49 Eine andere wichtige Argumentationsform wird „reductio ad absurdum" genannt. Danach wird durch rein logische Folgerungen gezeigt, daß sich aus den zuerst angenommenen Behauptungen (Prämissen) zwei Sätze (Folgerungen) ableiten lassen, die sich gegenseitig widersprechen. Das wiederum bedeutet, daß die Prämissen nicht richtig sein können.

50 Diese Art der Schlußfolgerung wird auch deduktiv genannt.

51 Wir unterstellen hier eine zweiwertige Logik, d. h. es gibt nur die Wahrheitswerte „wahr" und „falsch". Wenn der Satz „p" falsch ist, dann ist die Verneinung „nicht-p" wahr.

pathologisches Röntgenbild. Diese Definition ist hier lediglich zur Verdeutlichung der logischen Folgerung konstruiert. Wenn Sie eine andere Definition einer Pneumonie bevorzugen würden, wird diese nichts an dem Beispiel ändern. Wir können nun gemäß dieser Definition einer Pneumonie eine Regel formulieren: „Wenn jemand erhöhte Temperaturen, eine pathologische Auskultation und ein pathognomonisches Röntgenbild hat, dann hat er eine Pneumonie". Mit dieser Regel ausgerüstet können wir nun in der konkreten Situation logisch folgern, daß jemand eine Pneumonie hat, wenn er die genannten Kriterien erfüllt. Die Tatsache, daß dieses relativ trivial klingt, liegt daran, daß wir intuitiv die richtigen Regeln der logischen Schlußfolgerung einsetzen, – zumindest meistens.

Der Wert dieser logischen Erklärung liegt aber auch darin begründet, daß wir das logische Schema verwenden, wenn wir eine explizite Erklärung für einen Sachverhalt angeben. Wollte jemand wissen, warum wir eine Pneumonie diagnostiziert haben, dann würden wir der fragenden Person mitteilen, daß die angenommene Regel gilt und daß das Vorderglied der Regel, des Konditionals, erfüllt ist. Im klinischen Alltag verfügen wir leider nur selten über solche allgemein akzeptierten anerkannten Regeln, die explizit angegeben werden können, und wenn wir über sie verfügen, dann wissen wir im klinischen Alltag nicht immer, ob das Vorderglied der Regel in allen Punkten tatsächlich zutrifft.[52] Es ist in der klinischen Situation häufig der Fall, daß die Aufzählung der Bedingungen im Vorderglied nicht immer vollständig bekannt ist. Wenn aber nicht alle Angaben im Vorderglied als wahr ausgewiesen sind und damit die Regel nicht als definitiv wahr ausgewiesen werden kann, dann ist auch die Folgerung nicht logisch, das heißt wahrheitskonservierend. Es handelt sich bei der Folgerung dann nur um eine Vermutung. Mit Bewunderung stellen wir bei den erfahrenen Klinikern immer wieder fest, wie es ihnen gelingt, aus den unvollständigen Prämissenklassen Folgerungen zu ziehen, die meistens zutreffen.

Ein anderer wichtiger logischer Schluß ist der modus tollens:

$p \rightarrow q$ „wenn p, dann q" ist wahr

$\neg q$ und „q" ist falsch bzw „Nicht-q" ist wahr,

$\neg p$ dann ist auch „p" falsch bzw „Nicht-p" wahr.

Verwenden wir wieder dasselbe Beispiel wie oben. Es gilt die Regel „Wenn es regnet, dann ist die Straße naß". Wenn wir jetzt wissen, daß die Straße nicht naß ist, dann wissen wir das der Satz „die Straße ist naß" falsch ist bzw. daß der Satz „die Straße ist nicht naß" wahr ist. Aus diesen Sachverhalten dürfen wir logisch schließen, daß es auch nicht regnet. Wenn die Negation, die Verneinung des Hintergliedes eines

---

52 Unter diesen Bedingungen hat sich im klinischen Alltag die „Entenregel" durchgesetzt: Wenn etwas aussieht wie eine Ente, wenn etwas läuft wie eine Ente, wenn etwas quakt wie eine Ente, dann ist es wahrscheinlich auch eine Ente.

Konditionals wahr ist (nicht-q) und zugleich das Konditional gilt, dann ist auch die Negation des Vordergliedes (nicht-p) wahr. Wenn die beiden Sätze „wenn p, dann q" und „nicht-q" wahr sind, dann ist auch „nicht-p" wahr.

Logische Schlüsse, wie der modus ponens und modus tollens, sind für viele Argumentationen unerläßlich und hilfreich, weil sie wahrheitskonservierend sind, d. h. wenn die genannten Prämissen wahr sind, dann darf man auch dazu übergehen, die Folgerung als wahr anzunehmen. Obgleich logische Schluß-folgerungen sehr nützlich sind, um zu beweisen, daß Sätze aus anderen Sätzen folgen, sind sie nicht zugleich erkenntniserweiternd, d. h. es werden durch die logische Folgerung keine zusätzlichen Erkenntnisse gewonnen. Es wird lediglich offenbar, was durch die beiden Prämissen bereits behauptet wird. Bei deduktiven Schlüssen, die aus den Regeln der Logik folgen, handelt es sich demnach zwar um wahrheitskonservierende, aber nicht um erkenntniserweiternde Schlüsse. Wenn also jemand zu neuen Erkenntnissen gelangen möchte, dann reichen dazu logische Regeln allein nicht aus.

Wir werden wiederholt die Begriffe „Deduktion" und „deduktiv" benutzen. So werden wir behaupten, daß ein Satz aus anderen Sätzen deduktiv abgeleitet wurde oder durch Deduktion. Jedesmal ist damit lediglich gemeint, daß sie nach den Regeln der Logik abgeleitet wurden, was nichts anderes bedeutet, als daß die Wahrheit des abgeleiteten Satzes auf die Wahrheit der Prämissen zurückgeführt wird. Sind die Prämissen gewiß, so sind es auch die Folgerungen, weil ja die logische Schlußfolgerung wahrheitskonservierend ist. Deduktive Schlüsse erhalten damit denselben Grad an Gewißheit wie die Prämissen.

Von der Deduktion ist die Induktion abzugrenzen, die für sich in Anspruch nimmt, ebenfalls wahrheitskonservierend und zugleich auch erkenntniserweiternd zu sein. Erinnern wir uns, wie Aristoteles glaubte, die Gewißheit von Prinzipien begründen zu können. Da Prinzipien als unbeweisbar gelten, weil sie der Ausgangspunkt von Beweisen sind, können sie nicht deduktiv aus anderen Prinzipien abgeleitet und begründet werden. Es bedarf anderer Begründungsmechanismen, um die Gültigkeit und Gewißheit der Prinzipien zu fundieren. Aristoteles verwendete den Begriff „Induktion", um den methodischen Weg vom Einzelnen zum Allgemeinen zu begreifen. Was hat man sich unter Induktion vorzustellen? Die Erkenntnis, die in allgemeinen wissenschaftlichen Sätzen ausgedrückt wird, basiert ja letztlich auf der Beobachtung von einzelnen Gegenständen oder Ereignissen. Aus diesen Einzeldingen entsteht dann durch den menschlichen Verstand so etwas wie eine Idee, die das Allgemeine repräsentiert.[53] Durch Induktion wird demnach das Allgemeine aus den Einzeldingen „erschlossen". Da dieser Schluß aber kein logischer Schluß ist, er ist nicht deduktiv, stellt sich die Frage, wodurch sich ein induktiver Schluß rechtfertigen läßt. Ist es möglich unter Beibehaltung der Wahrheit von Einzelnem auf Allgemeines zu schließen?

---

53 Allerdings ist bei Aristoteles das Allgemeine in den Dingen selbst vorhanden und entsteht nicht erst durch Zusammenfassen von Ähnlichem in unserem Intellekt.

Explanans/Explanandum:

Ein Einzelereignis gilt als Erklärungsfall (Explanandum). Es wird durch andere Aussagen (Explanans) erklärt.

Kausale Erklärung:

Von den kausalen Erklärungen sind sogenannte deduktiv-nomologische und induktiv-statistische Erklärungen am häufigsten.

In einer deduktiv-nomologischen Erklärung bestehen die Prämissen aus mindestens einem Satz, der die sogenannten Anfangsbedingungen ausdrückt, und einer Gesetzesaussage, die den Zusammenhang zwischen den Anfangsbedingungen und dem zu erklärenden Ereignis herstellen soll. Durch logische Folgerung läßt sich dann aus diesen beiden Prämissen (Explanans) das zu erklärende Ereignis ableiten. Schematisch läßt sich diese Erklärungsform auch folgendermaßen ausdrücken:

Wenn px und py und pz, dann q.	– gesetzesartige Aussage	⎫ Explanans
p1 und p2 und p3.	– Anfangsbedingungen	⎭
q	– Schlußfolgerung	Explanandum

Für diese Art der Erklärung gelten folgende Anforderungen: 1.) Die Prämissen (das Explanans) müssen wahr sein, 2.) das Explanans muß empirischen Gehalt haben, 3.) das Explanans muß eine gesetzesartige Aussage enthalten, die relevant, bestätigt und allgemeingültig ist, und 4.) der logische Schluß muß korrekt sein.

Obgleich dieses Modell eine gute Explikation dessen ist, wie wir uns wissenschaftliche Erklärungen vorstellen, gibt es bis heute leider kein hinreichendes Kriterium, um eine gesetzesartige Aussage von anderen zu unterscheiden. Außerdem mangelt es an einer akzeptierten Explikation, was man sich unter empirischem Gehalt vorzustellen hat, so daß das hier vorgestellte Hempel-Oppenheim-Schema der wissenschaftlichen Erklärung nicht ideal ist. In einer induktiv-statistischen Erklärung wird aus einer Aussage über die Anfangsbedingungen und einem statistischen Gesetz die Aussage abgeleitet, daß das Explanandum nur mit einer gewissen Wahrscheinlichkeit eintreten wird, wenn die Anfangsbedingungen bestehen. Darin unterscheidet es sich von der deduktiv-nomologischen Erklärung, die eindeutig festlegt, daß das Explanandum eintreten muß.

Nun, induktive Schlüsse sind nicht wahrheitskonservierend, sondern es kann lediglich behauptet werden, daß bei wahren Prämissen eine gewisse Evidenz für die Folgerung besteht. Aber worauf beruht diese Evidenz. Ein induktives Vorgehen liegt auch dann vor, wenn festgestellt wird, daß auf ein bestimmtes Ereignis E1 immer ein anderes Ereignis E2 zeitlich folgt. Unter der weiteren Annahme der Uniformität und Konstanz der Natur könnte aus diesen einzelnen Beobachtungen geschlossen werden, daß E2 immer auf E1 folgt. Eine allgemeine Regel „E2 folgt immer auf E1" beruht demnach sowohl auf einzelnen Beobachtungen als auch auf zusätzlichen Annahmen über die Wirklichkeit, auf ihre Konstanz oder ähnlichem. Da wir aber keine absolute Gewißheit über diese Konstanz haben, kann uns diese Regel auch keine absolute Gewißheit geben.

Im Alltag schließen wir häufig von wiederholten Einzelbeobachtungen auf eine allgemeine Regel, allerdings ist dies kein logischer Schluß. Wir gehen häufig bei der

Ursache:

Eine Ursache geht etwas anderem (Wirkung) zeitlich oder sachlich notwendig voraus, bringt es hervor und bestimmt es eindeutig.

Kausalität:

Kausalität ist die Beziehung, die zwischen Ursache und Wirkung besteht, wobei die Ursache der Wirkung zeitlich vorhergehen soll und als notwendige und hinreichende Bedingung für die Wirkung gilt. Kausalität ist nicht beobachtbar.

Entdeckung von neuen Zusammenhängen induktiv vor. Der induktive Schritt ist aber durch Logik allein und in Bezug auf empirisch Gegebenes nicht zu rechtfertigen. Es gibt keine Gewißheit dafür, daß die Zukunft der Vergangenheit gleichen muß. Es läßt sich kein Kausalitätsprinzip oder anderes Uniformitätsprinzip nachweisen, das garantiert, daß von Einzelbeobachtungen auf allgemeine Annahmen oder Naturgesetze mit Sicherheit geschlossen werden kann. Deshalb kann lediglich mit gewisser Evidenz auf solche allgemeinen Zusammenhänge geschlossen werden, die auf der häufigen und steten Assoziation zwischen Ereignissen beruhen. Dieser Schluß ist zwar erkenntniserweiternd, aber nicht wahrheitskonservierend, denn wir könnten uns ja auch irren.[54]

David Hume war der Empirist, der das Induktionsproblem für definitiv nicht lösbar hielt. Sein Ausgangspunkt war, daß alle unsere Erkenntnisse letztlich auf Beobachtungen bzw. Wahrnehmungen gründen.[55] Hume beschrieb, daß wir tagtäglich bereit sind, von einzelnen Ereignissen, die sich ständig unter bestimmten Bedingungen wiederholen, auf einen allgemeinen Zusammenhang zu schließen, und daß wir daran glauben, daß der Zusammenhang tatsächlich besteht. Darin liegt auch unsere Idee eines ursächlichen Zusammenhanges begründet. Wir gehen im Alltag nämlich dann von einem kausalen Zusammenhang aus, wenn auf ein Ereignis A immer in einem zeitlich definierten Rahmen ein Ereignis B eintritt. Diese kausale Relation wird auch Ursache-Wirkung-Beziehung genannt und das Ereignis A Ursache und das Ereignis B Wirkung. Allerdings ist die kausale Relation als solche nicht wahrnehmbar, sondern sie ist lediglich eine Assoziation zwischen zwei Ereignissen, die durch unseren Verstand ‚zusammengefaßt‘ wird. Durch Beobachtungen läßt sich deshalb keine kausale Relation rechtfertigen.[56]

---

54 Hier läßt sich die bereits erörterte Frage wieder stellen, ob die Welt für die Konstanz und Uniformität verantwortlich ist, was der ‚einfache‘ Realist annehmen würde, oder ob es sich nur um die besondere Art unseres Erkenntnisvermögens handelt, daß solch eine Konstanz der Natur angenommen wird, um überleben zu können.

55 Hume [24] S. 37ff, Hume [25] S. 99ff

56 Interessanterweise wird die Idee einer kausalen Relation, in der die Ereignisse „Ursache" und „Wirkung" zeitlich nacheinander folgen, in der Quantenphysik aufgegeben. Die Quantenphysik ist nicht streng deterministisch. Da auch die Zeit in ihrer Richtung nicht eindeutig festgelegt ist, kann die Wirkung auch zeitlich früher auftreten als die Ursache. Die Vorstellung einer zeitlich nachfolgenden Ursache erscheint unserem gesunden Menschenverstand intuitiv sicherlich befremdlich. Wenn aber akzeptiert wird, daß die Kausalität wahrscheinlich nichts anderes als eine

Wollte der Wissenschaftler eine warum-Frage kausal beantworten, dann müßte der Wissenschaftler raten, weil er den kausalen Bezug selbst nicht beobachten kann. Er muß Vermutungen darüber aufstellen, wie der Zusammenhang zwischen den Ereignissen sein könnte, und er müßte seine Vermutung überprüfen.

Fassen wir zusammen, was eine empirische Grundeinstellung für Konsequenzen hat: Alle unsere Erkenntnisse, unser Wissen über die Realität, stützt sich in irgendeiner Weise auf Wahrnehmbares, auf Beobachtbares; durch rein logische Beweisführungen können wir keine Erkenntnisse über unsere Welt erlangen. Wir glauben aber, daß unser Wissen über die Realität mehr als nur Sätze umfaßt, die nur einzelne Gegenstände oder Ereignisse beschreiben. Wissenschaftliche Erkenntnisse zeichnen sich doch durch Sätze aus, die Allgemeinheiten, Naturgesetze und andere Regelmäßigkeiten ausdrücken. Wie aber können wir sie rechtfertigen, wenn wir uns nur auf Einzelnes berufen können? Woher wissen wir, daß es sich um tatsächliches Wissen handelt?

Eine Rechtfertigung von allgemeinen Sätzen, die lediglich auf Beobachtungen und auf logischen Beziehungen beruhen soll, ist nicht möglich. Beobachtungen werden in Einzelaussagen formuliert und drücken einzelne Tatsachen aus, wobei sich die Wahrheit der Einzelaussage dadurch feststellen läßt, daß überprüft wird, ob der im Satz ausgedrückte Sachverhalt besteht oder nicht. Eine allgemeine Erkenntnis könnte aber nur dadurch auf seine Wahrheit untersucht werden, indem alle vergangenen, bestehenden und zukünftigen Sachverhalte überprüft werden, die in diesem Satz ausgedrückt werden. Dies ist de facto durch das begrenzte Erkenntnisvermögen des Menschen nicht möglich,[57] so daß eine ausschließlich empirische Einstellung zur Erklärung nicht ausreichend ist.

An dieser Stelle soll ein kurzes Gedankenexperiment vorgestellt werden, das auf einem Beispiel von Goodman beruht [20] und uns die Probleme verdeutlicht, die entstehen können, wenn von Vergangenem auf Zukünftiges geschlossen wird. Außerdem soll es Ihnen demonstrieren, wie Philosophen manchmal Argumente dadurch überprüfen, daß sie extreme Situationen konstruieren, – die denkbar und somit möglich sind –, und dann schauen, wie sich gewisse Ansichten auswirken.

Angenommen, die Eigenschaft „grün" ist kein Definitionsmerkmal im Begriff des Smaragdes, so daß die Aussage „alle Smaragde sind grün" eine empirische Hypothese darstellt.[58] Diese Hypothese wird zum gegenwärtigen Zeitpunkt T1 formuliert. Da

---

vom Verstand vorgenommene Assoziation zwischen Ereignissen ist, dann wird auch verständlich, daß sich das zeitliche Verhältnis auch umkehren könnte. Die Annahme einer deterministischen Realität ist letztlich nichts als eine Chimäre, die der Mensch hervorbringt, wenn er die Welt beobachtet.

57 Hume und den nachfolgenden empirischen Philosophen war klar, daß es keine Möglichkeit einer Rechtfertigung von Allsätzen aus Beobachtungen und logischen Verknüpfungen gibt. Dieses war einer der Gründe, warum entweder angeborene Ideen oder transzendentale Prinzipien postuliert wurden, um weiterhin Allsätze behaupten zu können.

58 Diese Annahme ist wichtig, weil wir uns bei einer Definition wie „ein Junggeselle ist ein unverheirateter Mann" nicht vorstellen können, daß ein Junggeselle verheiratet ist.

bis zu diesem Zeitpunkt T1 bereits zahlreiche Smaragde auf ihre Farbe geprüft und für grün befunden wurden, gibt es für den Satz sehr viele bestätigende Beispiele. Der Satz „Alle Smaragde sind grün" scheint somit eine induktiv sehr gut bestätigte Hypothese zu sein. Nun werden wir ein neues Prädikat „grot" in die Sprache einführen, das folgendermaßen definiert wird: Dieses Prädikat soll auf alle Gegenstände zutreffen, die vor dem Zeitpunkt T1 auf ihre Farbe geprüft wurden und grün waren; auf die übrigen Gegenstände soll das Prädikat hingegen genau dann zutreffen, wenn diese Dinge rot sind.

Vom rein logischen Standpunkt ist gegen diese seltsame Definition eines Prädikates nichts einzuwenden. Betrachten wir nun, welche Konsequenzen die weitere Hypothese hat „Alle Smaragde sind grot". Für alle bisher auf ihre Farbe hin untersuchten Smaragde trifft sowohl die Eigenschaft „grün" als auch „grot" zu. Beide formulierten Hypothesen sind induktiv bestens bestätigt und damit auch alle Voraussagen, die sich aus diesen Sätzen gewinnen lassen. Wir erwarten also einerseits, daß alle künftig gefundenen Smaragde grot und grün sein werden. Damit erhalten wir das absurde Resultat, daß die bisherigen Erfahrungen von grünen Smaragden in derselben Weise zu bestätigen scheinen, daß alle künftig gefundenen Smaragde sowohl rot (grot) als auch grün sein werden.

Die Lösung dieses Problems liegt wahrscheinlich darin, daß sich nicht alle Prädikate dazu eignen, im Rahmen einer Hypothese Merkmale von gegebenen auf nicht gegebene Fälle zu übertragen. Goodman nennt sie projektierbare Prädikate. Die verschiedenen Farbprädikate wären Beispiele von projektierbaren Prädikaten; „grot" ist dagegen ein nicht projektierbares Prädikat.[59]

Wenn im weiteren Verlauf von Definitionen gesprochen wird, handelt es sich häufig um Nominaldefinitionen, d. h. es sind Festsetzungen, in denen ein längerer sprachlicher Ausdruck (das Definiens) durch einen kürzeren Ausdruck (das Definiendum) ersetzt wird. Durch die Definition wird festgelegt, daß das Definiens mit dem Definiendum bedeutungsgleich oder synonym sein soll, so daß Nominaldefinitionen keinen anderen Zweck haben als den der sprachlichen Abkürzung, wie z.B. „Junggeselle" anstatt „unverheirateter Mann".[60]

Wir haben uns bisher mit den Fachgebieten der Wissenschaftstheorie und Wissenschaftswissenschaften etwas vertraut gemacht. Einige logische Schluß-folgerungen sind uns jetzt geläufig und wir haben ein intuitives Verständnis, was es

---

59 Wodurch sich aber projektierbare Prädikat wie „grün" von anderen unterscheiden ist nicht eindeutig. Möglicherweise ist der Gebrauch von „grün" in der Sprache besser verankert als der des Prädikates „grot".

60 Außer den Norminaldefinitionen gibt es auch noch Realdefinitionen, mit denen Aussagen über das Wesen von Gegenständen gemacht werden. Der zu präzisierende Ausdruck wird Explikandum genannt, während der Ausdruck, der an seine Stelle treten soll, Explikat heißt. Eine Begriffs-explikation kann nicht wahr oder falsch sein, sondern lediglich mehr oder weniger adäquat. Kriterien zur Beurteilung der Adäquatheit einer Begriffsexplikation sind: Ähnlichkeit, Exaktheit, Fruchtbarkeit und Einfachheit.

heißt, einen Satz zu behaupten. Möglicherweise ist Ihnen aufgefallen, daß wichtige Begriffe, wie Erfahrung, Behauptung, Wahrheit, Überprüfbarkeit, die immer wieder verwendet wurden, alle in einem unsichtbaren Netz miteinander verwoben sind. Dies liegt daran, daß es keinen neutralen Ausgangspunkt gibt, von dem wir eine Argumentation entwickeln können. Die Sprache, wie sie bereits hier verwendet wird, legt gewisse Definitionen und Querverbindungen nahe. Es wird niemals möglich sein, alle fundamentalen Annahmen gleichzeitig zu begründen. Bestimmte Annahmen werden wir aufgrund ihres pragmatischen Wertes und ihrer Evidenz zunächst einfach akzeptieren müssen, wenn wir mit einer Diskussion beginnen wollen.

3. Kritischer Rationalismus

Nachdem wir uns bisher mit mehr allgemeinen Aspekten unserer wissenschaftlichen Tätigkeit auseinandergesetzt haben, wollen wir als nächstes betrachten, wie eine typische wissenschaftliche Tätigkeit im klinischen Alltag zu charakterisieren wäre, wenn wir uns an die bereits schon formulierte und allgemein akzeptierte wissenschaftliche Methodologie halten würden.

Das wissenschaftliche Interesse wird meistens dadurch geweckt, daß es eine Diskrepanz zwischen den Erwartungen des Forschers und einem konkreten Ereignis gibt. Diese wird dann als problematisch oder zumindest als aufklärungsbedürftig angesehen. Das Objekt des Interesses wird nun genauer in Augenschein genommen und es wird versucht, das Problem einer wissenschaftlichen Lösung zuzuführen. Dazu wird das Problem möglichst genau beschrieben und daraus eine konkrete Fragestellung abgeleitet, die schließlich durch ein Forschungsprojekt bzw. Studie beantwortet werden soll. Der Zweck der Studie wird formuliert und eine Hypothese aufgestellt. Die Hypothese wird präzise formuliert, weil sie im Rahmen der Studie daraufhin getestet werden soll, ob sie zutrifft oder nicht. Um die Hypothese zu bestätigen oder zu widerlegen, werden Zielkriterien bestimmt und eine Fallzahlberechnung vorgenommen. Durch ein umfassendes Studienprotokoll wird der Versuchsaufbau oder die Versuchsanordnung hinreichend beschrieben und der Versuchsablauf festgelegt. Dann wird der Versuch – vorausgesetzt die Genehmigungen des Tierschutzes oder der Ethikkommission liegen vor – durchgeführt und die Ergebnisse sorgfältig unter Anwendung der ‚richtigen‘ statistischen Tests analysiert. Es wird überprüft, ob die Hypothese zutrifft, ob sie bestätigt wurde, oder ob sie nicht bestätigt wurde.[61]

Entsprechen die neuen Ergebnisse unseren Erwartungen, dann werden sie schnellst möglich publiziert – wir wollen doch die ersten sein – und das medizinische Wissen wurde fruchtbar erweitert, das vermeintliche Problem beseitigt oder aufgeklärt. Entsprechen die Ergebnisse dagegen nicht unseren Erwartungen, sind wir in einer mißlichen Lage. Wir können den Versuch als nicht korrekt durchgeführt betrachten und wiederholen. Wir können aber auch das negative Ergebnis als das ansehen, was es ist, als Widerlegung unserer Erwartungen. Unsere Enttäuschung können wir anderen mitteilen, was nicht immer geschieht, oder für uns behalten. Als letzte Möglichkeit bliebe, die Ergebnisse zu ignorieren, so daß wir uns weder für noch gegen die Hypothese entscheiden müssen. So oder zumindest so ähnlich laufen viele Studien in der Medizin ab. Einige der genannten Verhaltensweisen der Wissenschaftler sind vielleicht nicht unbedingt wünschenswert, aber sie beschreiben unsere wissenschaftliche Tätigkeit.

---

61 Später werden einige Probleme des statistischen Schließens erörtert. Die hier gewählte Darstellung wurde bewußt vereinfacht.

Kritischer Rationalismus:

Die Grundeinstellung des kritischen Rationalismus soll auf alle wissenschaftlichen Disziplinen angewendet werden und besagt, daß wissenschaftliche Theorien nicht durch Experimente abgesichert werden sollten, sondern durch Widerlegungsversuche getestet. Es gibt eine Asymmetrie zwischen Verifikation und Falsifikation von Theorien, die es uns gestattet eine allgemeine Theorie durch eine einzige Beobachtung zu widerlegen, während man durch viele Beobachtungen keine Theorie verifizieren kann.

Eine Garantie für den hohen Wert der so gewonnenen wissenschaftlichen Ergebnisse liegt in der sorgfältigen Beachtung der methodischen Regeln. Diese Regeln legen fest, welche Bedingungen in der Studie erfüllt sein müssen, um die Erkenntnisse als wissenschaftlich fundiertes Wissen zu akzeptieren. Behauptet jemand, daß er eine neue Behandlungsmethode für die Neurodermitis gefunden hat, so glauben wir ihm erst, wenn er unter Anwendung der methodischen Regeln (bestimmte klinische Studien) den Nachweis erbracht hat, daß die neue Behandlung tatsächlich besser ist. Die bloße Behauptung oder der Hinweis auf einige Behandlungserfolge erscheint den meisten Medizinern heute als nicht mehr hinreichend, um eine neue Behandlungsmethode einzuführen.[62] Nicht selten wird den alternativen Heilmethoden vorgeworfen, daß sie in Studien, die diesen methodologischen Anforderungen genügen, ihren beanspruchten Behandlungserfolg nicht dokumentieren konnten bzw. daß gar keine Studien vorliegen, die eine angemessene und fundierte Aussage über die Wirkung der alternativen Behandlung zuläßt.

Auch wenn Sie nicht allen Details des beschriebenen Beispiels zustimmen werden oder vielleicht sogar noch einige andere ergänzen möchten, ist das Beispiel für uns hinreichend, um zu erkennen, warum die Ideen des kritischen Rationalismus auf so fruchtbaren Boden bei einigen Medizinern gefallen sind. Wir werden unsere wissenschaftsphilosophischen Erkundungen deshalb mit einer Auseinandersetzung mit dem kritischen Rationalismus fortsetzen. Der kritische Rationalismus ist sicherlich eine bedeutende wissenschaftstheoretische Konzeption, weil er sich erstmals systematisch mit dem wissenschaftlichen Fortschritt auseinandersetzte, und für sich beansprucht, sowohl kritisch als auch rational zu sein.[63]

---

62 Als „Goldstandard" klinischer Studien gilt heute die prospektiv-randomisierte kontrollierte Doppel-Blind-Studie. Aufgrund methodischer Überlegungen ist diese Studienart am ehesten geeignet, den Therapieeffekt zu beurteilen, weil sie die mögliche Rate der systematischen und unsystematischen Fehler minimiert.

63 Obwohl man als Philosoph mit dem Begriff der kritischen Vernunft eher die Philosophie Kants verknüpfen dürfte, wird mit dem Begriff „kritischer Rationalismus" heutzutage die Philosophie Karl Poppers und seiner Schüler bezeichnet, was wahrscheinlich darauf zurückzuführen ist, daß Popper seine Philosophie selbst so bezeichnet hat. [43] Mit dieser Bezeichnung möchte Popper seine Philosophie zum Irrationalismus abgrenzen, in die er sowohl für die Wissenschaft als auch für die Gesellschaft eine große Gefahr sieht.

System:

Ein System ist ein nach einem einheitlichen Prinzip organisiertes und geordnetes Ganzes.

Theorie:

Systematisch geordnete, reich strukturierte und deduktiv zusammenhängende Sammlung von gesetzesartigen Aussagen über einen bestimmten Gegenstandsbereich. Umfangreiche Theorien entstehen durch Zusammenschluß aus anderen Theorien.
Theorie als Gegensatz zu Praxis meint das reine Wissen ohne Berücksichtigung auf seine Anwendung.

In erster Näherung können wir unter kritischer Rationalität die Forderung verstehen, daß wir auf der Suche nach Erkenntnis, nach Wissen immer kritisch verfahren sollen, um Fehler und Irrtümer weitgehend zu vermeiden und somit der Wahrheit im Wissenschaftsprozeß immer näher zu kommen. Poppers Konzept der wissenschaftlichen Methode erfordert einen kritischen und rationalen Umgang mit unserem Wissen über die Welt. Sein wichtigstes Prinzip lautet, daß eine empirisch-wissenschaftliche Theorie so beschaffen sein muß, daß sie an der Erfahrung scheitern können muß, d. h. daß sie theoretisch falsifizierbar sein muß.[64] Welche Bedeutung diese Maxime hat, wie sie fundiert ist und was unter ihr verstanden werden soll, wird verständlicher werden, wenn ihr wissenschaftstheoretischer Hintergrund detaillierter dargestellt worden ist.

In Poppers erstem fundamentalen Werk, der „Logik der Forschung" [42] formulierte er die Grundprinzipien einer Philosophie des Erkenntnisfortschrittes. Die wissenschaftliche Tätigkeit des Forschers besteht nach Popper darin, „Sätze oder Systeme von Sätzen aufzustellen und systematisch zu überprüfen; in den empirischen Wissenschaften sind es insbesondere Hypothesen, Theoriensysteme, die aufgestellt und an der Erfahrung durch Beobachtung und Experiment überprüft werden"[65] Wissenschaft ist demnach ein System von Theorien. Eine Theorie wird in Sätzen ausgedrückt und die wissenschaftliche Tätigkeit besteht darin, diese Sätze zu überprüfen. Dieses Konzept, was eine Theorie ist, wird auch als ‚statement view' wissenschaftlicher Theorien bezeichnet. Wie wir von den vorhergehenden Erörterungen wissen, handelt es sich um das klassische Konzept einer Theorie, wie es bereits bei den Griechen verwendet wurde. Eine Theorie ist danach ein System von Sätzen, die untereinander in enger Beziehung stehen, in einer Art Begründungszusammenhang.

Zwei Hauptprobleme des Erkenntnisfortschritts werden von Popper in den Mittelpunkt seiner Betrachtungen gerückt. Es ist einerseits die Frage, wie metaphysische (unwissenschaftliche) Sätze von wissenschaftlichen Sätzen unterschieden werden können, und andererseits, welche Möglichkeit es gibt wissenschaftliche Theorien zu überprüfen. Obwohl beide Aspekte eng zusammengehören, weil sie

---

64 Popper [42] S. 15
65 Popper [42] S. 3

Metaphysik:

Metaphysik ist dasjenige, was jenseits unserer Erfahrungswirklichkeit liegt. Sie ist eine philosophische Disziplin, die sich mit Fragen des Seins beschäftigt, die über die Naturerfahrungen hinausgeht.

Spekulation:

Spekulation ist das Denken, das das Unbekannte dadurch aufzudecken versucht, indem das Verborgene durch die Kraft des Geistes bis in die letzten Gründe durchdrungen wird. Die unmittelbare Erfahrung wird überschritten und das innere Wesen und die Wahrheit des Gegenstandes erkannt.

festlegen, was als adäquate wissenschaftliche Methode angesehen werden soll, werden wir sie getrennt diskutieren.

Metaphysische Systeme wurden in der Geschichte als philosophische Systeme angesehen, die den damaligen strengen wissenschaftlichen Kriterien unterlagen. Da sie uns Erkenntnisse vermitteln sollen, die über die Erfahrung hinaus gehen – metaphysisch – wurden sie zugleich als spekulativ bezeichnet. Ob wir durch eine spekulative Methode tatsächlich zu neuen Erkenntnissen gelangen können, wurde zunehmend in Frage gestellt. Der Erfahrung als Quelle der Erkenntnis wurde in jüngster Zeit mehr Bedeutung beigemessen als der Tätigkeit der Vernunft oder des Verstandes. Diese Wendung zur empirischen wissenschaftlichen Methode gemeinsam mit der Entwicklung der modernen Technologie hat den Erfolg des empirischen Ansatzes bestärkt, so daß heutzutage die wissenschaftliche Methode der Naturwissenschaften vielfach als ‚Goldstandard' angesehen wird. Obgleich dies nicht ganz unproblematisch ist, wie im Laufe dieser Abhandlung deutlich werden wird, wurde nun, geblendet vom Erfolg, ein Abgrenzungskriterium gesucht, das erlaubt, wissenschaftliche Theorien von spekulativen bzw. metaphysischen Theorien zu unterscheiden. Dieses Abgrenzungskriterium sollte festlegen, welche Theorie sinnvoll und welche sinnlos ist. Allerdings ist damit nicht gemeint, daß die Theorie auch tatsächlich zutrifft. Es ist lediglich ein Kriterium, ob die Theorie die Voraussetzungen erfüllt, um überhaupt als mögliche wissenschaftliche Theorie zugelassen zu werden. Metaphysische Theorien wurden damals von einigen Philosphen als völlig spekulativ und damit als sinnlos eingeschätzt.

Es lag auf der Hand, daß zunächst daran gedacht wurde, als Abgrenzungskriterium zwischen metaphysischen und wissenschaftlichen Theorien die empirische Erfahrung selbst zu nehmen. Zu Beginn dieses Jahrhunderts wurde deshalb von einigen Philosophen und Wissenschaftstheoretikern („Logischer Empirismus", „Wiener Kreis") versucht, die wissenschaftlichen Erkenntnisse streng auf empirische Beobachtungen und logische Beziehungen zwischen diesen Beobachtungen zurückzuführen. Alles, was nicht diesen strengen Anforderungen erfüllte, wurde als irrational, als metaphysisch, als Scheinproblem angesehen. So versuchte Ludwig Wittgenstein im „Tractatus logico-philosophicus" [61] eine umfassende Bildtheorie der menschlichen Erkenntnisse aufzustellen, die alles, was sich nicht sprachlich klar formulieren läßt, als metaphysisch, als spekulativ verdammte. So behauptete er: „Die richtige Methode der

Reduktion:

Reduktion ist die Zurückführung eines Gegenstandsbereiches G auf einen anderen Gegenstandsbereich H. Dadurch kann G entweder als überflüssig eliminiert werden, oder G wird bestärkt, weil es sich in Wirklichkeit doch um H handelt, oder G wird in H transformiert.

Reduktionismus:

Der Reduktionismus als methodologische These ist der Versuch, alle wissenschaftlichen Aussagen auf eine gemeinsame (empirische) Basis zu reduzieren.

Philosophie wäre eigentlich die: Nichts zu sagen, als was sich sagen läßt, also Sätze der Naturwissenschaft – also etwas, was mit Philosophie nichts zu tun hat –, und dann immer, wenn ein anderer etwas Metaphysisches sagen wollte, ihm nachzuweisen, daß er gewissen Zeichen in seinen Sätzen keine Bedeutung gegeben hat.... Wovon man nicht sprechen kann, darüber muß man schweigen."[66]

Rudolf Carnap versuchte sogar in „Der logische Aufbau der Welt" [11] zu beweisen, daß die gesamten wissenschaftlichen Erkenntnisse durch logischen Beziehungen auf Beobachtungen bzw. Beobachtungssätze zurückgeführt werden können.[67] Er konzipierte ein hierarchisches System, dessen Basis empirische Beobachtungen waren, und leitete alle anderen Begriffe bzw. Erkenntnisse aus diesen mit logischen Regeln ab. Carnap erkannte aber bei diesem Projekt, daß es wichtige Begriffe gibt, die als sinnvoll galten und die er nicht allein aus empirischen Fakten ableiten konnte. Trotz vieler Bemühungen und Verbesserungen des logischen Instrumentariums besteht heute weitgehender Konsens darüber, daß viele wissenschaftlich relevante Begriffe nicht durch die Erfahrung allein gestützt werden, sondern durch die Theorie, in der sie verwendet werden.[68]

Nach den damaligen Konzepten des logischen Empirismus wurde ein wissenschaftlicher Satz wie „Der Baum hat grüne Blätter" oder „Kupfer leitet elektrischen Strom" dann als sinnvoll angesehen, wenn durch empirische Methoden intersubjektiv festgestellt werden kann, ob er wahr oder falsch ist. Die Objektivität von Sätzen lag also darin begründet, daß sie intersubjektiv nachprüfbar sein müßten. Eine wissenschaftliche Behauptung, die durch einen Aussagesatz ausgedrückt wird, muß potentiell verifiziert oder falsifiziert werden können. Ein Satz, der aufgrund empirischer Überprüfung oder aufgrund logischer Regeln weder bejaht noch verneint werden kann, wurde als unsinnig abgelehnt. Der Grund dieser Forderung ist offensichtlich. Wenn wir den Sachverhalt, der mit dem Aussagesatz ausgedrückt wird, nicht überprüfen können; wenn keine Wahrheitsbedingungen genannt werden, die

---

66 Wittgenstein [61] S. 115
67 Diese Konzepte sind alle gescheitert, was sowohl von Wittgenstein als auch von Carnap erkannt wurde; und es ist bis heute niemandem gelungen, unser Wissen auf ausschließlich empirische Beobachtungen zurückzuführen.
68 Es handelt sich dabei um sogenannte theoretische Begriffe.

Definition der Wahrheit:

Die Wahrheitsdefinition beantwortet die Frage, was es bedeutet, daß eine Aussage wahr ist. Dies ist eine semantische Frage.

Kriterium der Wahrheit:

Das Kriterium beantwortet die Frage, wie man wissen kann, daß eine Aussage wahr ist. Dies ist eine erkenntnistheoretische Frage.

festlegen, ob der Satz wahr oder falsch ist, dann können wir auch nicht entscheiden, ob der Satz wahr ist.

Zugleich wäre in einer solchen Situation eine wichtige Voraussetzung für eine rationale Diskussion zwischen sich widerstreitenden Parteien nicht mehr erfüllt: Wenn ein Diskussionsteilnehmer etwas ernsthaft behauptet, dann wird er auf Anforderung auch in der Lage sein müssen, zu erklären, was er meint und wie wir den behaupteten Sachverhalt daraufhin überprüfen können, ob er zutrifft oder nicht. Ist der Diskussionsteilnehmer nicht in der Lage, diese Angaben zu machen, dann macht es wenig Sinn, weiter mit ihm zu disputieren, weil wir nicht wissen, worum es eigentlich geht.

Obgleich diese Forderung, daß ein wissenschaftlicher Satz verifizierbar oder falsifizierbar sein müsse, prima vista richtig erscheinen mag, erfüllte dieses eher formale Abgrenzungskriterium nur bedingt die Anforderung, zwischen wissenschaftlichen Sätzen und metaphysischen Sätzen zu unterscheiden. Würden wir nämlich als Abgrenzungskriterium zu metaphysischen Sätzen lediglich die Verifikation ansehen, dann würden wir auch alle allgemeinen Sätze als metaphysisch ausschließen müssen. Diese sind nämlich überhaupt nicht verifizierbar sind, sondern lediglich falsifizierbar.

Warum sind aber Theorien nicht verifizierbar? Was bedeutet Verifizierbarkeit? Nun, wie wir aus den vorhergehenden Ausführungen wissen, zeichnet sich eine Aussage, formuliert durch einen Aussagesatz „p" dadurch aus, daß etwas behauptet wird, nämlich daß p besteht. Das Zeichen „p" kann im weiteren Kontext durch einen beliebigen Aussagesatz ersetzt werden, z.B. „Es regnet" oder „Die essentielle Hypertonie ist eine multifaktoriell bedingte Erkrankung". Der im Aussagesatz „p" beschriebene Sachverhalt wird vom Behauptenden als wahr angenommen und mit diesem Aussagesatz wird eine Tatsache behauptet: es trifft zu bzw. es ist wahr, daß p.

Wenn jemand aber etwas ernsthaft behauptet, dann geht er damit auch die Verpflichtung ein, auf Verlangen anzugeben, wodurch die Wahrheit des Satzes „p" festgestellt werden kann. Wenn ich behaupte, daß Herr Meyer eine Lungenentzündung hat, dann muß ich auch angeben können, wie Herr Meyer identifiziert werden kann, als Subjekt des Satzes, als Referenzobjekt, und wie festgestellt werden kann, ob er tatsächlich eine Lungenentzündung hat. Erst wenn sich die Gesprächsteilnehmer über diese Sachverhalte einig sind, können sie feststellen, ob der Satz „Herr Meyer hat eine Lungenentzündung" wahr ist, ob Herr Meyer eine Lungenentzündung hat. Wir müssen also wissen, über welche Gegenstände gesprochen wird und welche

---

Wahrheitstheorien:

Wahrheit ist im philosophischen Sinn primär eine Eigenschaft von Aussagen, Urteilen oder Behauptungen. Nur diese können wahr oder falsch sein. Was Wahrheit ist, wird in der Regel durch das Schema dargestellt: „es ist wahr, daß p, genau dann, wenn p". Für p kann ein beliebiger Aussagesatz eingesetzt werden: „es ist wahr, daß es regnet, genau dann, wenn es regnet."

Welche Bedeutung kann „wahr" hier haben? Nach der Redundanztheorie von Ramsey und Ayer wird durch das Schema die Bedeutung des sprachlichen Ausdruckes vollständig erfaßt. Darüber hinaus hat „wahr" keine Bedeutung, es ist redundant. Zu sagen, daß ein bestimmter Satz wahr sei, bedeutet demnach nichts anderes, als den Satz zu behaupten. Die Korrespondenztheorie der Wahrheit behauptet dagegen, daß die Wahrheit in einer Übereinstimmung zwischen der Aussage und der Wirklichkeit (der Tatsache) besteht – veritas est adaequatio rei et intellectus. Obgleich diese Definition dem alltäglichen Verständnis am nächsten kommt, ist bis heute ungeklärt, wie man sich die Relation „Übereinstimmung" vorzustellen hat.

Nach der Kohärenztheorie der Wahrheit ist eine Aussage genau dann wahr, wenn sie sich ohne Widerspruch in ein Gesamtsystem von Aussagen einordnen läßt. Kohärenz ist sicherlich ein wichtiges Kriterium für Wahrheit.

Nach der Konsensustheorie ist eine Aussage dann wahr, wenn alle mit Vernunft begabten Menschen in ihrer Meinung übereinstimmen.

Nach der pragmatischen Wahrheitstheorie wird die Wahrheit einer Aussage letztlich durch die Überprüfung ihrer praktischen Konsequenzen festgestellt. Eine Aussage ist dann wahr, wenn sie sich in der Bewältigung praktischer Aufgaben bewährt hat und dem Erkenntnisfortschritt dient.

Merkmale (Eigenschaften) sie haben oder in welcher Beziehung (Relationen) sie zueinander stehen sollen. Erst dann ist entscheidbar, ob der behauptete Sachverhalt auch zutrifft.

Ein intersubjektives Wahrheitskriterium für diesen Satz muß festlegen, wie festgestellt werden kann, ob es sich um eine Tatsache handelt. Der Einfachheit halber gehen wir an dieser Stelle davon aus, daß ein funktionstüchtiges Wahrheitskriterium verfügbar ist, über das sich alle Wissenschaftler einig sind.[69] Unter einer Verifikation eines Satzes wird dann verstanden, daß der Satz als wahr angesehen wird, weil nachgewiesen worden ist, daß der im Satz behauptete Sachverhalt zutrifft, daß es sich um eine Tatsache handelt.

---

69 Im Grunde muß streng zwischen einer Definition der Wahrheit, die angibt was Wahrheit ist, und dem Kriterium der Wahrheit, wie festgestellt werden kann, ob ein Satz wahr ist oder nicht, unterschieden werden. Dazu wurden vielfältige Vorschläge gemacht. Für den gesunden Menschenverstand, – der sich allerdings auch manchmal irrt, – entspricht die Definition der Wahrheit wahrscheinlich am ehesten der Korrespondenztheorie der Wahrheit. Danach ist es die Übereinstimmung des im Satz ausgedrückten Sachverhaltes mit der Realität, was die Wahrheit ausmacht. Problematisch bei dieser sinnvollen Definition ist der Begriff der Übereinstimmung. Wie kann ich einen Gegenstand mit einem Begriff daraufhin vergleichen, daß sie übereinstimmen. Wie kann ich den Satz „Es regnet" vergleichen mit der Tatsache, daß es regnet. Wie ist die Beziehung zwischen dem Satz und der Realität zu verstehen. Popper verwendet den Begriff der Wahrheit gemäß der Korrespondenztheorie und bezieht sich zusätzlich auf den semantischen Wahrheitsbegriff, wie ihn Tarski [57] eingeführt hat.

Singuläre Sätze:

Singuläre Sätze sagen etwas über einzelne und mehrere Gegenstände eines bestimmten Gegenstandsbereiches aus („Das Schwein hinkt", „Einige Blumen sind verwelkt").

Generelle Sätze:

Generelle Sätze oder Allsätze sagen etwas über alle Gegenstände eines bestimmten Gegenstandsbereiches aus („Alle Tiere sind vergiftet", „Kupfer leitet Strom").

Versuchen wir nun diese Erkenntnisse auf unsere Theorien anzuwenden. Wissenschaftliche Hypothesen und Theorien werden als Allsätze bzw. allgemeine Sätze formuliert von der Art „Alle Schwäne sind weiß", „Kupfer leitet elektrischen Strom" oder „Villöse Adenome im Kolon entarten". Die Gegenstände dieser Sätze dürfen wir als hinreichend bekannt voraussetzen und auch die genannten Eigenschaften dürften sich leicht feststellen lassen.

Dies kann folgendermaßen erläutert werden: „Alle Schwäne sind weiß" kann in folgenden Satz übersetzt werden, der mit dem ersten gleichwertig ist: „Für alle Gegenstände gilt, daß: wenn er ein Schwan ist, dann ist er weiß". „Kupfer leitet elektrischen Strom" ist gleichwertig mit „Für alle Gegenstände gilt, daß: wenn er aus Kupfer besteht, dann leitet er elektrischen Strom", und „Villöse Adenome im Kolon entarten" ist gleichwertig mit „Für alle Gegenstände gilt, daß: wenn er ein villöses Adenom im Kolon ist, dann entartet er". Diese Allsätze lassen sich logisch in Bedingungssätze umformen. Um diese Sätze auf ihren Wahrheitsgehalt zu überprüfen, müssen demnach alle Gegenstände im Universum (Schwäne, kupferne Gegenstände, villöse Kolonadenome) daraufhin überprüft werden, ob sie die gemeinsamen Eigenschaften aufweisen (weiße Farbe haben, elektrischen Strom leiten, entarten). Da für den Menschen aufgrund des beschränkten Erkenntnisvermögens nicht alle Gegenstände des Universums auf ihre Eigenschaften überprüfbar sind, einschließlich derjenigen, die vergangen sind oder noch entstehen werden, gibt es keine Möglichkeit, Allsätze definitiv zu verifizieren.

Obwohl Allsätze nicht verifizierbar sind, können sie doch falsifiziert werden. Wenn sich nämlich nur ein einziger Gegenstand findet, der nicht die behaupteten Merkmale aufweist (ein Schwan, der nicht weiß ist; ein kupferner Gegenstand, der keinen Strom leitet; oder ein villöses Adenom, das nicht entartet), dann ist der Allsatz definitiv falsch. Eine Einzelbeobachtung kann zwar keinen Allsatz verifizieren, aber sie kann ihn definitiv falsifizieren.[70]

---

70 Es gibt interessanterweise auch Sätze über Einzelbeobachtungen, die nicht falsifizierbar sind. Sätze wie „Es gibt Katzen" sind zwar dadurch verifizierbar, daß mindestens ein Gegenstand gefunden wird, der eine Katze ist. Aber der Satz ist im Prinzip nicht falsifizierbar. Es ist dem Menschen nicht möglich, die Gegenstände des Universums zu allen Zeiten daraufhin zu überprüfen, ob es einen Gegenstand der gesuchten Art gab, gibt oder geben wird. So ist der Satz „Es gibt Einhörner" nicht falsifizierbar, selbst wenn bis heute kein Gegenstand gefunden wurde, der ein Einhorn ist. Da die

Um zu verstehen, wie es möglich ist, einen Allsatz durch ein Gegenbeispiel zu falsifizieren, genügt sicherlich der gesunde Menschenverstand. Wenn alle Schwäne weiß sein sollen und man einen schwarzen Schwan findet, dann ist der Satz „Alle Schwäne sind weiß" falsch. Diese Folgerung, die in dem vorhergehenden Satz mit „dann" formuliert wurde, ist eine rein logische Folgerung, d. h. sie ist wahrheitskonservierend bzw. deduktiv, und nicht induktiv.

An dieser Stelle wollen wir noch einmal auf die logische deduktive Folgerung Bezug nehmen, wie sie bereits vorher eingehend besprochen wurde. Es ist außerordentlich wichtig, die Schlagkraft dieser Beweisführung zu verstehen. Popper macht hier lediglich Gebrauch von einer logischen Folgerung. Unter der Annahme, daß „wenn die Theorie gilt, dann treten die Folgerungen ein" und „die Folgerungen treten nicht ein" wahr sind, dann kann unter Erhalt des Wahrheitswertes „die Theorie gilt nicht" behauptet werden. Es handelt sich offensichtlich um den logischen Schluß des modus tollens: „wenn p, dann q" und „nicht-q" beide wahr sind, dann gilt auch „nicht-p".

Die deduktive Nachprüfbarkeit von Theorien, wie sie oben beschrieben wurde, begründet aber niemals deren Richtigkeit. Die Theorien wurden nicht verifiziert, sondern sie bleiben immer potentiell falsifizierbare Theorien, sie gelten nur vorläufig. Es ist grundsätzlich möglich, daß sie sich in Zukunft als falsch erweisen. Wissenschaft führt damit nicht zu einer endgültigen Sicherheit über unsere Welt, sondern lediglich zu bisher bewährten Theorien, die grundsätzlich falsifizierbar bleiben.[71]

Diese wichtige Erkenntnis, das es kein definitives Wissen über die Welt gibt, sondern lediglich ein vorläufiges, ist das entscheidende kritische Element in der Wissenschaftsphilosophie von Karl Popper. Es wird jetzt als aussichtslos erachtet, zu definitivem gesicherten Wissen über die Natur zu gelangen, wie es seit den Griechen immer versucht wurde. Außerdem gelingt es Popper, mit diesem Ansatz auch zu einem besseren Verständnis des dynamischen Charakters von Wissenschaft zu gelangen. Wissenschaft umfaßt systematisches Wissen und dieses Wissen vergrößert sich im Laufe der Zeit, indem Theorien aufgestellt und zum Teil falsifiziert werden, während bewährte Theorien vorläufig als richtig weiterverwendet werden. Dieser Prozeß des immerwährenden Versuchs und Irrtums von besseren oder neuen Theorien über unsere Welt führt dann auf lange Sicht zu Erkenntnissen, wie die Welt tatsächlich ist.

Für „pure" Empiristen stellt sich hier das schon bekannte Problem: wenn nur diejenigen Sätze als „wissenschaftlich" zugelassen werden, die sich letztlich auf empirisch nachvollziehbare Beobachtungen beziehen, die durch empirische Basissätze oder Beobachtungssätze formuliert werden können, dann können allgemeine Sätze,

---

Falsifizierbarkeit als Abgrenzungskriterium von wissenschaftlichen Sätzen zu metaphysischen Sätzen bei Popper festgelegt wurde, sind „es gibt"-Sätze keine wissenschaftlichen Sätze. Ob dies ein relevanter Nachteil dieses Abgrenzungskriteriums ist, ist fraglich, zumindest scheint der Stellenwert von „es gibt"-Sätzen in der wissenschaftlichen Praxis nicht sehr bedeutend zu sein.

71 Wann eine Theorie tatsächlich als falsifiziert betrachtet werden kann oder werden muß, muß durch zusätzliche Regeln festgelegt werden. Falsifikation impliziert nicht Falschheit. Auch eine richtige Theorie kann falsifiziert werden.

Kontext der Entdeckung:
Er beschreibt, wie die Entdeckung oder Erfindung gemacht wurde, unter welchen historischen, psychologischen und sozialen Bedingungen.

Kontext der Rechtfertigung:
Es wird untersucht, ob die Theorie gerechtfertigt ist und ob sie die Kriterien der wissenschaftlichen Methodologie erfüllt.

die Naturgesetzmäßigkeiten beschreiben, keine wissenschaftlichen Sätze sein. Der Schritt von der Einzelaussage zu einer Allaussage müßte ja induktiv vorgenommen werden, von einer Einzelbeobachtung auf eine Gesetzmäßigkeit. Dieser Schritt ist, wie bereits eingehend beschrieben, weder durch empirische Beobachtungen noch durch logische Schlüsse zu rechtfertigen. Da aufgrund des ungelösten Problems der Induktion Naturgesetze bzw. Theorien über die Natur nicht auf diese elementaren Beobachtungssätze logisch zurückgeführt werden können, bleibt ungeklärt, wie gesetzesartige Zusammenhänge oder Theorien durch einzelne Beobachtungen gerechtfertigt werden können. Durch Induktion allein ist eine Rechtfertigung einer Theorie auf jeden Fall nicht möglich.

Induktion ist für Popper nichts als eine Illusion. Induktion ist seiner Meinung nach weder für die Entdeckung von wissenschaftlichen Theorien brauchbar noch ist sie für deren Rechtfertigung geeignet. Popper bestreitet zu Recht, daß in den empirischen Wissenschaften neue Theorien oder Hypothesen dadurch entstehen, daß von einzelnen Beobachtungen oder Experimenten auf allgemeine Feststellungen geschlossen wird und dieser Schluß für gültig gehalten wird. Er stellt dieser irrtümlichen Annahme über die Entdeckung von Theorien eine andere gegenüber: „Die Methode der kritischen Nachprüfung, der Auslese der Theorien, ist nach unserer Auffassung immer die folgende: Aus der vorläufig unbegründeten Antizipation, dem Einfall, der Hypothese, dem theoretischen System, werden auf logisch-deduktivem Weg Folgerungen abgeleitet; diese werden untereinander und mit anderen Sätzen verglichen, indem man feststellt, welche logischen Beziehungen zwischen ihnen bestehen."[72] Eine Hypothese oder Theorie ist zunächst ein bloßer Entwurf. Er muß erst daraufhin überprüft werden, ob er tatsächlich stimmt, er muß sich bewähren. Er kommt nicht dadurch zustande, daß jemand eine einzelne Beobachtung macht, die er dann auf einen allgemeinen Zusammenhang hin extrapoliert. Auch der Entwurf einer neuen Theorie wird nicht aus Einzelbeobachtungen logisch schlüssig abgeleitet, sondern er ist vielmehr das Produkt des kreativen Aktes des Verstandes.

Bezüglich der Rechtfertigung der Theorie hatten wir bereits gesehen, daß eine Theorie offensichtlich nicht durch einzelne Beobachtungen gerechtfertigt werden kann. Sie ist lediglich eine bloße Annahme über die Welt, die sich zu bewähren hat.

---

72 Popper [42] S. 7

Tautologie:
Eine Tautologie wie „a=a" ist immer wahr, egal welcher Sachverhalt vorliegt.

Anforderungen an eine Theorie:
Eine Theorie muß folgende Anforderungen erfüllen, wenn sie eine empirische Theorie sein soll:
1. Es darf kein innerer Widerspruch auftreten.
2. Sie muß informativ sein und nicht lediglich eine Tautologie.
3. Sie muß empirisch überprüfbar sein.

Was wird aber von einer Theorie noch anderes erwartet, als daß sie potentiell an der empirischen Erfahrung scheitern können muß? Von einer Theorie wird des weiteren gefordert, daß kein innerer Widerspruch innerhalb der Theorie auftritt, daß die Theorie mehr als eine Tautologie beinhalten muß und daß die Theorie durch eine empirische Anwendung überprüfbar ist. Diese Forderungen sollen kurz erläutert werden, weil ähnliche Forderungen in wissenschaftstheoretischen Abhandlungen immer wieder vorkommen. Die erste Forderung nach der inneren Widerspruchs-freiheit stellt sicher, daß aus der Theorie nicht zwei Sätze logisch abgeleitet werden können, die Gegensätzliches behaupten.[73] Die zweite Bedingung fordert, daß die Theorie tatsächlich einen empirischen Gehalt haben muß, daß sie etwas über die Welt aussagt, und nicht nur Tautologien wie „a=a" beinhaltet, die trivialerweise wahr sind, aber zugleich inhaltsleer.

Die dritte Forderung artikuliert noch einmal das generelle Prinzip des kritischen Rationalismus, daß die Theorie so beschaffen sein muß, daß sie potentiell an der Beobachtung scheitern können muß. Werden für die Theorie keine Bedingungen formuliert, die festlegen, unter welchen Bedingungen wir die Theorie für falsifiziert halten, unter welchen Bedingungen die Theorie an der Realität scheitern kann, dann handelt es sich nicht um eine wissenschaftliche Theorie. Mit dieser Forderung stellt Popper sicher, daß keine dogmatische Doktrin in den Wissenschaftsprozeß Einzug erhält. Die immerwährende Gefahr, daß sich eine Theorie doch als falsch herausstellen kann, ist der Antrieb für unsere wissenschaftliche Erkenntnis. Da der Mensch nicht über das Vermögen verfügt, zu definitivem Wissen zu gelangen, bleibt ihm nichts anderes übrig, als sich zu einem kritischen und positiven Geist zu entwickeln, der vom Wunsch besessen ist, trotz seiner Unzulänglichkeit doch so nahe wie möglich an die Wahrheit heranzukommen, indem er durch stetige Verbesserung der Theorien und Überprüfung derselben diesem Ziel immer näher kommt.

Wie haben wir uns nun die praktische Überprüfung einer Theorie vorzustellen? Aus der Hypothese, daß alle villösen Adenome im Kolon im Laufe der Zeit maligne

---

73 Es wird als hohe Kunst der Argumentation angesehen, wenn wir (auf logischem Wege) nachweisen können, daß sich der Gesprächspartner in einen Widerspruch verstrickt, daß aus seinen zu Beginn genannten Ansichten ein Widerspruch abgeleitet werden kann.

Bewährung:

Die Bewährung einer Theorie ist die geglückte Überprüfung. Über den Grad der Bewährung entscheidet nicht die Anzahl der Überprüfungen, sondern die Strenge der Überprüfung.

entarten, kann das Konditional abgeleitet werden: „wenn ein villöses Adenom im Kolon vorhanden ist, dann entartet es im Laufe der Zeit". Wenn wir nun bei einem Patienten ein villöses Adenom im Kolon finden, dann können wir logisch deduktiv ableiten, daß es im Laufe der Zeit entarten wird. Aus dem Konditional gemeinsam mit einer Einzelbeobachtung wurde nach dem modus ponens der Logik eine weitere Einzelbeobachtung vorausgesagt.

Der Sachverhalt läßt sich auch allgemeiner formulieren: Da eine Theorie aus einem System von Sätzen besteht, wird aus diesem Aussagensystem (z.B. „wenn p, dann q") und aus bereits anerkannten Sätzen über Einzelbeobachtungen („p") empirisch möglichst leicht nachprüfbare oder anwendbare Folgerungen bzw. Prognosen abgeleitet. In unserem Fall wäre es „q". Ob diese Folgerungen (Prognosen) zutreffen, wird dann durch ihre praktische Anwendung entschieden, z.B. in einem Experiment. Trifft q nicht zu und ist „p" wahr, dann ist die Theorie „wenn p, dann q" falsifiziert.

Fällt die Entscheidung dagegen positiv aus, werden die Folgerungen bestätigt, treffen sie also zu, so hat die Theorie die Prüfung vorläufig bestanden. Dies bedeutet lediglich, daß wir zur Zeit keinen Anlaß haben, die Theorie zu verwerfen. Fällt die Entscheidung aber negativ aus, d. h. werden die Folgerungen nicht bestätigt, treffen sie nicht zu, so wird die Theorie falsifiziert. Die Theorie hat sich aufgrund der nicht bestätigten Folgerungen als falsch erwiesen und muß damit als widerlegt angesehen werden.[74]

Eine positive Entscheidung zugunsten einer Theorie aufgrund von richtig vorhergesagten Prognosen, kann die Theorie immer nur vorläufig stützen. Sie hat sich lediglich bewährt, was nicht bedeutet, daß sie auch der Realität entspricht. Sie kann durch spätere negative Ergebnisse immer wieder umgestoßen werden. Diese Vorläufigkeit aller Theorien erzwingt eine kritische Grundeinstellung zur wissenschaftlichen Methode und ihren Produkten, den Theorien, weil sie alle grundsätzlich revidierbar sind. Da wissenschaftliche Theorien über unsere Welt lediglich als Modelle angesehen werden, die sich an der Realität prüfen lassen müssen, wird der Wissenschaft in ihrem Prozeß keine Atempause gelassen.

Die empirisch fundierte Wissenschaft führt somit nicht zu einem definitiven Wissen, das zu irgend einem Zeitpunkt als absolut wahr und unumstößlich geltend

---

74 Diese Falsifikation ist nicht vorläufig, sondern endgültig. Es sei denn, wir haben Anlaß, an den Daten der Einzelbeobachtungen zu zweifeln. In diesem Fall würden wir das Experiment wiederholen.

angesehen werden kann. „Das Spiel Wissenschaft hat grundsätzlich kein Ende."[75] Wer aufhört, Theorien kritisch zu hinterfragen, oder aufhört, zu versuchen, sie zu falsifizieren, der hört auf, ernsthafte Wissenschaft zu betreiben.[76] Ob diese Forderung tatsächlich von den gegenwärtigen Wissenschaftlern erfüllt wird, wird später noch eingehend diskutiert werden.

Diese kritische Einstellung bedeutet natürlich nicht, daß es sinnvoll ist, grundsätzlich alle Theorien überprüfen zu wollen, was allein aufgrund des Zeitmangels schon nicht geht. Wir werden immer einige Theorien als vorerst zutreffend klassifizieren, auf denen wir dann aufbauen. Kritisch in diesem Sinne zu sein, d. h. zu verstehen, daß es kein definitives Wissen über allgemeine Sachverhalte geben kann, bedeutet aber auch nicht, daß wir sehr gut bewährte Hypothesen einfach fallen lassen sollten. Wer keine alternative Theorie hat, ist womöglich gut beraten, wenn er zunächst bei seiner alten Theorie bleibt.

Solange eine Theorie also eingehenden und strengen Nachprüfungen standhält, wobei wir noch nicht festgelegt haben, was das eigentlich bedeutet, und wenn durch die fortschreitende Entwicklung des Wissens diese Theorie noch nicht als überholt gilt, dann sagen wir, daß sie sich bewährt hat. Der Begriff der Bewährung ist allerdings ein sehr problematischer Begriff, der hier zunächst seinem intuitivem Verständnis nach verwendet wird.[77]

Gibt es nun noch zusätzliche Bedingungen, die eine Theorie erfüllen sollte, um sie also besonders ‚wichtig' oder ‚bedeutend' anzusehen, oder ist es für eine Theorie ausreichend, daß wir sagen können, sie ist falsifizierbar. Popper führt den Begriff des empirischen Gehaltes einer Theorie ein. Der empirische Gehalt ist definiert als die Menge der Beobachtungen, die die Theorie impliziert. Je mehr Beobachtungen sie impliziert, je spezifischer sie ist, um so leichter kann sie auch falsifiziert werden. Der empirische Gehalt einer Theorie wächst demnach mit der Möglichkeit, daß sie an der Realität scheitern kann.[78] Deshalb sollten wir möglichst spezifische Theorien aufstellen. Sie sind leichter zu Fall zu bringen.

Aber was sollen wir mit der angenommenen Theorie tun, wenn eine Falsifikation gescheitert ist? Die Antwort ist einfach: obwohl Theorien nicht verifizierbar sind, können sie sich bewähren, wobei Bewährung nicht mit Wahr-

---

75 Popper [42] S. 26

76 Die Vorläufigkeit unseres Weltbildes ist der innere Motor, der den wissenschaftlichen Prozeß aufrechterhält.

77 Die Schwierigkeit besteht darin, den Grad der Bewährung von Theorien metrisch zu bestimmen, damit wir die Bewährung alternativer Theorien vergleichen können.

78 Wir haben gesehen, daß der Satz „Alle Raben sind schwarz" durch jede Beobachtung eines schwarzen Rabens bestätigt wird. Nun ist dieser Satz aber logisch gleichwertig mit „Alles Nicht-Schwarze ist kein Rabe." Dieser Satz wird durch alle Gegenstände bestätigt, die nicht schwarz sind und auch keine Raben sind. Dazu gehören zum Beispiele braune Kühe. Beobachtet jemand also eine braune Kuh, so kann er diese Beobachtung als Bestätigung beider Sätze nehmen, weil sie logisch gleichwertig sind. Diese sogenannte Rabenparadoxie, die von Hempel [23] formuliert wurde, zeigt uns, wie problematisch ein einfacher Bestätigungsbegriff sein kann.

heit[79] gleichgesetzt werden darf. Über den Grad der Bewährung entscheidet letztlich die Strenge der Prüfung. Eine Theorie kann sich besser bewähren, je besser sie prüfbar ist. Außerdem wird der Bewährungsgrad mit der Anzahl der sich bewährenden Fälle zunehmen.

Versuchen wir an dieser Stelle mit Poppers Worten zusammenfassen, was unter der kritischen wissenschaftlichen Methode zu verstehen ist: „Unsere Wissenschaft ist kein System von gesicherten Sätzen, auch kein System, das in stetem Fortschritt einem Zustand der Endgültigkeit zustrebt. Unsere Wissenschaft ist kein Wissen [episteme]: weder Wahrheit noch Wahrscheinlichkeit kann sie erreichen. ... Wir wissen nicht, sondern wir raten."[80] „Wer seine Gedanken der Widerlegung nicht aussetzt, der spielt nicht mit in dem Spiel Wissenschaft."[81] „Der Ehrgeiz eines Wissenschaftlers, recht zu behalten, verrät ein Mißverständnis: nicht der Besitz von Wissen, von unumstößlichen Wahrheiten macht den Wissenschaftler aus, sondern das rücksichtslos kritische, das unablässige Suchen nach Wahrheit".[82]

Für Popper sind Wissenschaften demnach Theoriensysteme, die in Form allgemeiner Sätze formuliert werden. „Die Theorie ist das Netz, das wir auswerfen, um „die Welt" einzufangen – sie zu rationalisieren, zu erklären und zu beherrschen. Wir arbeiten daran, die Maschen des Netzes immer enger zu machen"[83] In diesen Sätzen spiegelt sich Poppers Hoffnung wider, daß wir durch eine hinreichend lange wissenschaftliche Forschung und durch die Verwerfung falscher Hypothesen über unsere Welt, der Beschreibung der „Wirklichkeit" immer näher kommen. Erkenntnisfortschritt kommt dabei durch den Vorschlag „kühner" Hypothesen und ihrer rückhaltlosen Kritik zustande. Die Kritik versucht dabei stets, die Hypothesen zu widerlegen und nicht sie zu verifizieren. Je strenger die Kritik ist, desto größer ist die Chance, Irrtümer bald zu erkennen.

Popper geht es im wesentlichen um eine Analyse des Verfahrens der Überprüfung naturwissenschaftlicher Hypothesen und Theorien. Er konnte zeigen, daß die meisten naturwissenschaftlichen Sätze nicht verifizierbar sind und daß sie auch nicht durch eine Art der Induktion bestätigt werden können. Deshalb muß das Überprüfungsverfahren ohne den Begriff der Verifizierbarkeit und ohne Hypothesenwahrscheinlichkeiten auskommen. Die Kriterien zur Widerlegung einer Theorie müssen im Voraus festgelegt werden. Der Wissenschaftler muß festlegen, welche beobachtbaren Situationen die Widerlegung der Theorie bedeuten würden. Falsifikation bedeutet nichts anderes als das Ergebnis eines Zweikampfes zwischen Theorie und Beobachtung.[84]

---

79 Wahrheit wird als tatsächliches Erkennen der Realität aufgefaßt und entspricht der Korrespondenztheorie der Wahrheit.
80 Popper [42] S. 223
81 Popper [42] S. 224
82 Popper [42] S. 225
83 Popper [42] S. 31
84 Ohne daß eine andere, bessere Theorie notwendigerweise involviert wäre.

Es scheint an diesem Punkt Poppers Auffassung zu sein, daß allein der Grad der Bewährung einer Theorie maßgebend dafür ist, ob sie im Konkurrenzkampf mit alternativen Hypothesen nach strenger Prüfung besteht. Unsere Erkenntnis über die Welt nimmt danach dadurch zu, daß durch den Konkurrenzkampf eine kontinuierliche Offenheit zu anderen alternativen Theorien bestehen soll, weil die bisher akzeptierte Theorie potentiell falsifizierbar ist.

Poppers Argumente scheinen gut fundiert und sind auf den ersten Blick so evident, daß wir schwerlich etwas gegen sie erwidern können. Allerdings wurden sie von einem sehr theoretischen Blickwinkel vorgetragen, der die Wissenschaft kaum als reale Tätigkeit charakterisiert. Dies ist auch nicht weiter verwunderlich, weil Poppers Argumente primär gegen den logischen Empirismus und dessen wissenschafts-theoretische Argumentation gerichtet war. Im Gegensatz zu den logischen Empiristen, die sich mehr den statischen Aspekten der Wissenschaft (Wissenschaftssprache, axiomatischer Aufbau, Rechtfertigung von Theorien, Struktur von Erklärungen) widmeten, versuchte Popper, die dynamischen Aspekte der Forschung, des wissen-schaftlichen Fortschrittes, zu untersuchen.

Allerdings ist die Beurteilung einer Theorie aufgrund der Bewährung allein nicht hinreichend, um so etwas wie Erkenntnisfortschritt zu fundieren. Es reicht nicht aus, zu sagen, daß sich die Theorie T_1 bewährt hat. Zum Erkenntnisfortschritt gehört, daß wir einer Theorie T_1 mit einer anderen Theorie T_2 vergleichen und dann feststellen, daß die Theorie T_2 besser ist. Was aber heißt hier besser? Was sind die Kriterien, um über eine Theorie zu sagen, daß sie besser sei als ihre Vorgängerin?

Während Popper zunächst die Falsifikation einer Theorie als das entscheidende Kriterium für Wissenschaftlichkeit ansah, wird in der Folge dieser unbedingte „naive" Falsifikationismus immer mehr durch eine Methodologie des Versuchs und Irrtums bestimmt. Die wissenschaftliche Entwicklung kann nicht als zusammenhanglose Abfolge von theoretischen Entwürfen und ihren Widerlegungen begriffen werden, sondern nur indem das Kriterium des wissenschaftlichen Fortschritts eng an „die Wahrheit" gekoppelt wird. Da der Sinn der wissenschaftlichen Methodologie darin zu bestehen scheint, zu erforschen, wie die Wirklichkeit tatsächlich aufgebaut ist, ist Popper genötigt einen imaginären Punkt der absoluten „Wahrheitserkennung" anzunehmen, dem sich der wissenschaftliche Erkenntnisfortschritt nähert. Eine Theorie wird nun nicht mehr allein nach ihrem empirischen Gehalt bewertet, sondern die Theorien werden untereinander durch die Idee der Wahrheitsnähe beurteilt.

Von zwei Theorien T_2 und T_1 sagen wir, daß Wahrheitsnähe der Theorie T_2 größer ist als die der Theorie T_1, wenn unter anderem folgendes gilt: T_2 macht genauere Behauptungen, erklärt mehr Fakten, hat mehr und neue experimentelle Tests bestanden und hat vorher beziehungslose Probleme miteinander verknüpft. Popper hat damit das Problem der Rationalität von Theorien, der Begründung von Theorien, durch das Problem der fehlbar-kritischen Wissenszunahme ersetzt und versucht, Maßstäbe für dieses Wachstum zu entwickeln.

Indem Popper den Begriff der Wahrheitsnähe einführt, verläßt er sein vorher-gehendes Konzept der Wissenschaft, das nur zwischen wahren und falschen Theorien unterschied. Jetzt kann zwar zwischen verschiedenen wahren Theorien unterschieden werden, aber der Begriff der Wahrheitsnähe bleibt nebulös, obwohl intuitiv vordergründig sinnvoll.

Es läßt sich festhalten, daß das Bild, das uns Popper an dieser Stelle über die Wissenschaft vermittelt, folgendermaßen lauten könnte: Wissenschaft ist ein dynamischer Prozeß, der uns aufgrund einer kritischen Einstellung zu den nur vorläufig akzeptierten Theorien eine Erkenntnis über die Realität vermittelt. Wissenschaftliche Tätigkeit besteht darin, Theorien zu entwerfen und zu versuchen, sie durch Einzelbeobachtungen oder Experimente zu verwerfen. Die kritische Methode garantiert, daß wir uns rational verhalten. Aufgrund des rationalen wissenschaftlichen Vorgehens erschließen wir uns sukzessive die Welt und kommen der Wahrheit immer näher. Die kritische rationale Argumentation ist der Schlüssel zum Erfolg der Wissenschaft.

Die wissenschaftliche Entwicklung scheint in einem allmählichen Zuwachs an Erkenntnissen zu bestehen, der begleitet wird von einer sukzessiven Beseitigung unwissenschaftlichen Ballastes. Es werden während dieses Prozesses des Erkenntniszuwachses einerseits neue Fakten entdeckt und präzisere Instrumente zu ihrer Messung gefunden und andererseits werden entdeckte Gesetzmäßigkeiten in umfassendere Theorien eingebettet. Dabei werden gelegentlich als überholt anzusehende Theorien durch neue ersetzt, wobei die alte Theorie aber nicht als gänzlich falsch anzusehen ist, sondern als Grenzfall der neuen Theorie. Die Verdrängung einer Theorie durch eine andere entspricht Poppers Bild von der allmählichen Annäherung der Wissenschaft an die wahre Verfassung der Natur.

Wahrscheinlich werden sie mir alle zustimmen, daß dieses Konzept der Wissenschaft uns sehr vertraut ist, daß wir uns der kritischen Methode durchaus anschließen könnten und daß der gesunde Menschenverstand Popper hier nur zustimmen kann. Popper scheint es gelungen zu sein, die wissenschaftliche Tätigkeit als rationales Unternehmen zu konstruieren.

Allerdings ist auch eine Schwäche der Popperschen Analysen nicht zu übersehen. Pragmatische Faktoren bleiben bei der Auswahl einer Theorie unberücksichtigt. Soziologische und psychologische Faktoren sowie die praktische Lehrbarkeit einer Theorie, ihre technologische Verwendbarkeit oder auch die Kosten ihrer Durchführung spielen in der alltäglichen Auswahl einer Theorie eine nicht unerhebliche Rolle, ganz zu schweigen von ideologischen Faktoren der Gesellschaft.

Erinnern wir uns an die praktischen Aspekte zu Beginn dieses Abschnittes. Wir erläuterten, wie wir akzeptable klinische Forschung bestreiten. Wir stellen eine (Null)Hypothese und deren Alternative auf, legen unsere Zielkriterien fest und entscheiden nach der Durchführung des Experimentes und der Analyse der Daten, ob wir die Hypothese verwerfen müssen zugunsten der Alternativhypothese, oder ob wir sie zunächst als bestätigt ansehen können, wohlwissend, daß sie sich später doch noch als falsch erweisen könnte. Wir haben aber bereits zu diesem Zeitpunkt auch in Erwägung gezogen, daß der Forscher die ihm nicht passenden Ergebnisse ignorieren kann oder ihnen nicht vertraut. Solch ein Verhalten wäre nach den Prinzipien des

Begründung:
Wie etwas begründet wird, hängt davon ab, ob es eine Aussage, Norm oder Handlung ist:
Aussagen — Nachweis für die Wahrheit
Normen — Nachweis für die Richtigkeit
Handlungen — das geeignete Mittel zur Realisierung von vorgegebenen Zwecken

Subjektive Begründung:
Überzeugungen und Glaube der einzelnen Person, daß die Aussage wahr, die Norm richtig
und die Handlung berechtigt ist.

Objektive Begründung:
Sie zielt darauf ab, andere Personen durch Argumentationen und Beweise zur Übernahme
der eigenen Überzeugung zu bewegen.

kritischen Rationalismus verwerflich, weil hier eine offensichtlich falsifizierte Theorie weiterverwendet wird. Es drängt sich der Verdacht auf, daß die vom Rationalisten formulierten Anforderungen an die wissenschaftliche Tätigkeiten eher theoretischer Natur sind und praktische Aspekte vermissen lassen.

Bevor wir uns im nächsten Abschnitt mehr wissenschaftshistorischen Fragen zuwenden, wollen wir uns noch einmal mit dem Wissen als gesichertem Wissen auseinandersetzen. Es scheint keine Möglichkeit zu geben, zu gesichertem und absolut begründeten Wissen zu gelangen. Auch die Forderung nach argumentativer Begründung schreitet entweder ad infinitum fort, mündet irgendwann in einen Zirkel oder wird willkürlich abgebrochen. Durch bloße Argumentation kann Wissen nicht auf ein absolutes Fundament gestellt werden, denn das Fundament müßte so aufgebaut sein, daß es sich aus sicheren Gründen oder Prinzipien legitimieren läßt, die aber entweder auf selbstevidenten Vernunftgründen (Rationalismus) oder auf täuschungsfreien Beobachtungen (Empirismus) beruhen. Eine definitive Begründung des Wissens erscheint illusorisch, weil weder die Vernunft noch die Beobachtung des Menschen eine letzte irrtums- und vorurteilsfreie Autorität ist. Die moderne Wissenschaftstheorie hat deshalb den Begriff des Wissens (episteme), als sicheres Wissen, ausdrücklich aufgegeben und beschränkt sich auf die von Plato und Aristoteles verpönte und verworfene bloße Meinung (doxa).

Es ist aber wahrscheinlich ein Irrtum, zu glauben, daß das skizzierte Begründungsproblem nicht lösbar ist. Durch den Bezug auf pragmatische Aspekte ist nach Meinung der Konstruktivisten dieses Problem leicht zu lösen. Bei der bisherigen Argumentation blieb nämlich unberücksichtigt, daß sich die Wissenschaften aus einer lebensweltlichen Praxis entwickelten und hier ihr eigenes Fundament haben. Wissenschaftliche Argumentation ist als soziale Handlung immer schon eingebettet in Rückfragen und Begründungen. Nicht selten tritt die Situation auf, daß alle an der Argumentation Beteiligten keine weiteren Begründungen wünschen. Das Behauptete wird nicht länger in Zweifel gezogen. Wenn mehrere „normale" Menschen, die dieselbe Sprache sprechen, vor einem Baum stehen und einer von ihnen sagt: „Das ist ein Baum", dann

> Eine Aussage oder normative Forderung kann auch dann als begründet gelten, wenn sie von allen vernünftig argumentierenden Gesprächspartnern zustimmend beurteilt wurde. Die Begründung ist damit an die Regeln rationaler Argumentation gebunden.

kann es sein, daß dieser Satz nicht in Zweifel gezogen wird und deshalb auch keiner weiteren Begründung bedarf. Allerdings kann auch niemandem verboten werden, auch in solchen Situationen eine Begründung zu verlangen. Wird in einer bestimmten Situation jemand zu einer Handlung aufgefordert und ist er bereit sie ohne weitere Begründung zu befolgen, dann wäre es unsinnig eine Begründung zu geben. In vielen alltäglichen Situationen verlangen wir keine Begründung, ja es wäre manchmal sogar töricht eine zu verlangen.

Diskussionen über Begründungsanfänge treten häufig nur deshalb auf, wenn über Wissen theoretisch gesprochen wird und dabei vergessen wird, daß in den Wissenschaften auch gehandelt wird. Nur wenn wir diesen pragmatischen Aspekt unterschlagen, geraten wir in das skizzierte Problem, das unsere Anforderungen an die Begründung kein Ende finden.

4. Wissenschaftliche Revolutionen

Erinnern wir uns, welche Anforderungen an das kritische Verhalten eines aufgeklärten Wissenschaftlers gestellt werden. Von einem Wissenschaftler würden wir verlangen, daß er seine Theorien, die er entworfen hat, kritisch prüft und daß er sie zu falsifizieren versucht, um so im Laufe der Zeit der Wahrheit immer näher zu kommen. Nur durch die kritische und kontinuierliche Auseinandersetzung mit den potentiell falsifizierbaren Theorien entsteht wissenschaftlicher Fortschritt, der zu einer linearen Anhäufung von Erkenntnissen über die Wirklichkeit führt. Poppers Ausführungen beschreiben einerseits, was rationales wissenschaftliches Tun ausmacht, und andererseits, wie ein Wissenschaftler handeln sollte, um rational Wissenschaft zu betreiben. Popper geht bei allen seinen wissenschaftstheoretischen Analysen davon aus, daß die empirischen Wissenschaften als rationale Unternehmungen konstruiert werden können.[85] Diese Darstellung erscheint auf den ersten Blick plausibel und wir werden ihr wahrscheinlich intuitiv zustimmen, weil sie der alltäglichen Hochachtung gegenüber wissenschaftlichen Tätigkeiten entspringt. Wir sind doch alle irgendwie geneigt, wissenschaftliche Erkenntnisse als besser verbürgt, begründet oder fundiert zu betrachten und ihnen eher zu vertrauen als unwissenschaftlichen Erkenntnissen.

Ausgehend von dieser Betrachtungsweise wollen wir nun etwas genauer untersuchen, wie es zu wissenschaftlichem Fortschritt kommt. Damit wird nicht nur danach gefragt, auf welche Weise eine neue Galaxie gefunden, ein neues Medikament zur Behandlung der koronaren Herzkrankheit entwickelt oder ein neuer Virus entdeckt wurde, sondern auch wie es z. B. zur Abkehr vom geozentrischen und Hinkehr zum heliozentrischen Weltbild kam oder wie der Blutkreislauf entdeckt wurde. Wie war es möglich, daß durch Kopernikus, Galilei und Kepler die Ansichten über unsere Stellung im Universum verändert werden konnten? Wie haben die damaligen Denker ihre Zeitgenossen von der Richtigkeit ihrer Thesen überzeugt?

Vertrauen wir auf die Methoden des kritischen Rationalismus, so könnte der wissenschaftliche Fortschritt folgendermaßen beschrieben werden: Im normalen wissenschaftlichen Alltag kommt es immer wieder vor, daß kritische Wissenschaftler die Gegenbeispiele von Theorien als Widerlegungen der bisher akzeptierten Theorien ansehen. Sie erkennen diese Theorien als falsifiziert an und suchen nach neuen und besseren Theorien. Irgendwann wird es dann auch einem Forscher gelingen, eine bessere Theorie zu finden und er wird die übrigen Forscher durch Argumente sowie durch den Hinweis auf wiederholte empirische Bewährung davon überzeugen, daß

---

85 Wobei an dieser Stelle noch nicht ganz klar ist, was unter Rationalität verstanden werden soll. Daß Wissenschaftler bei ihrer Forschung rational vorgehen, wurde bisher nie in Frage gestellt, allerdings müßte die Natur dieser Rationalität geklärt werden.

Wissenschaft:
Die Natur bzw. Welt ist der Gegenstand der Wissenschaft.
Wissenschaft hat das Ziel, die Ordnung der Natur zu erfassen.
Es wird eine kohärente Darstellung gesucht, die in Übereinstimmung mit der Natur steht.
Beobachtung und Erfahrung sind wesentliche Maßstäbe.
Es gibt eine akzeptierte wissenschaftliche Methodologie.

Was bedeutet „**Fortschritt**"? Ein Prozeß von der Phase A zur Phase B ist *fortschrittlich* genau dann, wenn:
1. die Phase B etwas zusätzliches enthält – (ansonsten wäre es ein bloßer Wandel),
2. die Zunahme oder das Wachstum für den gesamten Prozeß wesentlich ist und
3. der Zuwachs als positiv wird bewertet

die neue Theorie der Wahrheit näher kommt als die alte Theorie und daß die neue Theorie die Probleme der alten Theorie vermeidet.

Inwieweit nun diese wünschenswerte ideale Darstellung der Rekonstruktion einer wissenschaftlichen Umwälzung adäquat ist, läßt sich nicht durch rein theoretische Betrachtungen beurteilen, sondern dadurch besser abschätzen, indem untersucht wird, wie die wissenschaftliche Tätigkeit de facto ausgeübt wurde und wird. Es ist deshalb sinnvoll, den Wissenschaftshistoriker zu fragen, wie der wissenschaftliche Fortschritt sich historisch darstellt und welche Verhaltensmuster erkennbar sind.

Vorgestellt werden sollen nun die Ansichten von Thomas Kuhn, einem Wissenschaftshistoriker und Physiker, der historiographisch untersuchte, auf welchen Prinzipien der tatsächliche Fortschritt der Wissenschaft beruhte. Kuhn publizierte 1962 seine revolutionären Thesen in dem Buch „The Structure of Scientific Revolutions". [29] Dieses Buch können wir als einen Wendepunkt in der Betrachtung über den wissenschaftlichen Fortschritt ansehen, weil die Thesen Kuhns denen der meisten Wissenschaftstheoretiker zu der damaligen Zeit widersprachen und dadurch eine sehr intensive Diskussion über die Bedingungen des wissenschaftlichen Fortschrittes anregten. Da die Argumentation des Buches leicht verständlich ist und Kuhn seine Thesen an vielen historischen Beispielen belegte, kann Ihnen nur empfohlen werden, dieses Buch zu lesen.

Warum Kuhns Thesen so herausfordernd sind, liegt in ihren Konsequenzen.[86] [30–32] Aufgrund seiner historischen Untersuchungen glaubte Kuhn, belegen zu können, daß die wissenschaftliche Tätigkeit nicht so rational ist, wie sie erscheinen mag. Damit rüttelt er an einem Grundpfeiler moderner Wissenschaftsgläubigkeit. Bisher hatte nämlich niemand ernsthaft gewagt, an dem rationalen Charakter der Wissenschaft zu zweifeln. Niemand hatte bisher behauptet, daß wissenschaftlicher

---

86 Um Kuhns Thesen auch als Kontraposition zu Poppers Konzeption zu setzen, werden Kuhns Thesen nicht abgeschwächt dargestellt, wie er es selbst im Laufe der Zeit in einigen Punkten getan hat [30–32], sondern eher noch pointiert.

Hermeneutik:

Hermeneutik ist die Kunst des Verstehens von Sinngebilden aller Art, insbesondere der Interpretation von Texten. Sie ist primär eine Theorie des Verstehens, deren Methodologie sich mit den Bedingungen auseinandersetzt, unter denen das Nachvollziehen von Lebensäußerungen überhaupt möglich ist; sie gibt Anweisungen zum richtigen Verstehen und Auslegen.

Bei der *Hermeneutischen Technik* zur Interpretation von älteren Texten und Ansichten sollten folgende Aspekte berücksichtigt werden:
1. Texte sind immer auf mehrere Arten auslegbar.
2. Die verschiedenen Auslegungen sind nicht gleichwertig.
3. Kriterien der Auslegung sind Plausibilität und Kohärenz.
4. Je älter der Text ist, umso unwahrscheinlicher ist es, daß eine naheliegende Interpretation zutrifft.
5. Unplausible Textpassagen sind der Hinweis für ein mangelhaftes Verständnis.

Fortschritt auf irrationalem Verhalten beruht. Wie erklärt sich dann aber, daß ein Wissenschaftshistoriker, der den tatsächlichen wissenschaftlichen Fortschritt des abendländischen Kulturkreises untersuchte, zu einer solchen Einschätzung kommen konnte? Warum haben bisher noch keine anderen Wissenschaftstheoretiker oder Wissenschaftler ähnliche Thesen wie Kuhn aufgestellt? Die letzte Frage ist leicht zu beantworten: kein Wissenschaftler würde zugeben, daß er sich irrational verhält; und der Wissenschaftstheoretiker unterstellt immer schon, daß Wissenschaft ein rationales Unternehmen ist, das er zu rekonstruieren versucht.

Der Grund, warum erst Kuhn diese provokative Theorie des wissenschaftlichen Fortschrittes entwickelte, mag auch daran gelegen haben, daß die Wissenschafts-geschichte bis in die jüngste Vergangenheit immer nur als Nebenprodukt von Wissenschaftlern gesehen wurde, die selbst auf dem betreffenden Gebiet tätig waren. Für sie war die Geschichte ihres eigenen Fachbereiches gewöhnlich ein Nebenprodukt ihrer Lehrtätigkeit. Sie erblickten in der geschichtlichen Darstellung ihres Faches lediglich ein Mittel, um die gegenwärtig akzeptierten Begriffe zu verdeutlichen und die Tradition der wissenschaftlichen Disziplinen festzulegen.

Das Ziel dieser älteren Darstellungen der Wissenschaftsgeschichte, die sich häufig am Anfang der einschlägigen Lehrbücher finden, war nicht die Klärung und Vertiefung des Verständnisses der damaligen Ansichten und Methoden, sondern sie bestand in der Erläuterung der eigenen zeitgenössischen wissenschaftlichen Methoden und Begriffe. Dementsprechend wurde auch nur die eigene gegenwärtige Begrifflich-keit in ihrer historischen Entwicklung dargestellt. So wurden die alten Methoden immer im Lichte der neuen Methoden gesehen. Sie erschienen deshalb als minder-wertig, als überholt, als Entwicklung einer Reihe wissenschaftlicher Erkenntnisse bis zum Höhepunkt der Erkenntnisse in der Gegenwart.

Wenn wir aber versuchen, die Dynamik des Aristoteles oder die Phlogistonchemie in ihrem historischen Rahmen angemessen zu beurteilen, dann sind die damals gültigen Anschauungen nicht weniger wissenschaftlich als die heutigen. Wollten wir die alten

Wissenschaft	
Normal	**Revolutionär**
Akzeptierte Theorie vorhanden	Theorienwechsel
Kumulativer Wissenszuwachs durch Rätsellösen	Neue Interpretation der Welt

Theorien als Mythen abwerten, dann müßte wir uns mit dem Gedanken vertraut machen, daß auch die von uns so hoch bewerteten Theorien, wie die Relativitätstheorie oder Quantenmechanik, ein ähnliches Schicksal erleiden könnten.

Diese historisch gesehen inadäquate Betrachtungsweise alter Methoden oder Theorien führte dazu, daß die Entwicklung der Wissenschaft wie ein kontinuierlicher Vormarsch des Geistes gesehen wurde, als fortschreitende Entschleierung der Naturgeheimnisse durch geschickt angesetzte vernünftige Methoden, zum Beispiel durch die Falsifikation. Diese irrigen historischen Ansichten über die Bedeutung älterer wissenschaftlicher Theorien sind ein Grund dafür, daß unsere Erkenntniszunahme als kumulativer Prozeß aufgefaßt wird.

Nach Kuhn handelt es sich aber bei der vorhergehenden Darstellung eines rationalen Fortschritts der Wissenschaft um ein Märchen. Er fand in seinen historischen Analysen keinen einzigen Prozeß, der auch nur die geringste Ähnlichkeit mit der Falsifikationsschablone des kritischen Rationalismus aufwies.[87] Nach Kuhn scheinen es dagegen ganz andere Mechanismen und Strukturen zu sein, die den wissenschaftlichen Fortschritt der letzten Jahrhunderte kennzeichnen. Diesen Mechanismen werden wir uns jetzt zuwenden.

Kuhn unterscheidet zwischen zwei Arten von Wissenschaften: der normalen Wissenschaft und der revolutionären Wissenschaft. Beide Arten haben einen unterschiedlichen Zweck und unterliegen anderen Regeln.

Es gibt nach Kuhn Perioden, z.B. die Kopernikanische, Darwinsche und Einsteinsche Theorie, in denen eine wissenschaftliche Gemeinschaft eine altehrwürdige Wissenschaftsform und ein Weltbild aufgibt und zu einem anderen theoretischen Ansatz übergeht, der mit dem vorhergehenden unvereinbar ist. Dies bezeichnet Kuhn als einen revolutionären Prozeß. Nach Kuhn sind bedeutende Entdeckungen in der Wissenschaft keine bloßen Ergänzungen des bestehenden Wissens, sondern sie

---

87 Kuhn behauptet, daß es keinen Sinn macht, nach induktiven oder deduktiven Kriterien für empirische Rationalität zu suchen, weil es solche Kriterien nicht gibt. Selbst unter der Annahme, daß die Falsifikation als das entscheidende Kriterium für die Widerlegung einer Theorie angesehen wird, müßte es möglich sein, für jede Theorie festzulegen, ob ein beliebiges Ereignis ein bestätigendes oder ein falsifizierendes Beispiel ist oder eines, daß für die Theorie irrelevant ist. Zur Festlegung der Wahrheitsnähe müßte verlangt werden, daß die Klasse aller logischen Konsequenzen der Theorie bekannt sein müßten, um dann die Wahl unter diesen zu treffen. Diese Forderung wäre nur erfüllbar, wenn alle Begriffe hinreichend definiert sind, um ihre Anwendbarkeit in jedem möglichen Fall zu bestimmen. Im wissenschaftlichen Alltag erfüllt aber keine wissenschaftliche Theorie diese strengen Bedingungen.

drängen uns zu einem revolutionären Neuanfang. Da das Alte bei der Aufnahme des Neuen umbewertet und umgeordnet werden muß, erzwingen revolutionäre Entdeckungen und Erfindungen, wie die oben genannten Theorien, eine vollständige Umorientierung der wissenschaftlichen Tätigkeit. Obgleich diese revolutionären Entdeckungen und Erfindungen sicherlich am aufregendsten sind, weil sie einschneidende Veränderungen bewirken, sind sie im wissenschaftlichen Alltag eher die Ausnahme.[88] Die häufigere normale wissenschaftliche Tätigkeit ist nämlich nicht auf umwälzende Entdeckungen aus.

Was versteht Kuhn unter normaler Wissenschaft? Zu einem Verständnis der normalen Wissenschaft gelangen Sie am einfachsten, wenn Sie Ihren eigenen Werdegang und Ihre eigenen täglichen Tätigkeiten betrachten – vorausgesetzt Sie halten sich für einen Wissenschaftler. Sie werden aber schnell erkennen, daß sich die folgende Beschreibung genausogut auf andere Wissenschaftler wie Physiker, Pharmakologen oder Soziologen anwenden läßt.

Beginnen wir mit der Ausbildung, die Sie nach Erlangung der Hochschulreife erhielten. Sie waren Student und besuchten regelmäßig Vorlesungen, Seminare und Kolloquien. In diesen Lehrveranstaltungen wurden Sie nur selten mit kritischer Primärliteratur belastet, sondern Sie lernten nach anerkannten Lehrbüchern, die das Lehrmaterial sorgfältig und didaktisch hervorragend aufgearbeitet haben. Es sind speziell für Studenten geschriebene Lehrbücher, die diejenigen Anforderungen erfüllen, die nach den jeweiligen Ausbildungsrichtlinien erstellt wurden. Dadurch treten die Studenten nur mit denjenigen wissenschaftlichen Errungenschaften in Kontakt, die von der wissenschaftlichen Gemeinschaft allgemein akzeptiert werden. Insbesondere bei den Lehrübungen wird darauf Wert gelegt, daß der Student mit den gängigen Theorien und Modellen vertraut gemacht wird, damit er Probleme selbständig lösen lernt – in theoretischer und experimenteller Hinsicht. Bei der Darstellung der Lehrinhalte wird nur selten die Originalliteratur zitiert oder historische Analysen der Wissenschaftsentwicklung vorgestellt, sondern es wird mehr Wert darauf gelegt, das Lehrmaterial didaktisch einwandfrei den Studenten zu präsentieren. In den Lehrbüchern werden in der Regel weder die Vielfalt ungelöster Probleme noch alternative Lösungsverfahren beschrieben, – um den Studenten nicht zu verwirren. Die Anforderung, die auch der Student an seine Ausbildung stellt, ist primär, daß er über alle relevanten Inhalte informiert wurde, daß er mit den allgemein akzeptierten Theorien vertraut gemacht wurde und ihm so das Rüstzeug mitgegeben wurde, in Zukunft selbst im Wissenschaftsprozeß erfolgreich mitzuarbeiten.

Da dieses allen Studenten in derselben Weise widerfährt, alle nach denselben Richtlinien ausgebildet wurden, alle dasselbe Hintergrundwissen erhielten und es kein

---

88 Es gibt aber nicht nur die großen, bedeutenden Revolutionen, sondern auch kleine, die in der Regel aber nur von den Spezialisten der betroffenen Disziplin wahrgenommen werden. Wann welche entdeckten Sachverhalte oder Phänomene schon als revolutionär bezeichnet werden können, ist deshalb häufig eine Frage der Auslegung, die in erster Linie von der Bedeutung der neuen Erkenntnis für die spezielle Gruppe oder die Allgemeinheit abhängt.

Wissenschaftliche Gemeinschaft:
- Ähnliche Ausbildung
- Gute Kommunikation untereinander
- Einheitliche fachliche Urteile
- Dieselbe Fachliteratur studiert

Anlaß gab, den Lehrinhalten zu mißtrauen, wurden nur selten kritische Gedanken gegenüber dem Fundament der einzelnen Wissenschaften geäußert, – und wenn es doch geschah, dann meistens aus Übungsgründen. Am Ende Ihrer Ausbildung legten Sie sicherlich auch eine Prüfung ab, mit der Sie dokumentieren konnten, daß Sie die Grundlagen Ihres Studium hinreichend verstanden haben, um sich nun weiteren Problemstellungen zu widmen. Außerdem mußten Sie wahrscheinlich eine Studienarbeit, Diplomarbeit oder ähnliches schreiben. Hier wurden Sie vielleicht erstmalig mit einer wissenschaftlichen Fragestellung konfrontiert, die Sie mit den erworbenen Mitteln und Kenntnissen beantworten sollten.

Welche Konsequenzen hat solch eine systematische Ausbildung? Zu den positiven Auswirkungen gehören, daß wir so dem Studenten einen raschen Zugang zur wissenschaftlichen Welt verschaffen, wie sie zur Zeit von der wissenschaftlichen Gemeinschaft als Konsens angesehen wird. Das erlernte Wissen wird den Nachwuchs in die Lage versetzen, auf dem Boden der erlernten Theorien und Modelle als Wissenschaftler tätig zu werden. Die Ausbildung ist effizient, weil zugleich Problemlösungsstrategien gelehrt werden, die es dem Nachwuchswissenschaftler erlauben, in analoger Form ähnliche Probleme zu lösen. Letztlich ist die Ausbildung geprägt von der Autorität des erlernten Wissens und einem sogenannten konvergenten Denkstil. Beide ermöglichen es dem Studenten, in die Gemeinschaft der wissenschaftlichen Gruppe aufgenommen zu werden und als Mitglied dieser Gruppe erfolgreich zu arbeiten.

Allerdings hat diese Ausbildungsform auch Nachteile. Erstens erhält der Student eine unangemessene Sichtweise über die historischen Errungenschaften. Zweitens erhält der Student keinen Überblick über die gegenwärtige Forschungssituation der Disziplin. Drittens wird durch die gemeinsame Ausbildung ein einheitlicher Denkstil gefördert. Der Student kann keine kritische Evaluation alternativer und historischer Denkweisen kennenlernen. Er glaubt, daß sich die wissenschaftliche Entwicklung zur gegenwärtig akzeptierten Theorie entwickelte mußte.

Sollten Sie damals eine wissenschaftliche Laufbahn einzuschlagen gewünscht haben, so wurden Sie sicherlich auch mit den für Ihre Disziplin relevanten Methoden vertraut gemacht. Möglicherweise wurde Ihnen eine Theorie vorgestellt und mitgeteilt, daß es noch einige wichtige Details der Theorie gibt, die noch nicht hinreichend evaluiert wurden. Es wurde Ihnen angeboten, ein Forschungsprojekt durchzuführen, das sich mit diesen Fragen auseinandersetzt.

Auch wenn diese kurze Darstellung sehr vereinfacht wurde, enthält sie doch alle relevanten Faktoren, die für die weitere Untersuchung benötigt werden. Beginnen wir mit Ihren Professoren oder Dozenten, die Sie ausgebildet haben. Sie sind Bestandteil einer wissenschaftlichen Gemeinschaft, die glaubt zu wissen, wie ein bestimmter Ausschnitt der Welt beschaffen ist. Sie haben Sie in Übereinstimmung mit der gängigen Lehrmeinung ausgebildet, den allgemein akzeptierten Theorien. Der Pharmakologe glaubt zu wissen, wie die Medikamente im Körper wirken und welche Gesetzmäßigkeiten sie unterliegen. Der Physiker verfügt über verschiedene Theorien, die als Naturgesetze beschreiben, wie sich physikalische Gegenstände verhalten. Kurzum, die wissenschaftliche Gemeinschaft (Chemiker, Physiker, Biologen, Soziologen usw.) verfügen über akzeptierte Theorien, die sie Ihnen beibringen und an deren Gültigkeit Sie jetzt ebenfalls glauben. Diese allgemein akzeptierte Theorie, die sowohl das Hintergrundwissen als auch alle methodischen Vorgaben für ihre wissenschaftliche Tätigkeit enthält, werden wir Paradigma nennen. Obwohl der Begriff „Paradigma" heutzutage ein eher schillernder Begriff ist, der viele Bedeutungen hat, wollen wir ihn hier zunächst als Sammelbegriff für die akzeptierten Theorien und Methoden verwenden. Das Paradigma steckt damit zugleich den Rahmen ab, in dem Sie sich als junge Wissenschaftler bewegen können.

Welche Bedeutung hat das Paradigma auf unsere wissenschaftliche Tätigkeit? Was heißt es, einen Rahmen für unser Tun abzustecken? Kuhn behauptet, daß wir dann, wenn wir ein Paradigma akzeptieren, die Welt durch eine spezielle Brille sehen. Wie uns die Welt erscheint, wird durch das Paradigma vorgegeben. Dabei handelt es sich nicht um die berühmte „rosarote Brille", sondern wir interpretieren die Erscheinungen in unserer Welt in einer bestimmten Hinsicht. Und diese wird durch das Paradigma vorgegeben. Wie dieses funktioniert, werden wir später noch erläutern.

Worin besteht aber nun im Allgemeinen die Tätigkeit des „gewöhnlichen" Wissenschaftlers? Wie gesagt, wir sprechen hier nicht von den seltenen Ausnahmen eines Galilei, Newton oder Einstein. Was zeichnet den normalen Wissenschaftler aus? Was ist normale Wissenschaft? Nun, wir werden im Rahmen unserer wissen-schaftlichen Ausbildung dazu erzogen, bestimmte Methoden und Theorien als Standard zu akzeptieren und sie fruchtbar auf ungelöste Probleme anzuwenden. Was ungelöste Probleme sind, wird uns ebenfalls von den akzeptierten Theorien bzw. den verantwortlichen Wissenschaftlern nahegelegt. Obgleich die Zwänge durch das Paradigma vordergründig als beklemmend erscheinen mögen, ist es doch zugleich das Fundament der wissenschaftlichen Gemeinschaft und die Voraussetzung für eine fruchtbare Kommunikation zwischen den Wissenschaftlern, denn über das Paradigma besteht weitgehender Konsens unter den Wissenschaftlern. Das bedeutet, daß das durch das Paradigma festgelegte Wissen und die Methoden zu seiner Gewinnung nicht mehr in Frage gestellt zu werden brauchen, sie werden als Standard übernommen.[89] – Relativ selten findet eine Grundlagendiskussion über fundamentale Methoden oder Theorien statt, was natürlich im Widerspruch zu dem Geist des kritischen Rationalis-

---

89 Dies ist nicht so zu verstehen, daß es niemals eine Grundlagendiskussion gibt. Es gibt durchaus Debatten über grundlegende Annahmen und Methoden in der wissenschaftlichen Praxis. Sie sind aber bereits der Ausdruck einer beginnenden Krise.

mus steht. Kontroversen über angemessene Problemstellungen und legitime Forschungsmethoden bestehen meistens nur zwischen verschiedenen Schulen einer wissenschaftlichen Disziplin.

Für die normale Wissenschaft ist das Paradigma eine notwendige Bedingung, denn das Paradigma definiert, was als akzeptierte Theorie und Methodologie angesehen werden kann. Die Aufgabe der normalen Wissenschaft besteht darin, das vom Paradigma festgelegte Verständnis unserer Welt weiter zu konkretisieren. Die Welt soll durch Verfeinerung der Theorie noch besser verständlich und erklärbar werden. In Analogie zur Poppers Paraphrase des Netzes, das wir auswerfen sollen, um die Wirklichkeit einzufangen, könnten wir jetzt sagen, daß wir versuchen sollen, die Maschen des Netzes immer weiter einzuengen. Dabei soll die zunehmende detaillierte Beschreibung der Welt einerseits ein Höchstmaß an innerer Kohärenz mit dem Paradigma aufweisen und andererseits mit der Wirklichkeit übereinstimmen. Die normale Wissenschaft löst diese Anforderungen nach Kuhn dadurch, daß sie Rätsel löst, die durch das Paradigma bzw. die Theorie vorgegeben werden. Es ist nicht „das Ziel der normalen Wissenschaft, neue Phänomene zu finden; und tatsächlich werden die nicht in die Schublade hineinpassenden oft überhaupt nicht gesehen. Normalerweise erheben die Wissenschaftler auch nicht den Anspruch, neue Theorien zu erfinden, und oft genug sind sie intolerant gegenüber den von anderen gefundenen."[90] Die normale Wissenschaft strebt nicht nach neuen Theorien. Wenn sie erfolgreich durchgeführt wird, kann sich auch keine finden, weil das Neue sich meistens einer unüberwindbaren Erwartungshaltung gegenüber sieht. Das Neue kann sich nicht durchsetzen gegen das Paradigma.

Was macht dann aber der normale Wissenschaftler, wenn er nicht nach neuen Theorien sucht? Nachdem sich ein Paradigma durchgesetzt hat und seine Überlegenheit gegenüber anderen Paradigmen erfolgverheißend war, wurde der Gegenstandsbereich des Wissenschaftlers eingeschränkt. Er muß jetzt nicht mehr ungezielt nach neuen Erscheinungen suchen oder sich Theorien ausdenken, sondern er kann das Paradigma mit seinem Hintergrundwissen und Methoden dazu einsetzen, sich auf bestimmte, noch ungelöste Probleme zu konzentrieren. Er vertraut auf die Richtigkeit des Paradigmas, das letztlich sein Arbeitsinstrument ist, und macht es sich zur Aufgabe, ein Teilgebiet der Natur mit einer Genauigkeit und Tiefe zu untersuchen, die ohne Paradigma unvorstellbar wäre. Solange er dem Paradigma vertraut, versucht der normale Wissenschaftler lediglich noch offene Rätsel zu lösen, die letztlich zu einer Verfeinerung und zu einer verbreiteteren Anwendung des Paradigmas führen.

Wenn Wissenschaftler nicht versuchen, neue Erscheinungen zu entdecken, was tun sie dann? Viele bekannte Wissenschaftler wurden allein dadurch berühmt, daß sie ein bekanntes Faktum, das durch die Theorie vorhergesagt wurde, durch neue Methoden oder Instrumente exakter beschrieben oder eindeutig nachwiesen. Andere Wissenschaftler versuchen Hypothesen systematisch zu überprüfen, indem sie ein

---

90 Kuhn [29] S. 38

Forschungsproblem mit den akzeptierten wissenschaftlichen Kenntnissen verknüpfen. Der Forscher mag zum Beispiel bei septischen Patienten einen Triggermechanismus dafür verantwortlich machen, der das Multiorganversagen bedingt, oder er macht die Diät dafür verantwortlich, daß seine Labormäuse eine Hypertonie entwickeln, oder er vermutet, daß die verminderte Rezidivrate eines Malignoms auf eine neue Kombination von Chemotherapeutika zurückzuführen ist. Wenn der Forscher diese Hypothesen aufstellt, dann wird er sie innerhalb eines Forschungsprogrammes auf die Probe stellen. Besteht die Hypothese den Test im Rahmen einer Studie, so hat der Mediziner eine Entdeckung gemacht oder er hat zumindest ein Rätsel gelöst. Sind die Ergebnisse aber negativ, so wird er sein Rätsel entweder völlig aufgeben oder versuchen, es mit Hilfe einer anderen Hypothese zu lösen.

Die meisten medizinischen Forschungsprojekte sind von dieser Art. Beschäftigt sich der Mediziner mit einem dieser Probleme, so wird er die Gültigkeit gewisser Erkenntnisse und Testverfahren als Regeln seines Spieles voraussetzen müssen. Er wird diese Voraussetzungen seiner Tätigkeit nicht anzweifeln. Wird die Hypothese widerlegt, die überprüft wird, so wird damit nicht die gängige Theorie widerlegt, wie wir nach der Popperschen Konzeption vermuten könnten. Ganz im Gegenteil, das Versagen befindet sich nicht auf der Seite der Theorie, sondern auf der des Forschers. Es ist die persönliche Geschicklichkeit des Wissenschaftlers, dessen Fähigkeit überprüft wird. Schafft der Wissenschaftler es nicht, die Hypothesen mit den akzeptierten Theorien in adäquater Form zu verknüpfen, so verhält er sich ungeschickt und sollte möglicherweise erwägen, den Beruf zu wechseln. Wenn ein Zimmermann nicht mit Hammer und Nagel umgehen kann, werden wir ihm auch einen Berufswechsel vorschlagen, bevor wir die Schuld seinem Werkzeug geben.

Der Vorteil, den ein normaler Wissenschaftler hat, daß er sich auf ein Grundgerüst von Theorien und Anschauungen als verbindlich verlassen kann, ist einer der Gründe, warum die Wissensansammlung in der normalen Wissenschaft so rasant ist. Der Wissenschaftler kann sich gezielt auf ein definiertes Problem stürzen und versuchen, es mit Scharfsinn zu lösen. Er ist meistens davon überzeugt, daß er beim Lösen des Rätsels auch Erfolge haben wird, andernfalls würde er es gar nicht erst versuchen. Sollte ihm dieses wider Erwarten doch nicht gelingen, so ist es mehr ein Mangel an seiner wissenschaftlichen Fähigkeit, und nicht einer der Theorie. Aus der Erwartung, das Problem lösen zu können, schöpft der normale Wissenschaftler auch seinen Mut, seine Zuversicht und seine Hingabe. Sie kann aber auch zur Quelle von Frustrationen und Enttäuschung werden, wenn eine Lösung nicht gefunden wird.[91]

Für einen Wissenschaftler ist die Lösung eines begrifflichen oder eines instrumentellen Rätsels das Hauptziel seiner alltäglichen Tätigkeit. Sein Erfolg bei dieser Anstrengung wird durch die Anerkennung belohnt, die er von den Mitgliedern „seiner"

---

91 Kuhn sieht die Hauptmotivation des normalen Wissenschaftlers in dem Bestreben nach Reputation innerhalb der wissenschaftlichen Gemeinschaft. Es ist diese „soziale Belohnung" im allgemeinen Wettbewerb der Gruppe, die den Forscher veranlaßt, mit Zähigkeit und Hingabe an dem wissenschaftlichem Problem zu arbeiten.

professionellen Gruppe erhält. Der praktische Verdienst seiner Lösung ist für ihn meistens eine zweitrangige Frage und die Anerkennung durch Leute außerhalb der Spezialistengruppe hat für ihn nur einen geringen Wert oder manchmal überhaupt keinen. Die persönlichen Wertschätzungen, die die Tätigkeiten in der Normalwissenschaft diktieren, sind auch dann bedeutend, wenn eine Wahl zwischen verschiedenen Theorien getroffen werden soll. Einfachheit, Genauigkeit und Übereinstimmung mit Theorien sind zwar wichtige (wissenschaftstheoretische) Werte für einen Wissenschaftler, aber sie diktieren nicht immer die Wahl. Meistens wird der Wissenschaftler bestrebt sein, Konflikte auf ein Minimum zu reduzieren und eine Übereinkunft der Regeln herzustellen, die in der Rätsellösung angewendet werden sollen.

Allerdings ist die normale Wissenschaft geprägt von Reglementierungen durch das Paradigma, die sowohl den Lösungsweg als auch die Zulässigkeit von Lösungen einschränken. Der Forscher muß sich an bestimmte Theorien, Gesetze und Definitionen halten, er muß Apparate und Instrumente in einer bestimmten Weise einsetzen, und er muß sich an die Erklärungsschemata von Experimenten halten. Diese Reglementierungen sind Teil der sogenannten disziplinären Matrix, die eine gemeinsame Verpflichtung aller Mitglieder der betreffenden wissenschaftlichen Gemeinschaft ist.

Durch die normale wissenschaftliche Tätigkeit werden immer mehr Erkenntnisse über die Welt gewonnen und die Exaktheit, und der Umfang der erkannten Zusammenhänge dehnen sich immer weiter aus. In diesem Sinne ist die Wissensvermehrung kumulativ. Erfolgreiche normale Wissenschaft führt deshalb auch selten zur Entdeckung völlig neuer Tatsachen oder Theorien. Der Hintergrund der Erwartung und die Reglementierungen der normalen Forschung, festgelegt durch das Paradigma, lassen das Aufkommen von Neuartigkeiten nicht zu. Der normale Wissenschaftler wird sich dementsprechend auch gegen eine neue Theorie oder neue Phänomene wehren, in dem er sie ignoriert oder als Störung interpretiert.

Nach Kuhn können wir die Wissenschaft und die Entwicklung des Wissens nicht richtig verstehen, wenn wir sie nur durch jene Revolutionen betrachten, die zeitweise in ihrer Geschichte vorkommen. Sicherlich sind diese revolutionären Erfindungen und Entdeckungen umwälzend und beeindruckend, so daß wir sie bei der Diskussion des wissenschaftlichen Fortschrittes immer im Auge haben. Aber sie stellen nicht die gewöhnliche wissenschaftliche Tätigkeit dar. Würden wir uns auf das Überprüfen von Theorien als Kennzeichen echter Wissenschaft verlassen, wie Popper es vorgesehen hatte, so verlieren wir aus dem Auge, was die Wissenschaftler meistens tun, und damit verkennen wir möglicherweise auch die charakteristischen Merkmale der wissenschaftlichen Tätigkeit. Die grundlegenden Verpflichtungen, vorgegeben durch das Paradigma, werden zwar nur in der außergewöhnlichen Wissenschaft überprüft, aber die Normalwissenschaft ist es, die aufgrund der aufgezeigten Anomalien darauf hinweist, was und wie überprüft werden soll.[92]

---

92 Wir sollten nicht vergessen, daß auch die Fachleute nur für die Normalwissenschaft und nicht für die außergewöhnliche Wissenschaft ausgebildet werden.

Aufgaben der normalen Wissenschaft:
1. Die genauere Bestimmung bzw. Beschreibung bedeutsamer Tatsachen
2. Die gegenseitige Anpassung von Fakten und Theorie
3. Die Artikulierung der Theorie selbst.

Haben sich die Wissenschaftler nach kritischer Diskussion erst einmal auf eine gemeinsame wissenschaftliche Grundlage geeinigt, dann verabschiedet sich die Kritik und kehrt erst in den Perioden der Krise zurück, zu jenen Zeiten also, in denen die Grundlagen wieder in Gefahr sind. Eine Bedingung, um sich in der Normalwissenschaft mit dem Rätsellösen zu beschäftigen, ist also, daß alle diejenigen, die in diesem Unternehmen praktizieren, sich über jene Kriterien einig sind, die für die betreffende Gruppe und für eine gewisse Zeit eindeutig festlegen, wann ein Rätsel als gelöst gilt und welche Rätsel von Interesse sind. Dieselben Kriterien bestimmen aber auch, wann es nicht gelungen ist, ein Rätsel zu lösen. Das Paradigma verheißt eine begründete Lösungserwartung, es wird in Aussicht gestellt, daß das zu untersuchende Problem im Prinzip lösbar ist. Es sind dagegen häufig praktische Gesichtspunkte wie instrumentelle, personelle und finanzielle Ressourcen, die darüber entscheiden, ob aus der Lösungserwartung eine tatsächliche Lösung wird.

Doch nun noch einmal zu den Tätigkeiten des normalen Wissenschaftlers. Nach Kuhn gibt es im wesentlichen drei Klassen von Aufgaben in der normalen Wissenschaft: 1. die genauere Bestimmung bzw. Beschreibung bedeutsamer Tatsachen, 2. die gegenseitige Anpassung von Fakten und der Theorie und 3. die Artikulierung der Theorie selbst.

Erstens ist es für eine Theorie sehr wichtig, daß die Fakten, die von der Theorie erklärt werden, exakt beschrieben werden. Auf diese Weise kann die Theorie in ihren Auswirkungen besser eingeschätzt werden, sie ist quantitativ besser überprüfbar und erlaubt genauere Vorhersagen. So werden die Position der Sterne und ihre Größe, die spezifischen Gewichte verschiedener Stoffe, ihre elektrische Leitfähigkeit, ihre Siedepunkte und ihre optische Aktivität so exakt wie möglich bestimmt, indem neue Instrumente entwickelt und gebaut werden. Zweitens sollen die Vorhersagen der Theorie mit der Erfahrung verglichen werden. Auf diese Weise soll überprüft werden, ob die Theorie tatsächlich für Prognosen nutzbar gemacht werden kann. Da quantitative Theorien aber nur schwer mit einzelnen Messungen vergleichbar sind, weil die vorhergesagten Ergebnisse immer bis zu einem gewissen Grad von den gemessenen Ergebnissen differieren, ist es erforderlich, sehr exakte Meßinstrumente zu konstruieren, um die Theorie im Experiment effektiv zu überprüfen. So werden zum Beispiel riesige Scintillationszähler gebaut, um die Existenz des Neutrino zu belegen, und es dauerte fast 100 Jahre bis durch Atwoods Maschine die erste unzweideutige Demonstration gelang, daß das zweite Newtonsche Gesetz gültig ist.

Drittens arbeiten die normalen Wissenschaftler daran, die Theorie in allen ihren Facetten zu betrachten. Sie hoffen, daß die Theorie dabei auch auf Teile der Natur angewendet werden kann, auf die sie primär gar nicht ausgerichtet war. Auf diese Weise

Interpretation des Paradigma:
- soziologisch
- metaphysisch
- konzeptuell

werden neue Naturkonstanten oder andere empirische Gesetzmäßigkeiten entdeckt. Die Aufgabe des normalen Wissenschaftlers besteht also darin, die Welt ordnend zu erfassen und die Genauigkeit und den Umfang dieser Ordnung zu erhöhen. Da der Wissenschaftler sich durch das sichere Fundament des Paradigmas abgesichert fühlt, kann er sich auf die Probleme konzentrieren und an ihrer Lösung mit seinem gesamten Scharfsinn arbeiten.

Diese drei Arten von Problemen werden von der wissenschaftlichen Gemeinschaft als mögliche Problemfelder anerkannt und es wird ihren Mitgliedern nahegelegt, diese Probleme in Angriff zu nehmen. Andere Probleme, solche, die nicht durch das Paradigma nahegelegt werden, oder sogar solche, die früher einmal wissenschaftlich untersucht wurden, werden als metaphysische Probleme abgelehnt, als Hirngespinste oder als solche, die nicht für so wichtig gehalten werden, als daß man seine Zeit und Ressourcen darauf verschwenden solle.

Daß es eine Normalwissenschaft gibt und daß sie ähnlich dem ist, wie Kuhn sie schildert, ist eine offenkundige Tatsache, die jeder bestätigen wird, der wissenschaftliche Forschung betreibt. Wissenschaft unter normalen Umständen ist eine gewohnheitsgelenkte, rätsellösende Tätigkeit und nicht eine umstürzende, falsifizierende.

Was ist aber dieses Fundament, das einen Wissenschaftler mit anderen verbindet, was ist die Grundlage seiner wissenschaftlichen Tätigkeit? Was bestimmt seine Gewohnheiten und nach welchen Methoden versucht er die Rätsel zu lösen? Was ist ein Paradigma?

Um herauszufinden, was Kuhn in seinem Buch „The Structure of Scientific Revolutions" unter einem Paradigma versteht, hat Masterman [35] die verschiedenen Verwendungen dieses schillernden Begriffes analysiert und zusammengefaßt. Ein Paradigma ist danach eine allgemein wissenschaftlich anerkannte Errungenschaft, ein Mythos, eine Philosophie oder Konstellation von Fragen, eine ganze Tradition, eine erfolgreiche metaphysische Spekulation, ein akzeptiertes Muster im gemeinsamen Gesetz, eine Quelle von Werkzeugen, eine maßgebende Illustrierung, ein Plan, ein Maßstab, ein organisatorisches Prinzip, ein allgemeiner epistemologischer Gesichtspunkt, etwas was weite Bereiche der Realität definiert.

Nach Masterman sind diese Verwendungen des Begriffs „Paradigma" miteinander zum Teil inkonsistent, so daß der Begriff des Paradigmas in einen metaphysischen, soziologischen oder konzeptuellen Begriff differenziert werden sollte. Soziologisch betrachtet besteht das Paradigma aus einer Reihe von Gewohnheiten. Indem wir diese befolgen, kann eine Problemlösung mit Erfolg betrieben werden. Diese Gewohnheiten können intellektuell, verbal, verhaltensmäßig, mechanisch oder technisch sein. Es

> **Was leistet ein Paradigma:**
> Es umfaßt eine allgemein anerkannte, fundamentale, forschungsleitende Theorie, die impliziert, was es in der Welt gibt, wie es sich verhält, welche Fragen man stellen kann, welche Methoden man zur Beantwortung einsetzen kann und welche Antworten man erwarten kann.

hängt davon ab, welcher Art das Problem ist, dessen Lösung angestrebt wird. Der soziologische Anteil des Paradigmas geht der Theorie voran und unterscheidet sich somit von dem theoretischen Anteil, da er etwas Konkretes ist.

Ein normalwissenschaftliches Rätsel hat immer eine Lösung – garantiert zumindest das Paradigma. Die Lösung läßt sich aber nur durch die Findigkeit und Begabung des Forschers entdecken. Zum Paradigma gehört demnach eine gemeinsame Grundeinstellung gegenüber einem Bereich von Erscheinungen, die untersucht werden sollen. Das Paradigma legt nicht nur fest, welche Probleme wichtig sind, sondern auch welche Lösungsmethoden als zulässig erachtet werden.[93] Obwohl das Wort „Paradigma" von Kuhn offensichtlich für verschiedene Zwecke verwendet wird, meint er häufig damit nur eine theoretische Vorgabe, die dem Wissenschaftler exemplarisch bzw. paradigmatisch gegeben ist.[94]

Ein Wissenschaftler kann bei seinen Tätigkeiten nicht längere Zeit hindurch nur so herumtappen, ohne daß ihn ein Paradigma leiten würde. Das Paradigma hat einen Monopolanspruch über die gesamte Denkweise des Wissenschaftlers und duldet keinen Rivalen. Der Wissenschaftler kann deshalb ein Paradigma nur preisgeben, um ein anderes zu übernehmen.[95] Das Verfügen über ein gemeinsames Paradigma schweißt die Forscher zusammen und bildet aus einer Gruppe ansonsten unverbundener Menschen eine wissenschaftliche Gemeinschaft. Jede normale Forschung stützt sich nachdrücklich auf eine stabile Übereinstimmung der Auffassungen, die mit der wissenschaftlichen Ausbildung erworben und in dem nachfolgenden Berufsleben verstärkt worden ist. Als generelles Prinzip gilt, daß es in der Wissenschaft am besten ist, mit den vorhandenen Mitteln das Optimum herauszuholen, als seine Zeit damit zu verbringen, sich andersartige Ansätze zu überlegen.

Eine Gemeinschaft eines wissenschaftlichen Spezialgebietes zeichnet sich durch einige Gemeinsamkeiten aus: ihre Ausbildung, ihre enge Kommunikation untereinander, ihre gemeinsamen Ziele, ihre Lehrmeinungen. Solche Gemeinschaften

---

93 Es wird sich später zeigen, daß der Einfluß des Paradigmas noch darüber hinausgeht: es legt außerdem fest, als was etwas wahrgenommen oder beobachtet wird. Bei der Betrachtung eines an der Schnur hängenden und schwingenden Steines sieht der aristotelische Physiker einen gehemmten Fall, während Galilei denselben Vorgang als eine Pendelbewegung beobachtete.

94 Zu Beginn existieren für ein Paradigma nur unvollkommene Beispiele, deren Zahl und Aussagekraft aber gegenüber den alternativen Theorien hinreichend groß ist, so daß es von den Wissenschaftlern als Paradigma angenommen bzw. akzeptiert wird.

95 Das allerdings unvereinbar mit dem vorhergehenden ist.

stabilisieren sich durch eine intensive Kommunikation innerhalb der Gruppe und verhältnismäßig einmütiger Urteile in Fachfragen. Die Mitglieder der Gemeinschaft haben in auffälligem Maße die gleiche Literatur gelesen und die gleichen Lehren aus ihr gezogen. Da sich die anderen Gemeinschaften mit anderen Gegenständen beschäftigen, ist die fachliche Kommunikation über Gruppengrenzen hinweg schwierig, führt oft zu Mißverständnissen und manchmal zu wesentlichen Meinungsverschiedenheiten in Randgebieten.

Jedes Forschungsproblem stellt den Wissenschaftler vor Anomalien, deren Quellen er nicht immer genau ausmachen kann. In der wissenschaftlichen Praxis stimmen Theorien und Beobachtungen nie völlig überein und aufeinanderfolgende Beobachtungen geben selten das gleiche Ergebnis, meistens finden sich kleinere Abweichungen. Die Experimente haben außerdem sowohl theoretische als auch phänomenologische Nebenprodukte, deren Analyse zusätzliche Forschungsvorhaben erfordern würde. Jede dieser Anomalien oder der unvollständig erklärbaren Erscheinungen könnte der Ausgangspunkt einer grundlegenden Neuerung in der wissenschaftlichen Theorie oder Methode sein. Doch wer innehält, um sie eine nach der anderen zu untersuchen, der würde schon mit seinem ersten Vorhaben nie zu Ende kommen. Häufig enthalten Berichte über erfolgreiche Forschungen Erklärungen, daß wahrscheinlich alle Abweichungen beseitigt werden könnten, wenn der Wissenschaftler nur Zeit hätte, sich mit ihnen hinreichend zu beschäftigen.

Die Wahrnehmung einer Anomalie kennzeichnet möglicherweise den Beginn einer Entdeckung, aber eben nur den Beginn. Wenn überhaupt etwas entdeckt werden soll, dann muß notwendigerweise eine kürzere oder längere Periode folgen, in der sich der Einzelne und oft eine größere Anzahl von Mitgliedern seiner Gruppe um die theoretische Einordnung der Anomalie bemühen. In dieser Periode sind stets weitere Beobachtungen oder Experimente wie auch vielfaches Nachdenken nötig; die Wissenschaftler ändern mehrfach ihre Erwartungen, gewöhnlich auch ihre Anforderungen an die Instrumente, und manchmal auch ihre grundlegendsten Theorien. Daß eine unerwartete Entdeckung erst anfängt, wenn etwas nicht stimmt, bedeutet, daß sie erst anfängt, wenn die Wissenschaftler ihre Apparate wie auch das theoretisch geförderte Verhalten der Natur gut kennen. In diesem Sinne haben Entdeckungen durchaus eine innere Geschichte, wie auch eine Vor- und eine Nachgeschichte.

In jeder Wissenschaft gibt es Rätsel, d. h. es treten Ereignisse ein, die nicht eintreten sollten, oder prognostizierte Ereignisse treten nicht ein. Es gibt immer Diskrepanzen zwischen der Theorie und den Beobachtungen, wobei sich die meisten doch beseitigen lassen. Ungelöste Rätsel können sich aber in ihrer Zahl und Bedeutung nach verstärken, um schließlich das Gewicht von Anomalien zu bekommen. Als Anomalie wird ein Problem angesehen, das von den Wissenschaftlern sowohl aus theoretischen als auch praktischen Gründen für sehr wichtig gehalten wird, aber sich allen Lösungsversuchen widersetzt. Wenn sich solche Anomalien zu häufen beginnen, gerät die normale Wissenschaft in eine Krise, wobei damit zunächst nur die psychische Verfassung der einzelnen Forschergruppen gemeint ist. Widersetzen sich die Anomalien einer befriedigenden Lösung, dann entspringen Gefühle der Unsicherheit und

Beunruhigung, die sich unter den Fachleuten verbreiten und vertiefen. Sie haben dann das Vertrauen in die alte Theorie verloren und beginnen Alternativen auszuprobieren.

Selbst wenn die Wissenschaftler ihren Glauben an das Paradigma verlieren, werden sie es nicht einfach verwerfen. Es gibt keine Forschung ohne Paradigma, wenn sich einmal ein Paradigma etabliert hat. Nach Kuhns historischen Studien der wissenschaftlichen Entwicklung hat es bisher keinen Prozeß gegeben, der irgendeine Ähnlichkeit mit der methodologischen Schablone der Falsifikation durch unmittelbaren Vergleich mit der Natur hatte. Wenn eine Theorie abgelehnt wurde, dann niemals durch den Vergleich der Theorie mit der Natur selbst, sondern nur im Vergleich mit der Natur und gleichzeitig einer anderen alternativen Theorie.

Obgleich das Versagen, das Rätsel lösen zu können, in erster Linie dem Forscher zugesprochen wird, kann der Forscher natürlich auch der Ansicht sein, daß das Versagen tatsächlich ein Versagen der Theorie selber ist. Erst wenn das Versagen allzu groß wird und selbst die besten Fachleute das Rätsel nicht zu lösen vermögen, kommt es zu einer Krise im Fachbereich und die „öffentliche" Meinung ändert sich. Das Versagen, daß früher nur als persönliches Versagen galt, wird jetzt plötzlich als ein Versagen der überprüften Theorie angesehen.[96] Zahlreiche Symptome kennzeichnen also den Übergang von der normalen zur außerordentlichen Forschung. Es fängt in der Regel damit an, daß Forscher ihre Unzufriedenheit mit dem gegenwärtigen Status ihrer Theorien offen zum Ausdruck bringen und dadurch Grundlagendiskussionen anregen.[97]

Das neue Paradigma bildet sich aber nicht ganz allmählich durch mühevolle, kritische Zusammenarbeit einiger Gelehrter heraus, die durch rationale Argumente das neue Paradigma herauspräparieren, sondern es erscheint urplötzlich, manchmal „mitten in der Nacht" im Geist eines Menschen, der tief in die Krise verstrickt ist. Der Begriff der Krise setzt voraus, daß bei den betreffenden Wissenschaftlern vorher Einmütigkeit über das Paradigma herrschte. Anomalien gibt es demnach nur in Bezug von wohl verankerten Erwartungen an die potentielle Lösung der Rätsel. Es gibt nach Kuhn keine grundlegende theoretische Neuerung in den Naturwissenschaften, der nicht die klare Erkenntnis – oft im größten Teil der Fachwelt – vorausgegangen wäre, daß mit der herrschenden Theorie etwas nicht in Ordnung sei. Eine Krise ist zwar nur ein Weg zur Entdeckung, aber für grundlegende Erfindungen von Theorien ist sie unerläßlich. Dabei geht die alte Theorie nicht einfach in eine neue Theorie über, indem die alte Theorie von der neuen sublimiert wird, sondern der Paradigmenwechsel geht wie ein Gestaltenwandel vor sich – plötzlich und unvermittelt.

Das alte und das neue Paradigma sind miteinander unvergleichbar, sie sind inkommensurabel. Die Wahl zwischen Paradigmata ist zugleich die Wahl zwischen

---

96 Allerdings werden die Maßstäbe einer derartigen Überprüfung, die auch die Kriterien der Lösung verändern, viel strenger und härter sein als die der gewöhnlichen Überprüfungen innerhalb der normalen Tradition.

97 Häufig fangen in dieser Phase die Wissenschaftler an, ihre Zuflucht in der Philosophie zu suchen.

Experimentum crucis:

Das experimentum crucis bezeichnet ein Überprüfungskriterium, das definitiv über die Richtigkeit einer wissenschaftlichen Theorie entscheidet.

---

verschiedenen Lebensweisen. Dieser Sachverhalt wird häufig nur dadurch verschleiert, daß die neue Theorie die gleichen Ausdrücke enthält wie die alte. So kann z.B. die Newtonsche Mechanik nicht als Grenzfall der relativistischen Mechanik angesehen werden, weil die Begriffe des Raumes, der Zeit, der Masse, der Energie usw. in der Relativitätstheorie etwas ganz anderes bedeuten als in der Mechanik von Newton. In der klassischen Mechanik gibt es kein Analogon zu der Einsteinschen Formel „$e=m \cdot c^2$", die Masse mit Energie verknüpft. Beim Übergang vom alten zum neuen Paradigma handelt es sich auch um eine Veränderung in der Bedeutung der verwendeten Begriffe, so daß dieser Übergang nicht durch Logik oder durch Erfahrung erzwungen werden kann.

Der Übergang von einem Paradigma erfolgt stets schlagartig oder überhaupt nicht, es ist kein rationaler Vorgang. Die Wissenschaftler, denen der Sprung in das neue Paradigma glückte, berichten über Erlebnisse, die die Psychologen einen Gestaltwandel nennen. Es fiel den Wissenschaftlern plötzlich wie Schuppen von den Augen. Nach einem Paradigmenwechsel ist es fast so, als ob die Wissenschaftler auf einen neuen Planeten versetzt werden, wo sie die vertrauten Gegenstände in einem völlig neuen Licht sehen und vorher unbekannte Gegenstände entdecken.[98]

Ein Beispiel Kuhns mag dies erläutern: Wenn jemand einen schweren Gegenstand an einer Schnur befestigt und diesen hin und her schwingt, dann wird dieser Körper nach einer gewissen Zeit zum Stillstand kommen. Aristoteles glaubte, diese Beobachtung folgendermaßen erklären zu können: ein schwerer Körper werde aus sich heraus von einer höheren Lage in einen Zustand der natürlichen Ruhe bewegt, in eine niedrigere Lage. Der schwingende Körper war nichts anderes als ein mit Behinderungen fallender Körper. Er wurde von der Schnur gehalten und konnte erst nach einer beträchtlichen Zeitspanne am niedrigsten Punkt zur Ruhe kommen. Galilei dagegen sah beim Anblick des schwingenden Körpers ein Pendel, dem es fast gelang, die gleiche Bewegung immer wieder ad infinitum auszuführen. Aufgrund dieser neuen Betrachtungsweise und der hervorragenden mathematischen Ausbildung Galileis entwickelte er eine neue Dynamik. Aus ihr leitete er seine Argumente ab für die Unabhängigkeit von Gewicht und Fallgeschwindigkeit sowie für den Zusammenhang zwischen senkrechter Höhe und Endgeschwindigkeit der Bewegungen auf schiefen Ebenen. Alle diese Naturerscheinungen sah Galilei nun in einem anderen Licht als Aristoteles, obwohl die Wahrnehmungen die gleichen waren. Obgleich sich die Gegenstände nach einem Paradigmawechsel

---

98 Was ein Mensch sieht, hängt nämlich einerseits davon ab, worauf er blickt, wie auch davon, worauf er aufgrund seiner begrifflichen Erfahrung zu sehen glaubt.

nicht geändert haben, so scheinen die Wissenschaftler doch in verschiedenen Welten tätig zu sein.[99]

Auch bei der Verbreitung der neuen Lehre scheinen irrationale Faktoren zu überwiegen. Die Entscheidungen zwischen den konkurrierenden Theorien erfolgt nämlich nicht durch ein experimentum crucis oder sonstige Beweise,[100] sondern diejenigen, welche das neue Paradigma annehmen, taten dies aufgrund von Bekehrungserlebnissen. Dementsprechend beruht die Verbreitung des neuen Paradigmas auch primär auf dem Bemühen, andere zu bekehren. Die geeigneten Mittel dafür sind nicht rationale Argumente, sondern Überredung und Propaganda. Der Versuch zwischen Anhängern verschiedener Paradigmen eine rationale Diskussion zu versuchen, scheitert daran, daß es an begrifflicher Klarheit und logischer Exaktheit der Argumentation fehlt. Die Teilnehmer reden entweder aneinander vorbei oder verwenden eine zirkuläre Argumentation, in dem jeder der Wissenschaftler den Nachweis zu erbringen versucht, daß lediglich sein Paradigma den Kriterien genüge, während das Paradigma des anderen dagegen verstößt. Es gibt letztlich bei der Wahl des Paradigmas keine andere Rechtfertigung als die Billigung durch die jeweilige Gemeinschaft.

Erfinder neuer Paradigmen sind meist junge Leute, die sich bemühen, das neue Paradigma mit einem quasi-religiösen Eifer zu verbreiten. Die ältere Generation als Anhänger des alten Paradigmas stellt ihnen Widerstand entgegen, weil sie aufgrund ihrer größeren Kenntnisse und umfangreicheren Erfahrungen das Ausmaß der Schwierigkeiten, mit denen die neue Theorie konfrontiert ist, viel deutlicher erkennen als die sich für das Neue begeisternden jungen Wissenschaftler. Im Übergang von einer älteren zu einer neueren Theorie tritt außerdem sehr oft nicht nur ein Gewinn, sondern auch ein Verlust an Erklärungskraft ein. Es ist also nicht nur altersbedingte Starrsinn oder die konservative Bequemlichkeit der älteren Wissenschaftler, sondern es gibt gute Gründe, die neue Theorie nicht zu übernehmen. Die Schwierigkeiten, die sich für die neue Theorie auftürmen sind zu Beginn immer noch sehr viel größer als die Summe der ungelösten Probleme des in eine Krise geratenen überkommenen Paradigmas. Damit steht die größere Rationalität nicht auf der Seite der Verfechter des neuen Paradigmas, sondern auf der Seite der Verteidiger des alten. Schließlich ist die neue Theorie auch noch mit neuen Problemen konfrontiert und die Anzahl dieser Probleme wird in der weiteren Zukunft wahrscheinlich eher wachsen.

Wenn sich aber die älteren Gelehrten, und das sind meistens diejenigen, die über die Verteilung von Ressourcen entscheiden, gegen das neue Paradigma stellen, wodurch wird dieser Widerstand gebrochen? Die Antwort ist biologischer Natur:

---

99 Eine ausführliche Darstellung findet sich bei Kuhn [29] S. 130-137

100 Denn um aufgrund von Argumenten zwischen Theorien wählen zu können, müßte es so etwas wie neutrale Beobachtungen geben, welche die Rolle des Schiedsrichters übernehmen könnten. Wegen der Theorienbeladenheit aller unserer Erfahrungen, die später noch thematisiert wird, sind jedoch derartige neutrale Beobachtungen Fiktionen. Die beiden alternativen Theorien müßten aber miteinander vergleichbar sein, wenn wir eine rationale Wahl treffen wollten.

4. Wissenschaftliche Revolutionen

Neue wissenschaftliche Erkenntnisse pflegen sich nicht in der Weise durchzusetzen, daß die Gegner überzeugt werden, sondern dadurch, daß die Gegner allmählich aussterben bzw. emeritieren.

Neue Theorien einzelner Denker leiten niemals eine neue wissenschaftliche Phase ein. Dazu kommt es erst, wenn zwei zusätzliche Bedingungen erfüllt sind: Erstens müssen die Leistungen der neuen Theorie als hinreichend groß angesehen werden, um eine beständige Gruppe von Anhängern anzuziehen. Zweitens aber müssen diese Leistungen offen genug sein, um hinreichend viele weitere Probleme aufzuzeigen, deren Lösung die Mitglieder dieser neu entstandenen Gruppe als reizvoll ansehen. In der Bemühung um ihre Lösung werden sie dann wiederum zu Fachleuten und es beginnt eine Ära der fachwissenschaftlichen normalen Forschung.[101]

Normale Wissenschaftler verrichten also ihre Tätigkeit im Rahmen einer bestimmten wissenschaftlichen Tradition, die hier als Paradigma bezeichnet wurde. Bei der außerordentlichen Forschung handelt es sich dagegen um ein traditionszerstörendes Ergänzen zu dieser ersten Form der Wissenschaft.

Nach Kuhn kann es somit keine Logik der Forschung, sondern nur eine Psychologie der Forschung geben. Die durch Anomalien auftauchende „Krise" ist ein psychologischer Begriff, sie ist geradezu eine ansteckende Panik. Es gibt keinen rationalen Grund für das Auftreten solch einer „Krise". Wissenschaftler könnten mit den Anomalien auch durch zusätzliche Theorienerweiterungen fertig werden, wie wir später an einem Beispiel von Lakatos noch sehen werden.

---

101 Es scheint heutzutage bei Wissenschaftshistorikern allgemein akzeptiert zu sein, daß die Wissenschaft und ihre assoziierten Technologien durch Revolutionen in großen Sprüngen fortschreitet, indem die Revolution uns eine neue Perspektive unserer Welt vermittelt. Obgleich diese Sprünge für einige Revolutionen evident zu sein scheinen, ist bisher nicht hinreichend definiert, was als tatsächliche Revolution in der Wissenschaft angesehen werden soll. Gelten bedeutende Fortschritte nur für die jeweilige wissenschaftliche Disziplin oder auch für andere? Wo ist der Unterschied zwischen einer Revolution und dem normalen kumulativen Fortschritt zu sehen? Unter wissenschaftlicher Revolution kann, einem Vorschlag von Cohen [15] folgend, ein Bruch mit der wissenschaftlichen Kontinuität angesehen werden, der bestimmte Kriterien erfüllen muß. Cohen beschreibt vier Stadien, die wir seiner Meinung nach eindeutig und aufeinanderfolgend nachweisen können, wenn es sich tatsächlich um eine wissenschaftliche Revolution handelt: Das erste Stadium bezeichnet er als intellektuelle Revolution, die sich im Wissenschaftler oder einem wissenschaftlichen Team manifestiert. Sie erkennen plötzlich die Lösungen für einige wichtige Probleme, sie entwickeln eine neue Theorie, führen neue Begriffen ein und stellen das bisherige Wissen in einem neuen Rahmen dar. Dieser kreative Akt bleibt zunächst ein privater Akt, eine individuelle Erfahrung. Das zweite Stadium besteht in einer inneren Bekehrung zu der neuen Erkenntnis, indem die Wissenschaftler ihre Erkenntnisse zu Papier bringen und ihre Theorie ausformulieren. Auch dieses Stadium ist noch ein privates. Das dritte Stadium ist öffentlich und könnte als Revolution auf dem Papier umschrieben werden. Um in diese Phase einzutreten, muß die neue Theorie hinreichend ausformuliert worden sein, so daß sie mit anderen Wissenschaftlern diskutiert bzw. durch entsprechende Veröffentlichungen anderen Wissenschaftlern zugängig gemacht werden kann. Erst wenn die anderen Wissenschaftler die neue Theorie akzeptieren und ihre eigenen Tätigkeiten nach der neuen Theorie ausrichten, dann ist die vierte Phase erreicht, die eigentliche wissenschaftliche Revolution.

Wenn aber ein neues Paradigma auftaucht, das inkommensurabel, unvergleichbar, mit seinem Vorgänger ist, läßt sich nicht rational entscheiden, ob es „besser" ist. Da jedes Paradigma seine eigenen Maßstäbe enthält, sind die Theorien nicht vergleichbar. Außerdem enthält das neue Paradigma meistens auch eine ihm eigene Rationalität. Da es keine über-paradigmatischen Maßstäbe gibt, ist der Wandel von einer Theorie zur anderen nur eine Sache der Mode und nicht der rationaler Argumente.[102] Die wissenschaftliche Revolution ist demnach irrational, sie ist genaugenommen eine Massenpsychose der Wissenschaftler.

An dieser Stelle sollten wir atemschöpfend innehalten und uns die letzten Argumente vergegenwärtigen. Kuhn spricht in seinen Abhandlungen weder von exakten Experimenten, neutralen Beobachtungen, induktiven Verallgemeinerungen, strengen Prüfungen, empirischen Bestätigungen, Bewährung an der Erfahrung oder Überzeugung durch bessere Argumente. Vielmehr verwendet er Begriffe, die gut geeignet sind, um religiöse Umwälzungen zu beschreiben. Er spricht von Bekehrungs-erlebnissen, von dem Glauben an etwas, von Inkommensurabilität, von Überredung, Propaganda und Tod. Sind dies lediglich die Gedankengänge eines Historikers, oder hat sich der wissenschaftliche Fortschritt tatsächlich so irrational abgespielt. Und wenn Kuhn den wissenschaftlichen Fortschritt korrekt beschrieben hat, wie können wir ihn dann noch als rational bezeichnen?

Zunächst wollen wir Kuhns Äußerungen dem kritischen Rationalismus gegenüber-stellen, der sich ja zuerst mit dem wissenschaftlichen Fortschritt auseinandersetzte. Nach Popper besteht das schöpferische Denken in der Wissenschaft darin, daß wir unsere Theorien erfinden und sie dann auf die Probe stellen. Wir versuchen nicht unsere Theorien zu beweisen, sondern wir versuchen, sie zu widerlegen. Tun wir das aber wirklich?

Im Gegensatz zu Popper scheint es Kuhn gelungen zu sein, in das Zentrum seiner Konzeption jene Konkretheit zu stellen, die für die Wissenschaft bezeichnend ist. Dies ist auch nicht weiter verwunderlich, weil er sich doch auf wissenschaftshistorische Fakten bezieht. Des weiteren haben Kuhns Analysen gezeigt, daß die Wissenschafts-psychologie wichtige und möglicherweise auch traurige Wahrheiten über die wissenschaftlichen Tätigkeiten enthüllt.

Der Widerspruch zwischen der zu testenden Theorie und der tatsächlichen Erfahrung, der für die Falsifikation verantwortlich ist,[103] schlägt aber nach Kuhn nicht

---

102 Jede Revolution wird natürlich historisch gesehene immer als Fortschritt dargestellt: die Anhänger der siegreichen neuen Theorie preisen das neue Paradigma als die Verheißung, die Gegner werden aus dem Kreis der wissenschaftlichen Tätigkeiten verbannt und nehmen nicht mehr an dem „öffentlichen" wissenschaftlichen Leben (Kongresse, Publikationen) teil. Die siegreiche Gruppe stellt im Rahmen ihrer Ausbildung von neuen Wissenschaftlern sicher, daß zukünftige Mitglieder der wissenschaftlichen Gemeinschaft die Dinge genauso sehen wie sie.

103 Wenn wir beliebige Gegenbeispiele immer als Falsifikationsinstanzen erklären und die sofortige Verwerfung der falsifizierten Theorie fordern würden, dann wären alle Theorien zu jeder Zeit widerlegt, denn eine Theorie ohne Gegenbeispiele hat es in der Geschichte de facto noch nicht gegeben.

auf die Theorie, sondern auf den normalen Wissenschaftler zurück, der diese Theorie benutzt. Wenn der Forscher dafür, daß seine Hypothese mit der Empirie nicht in Einklang zu bringen ist, die ihr zugrunde liegende Theorie verantwortlich macht, dann verhält er sich in den Augen seiner Fachkollegen „wie ein schlechter Zimmermann, der seinem Werkzeug die Schuld für das Versagen gibt". Falsifizierende Erfahrungen diskreditieren somit immer nur die Geschicklichkeit von Personen, nämlich von Experimentatoren und Theoretikern, mit den durch „widerspenstige Erfahrungen" erzeugten Schwierigkeiten fertig zu werden, und nicht die Theorie.

Die Preisgabe einer Theorie könnte sich in den Zeiten der normalen Wissenschaft, in dem durch das Paradigma vorgegeben wird, was als Problem zugelassen wird und wie es gelöst werden muß, nur in einem Berufswechsel des Wissenschaftlers äußern. Er wäre dann eben zu ungeschickt, um die Theorie adäquat anzuwenden und das Rätsel zu lösen. Nach Popper wäre der normale Wissenschaftler damit im Grunde ein unkritischer bornierter Dogmatiker,[104] der nicht im kritischen Geist, sondern durch Indoktrination ausgebildet worden sei, und der diese unkritische Haltung auf seine Schüler zu übertragen versucht.[105]

Bei Kuhn ist die Normalwissenschaft, die keine echte Überprüfung von Theorien kennt, die eigentliche Wissenschaft; die außergewöhnliche Wissenschaft dagegen, in der ein echtes Überprüfen von Theorien vorkommt, ist anormal. Damit scheinen Kuhn und Popper über zwei verschiedene Tätigkeiten zu sprechen. Wie ist es möglich, daß der Wissenschaftstheoretiker, der die Wissenschaft als rationales Unternehmen zu rekonstruieren versucht, und der Wissenschaftshistoriker, der beschreibt, wie wissenschaftlicher Fortschritt tatsächlich vor sich ging, zu vollständig unterschiedlichen Resultaten gelangen. Für Popper ist die wissenschaftliche Tätigkeit ein rationaler Prozeß, es gibt immer gute Gründe etwas anzunehmen oder es zu widerlegen, während dieselbe Tätigkeit für Kuhn irrational zu sein scheint.

Kuhn wurde deshalb nachgesagt, daß er nicht in der Lage ist, die Wissenschaft als rationales Unternehmen zu rekonstruieren, weil die Wissenschaftler sich historisch gesehen irrational verhalten haben. Der normale Wissenschaftler scheint die Theorie gegen jede möglich Widerlegung zu immunisieren, was wir prima vista nicht gutheißen würden. In der außergewöhnlichen Forschung besteht das irrationale Verhalten dagegen darin, daß ein neues Paradigma nicht sorgfältig und systematisch entworfen und verbreitet wird, sondern es wird ohne Dazwischenschaltung der Erfahrung, unmittelbar durch den neuen Kandidaten verdrängt. Wenn beide Theorien nicht miteinander vergleichbar sind, wie können wir dann von einem wissenschaftlichen Fortschritt sprechen? Fortschritt wohin?[106]

---

104 Paul Feyerabend hat aus diesem Grund den Imperativ aufgestellt: „Gegen die normale Wissenschaft!"

105 Ein wissenschaftlicher Revolutionär könnte auch als religiöser Fanatiker angesehen werden.

106 Wenn die Unterscheidung von Kuhn zwischen einer normalen und revolutionären Wissenschaft übernommen wird, dann sollte auch erwogen werden, daß der normale Wissenschaftler andere Rationalitätskriterien verwendet als derjenige, der revolutionäre Forschung betreibt.

Betrachten wir noch einmal unsere eigenen wissenschaftlichen Tätigkeiten. Handeln wir tatsächlich immer so, wie ein kritischer Rationalist es fordern würde oder handeln wir eher so irrational wie Kuhn es beschreibt? Ist Wissenschaft somit ein irrationaler Prozeß, in dem alles erlaubt zu sein scheint?

Ein leicht zu verstehendes Beispiel mag diese Zusammenhänge verdeutlichen: Aristarchos von Samos beschrieb bereits im dritten Jahrhundert v. Chr. das heliozentrische Weltbild, wie wir es heute akzeptiert haben. Zur damaligen Zeit wurde es von allen anerkannten wissenschaftlichen Autoritäten als falsch abgelehnt, zumal es keine Beobachtungen gab, die belegten, daß das heliozentrische Weltbild zutrifft. Aufgrund täglicher Beobachtungen,[107] die jeder Mensch mit Verstand nachvollziehen konnte, glaubten die Gelehrten damals hinreichende Gründe zu haben, daß die Erde im Mittelpunkt des Universums steht. Das von Ptolomäus ausgearbeitete geozentrische Weltbild wurde über viele Jahrhunderte in der Astronomie und Astrologie erfolgreich verwendet. Auch wenn es zunehmend schwieriger wurde, die beobachteten Bahnen mit der Theorie in Einklang zu bringen, herrschte halbwegs Ordnung am Firmament. Erst von Copernicus wurde 1543 in „De Revolutionibus Orbium Coelestium" ein heliostatisches Weltbild beschrieben, in dem die Planeten in uniformen circulären Bewegungen um die Sonne kreisten. Copernicus Theorie war aber weder genauer noch einfacher als die des Ptolomäus.[108] Aufgrund der damals vorhandenen Beobachtungsdaten war nicht definitiv geboten, sich für eine der Theorien zu entscheiden. Es war eher ein psychologisches Faktum. Das Ptolemäische System, obwohl Jahrhunderte erfolgreich angewendet, bot so viele Schwierigkeiten, daß jetzt der Alternative eine Chance gegeben wurde.[109]

Die Tatsache, daß es tatsächlich keinen einfachen plausiblen Beweis für das heliozentrische Weltbild gab, führte letztlich dazu, daß Galilei offiziell zugeben mußte, daß er de facto mit den Mitteln der Anschauung nicht beweisen konnte, daß Copernicus recht hatte. Dies war letztlich auch der Grund, warum Papst Urban VIII Galilei vor dem Gericht der Inquisition zwingen konnte zu bekennen, daß er im Unrecht sei.[110] Erst 50 Jahre später setzte sich das neue Weltbild durch, nachdem es

---

107 Schließlich können wir täglich beobachten, wie die Sonne im Osten aufgehend über uns hinweg wandert, um im Westen unterzugehen. Wir können mit unseren eigenen Augen beobachten, wie die Planeten auf festen Bahnen am Sternenhimmel um uns wandern.

108 Wobei wir bedenken müssen, daß wir mit den Augen allein lediglich zwei Sterne voneinander unterscheiden können, wenn sie mindestens 4 Bogenminuten voneinander entfernt sind. Fehlberechnungen bis zu 10 Bogenminuten wurden bis ins 16. Jahrhundert akzeptiert. Angeblich hatte Kepler nachgewiesen, daß sich die tatsächliche Position des Mars von der berechneten bzw. vorausgesagten nur um 5 Bogenminuten unterschied, sowohl nach den Berechnungen des Copernikus als auch nach den des Ptolomäus.

109 Es soll hier daran erinnert werden, daß auf eine bestimmte Menge von Daten oder Fakten, häufig mehrere theoretische Konstruktionen passen, die nicht selten auch eine ähnliche Wahrscheinlichkeit besitzen.

110 Das Urteil gegen Galilei wurde von der Katholischen Kirche bereits im Herbst 1992(!) aufgehoben.

durch die eingehenden Berechnungen von Kepler[111] und den Entdeckungen durch das Fernrohr gelang, das heliozentrische Weltbild als vorteilhafter für die Astronomie zu erweisen. Erst nach Einführung des Fernrohres gab es hinreichende Gründe (Daten), das neue Weltbild als besser fundiert zu akzeptieren, weil es gestattete, die Planetenbewegungen besser vorherzusagen.[112]

Was war eigentlich das besondere an Kuhns Thesen? Warum wurden die Wissenschaftstheoretiker durch die Wissenschaftshistoriker aus ihrem Dornröschenschlaf gerissen? Bis dahin wurde weithin akzeptiert, daß Wissenschaft ein linearer kumulativer Prozeß ist, der nach festgelegten rationalen Prinzipien abläuft und darauf ausgerichtet ist, die Wirklichkeit zu enträtseln. Der kritische Rationalismus schien das geeignete Instrumentarium zur Verfügung zu stellen, um die Theoriendynamik der letzten Jahrhunderte zu verstehen. Kuhn's Analysen verwiesen diese Annahmen aber in das Reich der Fiktionen. Kuhn erkannte, daß es Ähnlichkeiten zwischen der biologischen Evolution und der des Wissens gab, denn die Entwicklung des Lebens folgt auch nicht einer linearen Dynamik, sondern ist charakterisiert durch spontane Zufallsmutationen, gefolgt von divergenten Entwicklungen, die wiederum in eine konvergente Entwicklung einschwenken. Darauf folgen abermalige Zufallsmutationen, die in Phasen der Vermehrung münden. Der Überlebenskampf führt zur Auslese, die zu einer unsteten Weiterentwicklung führt.

Diese unstete biologische Entwicklung scheint in ähnlicher Form auch auf die Entwicklung der Wissenschaft projizierbar: Mutationssprünge korrespondieren Theorienentwürfe, der Verdrängung existierender Spezies entspricht die Verdrängung alter Paradigmen und den multiplen untauglichen Mutationen entsprechen erfolglose Versuche zur Theorienverbesserung. Der Unterschied zwischen beiden besteht im

---

111 Interessanterweise hat sich Galilei nie ernsthaft mit den revolutionären Forschungsergebnissen Keplers auseinandergesetzt, weil er Keplers pythagoräische Zahlenspielereien und sein Beharren auf der Astrologie ablehnte. Selbst im hohen Alter (1629) waren Galilei die Keplerschen Planetengesetze nicht bekannt.

112 Es besteht wenig Zweifel darüber, daß der holländische Brillenmacher Johann Lippershey das erste Fernrohr erbaute und sich darüber ein Patent schreiben ließ. Andere Astronomen wie Thomas Harriot hatten bereits vor Galilei das Fernrohr benutzt, aber sie hatten im Unterschied zu Galilei nicht das wissenschaftliche Potential des Fernrohres erkannt. Galilei arbeitete energisch an der technischen Verbesserung und baute zur damaligen Zeit die mit Abstand leistungsfähigsten Fernrohre, obgleich er nicht auf eine entsprechende optische Theorie zurückgreifen konnte. Durch das Fernrohr machte Galilei exaktere astronomische Beobachtungen und konnte so die Ansichten der Aristoteliker widerlegen, daß der Mond eine glatte Oberfläche habe. Galilei entdeckte mit dem neuen Fernrohr auch die Jupitermonde, wobei er den Wahrnehmungen durch das Fernrohr nicht mißtraute, weil er bei seinem vorhergehenden Umgang mit vergrößernden Linsen mit diesen Vorgängen vertraut war. Er wußte aus diesen Erfahrungen, daß es natürlich zu Verzerrungen und Verschwommenheit der Bilder kommen kann, wenn sie nicht richtig verwendet wurden. Jedem damaligen kurzsichtigen (myopen) Kritiker konnte der Vorteil konvexer Linsen dadurch bewiesen werden, daß er die Gegenstände schärfer sieht, wenn er eine Brille trägt. Diese alltägliche Erkenntnis, war wahrscheinlich ebenfalls bedeutsam, um den Bildern des Fernrohrs zu vertrauen.

wesentlichen darin, daß unser Bemühen, die Welt besser zu verstehen, ein eher ziel-gerichter und bewußter Prozeß ist, – allerdings wirken Glück und Zufall in beiden Entwicklungen nicht selten zusammen, damit etwas Brauchbares entsteht.

Erklärt dieser eher nüchterne Vergleich zwischen der biologischen und wissen-schaftlichen Entwicklung die Herausforderung der Wissenschaftshistoriker, oder haben wir ein wichtiges Detail übersehen? In der Tat ließen wir einen Aspekt der Evolutionstheorie unberücksichtigt, im Grunde ist es sogar der wichtigste. Das bedeutungsvollste und zugleich das Hauptärgernis der Darwinschen Theorie war im letzten Jahrhundert der ganz neue Gedanke von Darwin, daß die Evolution nicht als ein zielgerichteter Prozeß zu deuten sei: die aufeinander folgenden Stadien der evolutionären Entwicklung sind nicht die immer vollkommeneren Realisierungen des von Anfang an vorhandenen Planes. Ähnlich verhält es sich auch mit der Entwicklung der Wissenschaft. Sie ist ebenfalls kein gerichteter Prozeß, der die vollständige, objektive und wahre Deutung der Natur zum Ziel hat. Während in der Popperschen Konzeption noch das Element der Wahrheitsnähe auftaucht, ersetzt Kuhn die „Evolution-zu-dem-hin-was-wir-wissen-möchten" durch die „Evolution-von-dem-was-wir-wissen". Kuhn gibt die Idee des teleologischen Fortschrittgedankens preis.

5. Anarchistische Erkenntnistheorie

Wir wollen uns in diesem Abschnitt mit den wissenschaftsphilosophischen Thesen von Paul Feyerabend auseinandersetzen, der aus Kuhns wissenschaftshistorischen Untersuchungen sehr radikale Konsequenzen gezogen und sie zur Konzeption einer sogenannten „anarchistischen Erkenntnistheorie" entwickelt hat. Solch eine Bezeichnung für eine philosophische Position erweckt natürlich auf den ersten Blick großes Interesse, weil mit dem Begriff „Anarchie" meistens ein politisches, wirtschaftliches oder soziales Chaos beschrieben wird. „Anarchistisch" sollte hier aber eher als „gesetzlos" bzw. „ohne feste Regeln" übersetzt werden. Eine anarchistische Erkenntnistheorie ist dann eine solche, die nicht durch Regeln festgelegt ist. Feyerabends Kritik an der modernen Konzeption der Wissenschaft ist nicht eingeengt auf wissenschaftstheoretische Überlegungen, sondern er bezieht immer den gesamten kulturellen und politischen Rahmen in seine Betrachtungen ein.

Feyerabend fordert, daß eine kritische Untersuchung der Wissenschaft die Fragen beantworten muß, was Wissenschaft ist, wie sie vorgeht, was ihre Ergebnisse sind und was sie wert ist. Wie wir gesehen haben, gibt es auf diese Fragen unzählige, zum Teil widersprüchliche Antworten. Allerdings wird von allen vermutet, die Wissenschaft betreiben, daß es so etwas wie eine gemeinsame rationale Methode geben muß, die die Wissenschaft lenkt, und daß diese Methode für den Erfolg der Wissenschaft verantwortlich ist. Die Regeln für die Einhaltung der wissenschaftlichen Methode sind zwar nicht immer eindeutig expliziert, aber sie werden doch soweit eingehalten, daß wir glauben, Tätigkeiten in wissenschaftliche und unwissenschaftliche klassifizieren zu können, wobei die Einhaltung der Regeln zugleich der Maßstab für diese Einteilung ist. Halten wir uns nicht an diese rationalen Regeln, dann handeln wir unwissenschaftlich, was von Wissenschaftlern als ein Makel angesehen wird.[113]

Nach Feyerabend können wir aus den Erkenntnissen der Wissenschaftsgeschichte zwei wichtige Schlüsse ziehen, die eine große Bedeutung für unsere Einschätzung der wissenschaftlichen Prozesse haben wird.

1. Wissenschaft kennt überhaupt keine „nackten Tatsachen", sondern alle „Tatsachen" werden bereits auf bestimmte Weise gesehen und sind daher wesentlich ideell gefärbt. In jede Betrachtung von Sachverhalten gehen Ideen, Deutungen, Probleme, die aus widerstreitenden Deutungen entstehen, Fehler und anderes mehr ein.

---

113 Dies offenbart einige Schwierigkeiten. Wenn die Regeln nicht explizit formuliert werden, woher wissen wir dann, ob sie eingehalten wurden. Außerdem können wir fragen, wodurch diese Regeln gerechtfertigt sind. Im wissenschaftlichen Alltag spielen diese Schwierigkeiten keine Rolle, weil sich die Wissenschaftler meistens an ein spezielles Paradigma halten, das selbst nur selten zum Gegenstand der Untersuchung in der normalen Wissenschaft wird.

2. Es gibt keine einzige Regel oder Methode, so einleuchtend und fest verankert sie in unserem Weltbild auch sein mag, die nicht zu irgendeiner Zeit verletzt worden wäre oder sich möglicherweise in Zukunft als falsch erweisen könnte. Die Verletzung solcher erkenntnistheoretischer Prinzipien wurde historisch immer wieder beschrieben und scheinten sogar eine Bedingung (conditio sine qua non) für den wissenschaftlichen Fortschritt zu sein. Solche Verletzungen unerschütterlicher Grundsätze sind keine Zufälle und entstehen nicht aus mangelndem Wissen oder vermeidbarer Nachlässigkeit. Der Fortschritt der Wissenschaften hat letztlich nur deshalb stattgefunden, weil einige Denker entweder bewußt oder unbewußt diese „selbstverständlichen" methodologischen Regeln verletzten.

Will jemand den wissenschaftlichen Fortschritt fördern, so scheint es unter bestimmten Umständen sinnvoll zu sein, auch diejenigen Regeln zu mißachten, die als „grundlegend" oder „notwendig" für die Wissenschaft angesehen werden. Vielleicht ist es manchmal sogar hilfreich, ihr Gegenteil zu befolgen. Feyerabend schlägt unter anderem vor, kontrainduktiv vorzugehen,[114] d. h. wir sollen Theorien einführen und ausbauen, die gut bestätigten Theorien und Tatsachen widersprechen.

Feyerabend gründet seine Ansichten auf der historischen Analyse von drei wichtigen „wissenschaftlichen Revolutionen": Einstein's Behandlung der Braun'schen Bewegung, Galileis Verteidigung der kopernikanischen Lehre und der Übergang von Homer zur Philosophie der Vorsokratiker.

Während das erste Beispiel zeigt, daß sich eine Evidenz gegen eine wohlbegründete akzeptierte Theorie gelegentlich nur mit Hilfe einer anderen Theorie finden läßt, die ihr widerspricht, weist das zweite Beispiel daraufhin, daß größere Übergänge in der Ideengeschichte eine Veränderung von Theorien und ihren Maßstäben nach sich ziehen. Das Beispiel Homers belegt nach Feyerabend schließlich, wie die Maßstäbe des Rationalismus bei der Geburt des Rationalismus verletzt wurden und der Rationalismus nur zur Welt kam, weil sich seine Väter nicht an ihn hielten.

Von diesen drei Beispielen wird das Beispiel der Kopernikanischen Wende ausgewählt, weil sich an ihm Feyerabends Skepsis gegen die Regeln der wissenschaftlichen Rationalität am einfachsten nachvollziehen läßt und es zugleich unser Verständnis für einige gegenwärtige Probleme der modernen Naturwissenschaft fördert.

Erinnern Sie sich, was Sie noch aus dem Schulunterricht über den Wechsel vom geozentrischen zum heliozentrischen Weltbild wissen, der allgemein als Kopernikanische Wende bezeichnet wird. Danach wurde Galilei, der zur damaligen Zeit der bekannteste Verfechter des heliozentrischen Weltbild war und der das Fernrohr weiter entwickelte, von der Kirche als Ketzer angeklagt und gezwungen seine Erkenntnisse zu widerrufen. Galilei wird als Opfer der Dogmen der Kirche hingestellt.

Wir werden uns jetzt einer etwas ausführlicheren wissenschaftshistorischen Darstellung von Galileis Argumenten zugunsten des heliozentrischen Weltbildes

---

114 Feyerabend [17] S. 47

widmen, wie sie von Feyerabend immer wieder in seinen Schriften beschrieben wird. Was waren die gesicherten Erkenntnisse über Astronomie und Astrologie bis ins 16. Jahrhundert? Eine heliozentrische Konzeption des Universums war bereits bei den Griechen bekannt, wobei Aristarchos einer ihrer bedeutendsten Verfechter war. Allerdings konnte sich dieses Weltbild nicht allgemein durchsetzen, sondern wurde zugunsten des geozentrischen Weltbildes preisgegeben. Die beste und umfassendste Darstellung der Himmelsmechanik wurde von Ptolomäus beschrieben, die für viele Jahrhunderte als sicherer Wegweiser zum Verständnis der Geschehnisse am Firmament angesehen wurde.

Warum aber wurde das „falsche" geozentrische Weltbild akzeptiert und das „richtige" heliozentrische Weltbild in der Antike und im Mittelalter abgelehnt? Wie können wir erklären, daß sich die Philosophen und Wissenschaftler so fundamental irren konnten? Der Grund liegt unter anderem in der Theorie der Erkenntnis und der Wahrnehmung, wie sie von Aristoteles konzipiert und für viele Jahrhunderte als richtig angesehen wurde. Aristoteles war ein guter Beobachter (Empirist) und ein Denker mit scharfem Verstand. Seine Erkenntnistheorie beruht im wesentlichen auf den Grundzügen unseres Alltagsverständnisses über Gegenstände. Danach offenbaren uns Beobachtungen mit dem „gesunden" Auge, wie ein Baum aussieht, welche Eigenschaften er hat und aus welchen Bestandteilen er besteht. Die „natürliche" Beobachtung mit unseren Sinnesorganen stellt unbezweifelbar den entscheidenden Zugang zu Erkenntnissen über die Wirklichkeit dar. Durch unsere Wahrnehmung von Gegenständen erkennen wir, wie die Wirklichkeit ist. Wir sehen doch, ob die Blätter grün sind, ein Haus größer als ein anderes, und wie sich aus der Kaulquappe ein Frosch entwickelt. Unser Wissen über die Welt beruht auf diesen sicheren empirischen Erfahrungen, sie sind seine Grundlagen.

Diese „normale" Wahrnehmung stützt nun die Theorie, daß die Erde unbewegt ist. Es gibt keine direkte Beobachtung durch unsere Sinne und dementsprechend auch keine Empfindung, die unserer alltäglichen Erfahrung nahelegt, daß die Erde sich bewegen könnte. Unser Fixpunkt, unsere Erde, auf der wir mit beiden Füßen stehen, erscheint uns unbeweglich. Die Sonne geht morgens auf einer Seite des Horizontes auf, wandert am Himmel entlang und geht auf der anderen Seite wieder unter. Diese Beobachtung ist sowohl mit dem geozentrischen als auch dem heliozentrischen Weltbild verträglich.

Neben dem Mangel an einer direkten Wahrnehmung der Erddrehung sprachen aber auch rationale Überlegungen gegen das heliozentrische Weltbild. Lassen wir zum Beispiel eine Kugel von einem Turm fallen, so fällt sie senkrecht nach unten. Würden wir einen Pfeil senkrecht nach oben schießen, so fällt er zum Ausgangspunkt zurück. Diese Beobachtungen, des senkrechten Falles von Gegenständen, wurden von niemandem bestritten[115] und sprachen definitiv gegen eine Drehung der Erde. Würde

---

115 Auch nicht von den Verfechtern des heliozentrischen Weltbildes. Es war eine der großen rhetorischen Leistungen von Galilei, diesen Sachverhalt zu erklären.

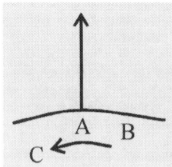

Ein Pfeil, der vom Punkt A senkrecht in die Luft geschossen wird und in seinem Flug nicht beeinflußt wird, fällt auf den Punkt A zurück, wenn sich die Erde nicht dreht. Dreht sich die Erde dagegen in Richtung C, müßte er am Punkt B landen.

sich nämlich die Erde drehen, dann müßte sich der Pfeil oder die Kugel in einem leichten Bogen bewegen. Da dies aber nicht der Fall ist, wurde das heliozentrische Weltbild als mit den empirischen Erfahrungen unvereinbar abgelehnt. Die Theorie des heliozentrischen Weltbildes wurde demnach durch empirische Beobachtungen sicher falsifiziert.

Der gesunde Menschenverstand und die Beobachtungsgabe veranlaßten die Denker der Antike und des Mittelalters, das geozentrische Weltbild zu akzeptieren, weil es in Übereinstimmung mit ihren alltäglichen Beobachtungen stand. Das heliozentrische Weltbild wurde von den wissenschaftlichen Autoritäten aufgrund mangelnder empirischer Evidenz zu Recht abgelehnt. Es gab zwar die eine oder andere Schwierigkeit mit dem geozentrischen Weltbild, aber damit konnte man gut umgehen – genausogut wie wir zur Zeit mit den Problemen der Relativitätstheorie und Quantenphysik gelernt haben umzugehen.

Die damals akzeptierte Theorie der Wahrnehmung und Erkenntnis beeinflußte die wissenschaftliche Entwicklung außerordentlich. Wir wollen sie deshalb noch etwas näher untersuchen, um den Eindruck zu vermeiden, als ob die damaligen Gelehrten nicht hätten beobachten oder denken können. Es gab in der Antike eine umfassende Theorie der Veränderung und Bewegung, die die Regeln der Ortsbewegung, des Zunehmens und Abnehmens von Gegenständen, der qualitativen Veränderung, des Entstehens und Vergehens festlegten.[116] Die Wahrnehmung selbst wurde als ein Vorgang angesehen, bei dem die Form des wahrgenommenen Gegenstandes auf den Wahrnehmenden in genau derjenigen Form übergeht, die dem Gegenstand zukommt.[117] Ein Baum wurde beobachtet und durch die Wahrnehmung als Baum im Menschen abgebildet. Eine solche Theorie der Wahrnehmung garantierte, daß es

---

116 In dieser umfassenden Theorie wurde die Bewegung als ein Übergang von etwas Aktivem zu etwas Passivem verstanden. Die Bewegung hörte auf, wenn das Passive genau die gleiche Form angenommen hat, wie sie das Aktive zu Beginn einer Wechselwirkung besaß. Diese Theorie der Bewegung mag uns heute als seltsam erscheinen, aber sie war das Fundament einer akzeptierten wissenschaftlichen Anschauung.
117 Der Wahrnehmende nahm in gewissem Sinne die Eigenschaft des Gegenstandes an.

keinen Unterschied zwischen den Beobachtungen und den beobachteten Gegenständen gibt.[118]

Da die Übereinstimmung zwischen der Beobachtung und dem realen Gegenstand gesichert war, legte diese Theorie der Wahrnehmung auch nicht die Entwicklung oder Verwendung von Instrumenten nahe, denn diese greifen in die Vorgänge der direkten Wahrnehmung durch unsere Sinnesorgane ein, wodurch möglicherweise kein wahrheitsgetreues Bild mehr vermittelt wird. Solche Täuschungen lassen sich leicht nachweisen, wenn wir die von krummen Spiegeln oder schlechten Linsen erzeugten Bilder betrachten. Erfahrung konstituiert sich also nach Aristoteles dadurch, daß jemand diejenigen Dinge in einer Sprache beschreibt, die er unter normalen Bedingungen wahrnimmt. Damit entsprechen sie den Tatsachen und sind für jedermann verständlich und nachvollziehbar. Wenn eine Person einen braunen Hund über die Straße laufen sieht, keinen Sehfehler hat und die Sprache richtig zu verwenden weiß, dann wird sie zu Recht die Erfahrung machen, daß ein brauner Hund über die Straße läuft. Sie kann daraufhin die Behauptung aufstellen „ein brauner Hund läuft über die Straße", und es dürfte ihr nicht schwer fallen, andere Menschen davon zu überzeugen.

Diese Konzeption der Erfahrung und Wahrnehmung von Gegenständen entspricht auch heute noch dem gesunden Menschenverstand und alle Theorien, die nicht dieser Konzeption entsprachen oder zu anderen seltsamen Folgerungen führten, wurden verständlicherweise abgelehnt.[119]

Wenn alle empirischen Argumente gegen das heliozentrische Weltbild sprachen, wie war es dann möglich, daß sich das heliozentrische Weltbild trotzdem durchsetzte? Welche Änderungen waren eingetreten, welche neuen Fakten traten auf, die jetzt eine empirisch widerlegte Theorie zu bestätigen schienen? Feyerabend versucht in seinen Ausführungen zu belegen, daß alle rationalen Gründe, wie sie von den kritischen Rationalisten beschrieben wurden, auf der Seite der Befürworter des geozentrischen Weltbildes lagen[120] und nicht bei Kopernikus oder Galilei, die ein heliozentrisches Weltbild propagierten. Es verwundert deshalb auch nicht, daß sich Galilei nicht mit

---

118 Dementsprechend konnte Wahrheit auch ganz unproblematisch als Übereinstimmung zwischen dem Gegenstand, dem Beobachteten und dem korrekt Benannten angesehen werden. Erst nachdem durch eine neue „Theorie der Wahrnehmung" in der Neuzeit eine Kluft entsteht zwischen den Gegenständen an sich und ihrer mentalen Präsentation, tritt das Problem auf, wie diese Kluft überwindbar ist.

119 Es soll an dieser Stelle darauf hingewiesen werden, daß viele Prinzipien der Physik, die heute als gesichert gelten, für den Laien nicht so ohne weiteres verständlich sind. In sehr vielen Dingen irrt der alltägliche Verstand. Haben Sie sich schon einmal gefragt, ob leichte Gegenstände langsamer zu Boden fallen als schwere?

120 Galilei versuchte primär das Kopernikanische System gegen das System von Tycho Brahe zu rechtfertigen und nicht gegenüber dem Ptolemäischen System. Das geozentrische System von Brahe war nämlich ebenfalls in der Lage, alle wesentlichen astronomischen Fakten hinreichend zu erklären. Galilei griff Mangels empirischer Beweise in seinen Schriften auf rhetorische Mittel wie Polemik, Fehldarstellung, Vernebelung und Propaganda zurück.

einer rationalen Argumentation durchsetzte, sondern nur weil er zu Mitteln der Propaganda griff und sich psychologischer Tricks bediente. Galilei widerlegte nicht die oben genannten Gegenargumente, sondern er schob sie lediglich beiseite, indem er ein neues Begriffssystem einführte, in dem dann diese Probleme nicht mehr auftauchten oder leichter zu lösen waren.

Es mag Sie erstaunen, solche Sätze zu hören, weil wir doch heute wissen, daß Kopernikus und Galilei im Recht waren. Aber Sie dürfen nicht vergessen, daß das die Menschen damals noch nicht wissen konnten, daß das heliozentrische Weltbild stimmte und es gab eindeutige empirische Belege, die gegen die Erdumdrehung sprachen. Für alle Beobachter steht fest, daß die senkrecht abgeschossene Kugel und der Pfeil sich nicht in einem Bogen bewegen. Das hatte auch Galilei nicht bestritten. Es gab demnach für Galilei nur die Möglichkeit den „Wirklichkeitsgehalt" dieser Beobachtung zu hinterfragen. Handelt es sich bei der normalen Wahrnehmung möglicherweise um eine Täuschung? Erkennen wir mit unseren Sinnesorganen möglicherweise nicht immer, wie die Wirklichkeit tatsächlich ist?

Unter der Annahme, daß die Erde sich dreht, müßte die Bewegung einer fallenden Kugel gemischt (geradlinig und kreisförmig) verlaufen, so daß sie einen kleinen Bogen aufweist. Damit ist aber nicht die beobachtbare Bewegung gemeint, die durch das Gesichtsfeld und das Bezugssystem des Beobachters festgelegt wird, sondern es ist die Bewegung innerhalb des Sonnensystems, innerhalb des „absoluten" Raumes gemeint. Nur diese Bewegung ist seine „wirkliche" Bewegung und nicht die vom Menschen wahrgenommene. Es wird hier also erstmals eine Trennung zwischen Wahrnehmung und „tatsächlichem" Sachverhalt nahegelegt. Die wirkliche Bewegung ist nicht die beobachtete. Die beobachtete Bewegung ist der senkrechte Fall, aber bezogen auf das Sonnensystem ist es die prognostizierte gemischte Bewegung.

Wollten wir ernsthaft versuchen, die These von Galilei zu widerlegen, dann hätten wir aufzeigen müssen, daß die „wirkliche" Bewegung der Kugel tatsächlich senkrecht erfolgt. Da die „wirkliche" Bewegung aber nicht beobachtbar ist, sondern lediglich aufgrund von theoretischen Annahmen konstruiert werden kann, bedurfte es sowohl zur Widerlegung als auch zur Überprüfung des heliozentrischen Weltbildes einer neuen Theorie der Wahrnehmung und der Erfahrung. Die herkömmliche Begrifflichkeit, die weitgehend dem normalen Verständnis entsprach, war zur Erfassung der neuen Ideen nicht mehr geeignet. Der sogenannte „naive Realismus" bezüglich der Bewegung, der die scheinbare, wahrnehmbare Bewegung mit der wirklichen, absoluten Bewegung gleichsetzte, irrte sich.[121] Wir können aber eine absolute Bewegung nicht erkennen. Wenn wir in einem Zug einen Ball fallen lassen, wird er senkrecht zu Boden fallen – egal ob der Zug steht oder in konstanter Bewegung

---

121 Der gesunde Menschenverstand führt uns auch bezüglich Raum und Zeit in die Irre. Für unsere Wahrnehmungswelt gilt die Euklidische Geometrie, während wir heute wissen, daß das Universum, in dem wir leben, ein in sich gekrümmtes Raum-Zeit-Kontinuum ist. Die von Newton propagierten Begriffe eines absoluten Raumes und einer absoluten Zeit wurden von der Relativitätstheorie als inadäquat zur Beschreibung des Universums zurückgewiesen.

Inertialsystem:

Unter einem Inertialsystem wird ein Bezugssystem verstanden werden, in dem das erste und zweite Newtonsche Gesetz gelten, in denen also ein kräftefreier Körper in Ruhe bleibt oder sich geradlinig-gleichförmig bewegt.

ist, weil wir die Bewegungen von Körpern immer nur relativ zueinander wahrnehmen können.

Galilei mußte also versuchen, die wahrnehmbare Bewegung als „Täuschung" zu entlarven, damit die fallende Kugel das heliozentrische Weltbild nicht widerlegte. Dabei ging Galilei so vor, daß er zunächst die Erdbewegung behauptete und erst dann untersuchte, welche zusätzlichen Veränderungen vorgenommen werden müssen, um den Widerspruch zu beheben.[122]

Rhetorisch ging Galilei dabei sehr geschickt vor. Er erklärte den Unterschied zwischen der beobachteten Bewegung und der wirklichen Bewegung durch eine Analogie. Stellen Sie sich vor, Sie machen eine Seereise, sitzen abends gemütlich in der Kajüte und zünden eine Kerze an. Solange Sie sich in der Kajüte aufhalten, wird sich die Kerze, die auf einem Tisch steht, nicht relativ zum Schiff bzw. Tisch bewegen. Aus einiger Entfernung würden Sie aber sehen können, wie sich die Kerze auf dem Wasser mit der Bewegung des Schiffes auf und ab bewegt. Wenn Sie den Mast heraufklettern und eine Eisenkugel vom Mast fallen lassen würden, dann würde die Kugel senkrecht unter Ihnen aufschlagen. Es ist demnach der Bezugspunkt, der festlegt, ob die wahrgenommene Bewegung auch der tatsächlichen Bewegung des Gegenstandes entspricht.

Galilei bezog sich auf leicht zu erklärende Beobachtungen mit Schiffen, um die mechanische Bewegung fallender Körper zu vergleichen. Einmal wird die Bewegung beobachtet vom Bezugssystem des Festlandes und ein andermal vom Bezugssystem des fahrenden Schiffes. Das Neue dieser Beschreibung war, daß die Bleikugel trotz der Bewegung des Schiffes an derselben Stelle des Decks unten auftrifft, wo sie auch aufschlagen würde, wenn das Schiff in Ruhe wäre. Dies bedeutet, daß die beobachtbare Bewegung der Kugel keinen Schluß darauf zuläßt, welches die absolute, tatsächliche Bewegung der Kugel ist. In derselben Weise interpretierte Galilei dann auch den Fall des Steines vom Turm. Galilei hatte somit bereits eine Ahnung von dem, was wir heute als Relativität der Mechanik aufgrund der Trägheitseigenschaften des Körpers bezeichnen würden. Er verfügte aber weder über den Begriff der Trägheit noch über den von Inertialsystemen.

Nach Ansicht von Galilei gibt es Bewegungen großen Maßstabs an ungeheuren kosmischen Massen (Sonne/Erde), die in unserer Sinneserfahrung keine Spur hinterlassen, so daß die normalen Wahrnehmungen auch nicht mehr als Prüfung der

---

122 Die Behebung dieser Schwierigkeiten hätte viele Jahre in Anspruch nehmen können. Der Widerspruch hätte sogar Jahrzehnte oder Jahrhunderte bestehen bleiben können.

Die Strategie zur Stützung des heliozentrischen Weltbildes bestand darin, daß die empirischen Erfahrungen, die eine Falsifikation „erzwangen" als nicht relevant abgewiesen wurden. Es wurde behauptet, daß es sich um Irrtümer handelt. Erst die Interpretation der empirischen Daten durch die neue Theorie erklärt und stützt die neue Theorie. Es gab de facto keine Daten, die Galileis Theorie bewiesen. Alle Daten waren sowohl mit dem heliozentrischen als auch mit dem geozentrischen Weltbild vereinbar.

neuen Theorie gelten können. Wahrnehmung und Erkenntnis treten hier offensichtlich auseinander. Wir scheinen uns bei einigen Sachverhalten nicht mehr allein auf die Wahrnehmung als kritische Instanz verlassen zu können.

Wir müssen uns diese revolutionären Gedanken vor Augen führen: Es wurde behauptet, daß die Beziehung zwischen den Menschen und der Welt nicht so einfach ist, wie sich das der Alltagsverstand vorstellt. Es wurde behauptet, daß der „normale" Verstand sich irrt, daß es für ihn nicht möglich ist, die Gesetze der Welt zu erkennen, weil er von ihnen durch die besonderen Bedingungen seiner Beobachtungsplattform und durch die Eigenschaften seines Sinnesapparates getrennt ist. Welche Herausforderung für den „normalen" wissenschaftlichen Verstand!

Bedenken Sie die Strategie Galileis: Es wurde eine Theorie aufgestellt, die durch die normale Beobachtung widerlegt wurde. Um die Theorie zu stützen, wurde einfach behauptet, daß uns die normale Wahrnehmung nicht die Wirklichkeit zeigt, wie sie wirklich ist. Wäre so ein Vorgehen nach den heutigen wissenschaftlichen Methoden akzeptabel? Würden wir heute so ein Verfahren nicht als irrational ablehnen?

Wenn wir uns auf die Argumentation von Galilei einlassen, dann müssen wir akzeptieren, daß Beobachtungen erst an Bedeutung gewinnen, nachdem theoretisch angenommene Vorgänge zwischen die Welt und das Auge eingefügt worden sind.[123] Damit muß selbst die Sprache, in der wir unsere Beobachtungen ausdrücken, geändert werden. Zur Prüfung der kopernikanischen Theorie bedarf es offensichtlich einer völlig neuen Weltauffassung mit einer neuen Auffassung vom Menschen und seinen Erkenntnisfähigkeiten.

Der „Übergang" vom geozentrischen zum heliozentrischen Weltbild ist demnach nicht nur eine Frage der Perspektive, sondern zugleich der Übergang zu einer völlig neuen Betrachtungsweise über die Wahrnehmung und dem Zugang zur Wirklichkeit, was zusätzlich seinen Ausdruck in der Einführung neuer Begriffe oder der Veränderung der Bedeutung „alter" Begriffe findet.[124] Die Anhänger der verschiedenen Theorien

---

123 Das heißt, daß die Theorie, die aufgestellt wird, sich selbst stützt.

124 Die Bedeutung von Galilei liegt nicht nur darin, daß er die Gesetze der gleichmäßigen Beschleunigung beim freien Fall und der Überlagerung der Bewegung beim schiefen Wurf aus einer geradlinigen-gleichförmigen Horizontalbewegung und einer gleichmäßig beschleunigten Vertikalbewegung zur Wurfparabel entdeckte. Galileis Denkweise stellte gegenüber der Aristotelischen Physik insofern eine neue Qualität dar, als er sich nicht mit der bloßen Beschreibung der Natur zufrieden gab. Er versuchte statt dessen physikalische Zusammenhänge quantitativ zu erfassen, indem er die damals bescheidenen mathematischen Mittel auf der Basis

sehen die Welt nicht nur anders, sondern sprechen auch eine andere Sprache. Wir finden hier alle Elemente wieder, die Kuhn beschrieben hat.

Welche Konsequenzen hat diese wissenschaftshistorische Erkenntnis für unsere Beurteilung des wissenschaftlichen Fortschritts? Es scheint, daß es unklug wäre, Theorien unbeachtet zu lassen, die sich auf den ersten Blick als falsch herausstellen.[125] Es wäre klüger, zu warten und sie im Lichte einer neuen Erkenntnistheorie, einer neuen Art der Physik oder Astronomie zu beurteilen. Möglicherweise erfordert die neue Theorie auch die Einführung völlig neuer Prüfungen. Im gegenwärtigen wissenschaftlichen Alltag haben wir statt dessen die Tendenz, den status quo als absoluten Standard zu akzeptieren und triumphierend zu verkünden, daß die neue Theorie nicht mit den Tatsachen und anerkannten Grundsätzen übereinstimme. Ein Galilei hätte heute wahrscheinlich keine Chance!

Vor welche Aufgabe wurde nun Galilei gestellt? Er versuchte, die Menschen von einem wohldefinierten, gut ausgebauten und empirisch erfolgreichen System wegzulocken und von einer unvollständigen und absurden Hypothese zu überzeugen, die außerdem auch noch einfachen Beobachtungen widersprach. Es ist offensichtlich, daß die Hinwendung zu der neuen Theorie nicht mit Argumenten bewirkt werden konnte, sondern nur mit irrationalen Mitteln der Propaganda, mit ad hoc-Hypothesen[126] und der Berufung auf Vorurteile aller Art. Diese irrationalen Mittel wurden zur Aufrechterhaltung der neuen Theorie benötigt, bis durch neue Hilfswissenschaften (Astronomie, Optik) die Tatsachen und die Argumente gefunden wurden, die den Glauben an die neue Theorie in solides Wissen verwandelten. Bis zu dieser Ansammlung neuer Fakten können wir lediglich von einem blinden Glauben an die richtige Sache reden.

Der Rat (der kritischen Rationalisten), seine Theorien zu prüfen, wäre für Galilei völlig wertlos gewesen, denn er stand einer verwirrenden Anzahl scheinbar fataler Instanzen gegenüber, die er nicht erklären konnte, weil ihm die nötigen Kenntnisse fehlten. Er war gezwungen, sie einfach wegzuerklären, um eine möglicherweise wertvolle Hypothese vor frühzeitiger Auslöschung zu bewahren. Galileis Argumente

---

von Proportionen und geometrischen Veranschaulichungen verwendete. Die für die Mechanik unentbehrliche Infinitesimalrechnung war zu seiner Zeit noch nicht erfunden, was erst Leibniz und Newton gelang, und doch versucht er den revolutionären Schritt zur Mathematisierung der Naturwissenschaften zu gehen, um die Rätsel der Natur durch Experimente und nachfolgender Interpretation zu entschleiern. Außerdem inaugurierte Galilei die sogenannten Gedanken-experimente als neue wertvolle Methode, um zu wissenschaftlichen Erkenntnissen zu gelangen. Darunter verstehen wir die gedankliche Ausführung eines Experimentes, – das also de facto nicht vorgenommen wurde, – dessen Ablauf aber aufgrund tiefer Einsicht in die Natur und infolge empirischer Erfahrung vorausgesehen werden kann. Viele der von Galilei beschriebenen Experimente wurden von ihm tatsächlich gar nicht vorgenommen.

125 Aristarchos heliozentrisches Weltbild wurde schließlich erst viele Jahrhunderte nach ihm akzeptiert.

126 Eine Ad-hoc-Hypothese ist eine Zusatzerklärung, die eingeführt wird, um eine scheinbar widerlegte Hypothese zu stützen.

beruhten auf seiner eigenen fruchtbaren Phantasie, sie waren erfunden. Feyerabend stellt dies folgendermaßen dar: „Es wird ein Argument aufgestellt, das die Theorie von Kopernikus aufgrund der Beobachtung widerlegt. Das Argument wird umgedreht, um die natürlichen Interpretationen zu entdecken, die für den Widerspruch verantwortlich sind. Die anstößigen Interpretationen werden durch andere ersetzt, und mit Propaganda und der Berufung auf abgelegene und höchst theoretische Teile des Alltagsverstands werden die alten Gewohnheiten ausgetrieben und neue geschaffen. Die neuen natürlichen Interpretationen, die ebenfalls ausdrücklich formuliert werden, und zwar als Hilfshypothesen, werden teils aufgrund der Hilfe etabliert, die sie Kopernikus geben, teils aufgrund von Plausibilitätserwägungen und ad-hoc-Hypothesen. So entsteht eine völlig neue „Erfahrung". Unabhängige Daten fehlen noch völlig, aber das ist kein Fehler, denn es ist zu erwarten, daß sie sich erst nach langer Zeit einstellen werden. Denn was man nun braucht, ist eine Theorie der festen Körper sowie eine Aerodynamik, und diese Wissenschaften liegen noch völlig in der Zukunft. Doch ihre Aufgabe ist nun wohlbestimmt, denn Galileis Annahmen, auch seine ad-hoc-Hypothesen, sind hinreichend klar und einfach, um der weiteren Forschung den Weg zu weisen."[127]

Erst nachdem der „naive Realismus" des Alltagsverstandes bezüglich der Bewegung durch das Denksystem der Relativität der Bewegung ersetzt worden ist, wurde das heliozentrische Weltbild akzeptabel.[128] Jetzt ist die Erfahrung allerdings nicht mehr die unveränderliche Grundlage unserer Erkenntnis wie in der Aristotelischen Philosophie, sondern die Erfahrung muß erst interpretiert werden im Hinblick auf die Theorien über die Wirklichkeit. Einer Beobachtungsaussage liegen jetzt zwei psychologische Ereignisse zugrunde: Erstens eine klare und eindeutige Wahrnehmung von Sinnesdaten und zweitens eine Verknüpfung zwischen diesen Sinnesdaten und gewissen Teilen der Sprache, die die Wahrnehmung zum Sprechen bringt. Dies birgt nun eine größere Gefahr des Irrtums in sich. Während wir früher darauf vertrauten, daß eine „richtige" und „unverfälschte" Wahrnehmung uns die Wirklichkeit zeigt, wie sie ist, akzeptieren wir jetzt, daß das, was uns die Wahrnehmung gibt, nicht unbedingt der Wirklichkeit entsprechen muß. Erst die Übereinstimmung der einzelnen Erfahrung mit unserem sonstigen Weltbild, mit theoretischen Aspekten und anderen Erfahrungen scheint uns eine gewisse Sicherheit zu geben. Allerdings besteht immer die Gefahr, daß wir unser Weltbild revidieren müssen, daß wir „bessere" Theorien aufstellen und andere Erfahrungen machen.

Fassen wir noch einmal in Feyerabends eigenen Worten die Dynamik der Kopernikanischen Wende zusammen: „Als der „Pythagoräische Gedanke" der Erdbewegung von Kopernikus wieder aufgegriffen wurde, stieß er auf Schwierigkeiten, die jene der damaligen Ptolemäischen Astronomie übertrafen. Genau genommen,

---

127 Feyerabend [17] S. 145
128 Der Gedanke, daß die Sinne uns unter gewöhnlichen Bedingungen zutreffende Abbildungen wirklicher Vorgänge geben, wurde aus allen Beobachtungsaussagen entfernt.

mußte man ihn als widerlegt betrachten. Galilei war von der Wahrheit der kopernikanischen Auffassung überzeugt und teilte nicht den sehr verbreiteten, wenn auch keineswegs anerkannten Glauben an eine feste Erfahrung; er machte sich auf die Suche nach neuartigen Tatsachen, die Kopernikus stützen und doch für jedermann annehmbar sein würden. Er erlangte sie auf zweierlei Weise. Erstens durch die Erfindung seines Fernrohrs, das den sinnlichen Kern der Alltagserfahrung veränderte und durch verwirrende und unerklärte Erscheinungen ersetzte; zweitens durch sein Relativitätsprinzip und seine Dynamik, die ihre begrifflichen Bestandteile veränderten. Weder die Fernrohrerscheinungen noch die neuen Vorstellungen von der Bewegung waren annehmbar für den Alltagsverstand (oder für die Aristoteliker). Außerdem ließen sich die entsprechenden Theorien leicht als falsch erweisen. Doch diese falschen Theorien, diese unannehmbaren Phänomene wurden von Galilei verbogen und in starke Stützen für die kopernikanische Theorie verwandelt. Der ganze reiche Vorrat der Alltagserfahrung und der Intuition des Lesers wird im Argument verwendet, doch die Tatsachen, an die er sich erinnern soll, werden neu dargestellt, Näherungen werden eingeführt, bekannte Effekte außer acht gelassen, neue Gedankenlinien gezogen, so daß eine neuartige Erfahrung auftaucht, wie aus dem Nichts hervorgezaubert. Diese neue Erfahrung wird dann durch die Unterstellung gefestigt, sie sei dem Leser von Anfang an vertraut gewesen. Sie wird befestigt und bald als Evangelium der Wahrheit anerkannt, obwohl ihre begrifflichen Bestandteile unvergleichlich viel spekulativer sind als die des Alltagsdenkens. Man kann daher sagen, Galileis Wissenschaft stütze sich auf eine illustrierte Metaphysik. Die Entstellung ermöglicht es Galilei, voranzukommen, aber er macht es fast jedermann sonst unmöglich, auf seinen Bemühungen eine kritische Philosophie aufzubauen... Meiner Ansicht nach hat Galilei widerlegte Theorien so eingeführt, daß sie einander erhielten, er hat auf diese Weise eine neue Weltauffassung geschaffen, die nur lose (wenn überhaupt) mit der vorhergehenden Kosmologie (einschließlich der Alltagserfahrung) verbunden war, er hat Scheinverbindungen zu den Wahrnehmungsbestandteilen dieser Kosmologie hergestellt, die erst heute durch echte Theorien ersetzt werden (physiologische Optik, Theorie der Kontinua), und er hat, wo immer möglich, alte Tatsachen durch neuartige Erfahrungen ersetzt, die er glatt erfand, um die Kopernikanische Auffassung zu stützen..... Dies so behaupte ich, war das Verfahren, daß Galilei tatsächlich anwandte. Dabei entfaltete er einen Stil, einen Humor, eine Elastizität, eine Eleganz und einen Sinn für die wertvollen Schwächen des menschlichen Denkens, dem nichts in der ganzen Wissenschaftsgeschichte ebenbürtig ist."[129]

Die Entwicklung des kopernikanischen Standpunktes von Galilei ist offensichtlich ein lehrreiches Beispiel, um zu beschreiben, wie sich eine wissenschaftliche Revolution tatsächlich abspielte.[130] Danach wird zunächst mit einem starken Glauben begonnen, der der Vernunft und der Erfahrung der Zeit zuwider läuft. Der Glaube breitet sich aus

---

129 Feyerabend [17] S. 224ff
130 Wobei nicht alle wissenschaftlichen Revolutionen so einschneidend waren.

und stützt sich in weiteren Anschauungen, die möglicherweise ebenso unvernünftig oder noch unvernünftiger sind (wie das Trägheitsgesetz oder Fernrohr).[131] Dadurch wird die Forschung in neue Richtungen gelenkt. Neue Instrumente werden entwickelt, die neue Daten bereitstellen, bis genügend unabhängige Argumente für jeden Teil der neuen Theorie bereitgestellt werden. Galilei war zwar auf der richtigen Spur, aber es war nicht sicher, ob er genügend Überzeugungskraft entfalten konnte, um seine richtige Theorie auch aufrechtzuerhalten. Theorien werden häufig erst klar und „vernünftig", nachdem inkohärente Bruchstücke über längere Zeit hindurch verwendet worden sind. Auch wenn sich diese Phase als unvernünftig, unsinnig und wenig methodisch charakterisieren läßt, so scheint sie eine unerläßliche Vorbedingung der Klarheit und des empirischen Erfolges einer neuen Theorie zu sein.

Für Feyerabend ist „klar, daß der Gedanke einer festgelegten Methode oder einer feststehenden Theorie der Vernünftigkeit auf einer allzu naiven Anschauung vom Menschen und seinen sozialen Verhältnissen beruht. Wer sich dem reichen, von der Geschichte gelieferten Material zuwendet, und es nicht darauf abgesehen hat, es zu verdünnen, um seine niedrigen Instinkte zu befriedigen, nämlich die Sucht nach geistiger Sicherheit in Form von „Klarheit", „Präzision", „Objektivität", „Wahrheit", der wird einsehen, daß es nur einen Grundsatz gibt, der sich unter allen Umständen und in allen Stadien der menschlichen Entwicklung vertreten läßt. Es ist der Grundsatz: Anything goes (Mach, was du willst)."[132]

Feyerabend hatte insgesamt nicht die Absicht, eine Menge allgemein akzeptierter Regeln der wissenschaftlichen Methodologie durch eine andere zu ersetzen, sondern er wollte vielmehr darauf hinweisen, daß alle Methodologien ihre Grenzen haben. Es ist deshalb auch nicht vernünftig, an den Regeln der gegenwärtigen Wissenschaft zu haften, sondern durchaus sinnvoll aus diesen Regeln auszubrechen, um zu erfahren, wohin einen diese Reise trägt.

Um zu neuen Theorien zu gelangen, scheint es aufgrund Galileis Erfahrungen durchaus sinnvoll, sich mit Methoden auseinanderzusetzen, die den gegenwärtig akzeptierten widersprechen. Feyerabend empfiehlt sogar, daß wir „Antiregeln" verfolgen sollten, um den oben genannten Grundsatz einzulösen. Diese „Antiregeln" sollen den bekannten Regeln des wissenschaftlichen Vorgehens entgegen gesetzt werden. Es wäre nach Feyerabend auch sinnvoll, neue Begriffssysteme zu erfinden, die mit den gegenwärtig bestfundierten Beobachtungsergebnissen in Konflikt stehen, sie sozusagen außer Kraft setzen. Sie sollen die einleuchtendsten Grundsätze durcheinander bringen und Wahrnehmungen einführen, die nicht in die bestehende Wahrnehmungswelt passen. Eine alternative Methode wäre zum Beispiel die

---

131 Die Kosmologen des 16. und 17. Jahrhunderts hatten nicht unsere heutigen Kenntnisse. Sie wußten nicht, daß der Kopernikanismus zu einem annehmbaren wissenschaftlichen System führen konnte, d. h. sie konnten nicht wissen, welche der vielen damals bestehenden Auffassungen bei irrationaler Verteidigung in zukünftige Vernunft übergehen würde. Sie waren aufs Raten angewiesen und dabei folgten sie in erster Linie ihren Neigungen.

132 Feyerabend [17] S. 45

Kontrainduktion, d. h. wir postulieren, daß je häufiger ein Ereignis in der Vergangenheit unter bestimmten Umständen auftrat, es um so seltener in Zukunft auftreten wird.[133]

Wir sollen eine neue Theorie auch nicht danach auswählen, daß sie konsistent mit akzeptierten Theorien ist, weil dieses Vorgehen in der Regel nur die ältere und nicht die vielleicht bessere Theorie am Leben erhält. Würden Hypothesen aufgestellt, die gut bestätigten Theorien widersprechen, so würden sie uns möglicherweise Daten liefern, die wir auf keine andere Weise erhalten würden. Deshalb ist eine Theorienvielfalt für die Wissenschaft immer fruchtbarer als eine Einförmigkeit, die die kritische Kraft letztlich lähmt. Eine fruchtbarere Methode besteht nach Feyerabend in der Konfrontation des orthodoxen Standpunktes mit möglichst vielen relevanten Tatsachen. Der Ausschluß von Alternativen sollte lediglich eine Sache der Bequemlichkeit sein, weil die Berücksichtigung aller Alternativen Zeit und Arbeitskraft beansprucht, die wir besser anders einsetzen können.

Es dürfte allgemein akzeptiert werden, daß Theorien nicht abgeändert werden sollten, ohne daß es zwingende Gründe dafür gibt, und daß der einzige zwingende Grund ein Konflikt mit den Tatsachen ist. Allerdings dürfen wir die innige Verknüpfung zwischen Tatsache und Theorie nicht vergessen. Nachdem sich der naive Realismus als problematisch erwies, sollten wir die Verknüpfung zwischen unseren Wahrnehmungen und theoretischen Erkenntnissen nicht aus den Augen verlieren. Das bedeutet nicht nur, daß die Beschreibung jeder einzelnen Tatsache von irgendeiner Theorie abhängt, sondern es gibt auch Tatsachen, die überhaupt nur mit Hilfe einer Theorie zutage gefördert werden können. Diese Tatsachen stehen uns nicht zur Verfügung, wenn die Theorie nicht existiert.

Wir werden uns damit abfinden müssen, daß keine Theorie jemals in allen ihren Verzweigungen und Konsequenzen untersucht werden wird und keine Theorie jemals alle Chancen erhält, die sie möglicherweise verdient. Theorien werden häufig aufgegeben und durch modische Analysen verdrängt, lange bevor sie Gelegenheit gehabt haben, ihre Qualitäten zu zeigen.

Welche Bedeutung haben nun die Bestätigung und Bewahrung von Theorien gemäß den Konzepten des kritischen Rationalismus, die uns doch so einleuchtend erschienen. Ein kritischer Rationalist unterstellt, daß Theorien zur vollständigen Übereinstimmung mit den bekannten Tatsachen gebracht werden können und daß der Grad der erreichten Übereinstimmung zum Maßstab ihrer Beurteilung gemacht werden kann. Diese methodischen Anforderungen sind aber wenig brauchbar und in der Praxis scheinen wir uns auch nicht immer daran zu halten. Obgleich in der wissenschaftlichen Methodologie auf die Bedeutung der Falsifikation hingewiesen wird, werden falsifizierte Theorien von den Forschern häufig fröhlich weiterverwendet.

---

133 An dieser Stelle soll darauf hingewiesen werden, daß sich solche Regeln im klinischen Alltag wahrscheinlich nicht bewähren werden. Wir sollten diese Regeln auch nicht als Handlungsanleitungen verstehen, sondern zur Herleitung neuer Wahrnehmungen und Gedanken.

Auch die Theorien, die wir heute so sehr bewundern, die Relativitäts- und die Quantentheorie, stehen im Widerspruch mit einigen Tatsachen, – was nicht weiter verwundert, weil es keine Theorie gibt, die mit allen Tatsachen vereinbar ist. Sollte jemand die Forderung erheben, nur solche Theorien zuzulassen, die mit den verfügbaren und anerkannten Tatsachen tatsächlich vereinbar sind, dann bliebe wahrscheinlich keine Theorie übrig.

Nach Feyerabend kann Wissenschaft nur dann weiterbestehen, wenn diese Forderung nach Falsifikation fallengelassen wird. Die richtige Methode darf keine Regel enthalten, nach denen wir zwischen Theorien aufgrund von Falsifikationen wählen müssen. Vielmehr müssen ihre Regeln auch die Entscheidung zwischen Theorien ermöglichen, die bereits geprüft und falsifiziert worden sind.

Wie lassen sich Theorien überhaupt prüfen, wenn es keine „neutrale" Beobachtung gibt, die uns definitiven Aufschluß über die Welt gibt? Die gesamten Informationen,[134] die ein Wissenschaftler tatsächlich zur Verfügung hat, seine experimentellen Ergebnisse, seine mathematischen Methoden, seine erkenntnistheoretischen Vorurteile, und seine Einstellung zu den abwegigen Konsequenzen der Theorien sind in vielerlei Hinsicht unterbestimmt, mehrdeutig und vom historischen „Wissen" nicht trennbar. Alle diese Komponenten, die im wissenschaftlichen Alltag eingesetzt werden, sind möglicherweise durch Grundsätze beeinflußt, deren wir uns nicht bewußt sind. Wissenschaft ist ein komplexer geschichtlicher Vorgang, der hoch entwickelte theoretische Systeme aus neuen und alten, versteinerten Denkformen enthält. Nicht alle ihre Bestandteile liegen explizit als niedergeschriebene Aussagen vor, sondern einige sind verschüttet und werden nur durch Gegenüberstellung mit neuen und ungewöhnlichen Auffassungen erkennbar.

Feyerabend empfiehlt, daß wir immer dann, wenn ein Widerspruch zwischen einer neuen und interessanten Theorie und einer Menge wohlbestätigter Daten auftritt, nicht die Theorie aufgeben, sondern sie zur Entdeckung verborgener Grundsätze heranziehen, die möglicherweise für den Widerspruch verantwortlich sind. Die Methode der genannten Kontrainduktion wäre unter anderem ein Weg zur Entdeckung solcher Grundsätze.

Wie lassen sich nun die unterschiedlichen Auffassungen der Wissenschafts-philosophen verstehen, die wir bisher vorgestellt haben? Wie können wir einerseits die Wissenschaft als rationales Unternehmen charakterisieren und andererseits die Forderung aufstellen: Mach, was du willst!

Viele Wissenschaftstheoretiker haben gegenüber Feyerabends Thesen darauf hingewiesen, daß wir zwischen dem Kontext der Entdeckung einer Theorie und dem

---

134 Der Begriff der Information umfaßt auch bedeutungslose Ketten von Signalen. Nicht der Inhalt ist für Informationen wesentlich, sondern daß sie kodiert, übertragen, ausgewählt und entschlüsselt werden kann. Information ist lediglich eine Kommunikationsform, die uns angibt, was der Fall ist und offen läßt welche epistemische Form der Sachverhalt haben soll. „Informationen sieht man in der Regel nicht an, ob sich hinter ihnen Wissen, Gewißheit oder Meinungen verbergen." Mittelstraß [36] S. 230

der Begründung unterscheiden müssen, weil wir methodologische Schlüsse aus historischen Beispielen nicht so ohne weiteres ziehen dürfen. Der Grund für die Unterscheidung ist derjenige, daß die Regeln oder Anforderungen, die an eine adäquate Begründung einer Theorie gestellt werden, sehr hohe methodische Anforderungen erfüllen müssen. Sie sollen schließlich festlegen, ob die Theorie tatsächlich akzeptabel ist. Bezüglich der Entdeckung von neuen Theorien werden dagegen mehr psychologische Sachverhalte berücksichtigt, die die Situationen beschreiben, wie jemand eine neue Erfindung oder Entdeckung machte. Die Geschichte der Entdeckung oder Erfindung mag irrational sein und sie braucht keiner anerkannten Methode zu folgen, aber ihre Begründung oder ihre Kritik beginnt erst nach der Entdeckung und muß sich dann in einer wohlgeordneten rationalen Weise vollziehen. Für den Kontext der Rechtfertigung gelten demnach andere Anforderungen als für den der Entdeckung.

Die Darstellung der Galileischen Argumente legt es nach Feyerabend jedoch nahe, die Unterscheidung zwischen einem Entdeckungs- und einem Begründungszusammenhang aufzugeben, weil diese Unterscheidung in der wissenschaftlichen Praxis keine Rolle spielt. Ja, der Versuch, auf der Unterscheidung zu beharren, würde seiner Meinung nach sogar katastrophale Folgen haben, weil sie die Wissenschaft auslöschen würde oder sie nie hätte entstehen lassen. Die Tatsache, daß es Wissenschaft gibt, beweist nämlich, daß diese Regeln der Begründung häufig übertreten wurden, und zwar zugunsten der Verfahren, die wir heute dem Entdeckungszusammenhang zurechnen. Die Grundsätze der Begründung verbieten oft Schritte in der Geschichte der Wissenschaft, die durch psychologische, gesellschaftliche, wirtschaftliche und politische Bedingungen hervorgerufen werden.[135]

Obwohl Feyerabend zunächst einer von Poppers Schülern war, glaubt er nicht, daß die Regeln des kritischen Rationalismus mit einer Wissenschaft vereinbar sind, wie wir sie kennen. Feyerabend kritisiert den kritischen Rationalismus und logischen Empirismus, weil seine Grundsätze (nimm Falsifikation ernst, vermehre den Gehalt, vermeide ad-hoc-Hypothesen, sei genau, gründe Theorien auf Messungen, vermeide unklare und schwankende Gedanken, usw.) uns eine falsche Darstellung der historischen Entwicklung der Wissenschaft geben. Er folgert sogar, daß dadurch der Wissenschaftsprozeß in der Zukunft behindert werden könnte. Wissenschaft ist viel „schlampiger" und „irrationaler" als die meisten Wissenschaftstheoretiker vermuten.

Die Wissenschaft und ihre rationale Methodologie offenbart nach Feyerabend die Schwäche der sogenannten „Vernunftgesetze". Bei der Entwicklung der Theorien sind Schlampigkeit, Chaos oder Opportunismus weit wichtiger als rationale Methodologie. Abweichungen und Fehler sind Vorbedingungen des Fortschritts. Ohne Chaos keine Erkenntnis und ohne häufiges Abrücken von der Vernunft kein Fortschritt. Zum Teil waren es Vorurteile, Eitelkeit und Leidenschaft, die sich der Vernunft entgegenstellten und zu Entdeckungen führten. Es scheint demnach keine einzige Regel zu geben, die

---

135 Die Wissenschaft besteht letztlich nur, weil wir nicht auf diesen Schritten beharren.

unter allen Umständen gültig bleibt, und keine einzige Instanz, auf die wir uns immer berufen können.

Die Forderung, daß die Wissenschaft nach festen und allgemeinen Regeln betrieben werden soll, ist einerseits wirklichkeitsfern, weil sie die Fähigkeiten des Menschen in ihrer Entwicklung nicht berücksichtigt, und andererseits schädlich für die Menschheit, weil der Versuch, diese Regeln durchzusetzen, zur Erhöhung der fachlichen Fähigkeiten auf Kosten unserer Menschlichkeit führen kann. Außerdem vernachlässigt diese Forderung die komplizierten physikalischen und historischen Bedingungen des wissenschaftlichen Fortschritts. Wissenschaft wird dadurch weniger anpassungsfähig und dogmatischer.[136] Feyerabend folgert aus der Entwicklung der Wissenschaft, daß die Erkenntnistheorie anarchistisch sein solle und deren Grundprinzip lauten muß: „Anything goes" (Mach, was Du willst!).

Die Kontrainduktion (und der Pluralismus) werden von Feyerabend nicht als neue Methoden eingeführt, um die Induktion und die Falsifikation zu ersetzen, sondern nur, um deren Grenzen aufzuzeigen. Auch das Schlagwort „anything goes" soll nicht als eine methodologische Regel aufgefaßt werden, sondern sie ist eher als eine scherzhafte Beschreibung derjenigen Situation gemeint, in der sich seine Gegner beim Vergleich ihrer Regeln mit der wissenschaftlichen (ethischen, politischen) Praxis befinden.

Feyerabend kritisiert in seinen Werken nicht nur die Wissenschaftsphilosophie, sondern er wendet sich gegen jede Art von vermeintlichen Regeln, die einen Absolutheitsanspruch stellen. Er ist ein Befürworter des methodischen Pluralismus, weil er nur in einer pluralistischen Gesellschaft die Realisierung des Wohles der Menschheit zu erkennen glaubt. Der anarchistische Ansatz soll deshalb auch nicht nur für die Wissenschaft gelten, sondern ebenso für Mythen, Dogmen der Theologie und Metaphysik, die alle das gemeinsame Ziel haben, nämlich ein allgemein verbindliches Weltbild aufzubauen. Der Anarchismus ist seiner Meinung nach für den inneren Fortschritt der Wissenschaft und die Entwicklung unserer Kultur notwendig.

Die Skepsis Feyerabends bezüglich der abendländischen Wissenschaft drückt sich auch im Vergleich mit anderen Kulturen aus. Die moderne westliche Wissenschaft hat nach Feyerabend ihre Gegner lediglich überwältigt und nicht überzeugt. Die westliche Wissenschaft kam durch Gewalt ans Ruder und nicht durch Argumente.[137]

---

136 So setzt der naive Falsifikationismus voraus, daß die Naturgesetze offen zutage lägen und nicht unter erheblichen Störungen erst entdeckt werden müssen. Der Empirismus setzt voraus, daß die Sinneserfahrung uns ein besseres Abbild der Welt gibt als das reine Denken. Die Hochschätzung von Argumentationen setzt voraus, daß die Kunstprodukte der Vernunft zu besseren Ergebnissen führen als das freie Spiel unserer Gefühle. Feyerabend fordert, daß, obgleich solche Voraussetzungen höchst einleuchtend und wahr sein können, wir sie dennoch gelegentlich nachprüfen sollten.

137 „Der Aufstieg der modernen Wissenschaft fällt zusammen mit der Unterdrückung von Kolonialvölkern durch westliche Eindringlinge. Die Stämme wurden nicht nur physisch unterdrückt, sie verloren auch ihre geistige Unabhängigkeit und wurden zur Annahme der blutdürstigen Religion der brüderlichen Liebe gezwungen – des Christentums. Die Intelligentesten bekamen eine besondere Belohnung: Sie wurden in die Geheimnisse des westlichen Rationalismus und seines Gipfelpunktes eingeführt – der westlichen Wissenschaft." Feyerabend [17] S. 397

Mythos:

Mythos bedeutete primär eigentlich nur Erzählung. Er wurde dem logischen systematischen Denken der Griechen entgegengesetzt und abgewertet.

Er wird später als anschauliche, bildhafte und meist personifizierte Welt- und Lebensauffassung angesehen, in der das Bildhafte nicht bloß äußerliches Gleichnis des Begrifflichen ist, sondern mit ihm eine ursprüngliche ungeschiedene Einheit bildet. Er diente weniger der Erklärung als der seelischen Bewältigung der Wirklichkeit und der Einordnung in sie.

Die Überwindung der Mythologie erfolgte auch nicht durch bessere Argumente. Mythen stehen der Wissenschaft und dem Rationalitätsglauben nämlich viel näher als wir allgemein annehmen, was wir leicht bei der Charakterisierung des mythologischen Denkens erkennen können: So werden die Kerngedanken des Mythos als heilig betrachtet und wir haben Angst davor, sie zu gefährden. Es gibt fast niemals ein Eingeständnis der Unwissenheit. Auf Ereignisse, die sich den eingeführten Klassifikationsweisen der Kultur nachdrücklich widersetzen, wird mit Tabus reagiert. Die Kerngedanken werden außer durch diese Tabus auch durch Folgen von ad-hoc- Hypothesen geschützt.

Nach Feyerabend unterscheidet sich das mythische Denken aber nur wenig vom wissenschaftlichen. Die Untersuchung der wirklichen Wissenschaft zeigt nämlich, daß einige Wissenschaftlicher vielleicht so vorgehen, wie es sich die kritischen Rationalisten erhoffen, aber die große Mehrheit beschreitet einen anderen Weg. Die Skepsis ist nämlich nur minimal und richtet sich primär gegen die gegnerische Auffassung und gegen die Einzelheiten, die den eigenen Grundgedanken widersprechen. Angriffe auf die akzeptierten Grundgedanken, das Paradigma oder die Ideologie, rufen Tabureaktionen hervor, die nicht schwächer sind, als die in sogenannten primitiven Gesellschaften. Diese Ideologie oder das Paradigma wird ebenfalls durch ad-hoc-Hypothesen geschützt. Wenn etwas nicht in das etablierte Kategoriensystem paßt oder mit diesem unverträglich ist, wird es entweder als nicht vorhanden erklärt oder als etwas ganz Schreckliches angesehen. Da auch die Wissenschaft nicht bereit ist, einen theoretischen Pluralismus zur Grundlage der Forschung zu machen, sind sich Wissenschaft und Mythos in diesen Hinsichten ähnlich.

Es besteht nach Feyerabend heute in der Gesellschaft eine Wissenschaftsgläubigkeit, die es alternativen Zugängen zur Wirklichkeit erschwert, fortzubestehen. Eine faire Chance wird den alternativen Verfahren nur selten eingeräumt. Häufig werden sie verurteilt, ohne daß sie sorgfältig evaluiert werden.[138] Es erscheint deshalb nach Feyerabend sinnvoll, mehr Alternativen zuzulassen. Dadurch erhöht sich die Anzahl der Tatsachen und damit auch die Anzahl möglicher Prüfungen. Jede Verminderung von Alternativen verringert dagegen die Zahl der Tatsachen, die die Grenzen der zu

---

138 „Traditionelle Ideen und Praktiken anderer Völker und Kulturkreise verschwanden nicht, weil die westliche Wissenschaft besser war, sondern weil die europäischen Soldaten die besseren Eroberer waren. Man hat nicht geforscht oder rational verglichen. Man hat lediglich kolonisiert und die Ideen der kolonisierten Nation unterdrückt." Feyerabend [18] S. 358

untersuchenden Theorie aufzeigen könnten. Für die objektive Erkenntnis brauchen wir viele verschiedene Ideen und eine Methode, die die Vielfalt fördert.

Der Mensch wird sich damit abfinden müssen, daß die Wissenschaft überhaupt keine „bloßen" oder „neutralen" Tatsachen kennt. Alle Tatsachen werden bereits auf bestimmte Weise gesehen und sind daher wesentlich ideell. Die Welt, die wir erforschen möchten, ist uns unbekannt. Deshalb sollten wir die Forderung aufstellen, uns methodisch nicht festzulegen, wir sollten uns nicht bereits im Voraus beschränken. Für die objektive Erkenntnis brauchen wir viele verschiedene Ideen. Und eine Methode, die Vielfalt fördert, ist auch als einzige mit einer humanistischen Auffassung vereinbar. Sie vermeidet die Fehler einer einheitlichen Meinung, wie sie für eine Kirche, für eingeschüchterte Opfer eines Mythos oder für die willfährigen Untertanen eines totalitären Systems charakteristisch sind. In diesen Ausführungen Feyerabends kommt immer wieder seine Angst gegen die Absolutheit einer Methode zum Ausdruck, egal ob sie als wissenschaftliche oder rationale Methode angesehen wird oder nicht.

Feyerabend verdammt nicht die Wissenschaft als wesentlichen Bestandteil unserer Kultur, sondern er stellt ihre methodologische Bedeutung in Frage. Er wehrt sich dagegen, daß alle Erfahrung, die nicht in Übereinstimmung mit den akzeptierten wissenschaftlichen Methoden gewonnen wurde, als weniger bedeutsam abqualifiziert wird. Er weist auf die Beschränktheit jeder methodischen Regel hin, selbst die der Rationalität. Er befürchtet, daß das Wohl der Menschheit in Gefahr ist, wenn wir uns ausschließlich den Regeln der wissenschaftlichen Rationalität unterwerfen. Wir sollten nicht nur die wissenschaftliche Rationalität als die Methode zur Erkennung der Welt zulassen. Jeder anderen Methode, sei sie zu Beginn auch noch so zweifelhaft, sollte eine Chance gegeben werden, unsere Erkenntnis zu erweitern. Methodenpluralismus statt Monismus, Toleranz statt blinde Rationalitätsgläubigkeit sind seine Forderungen. Der Mensch sollte, wenn er die Natur wirklich verstehen will, alle Ideen und Methoden berücksichtigen und nicht nur einen kleinen Ausschnitt aus ihnen. Eine Wissenschaft, die von sich behauptet, über die einzig richtige Methode und einzig brauchbaren Ergebnisse zu verfügen, ist pure Ideologie.

Welche Konsequenzen ergeben sich aus Feyerabends Kritiken für die Medizin? Er behauptet, daß die Ablehnung vieler alternativer Heilmethoden nicht auf einer eingehenden Kenntnis der Methoden und ihrer Ergebnisse beruht, sondern auf Gerüchten, die wir von Kollegen übernehmen und ohne jede Prüfung als Argument weitergeben.

Medizin „herrscht heute uneingeschränkt über Leben und Tod des Menschen. Sie bietet die Maßstäbe, nach denen Gesundheit, Krankheit, Heilerfolg und Mißerfolg beurteilt werden. Ein verstümmelter Körper, durch kosmetische Chirurgie (bei reichen Patienten) mühevoll auf sein früheres Aussehen gebracht, ist ‚das beste, was die Medizin für uns tun kann'. Eindrucksvolle Analysen mit Hilfe komplizierter Apparate, die zwar einen Körper schädigen, eine Menge Geld kosten und oft gar nichts herausfinden – das überzeugt den Durchschnittsbürger, daß er in Händen nicht einfach eines einzelnen Menschen, sondern einer ganzen mit wunderbaren Hilfen versehenen Institution ist. Geistige Gesundheit, geistige Krankheit, die Notwendigkeit von Urlaub, Operationen,

Zuweisung an Gefängnisse, Brauchbarkeit für die Gesellschaft, alles das wird von unseren Ärzten entschieden, deren Beruf mit der modernen Gesellschaft an vielen Stellen verbunden ist und von ihr auf allen Wegen reiche geistige und natürlich vor allem materielle Belohnung erhält. Ist es möglich, daß dieser ganze Betrieb auf einer Illusion beruht, wie einst der Betrieb der Hexenverfolgung, der Austreibung von Dämonen, der Rettung von Seelen? Gibt es vielleicht bessere, d. h. weniger schädliche und dennoch wirksame Methoden der Diagnose als die der wissenschaftlichen Medizin? Gibt es bessere Methoden der Heilung? Lassen sich etwa chirurgische Eingriffe durch Diät oder die Verwendung von Kräutern oder durch Akupunktur oder durch einfache Massage vermeiden? Es gibt Traditionen der Medizin, … die der wissenschaftlichen Medizin in einigen Gebieten sowohl diagnostisch als auch therapeutisch überlegen sind, aber dennoch gelingt es ihnen nur schwer oder gar nicht, sich durchzusetzen. Der Mythos von der universalen Überlegenheit der Wissenschaften ist stärker als jede positive Erfahrung."[139]

Feyerabends Kritik der Wissenschaftsgläubigkeit mag unter denjenigen, die sich schon immer für alternative Methoden interessierten, eine Bestätigung ihrer Meinungen und Ansichten sein. Für diejenigen, die in einem komplexen Forschungsprogramm ihre Arbeit leisten, die ein sehr spezielles Problem lösen wollen oder müssen, das sich nur unter strikter Einhaltung bestimmter Methoden lösen läßt, müssen Feyerabends Ausführungen verwirrend oder provokativ erscheint. Dieser Wechsel der Meinungen über die Wissenschaft als rationales oder irrationales Unternehmen ist nach den bisherigen Ausführungen mehr als verständlich. Ist Wissenschaft tatsächlich nicht mehr als ein Mythos? Worin gründet der vermeintliche Erfolg der modernen Wissenschaften und der mit ihr einhergehenden Technologie? Haben wir unsere Lebenswelt nach einem empirischen Wissenschaftskonzept ausgerichtet, daß uns in den Abgrund zerren wird (Überbevölkerung, Umweltverschmutzung, etc)? Haben wir zugunsten der erfolgverheißenden Wissenschaft unsere Menschlichkeit verloren?

Solche Fragen, die immer abstrakter werden und immer düstere Wolken heraufbeschwören, drängen sich zunehmend auf, wenn wir Feyerabends Kritik auf unsere Lebenswelt übertragen. Ob wir uns mit dieser eher pauschalen Kritik aber einen Dienst erweist, bleibt fraglich. Wir werden im späteren Verlauf noch einmal auf Feyerabends Kritiken Bezug nehmen und sie in ein umfassendes Wissenschaftskonzept einfügen.

---

139 Feyerabend [18] S. 362f

6. Beobachtete Wirklichkeit und Holismus

Wenn wir auf die bisherigen Argumente zurückblicken, dann wird es schwerfallen, sich für eine der genannten Theorien über die wissenschaftliche Entwicklung zu entscheiden. Die bisher vorgestellten Argumente sind so konträr, daß wir glauben könnten, es gibt keine Möglichkeit, sie zu einem sinnvollen Gesamtkonzept der Wissenschaft zu vereinigen. Und doch werden wir versuchen, ein umfassendes Konzept des wissenschaftlichen Fortschrittes zu konstruieren. Es wird ein integratives Konzept sein, denn schließlich waren die Vorstellungen von Popper, Kuhn und Feyerabend über die wissenschaftliche Tätigkeit alle irgendwie plausibel und wir sollten deshalb nicht von vornherein eine der Positionen vernachlässigen.

Was aber sollen wir in einem neuen Konzept vereinigen? Der kritische Rationalismus fordert von uns, daß wir unsere Thesen über die Welt prüfen sollen, weil sie alle grundsätzlich revidierbar sind und es kein absolutes Wissen über die Welt gibt. Methodisch wird verlangt, daß der Wissenschaftler seine Thesen zu falsifizieren trachtet. Im Falle der Widerlegung muß er sich von ihnen trennen und nach neuen oder besseren Theorien suchen. Der Wissenschaftsprozeß wird so als rationales Unternehmen eines kritischen Geistes dargestellt. Die von Popper genannten Argumente zur Stützung seiner Methodologie sind primär theoretisch ausgerichtet, es sind die Argumente eines Wissenschaftstheoretikers. Bei Kuhn, dem Wissenschaftshistoriker, findet sich dagegen eine Analyse des tatsächlichen wissenschaftlichen Fortschrittes. Sie belegt, daß der normale Wissenschaftler ein Dogmatiker ist, der versucht seine Theorien mit allen Mitteln aufrecht zu erhalten, um seinen Beruf nicht zu verlieren; während der außergewöhnliche Wissenschaftler ein religiöser Fanatiker ist, der versucht, die anderen mit Mitteln der Propaganda zu seinen Theorien zu bekehren. Auf der einen Seite stellt sich Wissenschaft als vermeintlich rationales und auf der anderen Seite als vermeintlich irrationales Unternehmen dar. Es stellt sich nun die Frage, welche der genannten Konzepte uns ein korrektes Bild über die Wissenschaft vermittelt, wie sich die Unterschiede erklären lassen, und ob eine konstruktive Synthese möglich ist?

Es scheint, daß der wissenschaftstheoretische Ansatz der kritischen Rationalisten, der methodologisch vorschreibt, wie „gute" Wissenschaft zu funktionieren hat, und die wissenschaftshistorischen Fakten irgendwie in einen unaufhebbaren Widerspruch zueinander treten. Diesen Widerspruch aufzulösen, wird das nächste Ziel sein, weil wir hoffen, durch den Lösungsversuch wesentliche Einblicke in den Wissenschaftsprozeß zu erhalten. Wir werden zusätzlich versuchen, das Phänomen des wissenschaftlichen Fortschrittes nicht nur oberflächlich zu begreifen, sondern wir werden uns außerdem eine gewisse Präzision auferlegen, wie sie die moderne Wissenschaftsphilosophie erfordert, denn je unklarer der Weg ist, der beschritten werden soll, umso genauer sollte die Begrifflichkeit und Methodik sein, um nicht direkt zu Beginn die Orientierung zu verlieren.

Wir wollen nun beginnen, die Grundsteine für eine rationale Rekonstruktion von Wissenschaft zu legen, indem wir uns mit einigen Einzelaspekten wissenschaftstheoretischer Überlegungen vertraut machen, die sich dann sukzessiv zusammenfügen werden.

Erinnern wir uns an eines der zu Beginn formulierten Grundprinzipien: wir glauben, daß sich durch reines Nachdenken allein keine Wahrheiten über die reale Welt herausfinden lassen, wobei es egal ist, wie groß der dabei aufgewendete Scharfsinn ist. Der Bezug auf die Wirklichkeit, auf die Welt, wird immer gefordert und ist der empirische Ansatz unseres Erkenntnisvermögens. Am Beispiel des Aristoteles und Galileis haben wir aber gesehen, daß die Spezifikation der Begriffe „Beobachtung", „Wahrnehmung", „Erfahrung", „Erkenntnis" und „Wissen" einen wesentlichen Anteil daran haben, was wir bereit sind, heute als empirisches Wissen anzuerkennen. Wir wollen uns deshalb etwas näher mit der Bedeutung dieser Begriffe und ihrer Verwendungsweise auseinandersetzen.

Was ist eine Erkenntnis? Was bedeutet es, etwas zu erkennen? In der Regel erläutern wir den grundlegenden Begriff der Erkenntnis dadurch, indem wir darauf hinweisen, daß wir uns Wissen aneignen, wenn wir etwas erkennen. Es scheint also einen sehr engen Zusammenhang von Erkenntnis und Wissen zu geben. Nur wenn jemand etwas weiß, hat er es auch erkannt. Nur wenn jemand etwas erkannt hat, dann weiß er es auch.[140]

Wie stellen wir uns vor, etwas zu erkennen? Wir erkennen nur dann einen Gegenstand, wenn wir ihn von anderen Gegenständen unterscheiden können. Die Fähigkeit, zu Erkenntnissen und zu Wissen zu gelangen, impliziert demnach die Fähigkeit zur Diskrimination und Identifikation von Gegenständen. Wir müssen in der Lage sein, einen Gegenstand von einem anderen Gegenstand zu unterscheiden und ihn aufgrund bestimmter Merkmale zu spezifizieren. Soll ein Gegenstand wiederholt als derselbe erkannt werden, dann benötigen wir auch Kriterien, um ihn als denselben Gegenstand (Identität) [10] zu erkennen.[141]

Welche Bedeutung hat nun die empirische Erfahrung für unser Weltverständnis? Schließlich haben wir uns zu Beginn doch dazu bekannt, daß wir über die Welt nur dann etwas wissen können, wenn wir auf die Welt Bezug nehmen, uns mit ihr

---

140 „Erkenntnis" und „Wissen" wird auf zweierlei Weise verwendet. Einmal beziehen wir uns auf den Akt selbst, darauf daß eine Person etwas erkennt oder weiß. Im anderen Fall fokussieren wir uns mehr auf den Inhalt der Erkenntnis, darauf was gewußt oder erkannt wurde.

141 Als elementare Diskrimination gilt für uns als Lebewesen die sensorische Diskrimination. Durch sie können aufgrund sinnlicher Qualitäten, z.B. verschiedene Farben oder Formen, Gegenstände unterschieden werden. Allerdings ist sie selbst neutral bezüglich einer Klassifikation von Gegenständen oder der Meinungsbildung über Sachverhalte. Die sensorische Diskrimination ist die biologische Voraussetzung zum differenzierten Verhalten gegenüber verschiedenen Umwelteinflüssen. Lebewesen, die über sensorische Diskrimination verfügen, haben in einem einfachen Sinne Kenntnisse, d. h. sie kennen ihre Welt und unterscheiden verschiedene Gegenstände in ihr. Sie reagieren somit zwar auf verschiedene Reize durch verschiedene Verhaltensweisen, aber sie sind noch nicht in der Lage darüber zu debattieren.

Kognition:

Kognition bedeutet das Erkennen von Etwas. In der Psychologie werden darunter häufig regelgeleitete Prozesse der begrifflichen und symbolischen Strukturierung von Sinnesdaten aufgefaßt, die zu Wissen führt.

auseinandersetzen, über empirische Erfahrung verfügen. Unser Wissen über dasjenige, was wir Wirklichkeit nennen, beruht offensichtlich irgendwie auf diesen empirischen Erfahrungen. Welchen Zusammenhang gibt es nun zwischen der empirischen Erfahrung und unserem Wissen über die Welt?

Bisher gingen wir immer davon aus, daß unser Wissen derartig strukturiert ist, daß es ein sicheres Fundament von gewissen Aussagen gibt, auf denen aufbauend dann durch bestimmte Regeln andere Aussagen abgeleitet werden. Bestärkt wurden wir in unserem Glauben dadurch, daß es zwei Arten von Aussagen gibt. Die erste Art von Aussagen sind solche, die durch Überlegungen entstehen: wir denken über bestimmte Sachverhalte nach und kommen zu Schlüssen, die unser Wissen erweitern. Diese Schlüsse wiederum basieren einerseits auf akzeptierten logischen Regeln und andererseits auf Aussagen, die wir als gesichertes Wissen voraussetzen. Unsere Aussagen stehen so in einem kognitiven Zusammenhang untereinander, wobei sie auf andere fundamentale Aussagen verweisen. Die Gewißheit der abgeleiteten Aussagen beruht somit letztlich auf der Gewißheit der zweiten Art von Aussagen, die ihren Grund in der Wahrnehmung haben. Wenn wir einen Gegenstand sehen und ihn als Stuhl erkennen, dann ist dieses eine unvermittelte und spontane Erkenntnis. Wir wissen, daß wir einen Stuhl sehen, und wir würden dieses Wissen jetzt nicht mehr durch andere Argumente zu begründen versuchen, sondern lediglich auf den Gegenstand verweisen. Dieser direkte Bezug auf unsere Wahrnehmungen gibt uns ein sicheres Gefühl. Wir sind bereit, uns auf dieses Wissen zu verlassen, es bedarf keiner weiteren Begründung mehr. Wir scheinen mit der Wahrnehmung über ein sicheres empirisches Fundament zu verfügen. Wenn ich mit meinem Fuß gegen einen Tisch stoße und starke Schmerzen verspüre, dann werde ich nicht darüber diskutieren, ob es sich um einen harten Gegenstand gehandelt hat oder nicht.[142]

Wir gehen in der Regel davon aus, daß unser gesamtes Wissen in irgendeiner Form auf diesem empirischen Fundament beruht. Jede Aussage läßt sich irgendwie begründen, d. h. zurückführen auf andere Aussagen, bis die Argumentation an einen Punkt gelangt, wo dieses nicht mehr möglich ist oder auch nicht mehr nötig ist, weil uns das Wissen an diesem Punkt als gewiß gilt. Es bedarf dann keiner weiteren Begründung mehr.[143]

---

142 Es sei denn, wir betätigen uns als philosophische Skeptiker, die jedwede Art von Erkenntnistheorie herausfordern.

143 Wer trotzdem weiterhin zweifelt und eine Begründung verlangt, verfügt entweder nicht über dasselbe Vermögen, zu Erkenntnissen zu gelangen, oder er artikuliert einen methodischen Skeptizismus.

Empirisches Wissen scheint eine hierarchische Struktur zu haben, die als Basis empirische Aussagen enthält, die mit einer besonderen Autorität ausgestattet sind und die auch Basisaussagen oder Beobachtungssätze genannt werden. Sie fungieren als stabiles Fundament für unser Wissen, weil sie uns durch den Bezug auf die Wirklichkeit als sehr gewiß gelten und damit unsere empirischen Erfahrungen fundieren. Deshalb erscheinen uns auch die Sätze, die aus diesen Basissätzen abgeleitet werden, als gewiß. Gewißheit heißt hier, daß wir nicht glauben, uns zu irren, und daß wir nicht an ihnen zweifeln – obwohl es theoretisch möglich wäre. Der gesamte Empirismus leitet aus diesem Phänomen seine Berechtigung ab. Solange ein empirisches Fundament für uns als unabdingbar gilt, um unserem Wissen weiterhin einen bestimmten Grad an Gewißheit zu verleihen und den Wirklichkeitsbezug zu garantieren, solange behält der Empirismus seine Bedeutung. Wenn die Gewißheit dieses Fundamentes hinwegfallen würde, dann hätten wir zwar immer noch ein interessantes und komplexes System von Aussagen, aber es wäre haltlos, nicht an der Wirklichkeit verankert, und würde uns kein tatsächliches Wissen über die Wirklichkeit geben.

Da die Beobachtungsaussagen das Fundament unserer Erkenntnis bilden, wollen wir nun untersuchen, wie sie zustande kommen. Wir wollen uns kurz der Wahrnehmung und Erfahrung von Gegenständen zuwenden. Einen Stuhl oder Apfel erkennen wir nämlich nur dann, wenn wir ihn wahrnehmen. Nur über die Wahrnehmung bzw. Beobachtung gelangen wir zur empirischen Erfahrung, die ja unsere Grundvoraussetzung zur Erkenntnis der Welt ist. In den vorhergehenden Ausführungen wurde wiederholt darauf hingewiesen, daß alle Beobachtungen bereits in irgendeiner Form mit Theorien verknüpft zu sein scheinen und daß es keine „neutrale" Beobachtung von Gegenständen oder Ereignissen gibt. Dieser Sachverhalt wird häufig als „These der Theorienbeladenheit aller Beobachtungsaussagen" bezeichnet. Diese These unterstellt, daß es keine neutrale, theorienunabhängige Beobachtung gibt. Was ist aber eine neutrale Beobachtung und welches sind die Konsequenzen, wenn es sie nicht gibt?

Unter reinen Beobachtungen verstehen wir solche, die erklärbar sind, ohne daß wir auf irgendwelche theoretischen Aspekte zurückgreifen müssen. Sie sind durch den Hinweis auf Beobachtbares hinreichend bestimmt. So könnten wir meinen, daß die Sätze „Die Blätter sind grün" oder „Bei der Gastroskopie finden sich multiple Erosionen im Antrum" Beobachtungen zum Ausdruck bringen, zu dessen Bestätigung nicht auf eine Theorie zurückgegriffen werden muß, denn wir sehen doch, daß die Blätter grün sind und daß sich im Magen multiple Erosionen befinden. Wollte jemand die Sätze bezweifeln, dann erscheint es ausreichend, auf die besagten Blätter zu zeigen, und wenn diese tatsächlich grün sein sollten, würde der Zweifler die Behauptung bejahen können. Ähnlich verhält es sich mit den deutlich sichtbaren rötlichen Schleimhautveränderungen im Magen.

Bei dem zweiten Beispiel ist schnell erklärt, warum es keine reine Beobachtung ist: Um die Behauptung zu überprüfen, müssen wir ein Instrument (Gastroskop) verwenden, dessen Gesetzmäßigkeit (wahres Abbild durch Glasfaser und Videochipkamera) in die Bewertung der Beobachtung mit eingeht. Ohne eine für wahr akzeptierte Theorie optischer Phänomene können wir nicht sicher sein, daß die Bilder, die auf dem Monitor erscheinen, mit dem korrespondieren, was wir direkt mit den Augen sehen. Änderungen des Kontrastes, Bildverzerrungen und farbliche Veränderungen müssen adäquat ausgeglichen sein.

Obwohl das erste Beispiel wie ein Satz aussieht, der direkt Beobachtbares beschreibt, enthält auch er einige hypothetische Annahmen, die dann zu Tage treten, wenn wir uns etwas mehr mit der Wahrnehmung auseinandersetzen. Was ist damit gemeint, daß eine Person einen Gegenstand wahrnimmt und wie konstituiert sich die Wahrnehmung? Da sich die Antworten auf diese Fragen in der Antike und dem Mittelalter von denen unterscheiden, die wir heute geben würden, wollen wir uns noch einmal dem klassischen Konzept zuwenden.

Es stand auch in der Antike außer Frage, daß unser Tatsachenwissen auf Erfahrung beruht und ihr nicht widersprechen darf. Empirische Erfahrung war dasjenige, was dem Menschen unter den alltäglichen Umständen vermittelt wurde, d. h. sie implizierte das Tageslicht und ein waches Bewußtsein. Wenn keine ungewöhnlichen physikalischen Bedingungen herrschten, wie zum Beispiel bei einer Fata Morgana, dann war die sinnliche Erfahrung eine sichere und vertrauenswürdige Quelle des Wissens. Da die Gelehrten damals glaubten, daß das Universum (Mikro- und Makrokosmos) harmonisch aufeinander abgestimmt ist, bestand kein Anlaß der Wahrnehmung zu mißtrauen. Es wurde unterstellt, daß die durch die Wahrnehmung vermittelte Erfahrung dem Menschen die Welt so zeigt, wie sie tatsächlich ist. Jede Betrachtung der Welt durch oder vermittels eines Instrumentes implizierte dagegen die Gefahr, die Wahrnehmung zu verzerren, wie an schlecht geschliffenen Linsen oder verformten Spiegeln leicht bewiesen werden kann. Die natürliche Wahrnehmung über unsere Sinnesorgane wurde damals als entscheidende Instanz angesehen, die über die Wahrheit von Aussagen entscheidet.

Galilei konnte später zeigen, daß diese ablehnende Auffassung gegenüber Instrumenten auch Nachteile hat. So sind unsere Sinnesorgane viel zu schwach, um die Jupitermonde, Sonnenflecken oder die Oberfläche des Mondes zu erkennen oder die genaue Position der Planeten und Sterne zu bestimmen. Erst mit Hilfe von Ferngläsern wurden diese Fakten nachgewiesen. Selbst im Alltag erwiesen sich die Instrumente später als segensreich: da der Mensch mit zunehmenden Alter weitsichtig wird, kann er im Nahen nicht mehr gut sehen. Die Sehschwäche konnte auch damals schon durch das Tragen von Brillengläsern hervorragend ausgeglichen werden. Es setzte sich zunehmend die Meinung durch, daß die „natürliche" Erfahrung durch unsere bloßen Sinnesorgane doch nicht so umfassend und untrüglich ist, wie es zunächst erschien. Die klassische Auffassung der Erfahrung wurde nun in dreifacher Hinsicht kritisiert: 1. Sie war nicht detailliert genug – im Vergleich zu modernen Instrumenten, 2. sie täuschte zuweilen und 3. sie war ebenfalls nicht frei von theoretischen Annahmen.[144]

---

144 Galilei konnte zweifelsfrei nachweisen, daß dieselbe Beobachtung, der nach unter fallenden Kugel, in zweierlei Hinsicht interpretiert werden konnte und demnach ein andere Bedeutung hat – je nachdem welche Theorie wir als Hintergrundwissen akzeptieren.

Wie aber sieht eine moderne Konzeption der sinnlichen Erfahrung, der Wahrnehmung aus? Aus unserer neurophysiologischen Ausbildung wissen wir, daß es verschiedene Sinnesorgane gibt, die unseren Organismus mit Informationen über die „Außenwelt" versorgen.[145] Die Wahrnehmungsinhalte sind aber nicht allein das Produkt der Sinnesorgane, sondern ebenso ein Konstrukt unseres Gehirns, definiert durch seine spezielle Topologie. Wir sehen nicht einfach ein Schiff, das sich wie bei einer Kamera auf der Retina widerspiegelt und dann im visuellen Kortex als Bild erscheint, sondern unsere Wahrnehmung eines Schiffes ist das Produkt eines komplexen Prozesses des gesamten Gehirns unter Beteiligung der Sinnesorgane.

Wahrnehmung kann nicht als ein einfaches Abbilden des Gegenstandes angesehen werden, wie früher geglaubt wurde, bevor die notwendigen neuroanatomischen und -physiologischen Kenntnisse verfügbar waren. Die Reizung der Sinnesrezeptoren ist zwar notwendig, aber nicht hinreichend zur Wahrnehmung eines Gegenstandes. Erst die zusätzliche Verarbeitung im Zentralnervensystem schafft so etwas wie die Wahrnehmung eines Gegenstandes. Die Informationen, die durch die Sinnesorgane vermittelt werden, werden erst durch die Aktivität des Gehirnes zu einem komplexen Ganzen, aus dem der Gegenstand erschlossen wird. So beruht die Wahrnehmung einer bestimmten Farbe nicht schon in der Erregung bestimmter Rezeptoren (Zapfen) in der Netzhaut des Auges, sondern es bedarf eines komplexem neuronalen Prozesses mit Beteiligung assoziativer Areale des Großhirns bis ein Gegenstand als farbig wahrgenommen wird. Wie komplex und anfällig dieser Vorgang ist, läßt sich auch daraus entnehmen, daß die Farbwahrnehmung durch neurologische Prozesse dahingehend gestört sein kann, daß der Patient nur noch schwarz-weiß sieht – wobei das Auge als primäres Sinnesorgan nicht betroffen ist.

Im Wahrnehmungsprozeß werden zwar einzelne Informationen verarbeitet, die uns von den Sinnesorganen gegeben werden, aber die Wahrnehmung ist sowohl das Produkt aus der Rezeption der Sinnesorgane als auch der Tätigkeit unseres Gehirns. Da Wahrnehmung ein aktiver Prozeß des Gehirns ist, wird nun eine Kluft zwischen dem Gegenstand und der Erfahrung des Gegenstandes aufgerissen, weil nicht gesichert ist, daß unsere Erfahrung eines Gegenstandes tatsächlich mit dem Gegenstand in der Wirklichkeit „übereinstimmt".[146] Wer garantiert uns, daß wir den Gegenstand auch tatsächlich so wahrnehmen, wie er wirklich ist. Gelingt es nicht, die Übereinstimmung zwischen den Gegenstand in der Wirklichkeit und der Wahrnehmung des Gegenstandes zu begründen, dann geht die ursprüngliche Gewißheit der empirischen Erfahrung verloren.

---

145 Der durch die Sinnesorgane wahrgenommene Inhalt konstituiert sich dabei durch fünf Eigenschaften, die die Umweltreize haben: 1.) Modalität (z.B. somatosensorisch, visuell, auditiv), 2.) Qualität (z.B. Farbe und Helligkeit, Tonhöhe und Lautstärke), 3.) Intensität, 4.) Zeitstruktur und 5.) Ortstruktur. Dabei wird die Modalität und Qualität eines Reizes auch vom Ort im Gehirn festgelegt, an dem der Reiz verarbeitet wird.

146 Die wichtigsten erkenntnistheoretischen Abhandlungen der letzten Jahrhunderte haben versucht, diese Kluft durch „plausible" Kunstgriffe verständlich zu machen.

Wodurch aber kann die Objektivität von Wahrnehmungen garantiert werden, wenn sie lediglich ein Konstrukt unseres Gehirns ist?[147] Nun, die Konstruktionen werden sicherlich nicht willkürlich vorgenommen. Neben den Input durch unsere Sinnesorgane sind sie davon abhängig, wie das Gehirn angeboren aufgebaut ist, wie es sich in der frühkindlichen Phase verändert hat und welche Erfahrungen das Gehirn bereits mit vorhergehenden Wahrnehmungen gemacht hat. Wir erachten zum Beispiel die Farbwahrnehmung als verläßlich und objektiv, weil sie sich im fortdauernden Umgang mit der Umwelt entwickelt hat und durch unseren subjektiven Willensakt nicht beeinflußbar ist. Wenn wir einen roten Gegenstand sehen, dann können wir ihn nicht als einen blauen Gegenstand sehen. In diesem Sinne ist die Farbe objektiv, sie unterliegt nicht unserem subjektiven Willen.

Wie konstituiert sich aber konkret die einzelne Wahrnehmung eines Gegenstandes? Auf der ersten Stufe des Wahrnehmungsprozesses liegen Elementarereignisse vor, die durch die Reizung der Sinnesrezeptoren hervorgerufen wurden. Diese Ereignisse werden dann durch weitere Prozesse im zentralen Nervensystem zu komplexeren Wahrnehmungsinhalten. Die Elementarereignisse sind dabei die einzigen Informationen, die von außen zu uns gelangen, d. h. alle anderen Inhalte, die wir aufgrund der Einbildungskraft entwickeln, müssen letztlich aus diesen Informationen hergeleitet werden. Durch Vergleich und Kombination werden vom Gehirn so neue Bedeutungen konstruiert und mit den bereits vorhandenen Erfahrungen abgeglichen. Dazu werden die Produkte unter anderem kategorial geordnet, weil die Einteilung von Wahrnehmungsinhalten in bestimmte Objekt- oder Prozeßgruppen den Wahrnehmungsprozeß vereinfacht. Die Erkenntnis des Gegenstandes ist also eine Leistung des gesamten Gehirns, angeregt durch bestimmte Sinneseindrücke. „Während unsere Sinnessysteme vieles ausblenden, was in der Außenwelt passiert, enthält umgekehrt unsere Wahrnehmungswelt auch ihrem Inhalt nach sehr vieles, was keinerlei Entsprechung in der Außenwelt hat."[148]

Es kommt nicht selten vor, daß wir nur Bruchstücke an Sinnesdaten von dem Gegenstand erhalten und uns doch ein Bild von dem Gegenstand bilden

---

147 Die sogenannte evolutionäre Erkenntnistheorie [48,49,58] hat versucht, die Kluft zwischen Realität und unserem Bewußtsein dadurch zu überwinden, indem sie die Struktur unseres Denkens und unserer Erfahrung durch die Evolutionstheorie erklärt: Erkenntnis ist ein Produkt der Wechselwirkung zwischen dem Menschen und seiner Umwelt, wobei die Sinnesreize eine innerliche Projektion des äußeren Objektes erzeugen. Die Übereinstimmung unserer inneren Präsentation mit der Außenwelt wird dadurch plausibel, weil sie sich im Laufe der Evolution ausgebildet hat. Wir hätten als Spezies nicht überlebt, wenn wir unsere Außenwelt nicht adäquat wahrgenommen hätten. Die menschlichen Erkenntnisstrukturen sind also ein Ergebnis der biologischen Evolution, die aufgrund genetischer Festlegung bei allen Menschen weitgehend gleich ist. Da menschliche Erkenntnis primär darauf ausgerichtet ist, das Überleben zu sichern, haben wir auch kein Vermögen entwickelt, um direkt den Mikro- oder Makrokosmos wahrzunehmen. Erst unser fortgeschrittenes Denkvermögen erlaubt uns ein hypothetisches Schließen auf die gesamte Welt.
148 Roth [52] S. 253

können.[149] Die Erfahrung wurde dann mehr aus unserem Gedächtnis als vom Gegenstand selbst erzeugt. Es ist häufig nur eine definierte kritische Menge an Sinnesdaten notwendig, um gemeinsam mit unseren kognitiven Wissen einen Gegenstand zu erkennen.

„Das Gehirn trifft die Unterscheidungen über den Wirklichkeitscharakter erlebter Zustände aufgrund bestimmter Kriterien, von denen keines völlig verläßlich arbeitet. Es tut dies in selbstreferentieller Weise; es hat nur seine eigenen Informationen einschließlich seines Vorwissens zur Verfügung und muß hieraus schließen, womit die Aktivitäten, die in ihm vorgehen, zu tun haben, was sie bedeuten und welche Handlungen es daraufhin in Gang setzen muß.“[150] Die Welt offenbart sich uns also nicht nur durch einzelne Informationen, die als besonders verläßlich gelten, sondern auch durch die wiederholte kohärente Darstellung des Einzelnen in einem Gesamtkomplex. Durch wiederholte Überprüfung und Anwendung verschiedener Kriterien wird die Kohärenz überprüft und erst danach entschieden, als was etwas gelten soll. Wahrnehmungen sind in diesem Sinn lediglich Annahmen über die Umwelt, die in der weiteren Auseinandersetzung bestätigt werden müssen.[151]

Wir haben gesehen, daß uns im Grunde genommen auch die direkte Wahrnehmung keine Gewißheit über unsere Erkenntnis garantieren kann, weil auch sie bereits auf hypothetische Annahmen über die Welt (adäquate Funktionsweise der Sinnesorgane und des Zentralnervensystems) angewiesen ist. Damit erweist sich so etwas wie eine neutrale Beobachtungsplattform als Fiktion.

---

149 „Offensichtlich ist das visuelle System unbeirrbar, erfindungsreich und manchmal geradezu ein wenig pervers, wenn es eine Welt nach eigenen Gesichtspunkten aufbaut; die Ergänzung ist geschickt, gewandt und häufig raffiniert.“ Goodman [21] S. 99

150 Roth [52] S. 324

151 Wir sollten uns immer bewußt sein, daß wir die Wirklichkeit außer uns, vorausgesetzt es gibt sie, nur insofern erkennen können, als wir zu Informationen durch unsere Sinnesorgane gelangen. Die direkte Wahrnehmung von Gegenständen über unsere Sinnesrezeptoren erscheinen uns zwar verläßlich, aber sie reagieren nur auf bestimmte physikalische Eigenschaften des Gegenstandes. Damit ist jede Wahrnehmung eines Gegenstandes zwangsläufig immer nur auf einen definierten Ausschnitt seiner physikalischen und chemischen Eigenschaften beschränkt. Alle anderen Aspekte des Gegenstandes werden zwangsläufig ausgeblendet. Bestimmte Wahrnehmungen, wie die des magnetischen Feldes der Erde, die einige Vögel zur Orientierung verwenden, können von uns genausowenig wahrgenommen werden, wie sehr hohe Schallfrequenzen oder ultraviolette Strahlung. Nur durch die Verwendung von Instrumenten können wir diesen Mangel partiell ausgleichen. Vom evolutionären Standpunkt aus betrachtet, ist es für den menschlichen Organismus darüber hinaus wenig effektiv, wenn der Organismus mit zu vielen Reizen vom Objekt überflutet wird. Es ist häufig nur notwendig, relevante Einzelaspekte zu erfassen, um den Gegenstand zu erkennen. Bezogen auf die Fähigkeit zu überleben, reicht es völlig aus, daß die Wahrnehmung selektiv ist. Eine „vollständige“ Erkennung eines beliebigen Gegenstandes wäre viel zu aufwendig und für das Überleben wahrscheinlich auch unzweckmäßig. Von seiten des Organismus ist es lediglich sinnvoll, die Welt nur in dem Maße zu erfassen, wie es für das Überleben notwendig ist. Alle zusätzlichen Informationen mögen von akademischen Interesse sein, sie sind aber nicht unbedingt erforderlich.

Was ergeben sich für Konsequenzen daraus, daß es keine neutrale Beobachtungs-sprache gibt? Nun, wenn es keine neutrale Beobachtungssprache B_N gibt, sondern immer nur eine bereits „interpretierte" Beobachtungssprache B_T, dann ist es nicht mehr möglich, eine Theorie T kritisch zu überprüfen, ohne sich in eine zirkelhafte Argumentation zu verstricken. Wenn die Beobachtungssprache B_T bereits durch die Theorie T selbst in wichtigen Teilen festgelegt ist, dann können wir diese Theorie nicht mehr selbstkritisch testen?

Mit der Preisgabe der neutralen intersubjektiven Beobachtungssprache gerät der Empirismus als unsere Erkenntnisgrundlage in Gefahr, ja er verliert im Grunde seine Rechtfertigung als kritisches Element, das uns hilft, zwischen wahr und falsch zu unterscheiden. Wir haben bisher vertrauensvoll unterstellt, daß eine Aussage dann empirisch fundiert und gewiß ist, wenn sie sich entweder aus beobachtbaren Sach-verhalten gewinnen läßt, oder mit solchen unmittelbar beobachtbaren Sachverhalten in Konflikt steht. Wie können wir uns auf die Korrektheit des empirisch Gegebenen verlassen oder es sogar zur Beurteilung darüber verwenden, ob eine Theorie zutrifft oder besser ist als eine andere, wenn die Beobachtungsprache nicht neutral ist bezüglich der Theorie? Am Beispiel Galileis haben wir nachvollzogen, welche Bedeutung eine neue Betrachtungsweise des Wahrgenommenen haben kann. Der Anspruch des fundamentalistischen Empirismus, ein Garant für unsere Erkenntnisse zu sein, ist offensichtlich nicht einlösbar. Auch die zusätzlichen Forderungen des Empirismus, daß alle Begriffe, die wir zur Beschreibung der Welt gebrauchen, auf empirische zurückführbar sein müssen, und daß letztlich alle Aussagen durch den Bezug auf sinnlich Erfahrbares gerechtfertigt werden müssen, sind bis heute unerfüllbar geblieben. Durch den ausschließlichen Bezug auf unsere sinnlichen Wahrnehmungen, so sicher sie uns auch erscheinen mögen, können wir nicht definitiv erkennen, wie die Wirklichkeit beschaffen ist oder welchen Regeln sie unterliegt.

Woran liegt es, daß diese These von der Theorienabhängigkeit der Beobachtung erst in den letzten Jahrzehnten in den Vordergrund rückte? Möglicherweise lag es an der „naiven" Verwendung des Begriffes „beobachtbar", der früher häufig als „F ist beobachtbar" interpretiert wurde.[152] Wir müssen aber im Grunde genommen immer hinzufügen, daß die Eigenschaft F für eine bestimmte Person beobachtbar ist, die das F als ein bestimmtes F interpretiert.[153] Diese Relativierung ist notwendig, weil bei der Beobachtung sowohl die biologischen Fähigkeiten der Person als auch seine sprachlichen und fachwissenschaftlichen Fähigkeiten berücksichtigt werden müssen, die der Beobachtende in der Vergangenheit erworben hat. Ein Farbenblinder wird zum Beispiel bestimmte Farben nicht wahrnehmen und eine extrem kurzsichtige Person wird entferntere Gegenstände nicht deutlich erkennen können. Ein erfahrener Automechaniker wird nach einem schnellen Blick unter die Motorhaube häufig die

---

152 Für „F" kann ein beliebiges Merkmal eingesetzt werden.
153 Das einstellige Prädikat „F ist beobachtbar" wird so zum zweistelligen Prädikat „F ist für die Person P beobachtbar".

Ursache für eine Fehlfunktion des Motors erkennen, während der unerfahrene Autofahrer lediglich einen Motor sehen wird. Ähnlich kann es sich bei Experimental-Physikern verhalten, die sich häufig darüber einig sind, daß in einem Versuchslabor unter bestimmten Meßbedingungen eine mikrophysikalische Erscheinung „unmittelbar" beobachtet wurde, – was nicht bedeutet, daß dies durch direkte Beobachtung durch einen „normalen" Menschen bestätigt werden kann, der über keine besonderen physikalischen Kenntnisse und Fähigkeiten verfügt.[154]

Obwohl die ausdrückliche Bezugnahme auf eine bestimmte Person bei der Verwendung von „beobachtbar" überflüssig erscheinen mag, wird doch in den meisten Wissenschaften eine gewisse Erfahrung im Umgang mit Instrumenten vorausgesetzt, genauso wie mit dem Umgang von Theorien. Während in philosophischen Betrachtungen meistens die Beobachtung durch einen „normalen" Menschen als eigentliche Beobachtung angesehen wird, werden heute auch solche Erscheinungen als beobachtbar angesehen, die durch die Verwendung von Instrumenten gewonnen werden. Dabei sind wir uns aber bewußt, daß beim Gebrauch von Instrumenten stillschweigend vorausgesetzt wird, daß die allgemeine Theorie über die Funktion des Meßinstrumentes gültig ist und daß das Meßinstrument richtig funktioniert. Wenn beide Annahmen nicht erfüllt sind, werden wir uns auch nicht auf die gemachte Beobachtung berufen können.[155]

Wie wir bereits eingehend diskutiert haben, gibt es im Grunde genommen keine Beobachtungsdaten, die nicht bereits durch irgendwelche Hypothesen „belastet" sind. Dasjenige, was wir als unmittelbar Gegebenes ansehen, wird von uns bereits immer schon als ein bestimmtes Etwas interpretiert. Selbst die einfachsten Beobachtungssätze wie „Der Ball ist rot" oder „Die Musik ist laut" sind „theoriebeladen", weil bereits das korrekte Erlernen und die Verwendung dieser Begriffe voraussetzt, daß wir eine weitgehend allgemein verbindliche Meinung darüber haben müssen, was rot oder laut ist. Bei der Verwendung von Instrumenten zur Erweiterung unserer Sinnestätigkeiten wird dies noch offensichtlicher.

Selbst wenn wir einen engeren Beobachtungsbegriff verwenden wollten, der den Gebrauch von Instrumenten vermeidet oder gar verbietet, um damit dem

---

154 Im klinischen Alltag wird umgangssprachlich gelegentlich die Weisheit „Erkenne, was Du siehst" geäußert, die nahelegt, zwischen einer „bloßen" Beobachtung von etwas und der Erkenntnis von einem Gegenstand als einem bestimmten Etwas zu unterscheiden. Dies ist besonders in operativen Situationen sehr wichtig. Wenn wir unerfahrenen Operateuren assistieren, dann sind wir häufig verwundert, daß der junge Operateur versucht, Strukturen zu durchtrennen, die der Erfahrene schon längst als wichtig (z. B. Nerven und Gefäße) erkannt hat. Es kommt nicht nur darauf an, daß wir etwas sehen, sondern daß etwas als etwas erkannt wird. Erkenntnis ist somit keine zweigliedrige Beziehung zwischen einem Subjekt und Objekt („x erkennt y"), sondern sie ist dreigliedrig: „x erkennt y als z".

155 In der Naturwissenschaft wird häufig das Begriffspaar „beobachtbar – nicht beobachtbar" in dem Sinn verwendet, daß zwischen Vorgängen im Makrobereich (beobachtbar) und Vorgängen im Mikrobereich (nicht beobachtbar) unterschieden wird. Auf diese Differenzierung sollte verzichtet werden.

ursprünglichen Sinn von Beobachtung zurückzugewinnen, könnten wir auf hypothetische Annahmen nicht verzichten. Wer sich nur auf das sinnlich Wahrnehmbare stützten möchte, also auf den Input der normal funktionierenden Sinnesorgane, der sollte berücksichtigen, daß Wahrnehmung keine bloße Rezeption ist, sondern ein komplexer Prozeß des Gehirns. Die Annahme einer hypothesenfreien Beobachtung sollte in das Reich der Illusionen verbannt werden.

Der Grund, warum diese Fiktion solange kultiviert worden ist, beruht vermutlich auf dem Streben, ein absolut sicheres Fundament unserer Erfahrung durch die Empirie zu gewinnen. Wie wir aber gesehen haben, ist dies eine unerfüllbare Hoffnung, weil es kein absolut sicheres Fundament gibt, wie sich auch im historischen Rückblick erkennen läßt. Zumindest ist jetzt klar ersichtlich, daß der Empirismus allein, die bloße Beziehung auf Beobachtbares, uns keine sichere Erkenntnis vermittelt. Erst in der Interpretation durch das Hintergrundwissen bzw. Paradigma wird festgelegt, als was das Beobachtbare angesehen werden soll. Dieser Mechanismus, daß das Beobachtbare immer schon aus einem bestimmten Blickwinkel gesehen wird, daß es keinen neutralen Standpunkt gibt, scheint für uns Menschen nicht hintergehbar zu sein. Jede vollzogene Wahrnehmung offenbart sich als ein Akt, der eine sogenannte Als-Struktur hat. Ein Gegenstand wird immer als ein bestimmtes Etwas wahrgenommen. „Es gibt keine voraussetzungslose Erkenntnis; wir bewegen uns denkend, sprechend oder argumentierend immer im Rahmen von nicht einholbaren Voraussetzungen. Es gibt keine absolute, sondern viele unterschiedliche und unvergleichbare Grundlagen von Erkenntnis."[156]

Hilft uns diese Erkenntnis, daß es keine hypothesenfreien Beobachtungen gibt, bei der Erläuterung der Theorienabhängigkeit von Beobachtungen? Nur indirekt. Wie wir aus den vorhergehenden Ausführungen wissen, wurde von den logischen Empiristen versucht, wissenschaftliche (empirische) Sätze von unwissenschaftlichen, spekulativen Sätzen zu unterscheiden. Es wurde nach einem Abgrenzungskriterium zwischen zulässigen und unzulässigen Aussagen gesucht. Die Präzisierung der empirischen Einstellung sollte ihren Niederschlag finden in einem Kriterium der empirischen Signifikanz.[157] Trotz intensiver Suche nach einem adäquaten Kriterium, das die unerwünschten Aussagen ausschließt und die erwünschten Aussagen zuläßt, konnte keines gefunden werden. Es gibt demnach kein formales Kriterium, das bestimmte Aussagen inhaltlich als sinnlos, als unwissenschaftlich oder als spekulativ ausweist.

Aufgrund der Analysen bei der Suche nach einem empirischen Abgrenzungskriterium setzte sich allmählich die Auffassung durch, daß es vorteilhaft ist, unsere

---

156 Kutschera [33] S. 145

157 Zunächst wurde als Abgrenzungskriterium definiert, daß die Aussage genau dann empirisch signifikant ist, wenn sie entweder wahr oder falsch ist. Dies erwies sich als genauso unzureichend wie die Festlegung, daß eine Aussage genau dann empirisch signifikant ist, wenn es Beobachtungssätze gibt, zu denen diese Aussage in der deduktiven Relation steht oder wenn sie in eine empiristische Sprache übersetzbar ist. Eine ausführliche Erläuterung der Probleme zur empirischen Signifikanz findet sich bei Stegmüller [54] S. 181–374.

Sprache in zwei Bereiche einzuteilen. Es entstand die Zweistufentheorie der Wissenschaftssprache. Nach ihr wird die Sprache in eine Beobachtungssprache und eine theoretische Sprache eingeteilt. Die Beobachtungssprache erweist sich als grundlegend und unentbehrlich für die Mitteilung von Beobachtungsergebnissen sowie für die Kommunikation zwischen Wissenschaftlern. Es handelt sich um eine verständliche und leicht zu erlernende Sprache, die wir alle als Kinder lernen. Die Bedeutung der singulären und generellen Begriffe wird dabei durch wiederholten Bezug auf Beobachtbares festgelegt.[158]

Von der für sich verständlichen Beobachtungssprache wird eine theoretische Sprache unterschieden, in der auch die Theorie formuliert wird. In der Sprache kommen Begriffe vor wie „Positron", die nicht allein dadurch verständlich sind, daß wir auf ein Positron zeigen, – was im engeren Sinne auch gar nicht möglich ist–, sondern diese Begriffe gewinnen erst dadurch eine partielle empirische Deutung, indem die Theorie angewendet wird.

Warum ist diese Zweiteilung so bedeutend? Es hatte sich gezeigt, daß sich die Natur dieser Gegenstände (Atome), die mit dem theoretischen Begriff „Atom" bezeichnet werden, mit dem theoretischen Kontext bzw. der Theorie ändert. Die Bedeutung des theoretischen Begriffs wird nämlich durch die theoretischen Aussagen mitbestimmt, in denen dieser Name und dessen Prädikate vorkommen. „Atom" ist in seiner Bedeutung erst durch eine bestimmte mikrophysikalische Theorie festgelegt. Ohne diese Theorie wäre der Begriff bedeutungslos. Wenn sich nun die Theorie ändert, so ändert sich auch die Bedeutung, was unter einem „Atom" zu verstehen ist.[159]

Es wird aus diesem Sachverhalt sofort ersichtlich, daß es wenig wahrscheinlich ist, daß sich Befürworter verschiedener Theorien miteinander verständigen können, – geschweige denn rational über ihre Theorien argumentieren. Da sie möglicherweise

---

158 Wir haben bis jetzt angenommen, daß wir über Gegenstände sprechen und nicht über das unmittelbar Gegebene, das Wahrgenommene. Die Rede über bloße Sinneswahrnehmungen unseres Sinnesapparates würde lediglich eine sogenannte phänomenalistische Sprache implizieren, während fast alle Wissenschaftsphilosophen einer Dingsprache, einer Sprache über Gegenstände, den Vorzug geben. Nur sie garantiert nämlich die intersubjektive Verständlichkeit, die in Bezug auf Sprachen der ersten Form bezweifelt oder direkt bestritten wird. Wir werden dem Philosophen Quine Recht geben, daß die Wahl zugunsten einer physikalischen Sprache, einer Sprache über Gegenstände, nur eine sinnvolle pragmatische Entscheidung ist. „Der Mythos der physikalischen Objekte ist epistemologisch den meisten anderen darin überlegen, daß er sich darin wirksamer als andere Mythen erwiesen hat, dem Fluß der Erfahrungen eine handliche Struktur aufzuprägen." Quine [47] S. 49

159 Es ist in der Tat ein schwieriges philosophisches Problem, ob z.B. Elektronen tatsächlich existieren, oder ob sie lediglich ein Konstrukt unseres Erkenntnisvermögens und unserer Theorien sind. Würden Elektronen als selbständige Einheiten in unserer Welt existieren, dann dürfte sich der Bezug auf diese kleinen Gegenstände nicht ändern, wenn er einmal durch den Begriff eindeutig festgelegt worden ist. Ist ein Elektron aber lediglich ein Konstrukt, dann würde sich mit der Bedeutung des Begriffs „Elektron" zugleich auch der Gegenstandsbereich der Theorie ändern, d. h. wir würden mit einer neuen Theorie plötzlich auf andere Gegenstände verweisen – oder auf gar nichts.

Holismus:
Der Holismus versucht den Gegenstand der Betrachtung nicht aus Teilen zusammengesetzt zu verstehen, sondern als Ganzheit.

sogar über verschiedene Gegenstände reden, wenn sie dieselben Wörter verwenden, ist eine echte Verständigung eher unwahrscheinlich.

Da sowohl die angeblich neutrale Beobachtungssprache als auch die theoretische Sprache von wesentlichen theoretischen Aspekten unseres Weltbildes abhängen, stellt sich zwangsläufig die Frage, ob nicht alle Beobachtungen irgendwie Bezug nehmen auf unser Gesamtsystem an Wissen, auf unsere Erwartungen und Annahmen über die Welt. Sind wir nicht vollständig gefangen in unserer Sicht, wie die Welt zu sein scheint oder zu sein hat?[160]

Wir wollen uns nun dem sogenannten „Holismus" zuwenden, der unter anderem mit drei verschiedenen Behauptungen verknüpft wird:

1. die Sprache ist theorienbeladen;
2. es gibt keine Sätze, deren Wahrheitsbedingungen unabhängig von theoretischen Annahmen sind; und
3. einzelne Theorien werden durch Beobachtungen nicht falsifiziert, sondern nur umfangreiche Komplexe unserer Annahmen über unsere Welt – es gibt kein Scheitern von Theorien an der Erfahrung (Duhem-Quine-These).

Ohne Zweifel werden Sie den ersten beiden Behauptungen zustimmen. Da die Wahrheit der letzten Behauptung nicht so offensichtlich ist, wollen wir die „Duhem-Quine-These" etwas näher betrachten, zumal sie für die nachfolgende Argumentation noch eine wichtige Rolle spielen wird.

Was ist mit der letzten These gemeint? Der Holist behauptet, daß es keine Möglichkeit gibt, lediglich einen Einzelaspekt einer Theorie zu testen und zu widerlegen, egal ob es sich um einen Satz oder eine Verknüpfung von Sätzen handelt, weil wir durch eine geeignete Anpassung des Hintergrundwissens den Zwang zur Widerlegung abschwächen können. Damit wird genau das ausgedrückt, was als wissenschaftshistorisches Faktum wiederholt nachgewiesen wurde: obwohl es Fakten gab, die eine Theorie widerlegten, wurde die Theorie beibehalten – manchmal dadurch, indem andere Teile der Theorie so verändert wurden, daß die Theorie wieder so „leidlich" paßte, oder indem die widerstreitenden Fakten ignoriert wurden.[161]

Quine behauptete außerdem, daß es auch keine Beobachtungssätze gibt, die wir isoliert ein für alle mal verifizieren könnten, und daß alle empirischen Sätze

---

160 Bis ein revolutionärer Geist uns wieder davon überzeugt, daß unsere Sichtweise „falsch" ist.

161 „In einem Extremfall kann die Theorie aus so festen konditionierten Verbindungen zwischen Sätzen bestehen, daß sie auch den Fehlschlag von ein oder zwei Vorhersagen aushält. Wir befinden uns dann in einer solchen Lage, daß wir das Nichtzutreffen der Vorhersage durch einen Beobachtungsfehler oder als Ergebnis einer unerklärten Störung entschuldigen. Wenn es zum Äußersten kommt, wedelt also der Schwanz mit dem Hund." Quine [46] S. 46f

hinsichtlich ihrer Wahrheit und ihrer Bedeutung voneinander abhängig sind.[162] Geprüft oder getestet wird demnach nicht die einzelne Theorie, sondern das gesamte System. Das System unserer Erkenntnisse, ausgedrückt durch Theorien und Sätze, können wir uns als eine Kugel veranschaulichen. An der Oberfläche befinden sich die Beobachtungssätze, d. h. hier, an der Peripherie, findet die Auseinandersetzung unseres Wissens mit der Außenwelt statt. Zum Kern hin werden die Sätze immer abstrakter und im Zentrum befinden sich unsere logischen Regeln. Werden zum Beispiel neue Beobachtungen gemacht, dann müssen unter Umständen bisherige Aussagen korrigiert werden, die mit den neuen Beobachtungen im Widerspruch stehen, um das gesamte System aufrecht zu erhalten. Die Korrektur erfolgt dabei entweder mehr an der Peripherie oder mehr im Inneren der Theorie. Die Wahrheit, um die es bei der Verifikation eines Satzes geht, ist aber letztlich die des ganzen Systems.

Diese Gedanken verweisen auf eine Wissenschaftskonzeption, nach der Beobachtungen und experimentelle Meßanordnungen immer schon in einer bestimmten Weise theoriengeladen sind und zugleich empirisch unterdeterminiert sind, d. h. die Interpretation der Beobachtung ist nicht eindeutig festgelegt. Das empirische Datum, die Wahrnehmung, ist mit verschiedenen Interpretationen verträglich, die sich möglicherweise sogar widersprechen. Außerdem erscheinen Daten als Daten immer

---

162 „Die Gesamtheit unseres sogenannten Wissens oder Glaubens, angefangen bei den alltäglichsten Fragen der Geographie oder der Geschichte bis hin zu den grundlegendsten Gesetzen der Atomphysik und sogar der reinen Mathematik und Logik, ist ein von Menschen geflochtenes Netz, das nur an seinen Rändern mit der Erfahrung in Berührung steht. ... Ein Konflikt mit der Erfahrung an der Peripherie führt zu Anpassungen im Inneren des Feldes. Wahrheitswerte müssen über einige unserer Aussagen neu verteilt werden. Die Umbewertung einiger Aussagen zieht auf Grund ihrer logischen Zusammenhänge die Umbewertung einiger anderer Aussagen nach sich – die logischen Gesetze wiederum sind nur gewisse weitere Aussagen des Systems, gewisse weitere Elemente des Feldes. Wenn wir eine Aussage neu bewertet haben, müssen wir einige andere neu bewerten, die entweder logisch mit der ersten verknüpft oder selbst Aussagen logischer Zusammenhänge sind. Doch das gesamte Feld ist so sehr durch seine Randbedingungen, die Erfahrung unterdeterminiert, daß wir eine breite Auswahl haben, welche Aussagen wir angesichts einer beliebigen individuellen, dem System zuwider laufenden Erfahrung neu bewerten wollen. Keinerlei bestimmte Erfahrungen sind mit irgendwelchen bestimmten Aussagen im inneren des Feldes auf andere Weise verbunden als indirekt durch Erwägungen des Gleichgewichts für das Gesamtfeld. Wenn diese Sehweise richtig ist, ist es irreführend, von dem empirischen Gehalt einer individuellen Aussage zu reden, insbesondere, wenn es eine weit von der Erfahrungsperipherie des Feldes entfernte Aussage geht. ... Jede beliebige Aussage kann als wahr aufrechterhalten werden, was da auch kommen mag, wenn wir nur anderweitig in dem System ausreichend drastische Anpassungen vornehmen. Selbst eine Aussage ganz nahe der Peripherie kann angesichts gegenläufiger Erfahrung als wahr aufrechterhalten werden, indem mit Halluzinationen argumentiert wird oder indem gewisse Aussagen jener Art berichtigt werden, die logische Gesetze genannt werden. Umgekehrt ist ebenso keine Aussage unrevidierbar. Die Revision selbst des logischen Gesetzes des ausgeschlossenen Dritten wurde vorgeschlagen, um damit eine Vereinfachung der Quantenmechanik zu erreichen; und worin liegt der grundsätzliche Unterschied zwischen einer solchen Verschiebung und derjenigen mit der Kepler Ptolemäus verdrängte, Einstein Newton und Darwin Aristoteles?" Quine,[47] S. 47f

nur in einem bestimmten Interpretationsrahmen, wobei der Standort und das Hintergrundwissen festlegen, welcher Interpretationsrahmen gewählt wird.

Quine spricht auch davon, daß Sätze verschiedene Entfernung von der sinnlichen Peripherie haben, so daß sie dem Wandel mehr oder weniger stark ausgesetzt sind. Aber sowohl die sinnliche Peripherie als auch das logische Zentrum sind schwer zu definieren. Nach Quine sind die Überlegungen eher pragmatischer Natur, die den Menschen bei der Anpassung seiner wissenschaftlichen Erbschaft leiten. Es ist methodisch nicht festgelegt, auf welche Weise die widersprechenden Beobachtungen mit der Sicht über unsere Welt wieder in Einklang gebracht werden können. Es ist denkbar, daß wir sowohl die spezielle Theorie als auch die Hintergrundannahmen ändern.

Das Interessante an der holistischen Konzeption ist, daß wir nicht einzelne Sätze oder Theorien mit Beobachtungen konfrontieren, sondern immer nur das Gesamtsystem unserer Annahmen über die Welt, und daß wir daher besonders auf die Kohärenz des Systems achten.

7. Die Dynamik der wissenschaftlichen Methodologie

Wenn von der Entwicklung der Wissenschaft oder vom wissenschaftlichen Fortschritt die Rede ist, so denken wir zunächst an die Entdeckung neuer Einzeltatsachen wie die des Sauerstoffs oder des Herz-Kreislauf-Systems. Diese Entdeckungen führen aber noch zu keinem nennenswerten wissenschaftlichen Fortschritt, sondern dazu ist erst die Einführung neuer Methoden und Theorien nötig. Die Entdeckungen neuer Fossilien, bisher unbekannter Pflanzen- und Tierarten oder der zufällige experimentelle Nachweis bisher unbekannter Naturphänomene stehen sicherlich am Anfang der wissenschaftlichen Entwicklung, indem sie das Interesse des Wissenschaftlers auf neue Erscheinungen lenken. Bei der Entdeckung neuer Phänomene stützt sich der Forscher nicht nur auf seine Sinnesorgane, sondern auch auf zum Teil sehr komplizierte Apparaturen,[163] die dazu dienen, das sinnliche Unterscheidungsvermögen des Menschen zu schärfen und die Reichweite seiner Sinne beträchtlich zu erhöhen.[164]

Die Wissenschaftler bleiben aber nicht bei den Entdeckungen neuer Fakten stehen, die uns lediglich eine zunehmende Fülle von einzelnen Daten liefern würden, sondern sie wollen uns auch Einblicke in die Zusammenhänge der Naturereignisse verschaffen, indem sie das Wissen systematisieren und Theorien aufstellen. Der Wissenschaftler beginnt bei seiner Systematisierung zunächst mit der Aufstellung qualitativer empirischer Gesetzmäßigkeiten, die wir als elementarste Stufe der Hypothesenbildung ansehen können. Solche empirischen Gesetze wie „Öl schwimmt auf Wasser", „Gold ist schwerer als Eisen" und „Kupfer leitet Elektrizität" werden induktiv gewonnen.[165] Damit steckt in ihnen aber bereits eine hypothetische

---

163 Die Verwendung von Instrumenten setzt eine praktisch-technische und zwei theoretische Gegebenheiten voraus. Die praktische Voraussetzung: Um neue Instrumente verwenden zu können, müssen sie erst konstruiert werden. Daher bleibt der wissenschaftliche Fortschritt zumindest im naturwissenschaftlichen Bereich an den sogenannten technischen Fortschritt gebunden. Die theoretischen Voraussetzungen: Es muß erstens eine allgemeine Theorie des Meßverfahrens geben, die festlegt, wie das Instrument funktioniert, und es muß in der konkreten Situation garantiert sein, daß das Meßinstrument tatsächlich korrekt funktioniert.

164 Da wir quantitative Begriffe erst einführen können, wenn wir eine geeignete Meßtechnik entwickelt haben, ist wissenschaftlicher Fortschritt ohne die technische Weiterentwicklung nicht denkbar. Ohne das Thermometer, das Barometer, die Pendeluhr, das Mikroskop und das Teleskop hätte der naturwissenschaftliche Fortschritt im 17. Jahrhundert nicht einsetzen können. Es bedurfte dieser wichtigen Hilfsmittel, um exakte Experimente und genaue Messungen vornehmen zu können, um damit die Voraussagen der Theorien zu überprüfen.

165 Um eine Theorie über die Naturereignisse aufzustellen, war es zunächst notwendig, die Natur zu beobachten und dann zu überprüfen, ob die aufgestellte Theorie mit der Beobachtung in Einklang steht. Zur Beschreibung solch einer einfachen Theorie eigneten sich natürlich zu Beginn allgemeine Generalisationen, die in Allaussagen wie „Alle Raben sind schwarz" oder „Holz schwimmt auf dem Wasser" ausgedrückt wurden. Diese Art der Allaussagen können

Komponente, weil in ihnen nicht nur über einzelne Beobachtungen berichtet wird, sondern es werden allgemeine Zusammenhänge behauptet. Wir berufen uns zwar auf bisherige Beobachtungen, wenn wir behaupten, daß Gold schwerer ist als Eisen, aber wir behaupten mit den Gesetzmäßigkeiten weit mehr. Wir beanspruchen, daß die in der Vergangenheit gemachten Beobachtungen auch in Zukunft eintreten werden. Diese hypothetische Komponente ist in den empirischen Gesetzmäßigkeiten dadurch impliziert, daß wir in der Vergangenheit beobachtete Regelmäßigkeiten in die Zukunft extrapolieren, und daß wir gleichzeitig keine Sicherheit haben, bei dieser Übertragung keinen Fehler zu begehen. Theoretisch könnte die Zukunft auch anders sein, als die Vergangenheit war.

Der menschliche Forschungsdrang hat sich nicht damit begnügt, lediglich solche isolierten empirischen Gesetze zu formulieren. Diese Gesetzmäßigkeiten wurden zu ganzen Systemen verknüpft, so daß sich komplexe Hierarchien von Gesetzen ausbildeten. Durch die Aufstellung von Hierarchien empirischer Gesetze wurden dann die einzelnen Gesetze in immer größere Zusammenhänge eingefügt, so daß auch scheinbar heterogene Arten von Erscheinungen unter dieselben allgemeinen Gesetze subsumiert werden konnten. Dieses hatte den Vorteil, daß sich die Bestätigung von einzelnen Teilen des Systems auch auf die übrigen Teile übertrug. So war es eine der großen Leistungen von Isaac Newton, physikalische Gesetze aufgestellt zu haben, die sowohl für die Himmelsmechanik als auch für alltägliche Vorgänge gelten.

Neben der zunehmenden Systematisierung strebt der Wissenschaftler aber zugleich nach größerer Genauigkeit, indem er die Zusammenhänge mathematisch beschreibt. Auf diese Weise können aus den Gesetzen genauere Prognosen abgeleitet werden, die dann natürlich auch leichter zu überprüfen sind. Außerdem kann durch die mathematische Sprache leichter bewiesen werden, ob die Gesetze für ihren Anwendungsbereich tatsächlich gültig sind.[166] Wie wichtig die Mathematisierung ist, wird an dem Gesetz der Planetenbewegung deutlich. Würde jemand in unserer alltäglichen Sprechweise lediglich behaupten, daß sich die Planeten stets auf elliptischen Bahnen um die Sonnen bewegen, so eignet sich diese Festellung nicht für astronomische Prognosen. Erst mit Hilfe der Kepler'schen Gesetze, die in einer

---

durchaus durch Abstraktion aus Einzelerkenntnissen abgeleitet werden, allerdings wird ihre Wahrheit dadurch nicht garantiert. Sie sind aber für unsere Zwecke als unproblematisch anzusehen. Wenn jemand bisher 125 Raben gesehen hat und alle schwarz waren, dann wird er sehr geneigt sein, dem Satz „Alle Raben sind schwarz" zuzustimmen, d. h. er wird die Wahrscheinlichkeit als sehr hoch ansehen, daß der Satz wahr ist – wohlwissend, daß er sich auch irren kann. Viele der einfachen Aussagen über allgemeine Zusammenhänge können durch Beobachtungen mit nachfolgender Abstraktion bzw. Verallgemeinerung gewonnen werden. Allerdings sind solche Generalisationen noch weit davon entfernt, eine Theorie zu sein.

166 Die Bedeutung quantitativer Begriffe kann nicht deutlich genug hervorgehoben werden. Sie erhöhen das Maß an intersubjektiver Verständigung, indem sie sich auf ein objektives Meßverfahren stützen, und sie ermöglichen erst, präzise quantitative Gesetze zu formulieren, die für exakte Prognosen notwendig sind.

mathematisch-quantitativer Sprache formuliert sind, gelingt es, Mond- und Sonnen-finsternisse für die kommenden Jahrhunderte vorauszusagen.[167]

Ein weiterer Schritt besteht in dem Übergang von der Systematisierung zur Theorienbildung. In den Theorien werden jetzt theoretische Begriffe verwendet, die wir nicht mehr vollständig empirisch deuten können, ohne daß eine indirekte Interpretation durch die Theorie mitgeliefert wird. So können wir das Fallgesetz von Galilei als empirisches Gesetz alltagssprachlich etwa folgendermaßen formulieren: „ein in der Nähe der Erdoberfläche frei fallender Körper fällt mit einer Be-schleunigung, die ungefähr 9.81 m/s² beträgt". Vergleichen wir hierzu die Theorie von Newton, aus der sich das Fallgesetz ebenso wie viele andere Gesetze approxi-mativ ableiten lassen, dann werden wir feststellen, daß die Newtonsche Physik mehr als nur eine einfache Ansammlung von speziellen Gesetzen ist. Wir finden in Newtons Theorie auch theoretische Konstruktionen wie z.B. Kraft und Masse, die wir nur teilweise empirisch deuten können, und zwar nur so, wie es die Theorie nahelegt.[168]

Die Auseinandersetzung mit der Natur führt zunächst zu qualitativen Beschreibungen über die Naturzustände. Aufgrund der qualitativ vorgenommenen Unterscheidungen wird dann die Einführung komparativer Begriffe nahegelegt. Komparative Begriffe sind ein wichtiger Schritt zur weiteren Metrisierung des fraglichen Gegenstandsbereiches. Erst wenn wir in der Lage sind, die untersuchten Eigenschaften der Gegenstände zu messen, wenn wir über adäquate Funktionen verfügen, können wir eine Mathematisierung vornehmen, wie wir sie heute gewohnt sind. Dieser lange Weg von der qualitativen Beschreibung eines Sachverhaltes zu einer mathematisierten Theorie soll am Beispiel der Begriffsentwicklung erläutert werden. Damit wird zugleich verständlich, wie selbst bei der Bildung von Begriffen empirische Erfahrung und Hypothesen über die Natur aufeinander angewiesen sind.

Bisher haben wir nicht zwischen klassifikatorischen (qualitativen), komparativen und metrischen (quantitativen) Begriffen unterschieden, sondern stillschweigend vorausgesetzt, daß verschiedene Begriffe für verschiedene Zwecke existieren. Eine eingehendere Auseinandersetzung mit diesen verschiedenen Arten von Begriffen wird uns nun in die Lage versetzen, bestimmte Strukturen in der Entwicklung unserer Erkenntnis leichter nachzuvollziehen.

---

167 Die Antike kannte nur drei quantitative Gesetze: das Hebelgesetz der Mechanik, das Auftriebsgesetz der Hydrostatik und das Reflexionsgesetz der Optik. Erst in der Neuzeit wurde der Stellenwert der metrischen naturwissenschaftlichen Gesetze erkannt, die die Erscheinungen der Natur (Objekte und Ereignisse) in eine systematische mathematische Beziehung brachten. Diesen entscheidenden Schritt der Mathematisierung unserer Welt verdanken wir besonders Galilei, Kepler und Descartes.

168 Die geschichtliche Entwicklung der Wissenschaft läßt sich aber nicht immer in die schablonenhafte Darstellung pressen: „Zunächst empirische Generalisation – dann deduktive Systematisierung – dann mathematische Präzisierung – dann Theorienbildung". Es kommt nicht selten vor, daß diese Stadien fließend ineinander übergehen – wobei allerdings die Theorie am Ende der Entwicklung steht.

Als Ausgangspunkt dieses Exkurses wählen wir die Feststellung, daß die Welt sich nicht einfach von allein in verschiedene Bereiche gliedert, sondern nur in Abhängigkeit davon, wie wir über Sachverhalte sprechen. Wir hatten bereits früher auf diesen Zusammenhang hingewiesen. Was ist nun damit gemeint? Wenn wir unseren Blick auf einen Teil unserer Welt richten, dann erscheint sie uns in irgendeiner Form gegliedert: in Bäume, Blumen, Tiere, Steine, Flüssigkeiten, Häuser, aber auch in Galaxien, Pulsare, Moleküle, Gene, Neutrinos, Staaten, Familien, usw. Ist diese Gliederung in verschiedene Gegenstände aber eine Eigenschaft unserer Welt oder ist sie eine unserer Sprache? Wir behaupten, daß die Blätter grün sind, daß sich hydrophile und hydrophobe Flüssigkeiten nur schwierig mischen lassen, und daß bestimmte Medikamente den Blutdruck erhöhen können. Wenn wir uns die Gegenstände anschauen, die wir als Blätter identifiziert haben und ihnen die Eigenschaft zuschreiben, grün zu sein, dann glauben wir zu Recht behaupten zu können: „Die Blätter sind grün." Gibt es nun eine Möglichkeit, auf die Blätter Bezug zu nehmen, ohne die Verwendung einer Sprache? Diese Frage ist schwierig zu beantworten, weil sie wiederum eine Feststellung in einer anderen Sprache erfordern würde. Letztlich ist für uns die Sprache als solche nicht hintergehbar, wenn wir uns auf Meinungen beziehen wollen, die wahrheitsfähig sind, d. h. die ein Wissen ausdrücken. Um zu wissen, was gemeint ist, müssen wir eine Feststellung treffen, die wiederum in einer Sprache formuliert wird, die wiederum festlegt, was gemeint ist, usw. Die Begriffe einer Sprache legen damit fest, worüber wir sprechen können.[169] Die Einteilung unserer Begriffe in verschiedene Klassen drückt nicht unbedingt ein Verhältnis über die Existenz von bestimmten Dingen aus, sondern sie ist zunächst nur ein sprachlicher Unterschied.[170] Wir sind es, die unsere Welt gliedern, wenn wir durch die Verwendung von Begriffen auf mögliche Sachverhalte Bezug nehmen und über sie sprechen. Das ist einer der Gründe, warum wir immer wieder versuchen, Einsichten über unser Weltverständnis zu erlangen, indem wir Begriffe analysieren. Die Grenze unserer Sprache legt fest, worüber wir reden können und was wir begreifen können, – worüber wir Begriffe haben. Die Grenze unserer Sprache ist damit auch die Grenze unserer Erfahrung.[171]

---

169 Ob die Begriffe, die wir in unserer Sprache verwenden einen engen Bezug zur Welt haben, ob sie sogar im Verhältnis der kausalen Relation zur Wirklichkeit stehen, ist ein interessantes philosophisches Problem, das wir hier nicht diskutieren können. Wir unterstellen aber gemeinhin, daß es eine Verknüpfung zwischen unserer Sprache und der Welt gibt, die letztlich garantiert, daß es so etwas wie eine Wahrheitsrelation gibt.

170 Es ist deshalb auch nicht erlaubt zu sagen, daß eine bestimmte Erscheinung eine qualitative oder quantitative Natur hat, sondern lediglich, daß eine bestimmte Erscheinung in quantitativen oder qualitativen Begriffen ausgedrückt wird.

171 Diese Grenze ist intersubjektiv nicht hintergehbar. Wenn wir etwas ausdrücken wollen, dann muß es in einer Sprache erfolgen. Wollten wir etwas behaupten, was sprachlich nicht ausgedrückt werden kann, was wir sprachlich nicht fassen können, so müßten wir uns ein anderes Kommunikationsmedium suchen. Wenn wir weiterhin akzeptieren, daß jemand mit einer Behauptung zugleich die Verpflichtung eingeht, seinen Wahrheitsanspruch auf Verlangen auch einzulösen können, dann fällt es schwer sich ein anderes Medium vorzustellen als unsere Sprache.

Wir erinnern uns, daß wir zwei Klassen von Ausdrücken voneinander unterschieden haben: die singulären und die generellen Ausdrücke. Während die Funktion der singulären Ausdrücke (Kennzeichnungen bzw. Beschreibungen, Eigennamen, und deiktische Ausdrücke) darin besteht, den Bezug auf den Gegenstand sicherzustellen, über den etwas ausgesagt werden soll, besteht die Funktion der generellen Ausdrücke (Eigenschaften und Relationen) darin, etwas über den Gegenstand oder sein Verhältnis zu anderen Gegenständen auszudrücken. Mit einem einfachen Aussagesatz wie „Der Ball ist rot" wird behauptet, daß es einen Gegenstand gibt, der als Ball bezeichnet wird, der die Eigenschaft „rot" hat. Mit „Hans läuft schneller als der Bundeskanzler der Bundesrepublik Deutschland im Juni 1985" wird Bezug genommen auf zwei Gegenstände, einmal auf die Person Hans, die im Kontext des Satzes genauer spezifiziert wird, und auf diejenige Person, die im Juni 1985 Bundeskanzler der Bundesrepublik Deutschland war. Es wird des weiteren festgestellt, daß die eine Person schneller läuft als die andere.

Wir werden uns im weiteren nur noch mit den generellen Begriffen auseinandersetzen, weil sie nicht nur auf einen Gegenstand angewendet werden können, sondern auf beliebig viele Gegenstände. Die einfachsten generellen Begriffe sind die klassifikatorischen. Jede sinnvoll interpretierte Sprache ist mit einem Begriffssystem verbunden, das zumindest über solche klassifikatorische Begriffe verfügt. Welche klassifikatorischen Begriffe in die Sprache eingeführt werden, hängt nicht nur von empirischen Beobachtungen und hypothetischen Annahmen über die Welt ab, sondern auch von Einfachheitsbetrachtungen und der potentiellen Fruchtbarkeit der Begriffe.

Was ist überhaupt der Grund, klassifikatorische oder qualitative Begriffe in unserer Sprache zu verwenden? Was ist ihre Funktion? In der Frühphase einer Sprache (sowohl phylogenetisch als auch ontogenetisch) werden klassifikatorische Begriffe verwendet, um Gegenstände in verschiedene Klassen einzuteilen. Die Begriffe „rot", „heiß", „Tiger" oder „Uran" werden verwendet, um rote Gegenstände von andersfarbigen zu unterscheiden, heiße Gegenstände von kalten, Tiger von anderen Großkatzen und Uran von anderen chemischen Elementen. Dabei wird vorausgesetzt, daß die Begriffe hinreichend genau spezifiziert sind, um eine Trennung bzw. eindeutige Zuordnung der Gegenstände zu einer bestimmten Klasse zu ermöglichen, und daß die Einteilung über alle Gegenstände erschöpfend ist, d. h. jeder Gegenstand von Interesse fällt unter eine der begrifflich festgelegten Klassen. Durch Sätze der Form „Das Auto ist rot" oder „Eis ist kalt" wird eine einfache Zuordnung des Gegenstandes zu der Klasse der roten oder kalten Gegenstände behauptet. Es handelt sich damit um eine einfache Klassifikation. Entweder der Gegenstand ist rot oder nicht. Entweder der Gegenstand ist kalt oder nicht.

Im Alltag sind die Bedingungen für eine eindeutige Klassenzugehörigkeit der Gegenstände nicht immer gegeben, weil die Begriffe häufig nur vage definiert sind, sie also kein scharfes Abgrenzungskriterium enthalten und sich auch zum Teil in ihrer Bedeutung überschneiden können. Dies ist im alltäglichen Gebrauch unproblematisch, solange sich aufgrund der gelungenen Kommunikation annehmen läßt, daß der Begriffsinhalt zwischen den Kommunikationsteilnehmern hinreichend klar ist. Diese Vagheit wird aber genau dann problematisch, wenn sie in eine wissenschaftliche Diskussion übertragen und nicht vorher beseitigt wird. Eine Kommunikationsstörung – fruchtlose Argumentationen und gegenseitiges Unverständnis – ist häufig die Folge.

Obwohl wir beliebige klassifikatorische Begriffe in unsere Sprache einführen können, geht es dem Wissenschaftler um mehr. Er versucht ein klassifikatorisches Begriffssystem aufzubauen, das wie eine Begriffspyramide aufgebaut ist, wie wir sie aus der Botanik oder Zoologie kennen. Hier stehen die allgemeinsten Begriffe an der Spitze und der speziellere Begriff ist unter ihm subsumiert, d. h. die Information, die der Begriff impliziert, nimmt zur Basis der Pyramide immer mehr zu. Wenn wir sagen, daß es sich bei einem Gegenstand um ein Tier, um einen Vogel, um einen Schwan handelt, dann engen wir den Bezugsrahmen immer mehr ein. Die Klasse der Gegenstände, die unter den darunter stehenden Begriff fallen, wird immer kleiner. Die Angaben werden immer spezifischer und der Informationsgehalt nimmt zu. Mit einem solchen Begriffssystem sind wir durchaus in der Lage eine strukturierte Übersicht über einen bestimmten Gegenstandsbereich zu gewinnen – vorausgesetzt wir finden geeignete Klassifikationskriterien für jede Stufe.

Da beliebige Begriffspyramiden konstruiert werden könnten, bedarf es einer weiteren Qualifikation, um geeignete Systeme zu finden. Der Forscher ist offensichtlich bestrebt, ein System aufzustellen, aus dem möglichst viele Gesetzmäßigkeiten zu gewinnen sind, es soll sich ja als ein wissenschaftlich fruchtbares System erweisen. Außerdem wird er ein System bevorzugen, das zugleich einfach ist und von wenigen Regeln bestimmt wird. Die Einführung eines klassifikatorischen Begriffssystems – auch wenn es fruchtbar und einfach ist – beruht nicht nur auf willkürlichen Festsetzungen des Forschers, durch die er die Welt in bestimmte Klassen einteilt, sondern er wird sich auch von empirischen Beobachtungen leiten lassen müssen, wenn er erfolgreich sein will.

Klassifikatorische Begriffe sind also dazu geeignet, den Gegenständen bestimmte Qualitäten zuzuordnen. Sie sagen uns, daß ein Gegenstand eine bestimmte Eigenschaft hat, aber nicht, ob er mehr oder weniger von dieser Eigenschaft hat. Dazu sind komparative oder topologische Begriffe geeignet wie „x ist kleiner als y" oder „x ist schneller als y", die als Relationsbegriffe ein „mehr oder weniger" ausdrücken und uns damit mehr Informationen liefern als rein klassifikatorische Begriffe. Durch komparative Begriffe sind neue Differenzierungen möglich, indem eine Rangordnung oder eine Quasireihe aufgestellt wird, in der die Gegenstände nach einem Merkmal sortiert werden. Dadurch wird in dem untersuchten Gegenstandsbereich eine Ordnung eingeführt, die später die Einführung quantitativer Begriffe erleichtert.

Komparative Begriffe werden zunächst durch operationale Regeln eingeführt. Ein komparativer Begriff des Gewichtes läßt sich zum Beispiel durch die Begriffe „x ist leichter als y" und „x ist gewichtsgleich mit y" konstituieren. Um einen komparativen Begriff des Gewichtes oder der Temperatur einzuführen, müssen wir demnach wissen, wann ein Gegenstand leichter oder wärmer ist als ein anderer. Dazu wird eine sogenannte zweistellige Vorgängerrelation[172] „x ist leichter als y" eingeführt. Außerdem wird eine zweistellige Übereinstimmungsrelation „x ist gewichtsgleich mit y" benötigt, die festlegt, wann zwei Elemente bezüglich der durch den komparativen Begriff festgelegten Ordnung ununterscheidbar sind. Neben willkürlichen Elementen gehen auch hier empirische Beobachtungen in die Bestimmung der Rangfolge ein, und zwar als experimentelle empirische Befunde. Die komparativen Begriffe lassen sich nämlich nur über geeignete Experimente hinreichend festlegen. Die Gewichtsrelationen lassen sich zum Beispiel nur durch die Verwendung einer einwandfrei funktionierenden Waage oder einer ähnlichen Hilfskonstruktion ermitteln. Wäre die Waage rostig, würde sich ein unsystematischer Fehler einschleichen, der die Rangordnung falsch festlegt. Da die Durchführung von Experimenten aber auch an Hypothesen geknüpft ist, – nämlich an das korrekte Funktionieren einer Waage und deren physikalischen Prinzipien – tritt die innere Verflechtung von Erfahrung, Hypothesenbildung und Begriffsbildung hier offen zu Tage. Eine hypothesenfreie Begriffsbildung erweist sich auch hier als Illusion.[173]

Der Übergang zu metrischen Begriffen ist für den weiteren wissenschaftlichen Fortschritt entscheidend. Unter einem metrischen oder quantitativen Begriff wird eine numerische Funktion verstanden.[174] Die Einführung eines metrischen Begriffes für einen Bereich von Objekten wird Metrisierung genannt. Von der Metrisierung muß die Messung unterschieden werden. Eine Messung ist lediglich der empirische Prozeß zur Bestimmung einer Größe, d. h. Messungen können nur vorgenommen werden, wenn die Metrisierung bereits gelungen ist.

Es gibt verschiedene Arten der Metrisierung, wobei die häufigste diejenige ist, die sich auf bereits vorhandene komparative Begriffe bezieht.[175] Komparative Begriffe sind so eine wichtige Zwischenstufe zur Bildung von metrischen Begriffen. Durch

---

172 Eine einstellige Relation ist eine Relation, in der nur eine Variable verwendet wird wie „x ist rot". Einstellige Relationen wurden bisher als Eigenschaften bezeichnet. Eine zweistellige Relation ordnet einer Variablen x aufgrund bestimmter Eigenschaften „x ist härter als y" eine andere Variable y zu.

173 Ein wichtiger Unterschied zwischen klassifikatorischen Begriffen und komparativen ist sicherlich der, daß es zur Einführung von einfachen klassifikatorischen Begriffen nur selten notwendig ist, einen technischen Apparat zu verwenden, während es bei den komparativen Begriffen meistens unerläßlich ist.

174 Eine einstellige Funktion ist nichts anderes als eine Zuordnungsregel. Es werden Objekten (Argumenten) eines Argumentbereiches andere Objekte (Werte) eines Wertebereiches zugeordnet. Dem Argument x und einer Funktion f läßt sich somit der Wert f(x) zuordnen. Eine Funktion wird numerische Funktion genannt, wenn der Wertebereich aus Zahlen besteht, wobei der Argumentebereich aber nicht zwangsläufig aus Zahlen bestehen muß. – Einstellige Funktionen können auch als zweistellige rechtseindeutige Relationen gedeutet werden, die einem Erstglied stets ein und nur ein Zweitglied zuordnen.

175 Der Einfachheit wegen werden wir uns hier nur auf extensive Größen beziehen, die sich dadurch auszeichnen, daß es eine empirische Operation gibt, die formal der Addition ähnelt. Zu extensiven Größen gehören Gewicht, Volumen und Länge. Eine nicht-extensive Größe ist die Temperatur.

komparative Begriffe können zum Beispiel Quasireihen aufgestellt werden. Eine Metrisierung von Quasireihen extensiver Größen führt dann zu einer Verhältnisskala. Für die gilt, daß die Größen auf der Skala so zusammengefügt werden können, daß der Wert des Zusammenfügens der Summe beider Werte entspricht. Die Methode der Zusammenfügung unterscheidet sich natürlich von der jeweiligen Art der extensiven Größe. Dabei beruht der Prozeß der Metrisierung nicht nur auf Konvention, sondern auch auf der Gültigkeit empirischer Hypothesen.[176] Auch die Wahl der Skala unterliegt Einfachheitsbetrachtungen. Anhand der verschiedenen Temperaturskalen (Celsius, Fahrenheit) aber auch des Längenmaßes (Meter, Yard) läßt sich deutlich erkennen, daß wir verschiedene Skalen erfolgreich anwenden können. Führt die gewählte Metrisierung zu einfacheren Gesetzen, dann war ihre Auswahl auch fruchtbar.[177]

Hoffentlich haben die bisherigen Ausführungen hinreichend klargemacht, daß die Einführung von Begriffen durch eine Fülle von empirischen Aspekten, hypothetischen Gesetzmäßigkeiten, Konventionen, Einfachheit- und Fruchtbarkeitsüberlegungen geprägt ist. Erst durch die Beurteilung des Wissenschaftlers, ob die metrischen Begriffe die in sie gesetzten Erwartungen erfüllen, werden sie zu wichtigen Begriffen in unseren wissenschaftlichen Systemen. Quantitäten also solche sind nicht etwas, was wir in der Welt vorfinden. Obwohl Quantitäten wie Temperaturgrade oder Meter keine Entitäten sind, die als solche existieren, haben sie doch unseren wissenschaftlichen Umgang mit der Welt sehr stark geprägt.[178]

Warum ist die Einführung von quantitativen bzw. metrischen Begriffen aber so wichtig für den Forscher? Warum sind klassifikatorische Begriffe nicht ausreichend? Warum wird eine Mathematisierung der Wissenschaften bzw. ihrer Gesetzmäßigkeiten angestrebt? Die Antwort ist relativ einfach: Metrische Begriffe ermöglichen dem Forscher sein Wissen in einfacher und übersichtlicher Form darzustellen, sehr differenzierte Angaben über unsere Welt zu machen und damit überprüfbare Gesetzmäßigkeiten aufzustellen. Wie wichtig das ist, soll an einem einfachen Beispiel verdeutlicht werden. Nehmen wir an, ein Forscher würde metrische Begriffe ablehnen und nur klassifikatorische verwenden. Nehmen wir weiterhin an, daß er an vier Patienten eine pharmakologische Studie vornimmt, um die Verminderung der

---

176 Stegmüller [54] S. 51–61

177 Neben dieser grundlegenden Metrisierung gibt es auch noch sogenannte abgeleitete Metrisierungen, die entweder darauf beruhen, daß ein quantitativer Begriff auf eine andere fundamentale metrische Größe zurückgeführt wird, oder daß ein metrischer Begriff durch die Anwendung eines akzeptierten allgemeinen Naturgesetzes eingeführt werden kann. Auf diese Weise können die eingeführten Größen auf einen über die primäre Definition hinausgehenden Anwendungsbereich extrapoliert werden. So wird der Massebegriff auch erfolgreich auf die Sonne angewendet, obwohl wir wahrscheinlich niemals eine Waage konstruieren werden, um ihr tatsächliches Gewicht zu messen.

178 In diesem Spannungsfeld der von uns unabhängigen Welt und der von uns geschaffenen begrifflichen Konstruktionen lassen sich wichtige Fragen formulieren, die eine der Gründe sind, warum es so etwas wie Philosophie gibt. Erst aus diesem Problemfeld entstehen philosophische Fragen – die leider nicht immer sinnvolle oder eindeutige Antworten erlauben.

Körpertemperatur nach Applikation eines fiebersenkenden Medikamentes zu untersuchen. Welche Möglichkeit hätte er nun, das Ergebnis seines Experimentes zu überprüfen? Er müßte für jeden von ihm wahrgenommenen Wärmeunterschied einen neuen klassifikatorischen Begriff einfügen, z.B. „kühl1", „kühl2", „warm3", oder „heiß4" o.ä. Dieses wäre sehr unhandlich und würde eine große Anforderung an unser Gedächtnis bedeuten.[179] Damit aber nicht genug. Da er auch keine komparativen Begriffe zuläßt, müßte er weitere klassifikatorische Begriffe einführen, die die anderen Begriffe miteinander in Beziehung setzen und die wir ebenfalls nicht vergessen dürfen: „kühl1 ist kühler als kühl2" oder „warm3 ist kühler als heiß4 aber wärmer als kühl2" usw. Dieses Beispiel mag verdeutlich, was wir durch die Metrisierung des Temperaturbegriffes und dem Erlernen des Zahlensystems an Wissen ausdrücken können. Es ist offensichtlich, daß sowohl die Fülle der Informationen als auch ihre Präzision mit der Metrisierung zunimmt.[180]

Für den Wissenschaftler ist die Formulierung von Gesetzmäßigkeiten durch metrische Begriffe aber noch wichtiger. Nehmen wir an, ein Neonatologe mißt den Kopfumfang eines neugeborenen Mädchens und gibt dieses in Relation zum Alter an. Er könnte bei 5 Messungen folgende Werte erhalten:

	Kopfumfang	Lebensalter
1. Messung	39,5 cm	3 Monate
2. Messung	41,5 cm	5 Monate
3. Messung	46 cm	12 Monate
4. Messung	48 cm	24 Monate
5. Messung	49 cm	36 Monate

Aus diesen Werten könnte er eine Gesetzmäßigkeit formulieren,[181] die es gestattet, nicht nur das weitere Wachstum vorherzusagen, sondern auch anzugeben, wie groß der Kopfumfang zwischen den Messungen war. Würden uns keine metrischen Begriffe zur Verfügung stehen, dann hätte der Neonatologe nur sagen können, daß sich zehn verschiedene Merkmale zu fünf verschiedenen Zeitpunkten nachweisen ließen. Ohne metrische Begriffe ist der Neonatologe weder in der Lage, die Gesetzmäßigkeit korrekt auszudrücken, die er vermutet, noch könnte er seine Gesetzmäßigkeit fruchtbar für weitere Prognosen einsetzen.

Zur Metrisierung von Begriffen sind empirische Beobachtungen allein nicht hinreichend. Eine Fülle von Einzelbeobachtungen allein führt niemals zu einer

---

179 Insbesondere wenn wir uns noch vorstellen, daß er die Patientenzahl auf 20 erhöhen möchte, um die Wirkung des Medikamentes sicher abschätzen zu können.

180 Außerdem erlaubt die Metrisierung eine Unterteilung der definierten Größen in unendlich viele Klassen, während die Zuordnung durch klassifikatorische Begriffe nur endlich viele Klassen zuläßt.

181 In diesem Beispiel wird davon abstrahiert, daß die einzelnen Messungen Schwankungen unterliegen, und statistische Verfahren angewendet werden müßten, um zu überprüfen, ob die Gesetzmäßigkeit zutrifft oder nicht.

Metrisierung. Erst die Verknüpfung von Erfahrung, von Hypothesen über die natürlichen Abläufe, die in Experimenten überprüft werden, und von Prinzipien der Einfachheit und Fruchtbarkeit erlauben eine Metrisierung. Dieses Zusammenwirken ist nur sinnvoll möglich, wenn der Wissenschaftler in diesen Prozeß seine gesamte Erfahrung und Kreativität eingehen läßt. Er muß aufgrund seiner Fähigkeiten und seiner Informationen in der Lage sein, in einem kreativen Akt eine Metrisierung einzuführen. Metrische Begriffe sind nicht etwas, was sich unserem Verstand aufdrängt, indem wir Gegenstände anschauen. Dies mag für klassifikatorische Begriffe gelten, aber komparative und insbesondere metrische Begriffe bedürfen zu ihrer Einführung eines außergewöhnlichen kreativen Aktes. Sie sind ein Produkt des Menschen und nicht der Welt – auch wenn die Welt uns nahelegt, gewisse Prinzipien einzuhalten, um in der Anwendung der metrischen Begriffe erfolgreich zu sein. Nicht die Welt an sich wird durch Logik und Mathematik beherrscht, sondern nur derjenige Ausschnitt von ihr, den wir versuchen zu erklären oder zu verstehen. Nur eine interpretierte Welt ist durch unseren Verstand mathematisierbar.

Aus dem Vorhergehenden können wir entnehmen, daß die Formulierung einer Theorie mehr ist als die Zusammenfassung von empirischen Generalisationen. Durch die Mathematisierung und die Verwendung von metrischen Begriffen erhält die Theorie einen Status, der über die Systematisierung von Beobachtungen weit hinausgeht. Der Erfolg der modernen Naturwissenschaften beruht im wesentlichen auf der wissenschaftlichen Beschreibung der Natur durch formalisierte Gesetze und der Abbildung der Wirklichkeit durch mathematische Modelle.

Wenn wir nun komplexe physikalische Theorien betrachten, wie sie seit der Neuzeit mathematisch formuliert wurden, so werden wir keine Regel finden, wie wir diese komplexen Theorien aus den Tatsachen ableiten können. Sie beruhen auf kreativen Festsetzungen unserer Vorstellungskraft, die in einem Stück erfunden wurden, um dann auf die Natur angewendet zu werden. Selbst wenn wir eine bestimmte Menge an Daten (Zahlen) anschauen, muß daraus nicht bereits eine sinnvolle Theorie entspringen. In einer Datenmenge suchen wir meistens nach einem bestimmten Muster, das wir uns ausgedacht haben oder von dem wir glauben, daß es adäquat sein könnte. Erst dadurch, daß wir ein bestimmtes Muster zu finden trachten, strukturieren sich die Daten.

Auch wenn der Wissenschaftler bestrebt ist, die Natur so zu erkennen, wie sie in Wirklichkeit ist, und er im Laufe der letzten Jahrhunderte wiederholt gut bestätigte Theorien aufstellte, so mußte er doch immer wieder mit Bestürzung feststellen, daß für sicher gehaltene Theorien falsch sind, daß sie nicht mit allen experimentellen Befunden in Einklang gebracht werden konnten. Diese Erschütterungen führten aber nicht immer zu einer Verwerfung der Theorie, sondern die Theorie wurde meistens soweit modifiziert, daß sie dann wieder mit den beobachtbaren Realitäten in Einklang stand. Gelegentlich war es allerdings notwendig, die Theorie als falsch zu akzeptieren, – nämlich genau dann, wenn die grundlegendsten Überzeugungen des Paradigmas nicht mehr im Einklang mit den Beobachtungen standen. Es ging jetzt nicht mehr nur um die Änderung von speziellen Gesetzen und Theorien, sondern um die

Wandlung des Paradigmas selbst, der Basis für alle Theorien. Es treten jetzt wissenschaftliche Revolutionen auf.

Was sehen wir heute als bedeutende wissenschaftliche Revolution an? Welche Auswirkungen hatten diese Revolutionen? Als erste große wissenschaftliche Revolution kann sicherlich die Entstehung der Wissenschaft selbst angesehen werden. Zwar gab es schon von altersher Wahrsager und Hellseher, die alle für sich den Anspruch erhoben, den zukünftigen Ablauf der Natur zu kennen. Aber es stellte sich immer wieder heraus, daß ihre Voraussagen nicht stimmten und es sich entweder um Phantasten oder um Scharlatane handelte. Erst den sogenannten Naturforschern gelang es, verborgene Regelmäßigkeiten im Naturablauf zu entdecken und präzise Voraussagen künftiger Ereignisse zu machen, – die meistens auch zutrafen.[182] Der Wahrsager wurde so vom Naturforscher verdrängt.

Ein weiterer revolutionärer Schritt in der Entwicklung der Erkenntnisse über unsere Welt spielte sich zum Beginn der Neuzeit ab. Der Mensch erkannte, daß er nicht im Zentrum des Universums steht. Während früher eher an die Aussagen von Autoritäten geglaubt wurde, wurden diese nun zunehmend in Frage gestellt. Es war zunächst der gesunde Menschenverstand mit seiner empirischen Wahrnehmung, der als Maßstab zur Bestätigung einer Theorie herangezogen wurde. Später erweiterte sich dieser durch den instrumentellen Begriff der Erfahrung, der eng mit Experimenten und Theorien verknüpft ist.

Eine andere beachtenswerte wissenschaftliche Revolution hat sich in der modernen Physik vollzogen, weil sie zum Beispiel das klassische Kausalprinzip verneint, nach dem alle Vorgänge in dieser Welt unter streng deterministische Gesetze subsumiert werden können. Das Kausalprinzip erwies sich ebenfalls als ein Dogma, dem offensichtlich nicht alle Naturgesetze zu unterliegen scheinen. Während früher geglaubt wurde, daß die Verwendung von Wahrscheinlichkeitsgesetzen ein bloßes Provisorium ist, weil der Mensch mit seinen beschränkten Fähigkeiten niemals die wahren gesetzmäßigen Zusammenhänge der Welt erkennen könne, behauptet die moderne Physik, daß unser Universum einer indeterministischen Grundstruktur unterliegt. Es ist deshalb die Vermutung der Physiker, daß die Grundgesetze unseres Universums statistische Gesetze sind und keine strikten deterministischen Gesetze.

Auch die Mathematik blieb von konstruktiven Kritiken nicht verschont. Sie hatte über Jahrtausende als Prototyp echter und unfehlbarer Erkenntnis gegolten und stellte für Wissenschaftler und Philosophen immer eine Idealbild dar, an dem sie sich

---

182 Die Zielsetzung von Magie und Naturgesetzen ist dabei dieselbe. Beide versuchen die Naturprozesse für den Menschen nutzbar zu machen. Allerdings bestehen zwischen beiden bedeutende Unterschiede: in der naturwissenschaftlichen Betrachtungsweise erfährt sich der Mensch als Bestandteil der Welt, der ebenso den Naturgesetzen unterliegt, wobei durch die Technisierung dann noch eine zusätzliche Versachlichung und Entpersönlichung stattfindet. Nach dem magischen Verständnis der Natur versucht der Mensch dagegen seine Umwelt aktiv nach seinen Wünschen zu gestalten. Der Mensch hält sich für potentiell allmächtig, er glaubt, die beseelte Welt durch sein Wollen beeinflussen zu können.

orientierten. Erst in den letzten 100 Jahren wurde offenbar, daß auch die Mathematik als „Königin der Wissenschaft" widerspruchsvoll[183] nicht auf Felsengrund errichtet, sondern auf Sand gebaut ist.

Die letzten Ausführungen waren möglicherweise ernüchternd. Wir haben festgestellt, daß der Empirismus allein keine sichere Grundlage für unsere Erkenntnisse sein kann. Wir mußten erkennen, daß wir weder zu einer sicheren Erkenntnis gelangen noch definitive Aussagen über die Wirklichkeit machen können.

Was ist aber überhaupt mit „Wirklichkeit" gemeint? Worauf beziehen wir uns, wenn wir von der Wirklichkeit oder Realität sprechen? Um diese Fragen zu beantworten, werden wir zunächst die intuitive Idee des philosophisch nicht vorgebildeten Laien vorstellen, die häufig auch als „naiver" Realismus bezeichnet wird, und dann durch kritische Reflexion belegen, daß diese Position nicht haltbar ist.

Auf den ersten Blick mag es für Nicht-Philosophen schwer sein, nachzuvollziehen, warum der sogenannte „naive" Realismus unannehmbar ist. Der „naive" Realist glaubt, daß er die Gegenstände als dasjenige erkennt, was und wie sie sind. Er glaubt, daß sich außerhalb seines Bewußtseins, außerhalb seines Gehirns, Gegenstände befinden, die die Wirklichkeit ausmachen. Die Eigenschaften der Gegenstände und ihre Beziehungen untereinander werden uns danach über die Sinnesorgane vermittelt, so daß wir erkennen können, wie die Gegenstände aussehen, welche Eigenschaften sie haben und wie sie sich untereinander oder uns gegenüber verhalten. Er glaubt, daß es Dinge gibt, die unabhängig von unserem Gebrauch der Sprache existieren, und daß er sich durch die Verwendung der singulären und generellen Ausdrücke auf diese Gegenstände bezieht. Dieser unreflektierte Realismus entspricht am ehesten unserem alltäglichen Verständnis im Umgang mit der Wirklichkeit und es scheint, daß insbesondere der Wissenschaftler ein Realist sein muß, um seiner Tätigkeit einen Sinn zu geben.

Im Grunde beruht der „naive" Realismus auf unserem Vertrauen, das wir der Natur mit allen ihren Sinneseindrücken entgegenbringen. Es macht das Leben der Menschen eben leichter, anzunehmen, daß es eine Welt gibt, die wir erkennen können und die sich nach festen Regeln verhält, auf die wir uns verlassen können. Dadurch können wir im Alltag unser Verhalten vernünftig steuern und Verhaltensweisen entwickeln, die nicht jedesmal ein erneutes Nachdenken über diese Dinge erfordern.

Dieser einfache Realismus wird in dem Moment erschüttert, wenn wir beginnen, über Sachverhalte nachzudenken, die nicht direkt unseren „gesunden" Sinnesorganen gegeben sind. Dann wird unser „unschuldiges" Vertrauen erschüttert und eine Kluft zwischen den Gegenständen und unserer Erfahrung von ihnen aufgerissen. Erinnern sie sich an die Argumente gegen das heliozentrische Weltbild. Wer lediglich an das glaubt, was er sieht und spürt, der beschränkt sich auf ganz elementare Sachverhalte.

---

183 Die Entdeckung logischer Widersprüche ist das Schlimmste, was einer Wissenschaft widerfahren kann. Können aus einer Theorie nämlich widersprüchliche Sätze abgeleitet werden, d. h. kann aus einer Theorie logisch sowohl „p" als auch „nicht-p" abgeleitet werden, so kann jede beliebige Aussage bewiesen werden. Logisch widerspruchsvolle Theorien sind damit wertlos.

Verwendet er dagegen Instrumente, die den Einzugsbereich unserer Sinne vergrößern, dann erweitert er zwar seinen Erfahrungshorizont, wie beim Hubble-Teleskop oder Nuklearbeschleuniger, aber die ursprüngliche „Gewißheit" geht verloren. Mit der Erkenntnis, daß auch unsere Erfahrungen theoriengeleitet sind, verliert der Empirismus seine sichere Grundlage. Es ist nun nicht mehr möglich, durch ausschließlich empirisch Gegebenes eine Gewißheit zu erlangen.

Der neue Erfahrungsbegriff der Neuzeit führte eine Kluft zwischen dem ein, was wir über ein Objekt zu wissen glauben, und dem, was das Objekt tatsächlich ist. Diese Kluft erscheint unüberbrückbar. Wie können wir uns die Korrespondenz zwischen dem Objekt und dem vorgestellten Gegenstand vorstellen, und wie können wir sicher sein, daß es sich um eine adäquate Abbildung oder ähnliches handelt?

Während für Aristoteles die Erkenntnis noch eine „Kenntnis-von" einem Gegenstand war, die im wesentlichen eine Relation zwischen einer Person und Gegenständen implizierte, betrachten wir heute die Erkenntnis als ein „Wissen, daß", als eine Relation zwischen Personen und Propositionen. Für Aristoteles bestand eine natürliche Identität zwischen dem Gegenstand und dem, wie wir uns den Gegenstand vorstellen. Es bestand noch keine Kluft zwischen dem Wahrgenommenen und dem erkannten Gegenstand. Als aber die Kluft einmal aufbrach, mußte die Frage beantwortet werden, wie die Übereinstimmung zwischen dem Vorgestellten und dem Gegenstand als verläßlich angesehen werden kann. Da diese Frage bisher nicht befriedigend beantwortet wurde, bleiben Zweifel, ob es solch ein unerschütterliches Fundament überhaupt gibt, das die Objektivität der Erkenntnis garantiert. Es besteht heute weitgehender Konsens unter Erkenntnistheoretikern, daß es ein absolutes erkenntnistheoretisches Fundament für unsere Erkenntnisse nicht geben kann. Der Versuch, einen fundamentalistischen Empirismus zu konstituieren, muß somit als gescheitert angesehen werden.

Von der Naturwissenschaft hatten wir gemäß unseres empirischen Ausgangspunktes erwartet, daß sie herausfindet, was für Gegenstände es in der Natur gibt. Diesen Gegenständen sollten dann möglichst kleine Schildchen umgehängt werden, in denen ihre Eigenschaften eingraviert sind – wie wir das von einem Museum kennen. In diesem naiven Sinne sollte uns die Wissenschaft einen Spiegel der Natur in unserem Geist verschaffen. Der Erkenntnistheorie ist es aber bisher nicht gelungen, zu beweisen, daß die Kriterien der erfolgreichen Wissenschaften nicht bloß unsere subjektiven Kriterien sind, sondern die objektiven Kriterien der Natur selbst. Ohne diesen Nachweis können wir nicht begründet behaupten, daß wir über ein definitives Wissen oder eine korrekte Abbildung von der Natur selbst verfügen.[184] Dieser Mangel an absoluter Sicherheit wird heute nicht mehr als so gravierend empfunden, weil sich zunehmend die Erkenntnis durchsetzte, daß wir über kein sicheres Fundament

---

184 „..., das Bedürfnis nach einer Erkenntnistheorie sei das Bedürfnis nach Einschränkung – das Bedürfnis nach Fundamenten, an denen man sich festklammern kann, Rahmen, über die man nicht hinausirren kann, Gegenständen, die sich uns aufnötigen, Darstellungen, die nicht bestritten werden können." Rorty [50], S. 343

verfügen, sondern unseren Wissensanspruch immer nur relativ zu einem Paradigma oder ähnlichem aufrechterhalten können. Deshalb haben wir uns auch damit abfinden müssen, daß wir von der Wissenschaft kein absolutes Wissen, sondern nur ein System von vernünftigen Hypothesen erwarten können, das uns gestattet, mit der Natur fertig zu werden.

Obwohl die Kluft zwischen uns und einer von uns unabhängigen Wirklichkeit unüberbrückbar ist, muß sie uns nicht beunruhigen, denn welche Bedeutung diese Kluft für uns tatsächlich hat, ist ungewiß. Wahrscheinlich ist sie gar nicht so relevant, wie es auf den ersten Blick erscheint. Wir kommen offensichtlich auch sehr gut ohne ein absolutes Fundament aus, solange wir über eine relativ sichere Basis für unser Wissen verfügen, der wir zustimmen können. Für uns Menschen sind nämlich unanfechtbare und kohärente Argumente für Hypothesen genauso entscheidend wie ein angeblich sicheres Fundament.[185]

Die Gewißheit unserer Erkenntnisse wird nicht nur durch den Bezug auf das gesichert, was wir Wirklichkeit nennen, sondern in erster Linie durch die Beziehungen zwischen Personen. Es ist nicht der Bezug zu einer uns unbekannten Welt, sondern ein sozialer interaktiver Prozeß, der unsere Gewißheit bestätigt. Die Rechtfertigung von Theorien und Handlungen ist im Prinzip keine besondere Funktion zwischen Personen und Gegenständen, sondern sie ist ein soziale Handlung, die im Gespräch zwischen Personen stattfindet. Etwas zu erkennen, könnte deshalb auch als soziale Rechtfertigung von Meinungen verstanden werden, wobei die Gemeinschaft die Quelle epistemischer Autorität ist.

---

185 „Es wäre töricht, mit einem Gespräch über etwas fortzufahren, nachdem jedermann – oder die Mehrheit – zufriedengestellt ist –, aber man kann es natürlich tun." Rorty [50] S. 178

8. Methodologischer Falsifikationismus

Nach den vorhergehenden allgemeinen erkenntnistheoretischen Ausführungen wollen wir nun wieder einen kleinen Schritt zurück gehen und uns mit einer systematischen Methodologie wissenschaftlicher Forschungsprogramme beschäftigen, wie sie Imre Lakatos entwickelt hat, um uns ein adäquateres Bild über den Wissenschaftsprozeß zu vermitteln. Lakatos ist Wissenschaftstheoretiker, ein Popper Schüler und Anhänger des kritischen Rationalismus. Er nahm die Herausforderung durch die Kuhnschen Thesen an und versuchte die Grundthesen des kritischen Rationalismus mit der Geschichte der Wissenschaft in Einklang zu bringen.

Lakatos akzeptierte, daß die klassische Definition des Wissens als definitiv bewiesenes Wissen fallen gelassen werden muß. Weder durch die Kraft der Vernunft noch durch die Evidenz der Sinne gibt es unfehlbares Wissen.[186] Obwohl die Fähigkeit, zu definitivem Wissen zu gelangen, bereits vor 2000 Jahren von den Skeptikern in Frage gestellt wurde, schienen die Wissenschaftler durch den Erfolg des Empirismus und den Triumphzug der Newton'schen Physik an die Unfehlbarkeit ihrer neuen Erkenntnisse geglaubt zu haben. Erst nach der Revision der Newton'schen Physik durch die Relativitätstheorie und die Quantenphysik setzte sich bei Philosophen und Wissenschaftlern langsam die Erkenntnis durch, daß wissenschaftliche Erkenntnis niemals definitiv bewiesenes Wissen sein kann. Da sich alles Wissen als prinzipiell fallibel erwies, stellte der kritische Rationalismus die Forderung nach intellektueller Redlichkeit auf, nach der wir nicht versuchen sollen, unsere Theorie fest zu verankern oder durch Beweise zu begründen, sondern daß wir vielmehr die Bedingungen genau festlegen sollen, unter denen wir gewillt sind, die eigene Position aufzugeben.

Erinnern wir uns an die Unterschiede zwischen Popper und Kuhn. Während für den kritischen Rationalismus die permanente Kritik der Kern des wissenschaftlichen Unternehmens ist, stellt eine Revolution bei Kuhn eher eine Ausnahme dar und Kritik ist in der normalen Wissenschaft kein Thema. Während für den kritischen Rationalismus der Wandel der Wissenschaft rational ist, ist nach Kuhn der Wandel der Wissenschaft ein Akt mystischer Bekehrung, der von Vernunftregeln weder gelenkt wird, noch gelenkt werden kann. Der Wandel der Wissenschaft erscheint wie eine Art religiösen Wandels.

Von allen Wissenschaftsphilosophen wird anerkannt, daß der Konflikt zwischen den Ansichten Poppers und Kuhns unsere zentralen intellektuellen Werte betrifft. Der

---

186 Es galt früher als ein Gebot der Weisheit und auch der intellektuellen Redlichkeit, sich unbewiesener Behauptungen zu enthalten und die Kluft zwischen bloßer Spekulation und begründetem Wissen auf ein Mindestmaß zu beschränken.

Ausgang des Konfliktes hat nicht nur Auswirkungen auf die theoretische Physik, die häufig als wissenschaftliche Paradedisziplin angesehen wird, sondern auch auf die Sozialwissenschaften, die Ethik und die politische Philosophie. Denn wenn wir selbst in der angeblich so exakten und rationalen Naturwissenschaft eine Theorie nur aufgrund der Anzahl der Glaubenden und der Lautstärke ihrer Anhänger beurteilen können, dann würde dies wahrscheinlich noch viel mehr auf die anderen Disziplinen zutreffen.[187]

Lakatos Kritik richtet sich zunächst gegen den „Rechtfertigungsdenker", der sich dadurch auszeichnet, daß er Wissen nur als bewiesenes Wissen zu akzeptieren bereit ist und daß nach ihm die Wissenschaft aus ausschließlich bewiesenen Aussagen zu bestehen hat. Der „Rechtfertigungsdenker" kann als Beispiel eines wissenschafts-gläubigen Menschen angesehen werden, der nur dann ein Wissen akzeptiert, wenn es bewiesen worden ist und so gerechtfertigt erscheint. Wie wir gesehen haben, gibt es aber eine Kluft zwischen den Gegenständen als solchen und unserer Wahrnehmung von ihnen, so daß wir mit dem bloßen Hinweis auf eine Beobachtung nichts mehr definitiv beweisen oder rechtfertigen können. Da uns die logische Deduktion ebenfalls nur ein Übertragen der Wahrheit von Prämissen (Prinzipien oder Axiomen) auf die Folgerung gestattet, nicht aber ein Beweisen[188] der Prinzipien, erscheint es aussichtslos, Wissen definitiv zu rechtfertigen.[189] Wollten wir versuchen, wissenschaftliche Theorien nur aufgrund der schmalen empirischen Basis zu rechtfertigen, dann würden wir zusätzlich mit dem Problem der Induktion konfrontiert. Wir werden wohl zugestehen müssen, daß eine Einzelaussage eine Theorie zwar widerlegen, aber nie im strikten Sinne rechtfertigen kann.

Lakatos [34] erläutert zunächst den dogmatischen oder naturalistischen Falsifikationis-mus, den er von seiner neuen Konzeption, dem methodologischen Falsifikationismus, abzugrenzen wünscht. Der dogmatische Falsifikationismus behauptet, daß alle Theorien gleichermaßen nur Vermutungen und nicht beweisbar, aber dennoch widerlegbar sind. Es wird unterstellt, daß es eine sichere empirische Basis von Tatsachen gibt, die wir zur Widerlegung von Theorien verwenden können. Nach der Widerlegung einer Theorie

---

187 Wahrheit wäre dann lediglich definiert durch die bestehenden Machtverhältnisse, wie es zum Teil in manchen totalitären Gesellschaftssystemen der Fall war oder ist, und wäre nicht mehr auf die Übereinstimmung mit der Wirklichkeit ausgerichtet.

188 Obwohl immer wieder der Begriff „Beweis" verwendet wurde, ist er mehrdeutig. In unserem Zusammenhang ist natürlich nicht ein mathematischer Beweis gemeint, bei dem aus einem für wahr gehaltenen Axiom der in Frage stehende Lehrsatz logisch abgeleitet werden soll. Mit Beweisen ist hier vielmehr gemeint, daß eine Begründung verlangt wird, eine Rechtfertigung. Diese besteht in der Regel aus einer Erklärung. „Etwas beweisen zu wollen" läßt sich deshalb auf „etwas erklären wollen" zurückführen. Die unterschiedlichen Arten der wissenschaftlichen Erklärung einschließlich ihrer Probleme wurden übersichtlich und im Detail von Stegmüller dargestellt. [56]

189 Auch der Ausweg, auf lediglich subjektive Begründungsstrategien wie Offenbarung, Intuition und intellektuelle Anschauung zurückzugreifen, ist kein Lösung, weil wir von einem Wissen erwarten, daß es intersubjektiv nachprüfbar sein muß.

muß sie bedingungslos verworfen werden. Der Mensch legt also ein System von Theorien vor und die Natur entscheidet über dessen Wahrheit oder Falschheit; der Mensch erfindet ein wissenschaftliches System und dann überprüft er, ob es mit den beobachteten Tatsachen übereinstimmt oder nicht. Die Zunahme des Wissens besteht im wiederholten Verwerfen von Theorien aufgrund harter Tatsachen. Die Wissenschaft schreitet fort durch kühne Spekulationen, – die nie bewiesen und nicht einmal wahrscheinlich gemacht werden –, die wir aber später oft durch harte, endgültige Widerlegung eliminieren. Diese Beschreibung von Lakatos entspricht weitgehend den Thesen des kritischen Rationalismus wie ihn Popper in seinen frühen Schriften verkündete.

Der dogmatische Falsifikationismus von Popper ist aber nach Lakatos unhaltbar, weil er auf zwei falschen Annahmen beruht. Es ist nicht richtig, wie wir bereits dargelegt haben, daß es eine natürliche bzw. psychologische Grenze zwischen theoretischen Sätzen und Beobachtungssätzen gibt. Es ist weiterhin auch nicht richtig, daß ein Satz, nur weil er ein Beobachtungssatz ist und damit nach psychologischen Kriterien ein Faktum beschreibt, auch wahr ist oder durch Tatsachen bewiesen wurde.

Wir wissen bereits, daß es keine Wahrnehmungen gibt, die nicht von irgendwelchen Erwartungen durchgesetzt sind. Es gibt kein eindeutiges Abgrenzungskriterium zwischen Beobachtungssätzen und theoretischen Sätzen. Obwohl zum Beispiel Galilei glaubte, mit seinem Fernrohr Berge auf dem Mond und Flecken auf der Sonne zu beobachten, um damit die ehrwürdige Theorie zu widerlegen, daß die Himmelskörper fehlerlose Kristallbälle sind, wurden seine Thesen bezweifelt, weil seine Beobachtungen nicht mit dem unbewaffneten Auge vorgenommen wurden. Die Zuverlässigkeit der Beobachtung hing zugleich von der Zuverlässigkeit seines Teleskopes ab, die letztendlich bezweifelt wurde. Es handelte sich bei diesem Konflikt nicht um einen zwischen Galileis Beobachtungen und der Aristoteles'schen Theorie der Erfahrung, sondern um einen Konflikt zwischen Galileis Beobachtungen, gesehen im Lichte seiner optischen Theorie, und den Beobachtungen der Aristoteliker, gesehen im Lichte ihrer Theorie des Himmels. Der Konflikt besteht zwischen zwei einander widersprechenden Theorien und nicht zwischen den Beobachtungen.

Sowohl Tatsachenaussagen als auch Theorien sind fehlbar. Die Abgrenzung zwischen den „weichen" unbewiesenen Theorien und der „harten" bewiesenen empirischen Basis existiert nicht. Alle Sätze der Wissenschaft sind letztlich theoretisch und damit fallibel, d. h. sie sind potentiell dem Irrtum unterworfen.

Um die weiteren Ausführungen Lakatos zum wissenschaftlichen Fortschritt zu verstehen, soll eine kleine Geschichte von ihm zitiert werden, die exemplarisch die wissenschaftliche Tätigkeit beschreibt, wie sie auftreten kann, wenn die Theorie mit beobachtbaren Tatsachen im Widerspruch steht.

„Die Geschichte betrifft einen imaginären Fall planetarischer Unart. Ein Physiker in der Zeit vor Einstein nimmt Newtons Mechanik und sein Gravitationsgesetz N sowie die akzeptierten Randbedingungen A und berechnet mit ihrer Hilfe die Bahn eines eben entdeckten kleinen Planeten P. Aber der Planet weicht von der berechneten Bahn ab. Glaubt unser Newtonianer, daß die Abweichung von Newtons Theorie verboten war und daß der Beweis die Theorie N widerlegt? – Keineswegs. Er nimmt an, daß es einen bisher unbekannten Planeten P* gibt, der die Bahn von P stört. Er berechnet Masse, Bahn etc. dieses hypothetischen Planeten und ersucht einen Experimentalastronomen, seine Hypothese zu überprüfen. Aber der Planet P* ist so klein, daß selbst das größte vorhandene Teleskop ihn nicht beobachten kann: Der Experimentalastronom beantragt einen Forschungszuschuß, um ein noch größeres Teleskop zu bauen. In drei Jahren ist das neue Instrument fertig. Wird der unbekannte Planet P* entdeckt, so feiert man diese Tatsache als einen neuen Sieg der Newtonschen Wissenschaft. – Aber man findet ihn nicht. Gibt unser Wissenschaftler Newtons Theorie und seine Idee des störenden Planeten auf? – Nicht im Mindesten! Er mutmaßt nun, daß der gesuchte Planet durch eine kosmische Staubwolke vor unseren Augen verborgen wird. Er berechnet Ort und Eigenschaft dieser Wolke und beantragt ein Forschungsstipendium, um einen Satelliten zur Überprüfung seiner Berechnung abzusenden. Vermögen die Instrumente des Satelliten, (darunter völlig neue, die auf wenig geprüften Theorien beruhen) die Existenz der vermuteten Wolke zu registrieren, dann erblickt er in diesem Ergebnis einen glänzenden Sieg der Newton'schen Wissenschaft. Aber die Wolke wird nicht gefunden. Gibt unser Wissenschaftler Newtons Theorie, seine Idee des störenden Planeten und die der Wolke, die ihn verbirgt, auf? – Nein! Er schlägt vor, daß es im betreffenden Gebiet des Universums ein magnetisches Feld gibt, das die Instrumente des Satelliten gestört hat. Ein neuer Satellit wird ausgesandt. Wird das magnetische Feld gefunden, so feiern Newtons Anhänger einen sensationellen Sieg. – Aber das Resultat ist negativ. Gilt dies als eine Widerlegung der Newton'schen Wissenschaft? – Nein. Man schlägt entweder eine neue, noch spitzfindigere Hilfshypothese vor, oder … die ganze Geschichte wird in den staubigen Bänden der wissenschaftlichen Annalen begraben, vergessen und nie mehr erwähnt."[190]

Viele von Ihnen werden sich bei dieser kleinen Geschichte, insbesondere wenn sie selbst Forschung betreiben, sicherlich ein kleines Schmunzeln nicht verkneifen können. Diese Geschichte legt den Schluß nahe, daß selbst eine so hochgeschätzte Theorie wie Newtons Dynamik und Gravitationstheorie durchaus mit beobachteten Sachverhalten im Widerspruch stehen kann, ohne daß wir sie als widerlegt betrachten. Häufig ist es nämlich so, daß nicht nur durch die Theorie allein festgelegt wird, ob ein Ereignis eintritt oder nicht, sondern nur dann, wenn kein anderer Faktor seinen Einfluß geltend macht. Die Interpretation etlicher wissenschaftlicher Theorien enthält häufig solch eine ceteris-paribus Klausel.[191] Dies bedeutet, daß die Theorien, für sich allein genommen, nie mit einem Beobachtungssatz in Widerspruch stehen müssen. Tritt nämlich das prognostizierte Ereignis nicht ein, so ist nicht die Theorie widerlegt, sondern da die Theorie zusammen mit dieser Klausel überprüft wurde, kann auch die Klausel allein betroffen sein. Da das Ersetzen der ceteris-paribus Klausel durch eine andere Klausel grundsätzlich gestattet ist, kann die Theorie beibehalten werden, was immer auch das Ergebnis der Prüfung sein mag. Damit bricht der unerbittliche Widerlegungsprozeß des dogmatischen Falsifikationismus zusammen, wie das Beispiel eindrucksvoll zeigen konnte.

Da Falsifikationen für den dogmatischen Falsifikationismus aber endgültig sind, hätte bereits die erste Widerlegung zur Beseitigung von Newtons Theorie führen

---

190 Lakatos [34] S. 98f

191 Unter einer ceteris-paribus-Klausel wird lediglich verstanden, daß angenommen wird, daß die Theorie unter bestimmten Umständen gültig ist, die in allen Versuchsanordnungen gleich zu sein hat.

müssen. Die dargestellte Vorgehensweise wäre demnach unter den Prämissen des kritischen Rationalismus völlig irrational. Schreckt der Wissenschaftler aber vor solch einer kühnen Entscheidung zurück, die Newtonsche Physik als irrig zurückzuweisen, oder er würde sie solange verteidigen, bis ihre Unhaltbarkeit logisch zwingend erwiesen ist, so würde er nie durch Erfahrung eines Besseren belehrt. Er würde immer behaupten, daß der Widerspruch zwischen den experimentellen Ergebnissen und dem Newtonschen System nur ein scheinbarer ist und sich mit Hilfe neuer Ansichten beheben läßt.

Akzeptieren wir die Grundsätze des dogmatischen Falsifikationismus, dann müssen wir feststellen, daß die wichtigsten Theorien, die im Laufe der Wissenschaftsgeschichte jeweils vorgeschlagen wurden, „metaphysisch" waren, daß fast aller Fortschritt nur Scheinfortschritt war, und daß die wissenschaftliche Tätigkeit meistens irrational war. Es würde darauf hinauszulaufen, die ganze Wissenschaft als „irrationale Metaphysik" anzusehen. Wenn wissenschaftliche Theorien weder bewiesen noch wahrscheinlich gemacht, noch widerlegt werden können, dann wäre Wissenschaft nichts als leere Spekulation und es würde keinen Fortschritt der wissenschaftlichen Erkenntnisse geben. Um diese Schlußfolgerung zu vermeiden, entwickelte Lakatos den methodologischen Falsifikationismus, der akzeptiert, daß Wissenschaftler durchaus fehlbare Theorien anwenden, aber nicht als Theorie, die überprüft werden soll, sondern als unproblematisches Hintergrundwissen.

Der methodologische Falsifikationismus benutzt die bisher erfolgreichen Theorien und das Hintergrundwissen als eine Art Erweiterung unserer Sinne, indem er den Anwendungsbereich der Theorien ausdehnt, die bei einer Überprüfung genutzt werden können.[192] Der methodologische Falsifikationismus wird dadurch institutionalisiert, indem die Gemeinschaft der Wissenschaftler festlegt, welches Wissen zunächst akzeptiert werden soll. Die so etablierte empirische und theoretische Basis besteht jetzt aus Pfeilern, die sich von oben her in einen Sumpf senken. Der Anspruch des Empirismus, daß wir unsere Theorie auf den Fels der empirischen Beobachtung bauen sollten, wird gänzlich fallengelassen. Anders als der dogmatische Falsifikationismus ist der methodologische Falsifikationismus eine pragmatische, methodologische Idee, die dem Bedürfnis des Wissenschaftlers gerecht wird, eine falsifizierte Hypothese durch eine bessere zu ersetzen.

Der methodologische Falsifikationismus zeichnet sich nach Lakatos dadurch aus, daß er angesichts zweier verhängnisvoller Alternativen den Mut hat, die relativen Vorzüge kühl abzuwägen und das geringere Übel vorzuziehen.[193] Er ist sich der Risiken

---

192 Durch diese vorläufige Akzeptanz von Theorien kommt zugleich ein willkürliches Element unserer Entscheidung ins Spiel, weil ein theoretischer Satz nun methodologisch den Charakter eines „sicheren" Beobachtungssatzes verliehen bekommt.

193 Die eine Alternative war die skeptische Meinung über die wissenschaftliche Tätigkeit mit der Haltung des „Anything goes" (Feyerabend), in dem Lakatos das verzweifelte Aufgeben aller intellektuellen Maßstäbe und damit auch der Idee des wissenschaftlichen Fortschritts sieht. Nichts kann begründet werden, nichts ernsthaft verworfen und nichts mitgeteilt werden.

und der Vorteile bewußt, wenn er zwischen einem methodologischen Falsifikationismus und dem Irrationalismus wählt. Lakatos erkennt auch, daß der dogmatische Falsifikationismus nicht mit der Wissenschaftsgeschichte in Übereinstimmung gebracht werden kann, ohne den Wissenschaftlern zu unterstellen, sie hätten irrational und voreilig gehandelt: Galilei und seine Schüler akzeptierten schließlich die heliozentrische Himmelsmechanik des Kopernikus trotz der reichlichen Evidenz gegen die Rotation der Erde.

Es gibt demnach nur zwei Alternativen zur Lösung dieses Konfliktes: wir verzichten auf eine rationale Erklärung für den Erfolg der Wissenschaft, so daß die wissenschaftliche Methode als eine Disziplin rationaler Bewertung verschwindet, oder aber die Forderungen an den Falsifikationismus werden reduziert und somit der dogmatische durch einen methodologischen Falsifikationismus ersetzt. Auf diese Weise können neue Vernunftgründe für den Falsifikationismus angegeben und damit die Methodologie und die Idee des wissenschaftlichen Fortschrittes gerettet werden.

Der methodologische Falsifikationismus unterscheidet sich vom dogmatischen Falsifikationismus auch durch die Regeln des Akzeptierens und des Falsifizierens einer Theorie. Für den dogmatischen Falsifikationismus ist eine Theorie bereits akzeptabel, wenn sie sich als experimentell falsifizierbar interpretieren läßt. Für den methodologischen Falsifikationismus ist eine Theorie dagegen nur akzeptabel, wenn sie einen bewährten empirischen Gehaltsüberschuß über ihren Vorgänger besitzt und damit potentiell zur Entdeckung von neuen Tatsachen führt.[194] Wir beurteilen demnach im methodologischen Falsifikationismus eine Reihe von Theorien und nicht nur isolierte Theorien.[195]

Eine Reihe von Theorien wird von Lakatos als theoretisch progressiv bezeichnet, wenn jede neue Theorie einen empirischen Gehaltsüberschuß über ihre Vorläuferin besitzt, d. h. wenn sie eine neue, bis dahin unerwartete Tatsache voraussagt. Eine theoretisch progressive Reihe von Theorien wird auch empirisch progressiv genannt, wenn sich ein Teil dieses empirischen Gehaltsüberschusses bewährt. Eine Problemverschiebung wird als progressiv bezeichnet, wenn sie sowohl theoretisch als auch empirisch progressiv ist, und degenerativ, wenn das nicht der Fall ist. Wissenschaftlicher Fortschritt wird jetzt gemessen an dem Grad, in dem eine Problemverschiebung progressiv ist, d. h. an dem Grad, in dem die Reihe von Theorien uns

---

194 Für den methodologischen Falsifikationismus ist eine Theorie T1 nur dann falsifiziert, wenn eine andere Theorie T2 mit den folgenden Merkmalen vorgeschlagen wurde: 1. T2 besitzt ein Gehaltsüberschuß im Vergleich zu T1, d. h. T2 sagt neuartige Tatsachen voraus (Tatsachen die im Lichte von T1 nicht wahrscheinlich, vielleicht sogar verboten waren); 2. T2 erklärt den früheren Erfolg von T1; und 3. ein Teil des Gehaltsüberschusses von T2 ist bewährt.

195 „... daß Experimente Theorien nicht einfach über den Haufen werfen und daß keine Theorie vorher angegebene Umstände verbietet. Es ist nicht so, daß wir eine Theorie vorschlagen, und die Natur ruft vielleicht „NEIN", sondern wir schlagen ein Netz von Theorien vor, und die Natur ruft vielleicht „INKONSISTENT". So verschiebt sich das Problem vom alten Problem der Ersetzung einer durch ‚Tatsachen' widerlegten Theorie zum neuen Problem der Auflösung von Widersprüchen zwischen eng verbundenen Theorien." Lakatos [34] S. 126f

zur Entdeckung neuer Tatsachen führt. Der methodologische Falsifikationismus verwandelt also das Problem der Bewertung von Theorien in das Problem der Bewertung von Theorienreihen.[196]

„Einsteins Theorie ist nicht darum besser als Newtons Theorie, weil Newtons „widerlegt" wurde, Einsteins Theorie aber nicht. Auch Einsteins Theorie hat viele bekannte Anomalien. Einsteins Theorie ist besser als, – d. h. sie stellt einen Fortschritt dar im Vergleich mit – Newtons Theorie, weil sie alles erklärt, was Newtons Theorie erfolgreich erklärt, ... weil sie bekannte Anomalien bis zu einem gewissen Grade erklärt und weil sie zusätzlich Ereignisse verbietet wie etwa die gradlinige Fortpflanzung des Lichts in der Nähe großer Massen, über die Newtons Theorie nichts ausgesagt hatte, die aber von anderen wohlbewährten zeitgenössischen Theorien zugelassen waren; außerdem wurde zumindest ein Teil des unerwarteten Einsteinschen Gehaltsüberschusses auch wirklich bewährt (z.B. durch die Sonnenfinsternis-Experimente). Andererseits war Galileos Theorie des kreisförmigen Charakters der natürlichen Bewegung irdischer Gegenstände nach diesen raffinierten Maßstäben zirkelhaft, sie führte keine Verbesserung ein, denn sie verbot nichts, was nicht von den relevanten Theorien, die er verbessern wollte, (d. h. von der Aristotelischen Physik und der Kopernikanischen Himmelsmechanik) auch schon verboten wurde. Diese Theorie war also ad hoc und – vom heuristischen Gesichtspunkt aus – wertlos."[197]

Im Gegensatz zum dogmatischen Falsifikationismus kann kein Experiment und kein Beobachtungssatz zu einer Falsifikation der Theorie führen, sondern dies kann lediglich durch das Auftauchen einer neuen besseren Theorie gelingen. Damit impliziert der methodologische Falsifikationismus einen „historischen Charakter".[198] Es ist die Aufeinanderfolge von Theorien und nicht eine einzelne gegebene Theorie, die als wissenschaftlich fortschrittlich bewertet wird und durch eine Kontinuität verbunden wird, die sie zu Forschungsprogrammen verschmelzen läßt. Lakatos glaubt, daß die Probleme der Wissenschaftsphilosophie nur im Rahmen einer Methodologie von Forschungsprogrammen befriedigend gelöst werden können.[199]

Das Forschungsprogramm enthält auch methodologische Regeln: Einige dieser Regeln beschreiben Forschungswege, die wir vermeiden sollten, andere geben Wege an, denen wir folgen sollten. Wir können alle wissenschaftlichen Forschungsprogramme durch ihren „harten Kern" charakterisieren. Für diesen „harten Kern" gilt,

---

196 Das empirische Kriterium für eine befriedigende Theorie war die Übereinstimmung mit den beobachteten Tatsachen. Unser empirisches Kriterium für eine Reihe von Theorien ist die Produktion neuer Tatsachen. Die Idee des Wachstums und der Begriff des empirischen Charakters werden so in eins verschmolzen.

197 Lakatos [34] S. 121

198 Auch eine metaphysische Theorie wird erst dann eliminiert, wenn sie auf weite Sicht zu einer degenerativen Problemverschiebung führt und wenn es zur gleichen Zeit auch eine bessere konkurrierende Metaphysik gibt, die sie ersetzen kann. Die Methodologie eines Forschungsprogrammes mit metaphysischem Kern unterscheidet sich nicht von der eines Programms mit widerlegbarem Kern.

199 Lakatos unterscheidet zwischen zwei Einheiten der theoretischen Entwicklung: „Theorie" als die kleinere und „Forschungsprogramm" als die umfassendere. Die theoretische Kontinuität der Wissenschaft wird durch Forschungsprogramme aufrechterhalten.

daß es verboten ist, ihn zu widerlegen. Es wird deshalb eine Art Schutzgürtel von Hilfshypothesen um den Kern gelegt, der dem Stoß der Überprüfungen standhalten kann. Um nämlich die Forschungsprogramme vor frühzeitiger Eliminierung zu schützen, wird um den Kern des Forschungsprogrammes, den wir auch als Paradigma bezeichnen könnten, ein Schutzgürtel von Hypothesen aufgebaut, der verhindert, daß das Forschungsprogramm vorzeitig beendet wird. „Falsifizierende" Beobachtungen richten sich demnach nicht direkt gegen den Kern, sondern es ist durchaus erlaubt, sie durch Hilfshypothesen zur vorübergehenden Stützung abzuschwächen. Die Widerlegung von Hypothesen wird solange nicht als Falschheit des „harten Kerns" angesehen, solange der bewährte empirische Gehalt des Schutzgürtels zunimmt.

Welche Probleme wissenschaftlich bearbeitet werden, welche Probleme für relevant gehalten werden, hängt also davon ab, welche Regeln durch die Theorien vorgegeben werden und ob psychologisch beunruhigende Anomalien nachweisbar sind. Häufig werden Anomalien zwar wahrgenommen, aber in der Hoffnung beiseite geschoben, daß sie sich im Rahmen des weiteren Forschungsprogrammes in Bewährungen verwandeln werden. Nur in den degenerierenden Phasen des Programmes werden die Wissenschaftler aktiv gezwungen, ihre Aufmerksamkeit auf Anomalien zu legen.

Ein Experiment hat für sich allein nun auch keinen entscheidenden Charakter mehr, sondern die Ergebnisse werden je nach dem Stand des theoretischen Wettstreits interpretiert, in dem es eingebettet ist. Die Deutung und die Einschätzung des Experimentes kann sich mithin im Laufe der Zeit ändern. Es gibt demnach keine entscheidenden Experimente zugunsten oder gegen eine Theorie mehr. Kein Forschungsprogramm kann mit sofortiger Wirkung gestürzt werden.[200]

Im 18. Jahrhundert gab es einige Experimente, die als „entscheidende" Evidenz gegen Galilei's Gesetz des freien Falls und Newtons Theorie der Gravitation akzeptiert wurden. Im 19. Jahrhundert haben mehrere Experimente die korpuskulare Theorie des Lichtes aufgrund von Messungen der Lichtgeschwindigkeit widerlegt. Sie erwiesen sich allerdings später im Licht der Relativitätstheorie als Irrtum.[201]

Ein Forschungsprogramm kann als erfolgreich angesehen werden, wenn es zu einer progressiven Problemverschiebung kommt, d. h. jeder Schritt des Forschungs-

---

200 Im methodologischen Falsifikationismus erfährt der Begriff „Falsifikation" einen starken Bedeutungswandel. Er ist jetzt wesentlich komplexer als im dogmatischen Falsifikationsmus Popperscher Prägung und von diesem auch strukturell verschieden. Es handelt sich jetzt nicht mehr um eine Relation zwischen Hypothesen und Daten, sondern um eine Relation zwischen Theorien.

201 Die Frage nach der Bedeutung des „entscheidenden" Experimentes wird je nach dem Stand des Wettstreites beantwortet, in den es eingebettet ist, d. h. sie ändert sich, je nachdem welche Seite der Gewinner ist. Lakatos beschreibt zwei Reaktionen auf diese „entscheidenden" Experimente, die eine Theorie hätten widerlegen können: Sie wurden entweder später aus den Textbüchern als Manifestationen beschämender Kurzsichtigkeit oder gar des Neides entfernt, oder aber, bei denen sich die Experimente infolge der Niederlage des Programmes tatsächlich als entscheidend erwiesen, „beschuldigten die Historiker die Opponenten der Stupidität, Eifersucht oder unberechtigter Hochachtung für den Vater des fraglichen Forschungsprogrammes." Lakatos [34] S. 168

programmes muß konsequent gehaltvermehrend sein und der Zuwachs an Gehalt sollte sich im Nachhinein bewähren. Es wird nicht verlangt, daß jeder einzelne Schritt sogleich eine neue beobachtbare Tatsache produziert. Ein Forschungsprogramm ist dagegen erfolglos, wenn es zu einer degenerativen Problemverschiebung führt.

Diese historischen Gegebenheiten: die Kontinuität der Wissenschaft, die Zähigkeit von Theorien und die Rationalität eines gewissen Ausmaßes an Dogmatismus, lassen sich nach Lakatos nur erklären,[202] wenn die Wissenschaft als ein Schlachtfeld von Forschungsprogrammen und nicht von isolierten Theorien aufgefaßt wird. Wissenschaftlicher Fortschritt läßt sich nicht dadurch verstehen, daß wir einzelne Brocken unserer Erkenntnis isoliert betrachten.

Die reife Wissenschaft besteht also aus Forschungsprogrammen, in denen nicht nur neue Tatsachen, sondern in einem wichtigen Sinne auch neue Hilfstheorien antizipiert werden. Im Gegensatz zum dogmatischen Falsifikationismus behaupten Wissenschaftler oft und in völlig rationaler Weise, daß bestimmte experimentelle Ergebnisse nicht zulässig sind oder der Widerspruch zwischen diesen und der Theorie nur ein scheinbarer ist. Ein dogmatisches Prinzip ist hier genauso bedeutend für die Wissenschaft wie die kritische Einstellung. Nur durch die dogmatische Haltung können wir an einer Theorie hinreichend lange festhalten, um zu entdecken, was in ihr steckt. Der Dogmatismus der normalen Wissenschaft verhindert also das Wachstum nicht, solange wir ihn mit einer adäquaten kritischen Einstellung kombinieren.

Der Hauptunterschied zwischen dem methodologischen und dogmatischen Falsifikationismus besteht darin, daß die Kritik in der ersteren nicht so schnell tötet und töten darf, wie Popper es sich ursprünglich vorgestellt hat. Die Widerlegung oder der Nachweis einer Inkonsistenz eliminiert ein Forschungsprogramm nicht. Das Fortschreiten eines Programmes ist ein langer und manchmal frustrierender Prozeß, die knospende Erkenntnis muß wie eine seltene Pflanze mit Geduld und Nachsicht behandelt werden. Erfolg wird sich nur durch konstruktive Kritik konkurrierender Forschungsprogramme einstellen und dramatische Ergebnisse werden häufig erst im Nachhinein und aufgrund einer rationalen Rekonstruktion sichtbar.

Es ist jetzt auch gestattet, beliebige Teile des „Leibes" der Wissenschaft zu ersetzen, solange es in progressiver Weise geschieht. Negative Entscheidungsexperimente spielen nur noch eine untergeordnete Rolle. Es ist ebenfalls erlaubt, daß eine Gruppe von Wissenschaftlern konspiriert und so viel Energie in ihr Forschungsprogramm – den harten Kern – investiert, solange ihr Programm durch ihren Intellekt und ihr Glück progressiv fortschreitet. Wenn zwei Forschungsgruppen konkurrierende Forschungsprogramme verfolgen und so in Wettstreit treten, dann wird jene mit dem größeren schöpferischen Talent höchstwahrscheinlich erfolgreich sein, es sei denn, sie bewährt sich nicht empirisch. Die Richtung der Wissenschaft wird nicht durch die Welt der

---

202 Aus den historischen Analysen scheint sich zu bestätigen, daß die Rationalität viel langsamer arbeitet, als die meisten Leute glauben wollen. „Die Eule der Minerva fliegt in der Dämmerung."

Tatsachen bestimmt, die uns umgibt, sondern vor allem durch die schöpferische Phantasie der Wissenschaftler.

Die wichtigsten Thesen von Lakatos wollen wir noch einmal zusammenfassen:

1. Der dogmatische Falsifikationismus ist nicht aufrecht zu erhalten.
2. Der methodologische Falsifikationismus vergleicht nicht mehr eine Theorie mit einer Beobachtung, sondern nur Theorien untereinander.
3. Forschungsprogramme haben einen Kern (Paradigma), der von einem Schutzgürtel von „Hilfshypothesen" beschützt wird.
4. Der wissenschaftliche Fortschritt läßt sich nur durch die Qualität der Forschungsprogramme erklären.

Obgleich die Ausführungen von Lakatos zu seinen Forschungsprogrammen plausibel klingen und er eine sinnvolle Synthese zwischen wissenschaftstheoretischen Notwendigkeiten und wissenschaftshistorischen Gegebenheiten versuchte, mangelt es bei seinem Konzept leider an der dezidierten Ausarbeitung seiner Gedanken. Leider verstarb Lakatos, bevor er seine Pläne umsetzen konnte. Es ist deshalb schwierig, zu beurteilen, ob das Projekt der Forschungsprogramme tatsächlich die Konzeption des kritischen Rationalismus rettet?[203] Das Hauptproblem bleibt nämlich weiterhin, wann der einzelne Wissenschaftler entscheiden soll, daß es sich um einen degenerativen oder progressiven Forschungsprozeß handelt. Eine zunächst degenerativ ausssehende Entwicklung kann sich nämlich durchaus noch in eine progressive verändern, wenn wir der neuen Theorie hinreichend genug Zeit lassen, ihre Anwendungen zu finden.

---

203 Insgesamt bleibt aber wenig von der ursprünglichen Popperschen Konzeption übrig.

9. Strukturalismus

Die so konträren Ansichten von Kuhn und Popper über den wissenschaftlichen Prozeß zu einer gemeinsamen Konzeption zu synthetisieren, hatte sich Lakatos zur Aufgabe gestellt, um damit den rationalen Charakter des Unternehmens „Wissenschaft" zu bewahren. Er entwickelte daraufhin ein Konzept der Forschungsprogramme, das unter dem Deckmantel des methodologischen Falsifikationismus sowohl den vorübergehenden Gebrauch von ‚falsifizierten' Theorien gestattet, als auch die Entwicklung der Wissenschaft im Rahmen einer Theoriendynamik versteht und nicht in der wiederholten Auseinandersetzung zwischen Beobachtung und Theorie. Es ist nun nicht mehr die einzelne empirische Beobachtung, die im Konflikt steht mit einer wissenschaftlichen Theorie, sondern es können lediglich Theorien mit anderen Theorien konkurrieren, wobei die Entscheidung zugunsten einer Theorie auch aufgrund von empirischen Daten vorgenommen wird.

Wir wollen nun einen weiteren sehr interessanten Lösungsansatz vorstellen, der auf Thesen von Sneed[204] beruht und besonders von Stegmüller[205] für wissenschaftstheoretische Untersuchungen fruchtbar gemacht wurde. Obgleich noch nicht entschieden zu sein scheint, ob dieser strukturalistische Ansatz zur Beschreibung des wissenschaftlichen Fortschrittes tatsächlich ein gelungener Lösungsvorschlag ist, enthält er so viele neue Anregungen, daß er hier vorgestellt werden soll.

Der Ausgangspunkt dieses strukturalistischen Konzeptes ist eine neue Bestimmung dessen, was unter einer Theorie zu verstehen ist. Sie werden sich wahrscheinlich wundern, warum wir diese Frage erst jetzt stellen, schließlich haben wir den Begriff „Theorie" seit Beginn unserer Betrachtungen als unproblematischen Begriff verwendet. Nun, zu Beginn haben wir ein intuitives Verständnis des Begriffes vorausgesetzt und dann den Begriff so verwendet, wie er in der klassischen Philosophie benutzt wurde. Danach ist eine Theorie ein System von Sätzen, die untereinander in einem gewissen Abhängigkeitsverhältnis stehen (statement view).[206] Nur wenn eine Theorie als eine Klasse von Aussagesätzen interpretiert wird, können auch gewisse andere Sätze logisch aus ihr gefolgert werden oder mit ihr im Widerspruch stehen. Außerdem zeichnen sich Aussagesätze dadurch aus, daß mit ihnen etwas über die Wirklichkeit behauptet wird und sie durch Beobachtungen der Wirklichkeit falsifiziert und verifiziert werden können,

---

204 Sneed [53]
205 Stegmüller [54]
206 Als Prototyp einer wissenschaftlichen Theorie galt bereits in der Antike die Mathematik, in der aus einer definierten Menge von Axiomen eine beliebige Menge von Lehrsätzen logisch abgeleitet werden konnte. Diese exakte Ableitung und übersichtliche Struktur galt damals als das anzustrebende Ideal eines wissenschaftlichen Systems. Nichts schien damals so klar, einleuchtend und definitiv wahr zu sein wie die Mathematik.

d. h. einzelne Sätze können mit Beobachtungen im Widerspruch stehen.[207] Zur Beschreibung von einfachen gesetzesartigen Zusammenhängen scheinen Aussagesätze auch adäquat zu sein. Es ist deshalb verständlich, daß Theorien, die komplexe allgemeine Aussagen miteinander in Beziehung setzen, als Verknüpfungen von solchen Sätzen angesehen wurden.[208]

Wenn wir nun annehmen, daß Theorien überhaupt keine Satzsysteme sind (non-statement view), dann würden die Probleme der Falsifikation möglicherweise gar nicht auftreten. Stegmüllers Analysen bestätigen, daß die von Kuhn formulierten Probleme tatsächlich durch eine strukturalistische Konzeption des wissenschaftlichen Fortschrittes beseitigt werden und daß wir dadurch auch zu einem besseren Verständnis der Theoriendynamik gelangen können.

Erinnern wir uns zunächst noch einmal an einige von Kuhns Ansichten. Verschiedene wissenschaftliche Phänomene werden erst dadurch einheitlich beschrieben und gedeutet, nachdem sich ein Paradigma durchgesetzt hat. Das Paradigma bestimmt nicht nur, welche Gesetze und Theorien gelten, sondern auch welche Probleme und Lösungsmethoden als wissenschaftlich anerkannt werden. Durch das Paradigma wird ein Weg vorgezeichnet, der durch die normale Wissenschaft ausgefüllt werden muß. Das Paradigma legt des weiteren fest, was als legitimes Problem und zulässige Lösung angesehen werden kann.

Das Paradigma selbst kann nicht durch Beobachtungen widerlegt werden,[209] sondern wird immer nur durch ein anderes verdrängt. Die Preisgabe einer Theorie bedeutet somit immer die Preisgabe zugunsten einer anderen Theorie. Damit hat sich

---

207 Diese Sachverhalte standen schließlich am Anfang der Popperschen Analyse und führten zu den Prinzipien des kritischen Rationalismus.

208 Als Theorie wurden auch in der Metamathematik Satzklassen aufgefaßt, die sich zur Beurteilung der Entscheidbarkeit, der Vollständigkeit oder der Widerspruchsfreiheit in der Mathematik als sehr fruchtbar erwiesen haben. Probleme innerhalb der Mathematik wurden deshalb häufig auf Fragen über das Bestehen von Ableitungs- oder Folgerungsbeziehungen zwischen Sätzen zurückgeführt. Aufgrund der erfolgreichen Anwendung dieses Theorienbegriffes, wurde er natürlich auch auf physikalische Theorien übertragen. Ob diese Art des Theoriebegriffes für eine komplexe physikalische Theorie, wie sie heute formuliert wird, aber tatsächlich zweckmäßig ist, wurde bisher nicht in Frage gestellt. Die historische Betrachtungsweise wies auch auf einen weiteren wichtigen Unterschied zwischen der Mathematik und empirischen Theorien hin, der bisher weitgehend unberücksichtigt blieb. Physikalische Ansichten über die Natur haben sich nämlich mit der Zeit geändert, während die Regeln der Mathematik, z.B. der Addition keiner Veränderung unterworfen waren. Das mag daran liegen, daß mathematische Formeln bedingungslos und zeitlos wahr sind, weil sie lediglich nach den Regeln der Konsistenz auf ihre eigene Widerspruchsfreiheit überprüft werden, während es in den empirischen Wissenschaften um Erkenntnisse geht.

209 So etwas wie eine empirische Prüfung als objektive Entscheidungsinstanz zwischen verschiedenen Theorien würde voraussetzen, daß die Theorien durch eine neutrale Beobachtungssprache beurteilt werden können. Wie wir bereits erläutert haben, ist eine neutrale Beobachtungssprache aber aufgrund der Theorienbeladenheit der Sprache eine Illusion. Wenn eine neue Theorie akzeptiert wird, so werden die Phänomene nicht nur neu überdacht, sondern es werden alle beschreibenden Ausdrücke neu interpretiert.

dann das gesamte begriffliche Netzwerk verschoben, durch das die Welt betrachtet wird. Die Welt selbst scheint sich verändert zu haben. Wenn eine Theorie eine andere verdrängt, sind beide nicht nur miteinander logisch unverträglich, sondern sie sind wegen der Grundverschiedenheit ihres Begriffsapparates inkommensurabel, unvergleichbar. Wir können uns deshalb auch nicht mit rationalen Argumenten zwischen den beiden Theorien entscheiden, sondern wir können uns nur bekehren oder überreden lassen. Wenn wir unterstellen, daß die wissenschaftshistorischen Untersuchungen von Kuhn adäquat sind, wie können wir dann den wissenschaftlichen Fortschritt rekonstruieren, ohne den einzelnen Forscher Irrationalität zu unterstellen.[210]

Wenn wir einmal von Popper absehen, blieb das Phänomen des wissenschaftlichen Fortschrittes in den wissenschaftstheoretischen Abhandlungen dieses Jahrhunderts weitgehend unberücksichtigt, bis Kuhn seine Thesen zur Wissenschaftsgeschichte veröffentlichte. Plötzlich wurde offenbar, daß ein wichtiger Aspekt der Wissenschaft, – vielleicht sogar der wichtigste –, nicht ausreichend thematisiert worden war. Die Herausforderung durch die Kuhnschen Gedanken mußten sehr ernst genommen werden, wenn die wissenschaftliche Methode weiterhin als rational aufgefaßt und sie von anderen „pseudo-wissenschaftlichen" Methoden unterschieden werden sollte.

Wie wir bereits gesehen haben, wurden seit den Griechen die empirischen Wissenschaften ähnlich konstituiert wie die Mathematik. Solange in den wissenschaftstheoretischen Überlegungen keine dynamische Entwicklung untersucht wurde, erschien die Anwendung mathematischer Methoden auf die empirischen Wissenschaften auch unproblematisch. Die Regeln der logischen Folgerung, Probleme der Erklärung, des statistischen Schließens, der Formulierung von Gesetzen usw. wurden in Analogie zu Verfahren der Mathematik abgehandelt. Ja, die Wissenschaftstheorie war geradezu stolz darauf, daß sie bestimmte Sachverhalte sehr präzise darstellen konnte. Wie produktiv die Anwendung mathematischer Methoden war, läßt sich auch daran ermessen, daß sich viele vordergründig für wahr oder wahrscheinlich erachteten Sachverhalte bei der Präzisierung oder Mathematisierung als dann doch nicht mehr haltbar erwiesen.

Bei den vorhergehenden wissenschaftstheoretischen Untersuchungen wurde aber übersehen, daß sich empirische Wissenschaften anders entwickelten als die Mathematik, denn Begriffe wie „Bewährung", „Falsifikation" und „Theorienverdrängung" finden in der Mathematik keine Anwendung. Der dynamischen Entwicklung der Wissenschaft sollte nun durch logische Analyse einerseits und historisch-psychologische Forschung andererseits Rechnung getragen werden. Das führte dazu, daß die bisher ausschließlich auf analytischen Methoden basierten wissenschaftstheoretischen Überlegungen durch pragmatische Gesichtspunkte

---

210 Der von Kuhn gezogene Schluß aus dem „was-gewesen-ist" zum „was-sein-muß" ist nicht haltbar und könnte als „historischer Fehlschluß" bezeichnet werden. Er ähnelt damit dem sogenannten „naturalistischen Fehlschluß", der aus dem „was-ist" auf das „was-sein-soll" schließt.

Struktur:

Als Struktur bezeichnet man die Manifestation einer bestimmten Ordnung in einem vorgegebenen Bezugsrahmen. Wir sprechen von Struktur also genau dann, wenn das zu untersuchende Objekt folgende Eigenschaften aufweist:
1. Der Gegenstand hat Teile oder Komponenten, die sich untereinander unterscheiden.
2. Die Teile stehen in bestimmten Beziehungen zueinander, die weder willkürlich noch chaotisch sind.
3. Aufgrund der dem Gegenstand innewohnenden Ordnung erscheint der Gegenstand als ein Ganzes.

ergänzt wurden, wodurch sie allerdings zwangsläufig einen Teil ihrer Präzision einbüßten.

Stegmüller versuchte, die Kuhnsche Thesen mit einem strukturalistischen Ansatz zu rekonstruieren,[211] indem er die Frage beantwortete: Was heißt es, daß eine Person oder eine Personengruppe an ein und derselben Theorie festhält, obwohl die theoretischen Überzeugungen, Vermutungen und Hypothesen ständig wechseln? Dieser scheinbare Widerspruch zwischen der Konstanz der Theorie bei gleichzeitigem Wechsel der Überzeugungen wird dadurch aufgelöst, daß Stegmüller ähnlich wie bereits Lakatos zwischen einem Kern und einen ihn umgebenden Mantel von Hypothesen und Überzeugungen unterscheidet. Der entscheidende Unterschied zu allen vorhergehenden Lösungsversuchen besteht nun aber darin, daß der Kern der Theorie in einer mathematischen Struktur und nicht in einem System von Aussagen verankert wird. Die zeitlich und interpersonell wechselnden Hypothesen werden dagegen weiterhin als Aussagen ausgedrückt.[212]

Der Vorteil der neuen strukturalistischen Sichtweise ist derjenige, daß eine Theorie als mathematische Struktur definiert wird und nicht als Satzklasse, so daß die Theorie jetzt gegen jede Falsifikation gefeit ist. Von einer mathematischen Struktur können wir nämlich nicht sinnvoller Weise sagen, sie sei empirisch widerlegt worden, sondern

---

211 Stegmüller glaubt fest daran, daß auch der dynamische Aspekt der Theorienbildung, d. h. das Entstehen, Wachsen und Vergehen von Theorien, einer wissenschaftstheoretischen Analyse zugängig ist und daß es so etwas wie eine „Logik der Forschung" gibt. Der Wissenschaftstheoretiker sollte nach ihm nicht dem Psychologen, Soziologen und Historiker Platz machen, sondern die große Herausforderung annehmen, die Theoriendynamik als bedeutenden Aspekt der menschlichen Erkenntnis mit wissenschaftstheoretischen Argumenten zu erklären. Diese rationale Rekonstruktion der wissenschaftlichen Forschung soll dadurch geleistet werden, daß ein strukturalistischer Ansatz gewählt wird. Der Ausdruck „strukturalistische Auffassung einer Theorie" ist gerechtfertigt, weil eine physikalische Theorie nicht mehr als Satzsystem gedeutet wird, sondern als ein Gebilde, deren wichtigster Bestandteil eine mathematische Struktur ist. Damit wird aber nicht die Idee der naturwissenschaftlichen Hypothese preisgeben, sondern lediglich darauf hingewiesen, daß wir klar zwischen einer Theorie und deren Hypothesen, als provisorisch akzeptierte Sätze, unterscheiden müssen. Die Theorie ist jetzt kein satzartiges Gebilde mehr, sondern eher ein begriffliches.

212 In der neuen „Denkweise findet jede Theorie ihren Niederschlag in einer einzigen unzerlegbaren Aussage, die zentraler empirischer Satz der Theorie" genannt wird.

nur, daß sie nicht adäquat oder fruchtbar ist. Eine mathematische Struktur ist für sich leer, sie läßt sich aber auf die Welt anwenden. Der Wert der mathematischen Struktur läßt sich dann aus der erfolgreichen oder mißlungenen Anwendung erkennen.

Der erste Schritt in der Einführung des neuen Theoriebegriffes besteht nun darin, daß wir ein mengentheoretisches Prädikat definieren, das die für diese Theorie charakteristische mathematische Struktur beschreibt.[213]

Der Inhalt des mengentheoretischen Prädikates, durch welches eine physikalische Theorie axiomatisiert wird, wird die mathematische Struktur dieser Theorie genannt.[214] Erst indem wir diese Struktur S auf physikalische Systeme anwenden, gelangen wir zu empirischen Behauptungen. Die Struktur S wird als ein Modell betrachtet. Die Welt wird jetzt daraufhin untersucht, ob es ein physikalisches System gibt, das die Spezifikationen der mathematischen Struktur, des Modells, erfüllt. Die mathematische Struktur S wird dabei auch als das Fundamentalgesetz der gesamten Theorie bezeichnet.[215] Betrachten wir zum Beispiel das Sonnensystem als ein physikalisches System a und haben wir eine mathematische Struktur S formuliert, die durch das Prädikat „ist eine klassische Partikelmechanik" ausgedrückt wird, dann könnten wir behaupten: „a ist ein S", d. h. wir behaupten, daß a dem Modell S genügt, daß a die Bedingungen von S erfüllt. Dies wäre dann eine empirische Aussage, weil sie die hypothetische Annahme ausdrückt, daß dem physikalischen System a die mathematische Struktur S zukommt.

Dieses neue Konzept unterstellt außerdem, daß die physikalische Theorie als Modell mehrfach erfolgreich angewendet wurde, wobei die tatsächlichen Anwen-

---

213 Eine Theorie wird im strukturalistischen Sinn durch ein mengentheoretisches Prädikat axiomatisch eingeführt, d.h ein Axiom ist jetzt nur noch ein Definitionsglied eines mengentheoretischen Prädikates. Unter einem Modell wird in dieser Diktion eine Entität verstanden, die das mengentheoretische Prädikat erfüllt. So läßt sich zum Beispiel die Gruppentheorie axiomatisieren, indem das mengentheoretische Prädikat „ist eine Gruppe" eingeführt wird. In Analogie dazu könnten wir die Newtonsche Partikelmechanik dadurch axiomatisieren, daß wir das mengentheoretische Prädikat definieren: „Ist eine klassische Partikelmechanik". Der Vorteil dieser Art der Axiomatisierung besteht darin, daß die Axiome eine mathematische Struktur beschreiben, die sich in der Gesamtheit der in den Axiomen ausgedrückten Beziehungen äußert.

214 Siehe Anhang: Definition 13.

215 Das primäre Interesse bei dieser Konzeption einer physikalischen Theorie galt Sneed der Unterscheidung von theoretischen und nicht-theoretischen Begriffen. Wir hatten vorher theoretische Begriffe immer nur negativ charakterisiert, d. h. wir hatten gesagt, was theoretische Begriffe nicht sind, daß sie zum Beispiel keine theorienunabhängige Bedeutung haben, sondern ihre Bedeutung erst durch die partielle Interpretation der Theorie erlangen. Sie drückten das Nicht-Beobachtbare und das Nicht-Vollverständliche aus. Sneed gelang es nun diese Begriffe dadurch positiv zu bestimmen, indem er angab, welche Rolle sie bei der Anwendung der Theorie spielen. Ein Begriff ist danach ein theoretischer, d. h. theorienabhängiger, wenn seine Bestimmung von der Anwendung der Theorie selbst abhängt. Eine theorienabhängige Messung einer bestimmten Größe (z.B. der Masse) liegt dann vor, wenn die Ermittlung des Wertes dieser Masse auf der Voraussetzung beruht, daß die Theorie, in welcher diese Größe vorkommt, erfolgreich angewendet werden kann.

dungen eine Teilmenge aller möglichen Modelle ist. So hat die klassische Partikelmechanik auch noch folgende Anwendungen: das Sonnensystem, gewisse Teilsysteme davon (System: Erde – Mond), die Gezeiten, usw, d. h. diese physikalischen Systeme erfüllen allesamt das Modell, das durch die mathematische Struktur definiert ist.[216] Wird jetzt ein zusätzliches spezielles Gesetz E aufgestellt, dann spezifiziert es die Struktur S, indem bestimmte Aspekte der Theorie genauer festgelegt werden. So sind das Gravitationsgesetz oder das Gesetz von Hooke spezielle Gesetze innerhalb der klassischen Partikelmechanik. Durch diese Spezifizierung des Kernes erhöht sich die Anzahl der potentiellen Anwendungen der Theorie.

Eine Theorie <K,I> besteht in dieser Konzeption aus zwei Teilen, einer logischen Komponente und einer empirischen Komponente. Die logische Komponente K ist die erwähnte mathematische Struktur der Theorie, der Kern. Die empirische Komponente I der Theorie ist die Menge der intendierten Anwendungen. Unter einer intendierten Anwendung der mathematischen Struktur wird seine erfolgreiche Abbildung auf die Wirklichkeit verstanden, d. h. es wurde tatsächlich ein physikalisches System gefunden, das die Bedingungen der mathematischen Struktur erfüllt. Offensichtlich ist es nicht hinreichend, nur eine mathematische Struktur festzulegen, um eine physikalische Theorie zu konzipieren. Es bedarf auch noch einer empirischen Qualifikation, nämlich einer Menge tatsächlicher Anwendungen I dieser Theorie. Erst die Struktur zusammen mi den Anwendungen I des Modells vermitteln uns, was mit der Theorie überhaupt gemeint ist. Die zu Beginn eingeführten Anwendungen I decken dabei meistens einen typischen Bereich der Theorie ab.[217] Wenn also jemand über dieselbe Theorie verfügt, dann nicht nur über den Strukturkern, sondern auch über eine bestimmte Menge intendierter Anwendungen, die zur Definition der Theorie gehören.

---

216 Die Anwendungen der Theorie stehen aber nicht isoliert für sich allein da, sondern sie werden auch durch Nebenbedingungen verknüpft, die zum Beispiel festlegen, daß dasselbe Objekt jedesmal denselben Funktionswert in den verschiedenen Anwendungen erhält. So hat der Planet Erde dieselbe Masse, gleichgültig ob er als Element des Sonnensystems oder als Element des Systems Erde – Mond betrachtet wird. Sowohl das Bestehen mehrerer Anwendungen I einer Theorie sowie die ihrer verknüpfenden Nebenbedingungen erhöhen die Leistungsfähigkeit der Theorie für Voraussagungen und Erklärungen.

217 Sneed stellt drei notwendige Bedingungen auf, die das Zweiglied einer Theorie <K,I> erfüllen muß, um mit Recht von einer physikalischen Theorie sprechen zu können. Die erste Bedingung lautet, daß die Elemente der intendierten Anwendungen I physikalische Systeme sein müssen, so daß physikalische Systeme niemals bloße Individuenbereiche sein können. Vielmehr muß es sich stets um Objekte handeln, die in bestimmter Weise beschrieben werden, nämlich nicht nur rein qualitativ, sondern auch durch nicht-theoretische Funktionen. Die Aufgabe von Nebenbedingungen besteht darin, bestimmte Arten von Querverbindungen oder Verknüpfungen zwischen einzelnen Anwendungen der Theorie herzustellen, indem von bekannten Werten nichttheoretischer Funktionen in gewissen Anwendungen auf unbekannte Werte in anderen Anwendungen geschlossen werden kann. Die dritte Forderung lautet, daß wir verschiedene partielle potentielle Modelle auf natürliche Weise kombinieren oder zusammenstellen können müssen, um auf diese Weise eine neue größere mögliche Anwendung der Theorie zu erzeugen.

Wenn nun jemand über eine solche Theorie verfügt, können wir dann sagen, daß die Theorie dieselbe bleibt, obwohl sich gewisse Hypothesen im Laufe der Zeit änderten? Was benötigen wir jetzt noch, um diese möglichen Veränderungen in der Einstellung des Wissenschaftlers zu einer Theorie zu präzisieren? Was bedeutet es, wenn wir sagen, ein Forscher verfügt über eine Theorie?[218]

Nehmen wir einmal an, ein Forscher stellt ein neues spezielles Gesetz E auf, daß eine Verschärfung bzw. Einengung der ursprünglichen Theorie darstellt. Der Forscher nimmt dann eine sogenannte Kernerweiterung vor. Was geschieht, wenn der Forscher feststellen muß, daß Ereignisse nicht eingetroffen sind, die sein spezielles Gesetz E vorhergesagt hat. Er wird wahrscheinlich weitere Experimente vornehmen, um das Gesetz E erneut zu prüfen. Wenn es sich auch in den weiteren Experimenten nicht bewährt, wird er es als widerlegt betrachten. Seine Kernerweiterung war erfolglos, sein persönliches Ziel hat sich nicht erfüllt. Er wird aber die Theorie weiter verwenden.

Es könnte auch sein, daß ein Wissenschaftler versucht, die Theorie auf anderen Gebieten anzuwenden, als ursprünglich vorgesehen. Ist er damit erfolgreich, dann ist dies ebenfalls ein Erfolg des Wissenschaftlers und beweist, wie fruchtbar die Theorie ist. Gelingt es aber dem Wissenschaftler nicht, die Theorie erfolgreich auf andere physikalische Systeme abzubilden, dann wird er dieses Projekt fallen lassen, ohne die Theorie als falsifiziert zu betrachten. Die Falsifikation betrifft also nur spezielle Gesetze oder Anwendungen der Theorie und zwingt den Forscher bloß die versuchte Verschärfung rückgängig zu machen. Die Theorie <K,I> selbst bleibt von einem solchen Scheitern des Theoretikers vollkommen verschont. Der Wissenschaftler handelt nicht irrational, wenn er so verfährt, sondern er handelt im Rahmen seiner vorgegebenen Möglichkeiten <K,I>, indem er versucht, auszuloten, wo die Grenzen der Theorie sind, zu welchen speziellen Gesetzen sich die Theorie erweitern läßt und ob sie auch für andere Erklärungen und Prognosen verwendet werden kann.

Aufgrund der neuen Theorienkonzeption stehen uns jetzt verschiedene Möglichkeiten offen, wie sich die Überzeugungen bezüglich einer Theorie bei gleichbleibender Theorie geändert haben können:

1. neue Anwendungen I können für die Theorie entdeckt oder wieder preisgegeben werden;
2. spezielle neue Gesetze E können postuliert oder falsifiziert werden und damit zu einer Erweiterung oder Einengung der Theorie beitragen;
3. zusätzliche Nebenbedingungen C können formuliert oder wieder aufgegeben werden, um damit die Anwendungen vielfältiger miteinander zu verknüpfen.

Dieses Theoriekonzept von Sneed wurde von Stegmüller zu einem pragmatisch verschärften Begriff der Theorie weiterentwickelt, mit dem es später möglich werden wird, die Kuhnschen Thesen rational zu rekonstruieren. Stegmüller verschärft die Sneedschen Ausführungen, indem er eine paradigmatische Beispielsmenge I_0 zur Theorie <K,I> hinzufügt, die eine erste erfolgreiche Anwendung der Theorie

---

218 Siehe Anhang: Definition 14

beschreibt[219] und indem er einen Zeitindex einführt, der berücksichtigt, wann eine Person über eine Theorie verfügt.[220]

Wir wollen versuchen, allgemeinverständlich zu formulieren, worin nun das Neue dieses Theorienbegriffes besteht, ohne auf die präzise Darstellungsfom einzugehen, die zum Teil im Anhang zitiert wurde. Eine Theorie ist nach dieser Konzeption kein System von Aussagen mehr, sondern ein geordnetes Paar aus einem Strukturkern K und ihren Anwendungen I und I_0, die bestimmte Bedingungen erfüllen, die durch ein mengentheoretisches Prädikat beschrieben werden. Eine Theorie ist jetzt nicht mehr von der Art, daß wir sie verifizieren oder falsifizieren können, sondern wir werden sie lediglich erfolgreich anwenden können, sie wird mehr oder weniger adäquat sein. Außerdem können wir sie beliebig erweitern bzw verschärfen, indem wir weitere spezielle Gesetze oder Hypothesen aufstellen. Diese wiederum sind falsifizierbar. Eine und dieselbe Theorie kann so mit verschiedenen Hypothesen im Einklang stehen.

Zu einer hinreichenden Erklärung des wissenschaftlichen Fortschrittes bedarf es aber noch einer weiteren pragmatischen Ergänzung: es muß beschrieben werden, was es bedeutet, wenn jemand über eine Theorie zu einem bestimmten Zeitpunkt verfügt. Nur dadurch können die Veränderungen in der Zeit und zwischen Personen aufgeklärt werden.[221]

Wenn zum Beispiel ein Physiker eine neue Theorie aufstellt, dann sollte er in der Lage sein, die logische Komponente (K) als auch die intendierten Anwendungen (I_0 und I) anzugeben. Nachdem wir gesehen haben, daß die logische Komponente eine mathematische Struktur ist, wollen wir nun fragen, woher die Anwendungen I kommen und welche Rolle sie spielen? Um eine physikalische Theorie über unsere Welt aufzustellen, ist es nicht hinreichend, eine beliebige mathematische Struktur zu formulieren, sondern es muß zugleich auch sichergestellt werden, daß einige der potentiellen Modelle auch tatsächlich durch physikalische Systeme erfüllt werden. Die Theorie muß erfolgreich angewendet worden sein – was durch die Menge der erfolgreichen Anwendungen festgelegt wird.

Die Menge der beispielhaften intendierten Anwendungen I_0 legt somit fest, worin die Theorie tatsächlich besteht. Sie kann in Analogie zum Wittgenstein'schen Beispiel des Begriffes „Spiel" als eine paradigmatische Grundmenge charakterisiert werden.[222]

---

219 Siehe Anhang: Definition 16

220 Siehe Anhang: Definition 17

221 Die neue Definition (D17) enthält deshalb Angaben über die paradigmatische Menge I_0, die zur Einführung der Theorie notwendig ist, über Beobachtungsdaten und über Erweiterungen der Theorie.

222 Stegmüller weist bei der Erklärung, was wir uns unter der paradigmatischen Auswahl einer Menge von Anwendungen der Theorie vorzustellen haben, auf das Beispiel von Wittgenstein hin, wie wir die Bedeutung des Begriffes „Spiel" erklären können. Wittgenstein behauptete, worauf wir bereits mehrfach hinwiesen, daß es kein gemeinsames Merkmal für alle Spiele gibt. Wir können nicht von der Tatsache, daß es den Begriff „Spiel" gibt, darauf schließen, daß alle Spiele dieselben Merkmale haben. Es ist vielmehr so, daß es zwischen den Spielen lediglich sich übergreifende und kreuzende Ähnlichkeiten gibt, wie sie auch zwischen den Gliedern einer

Die beispielhafte Menge der Anwendungen I_0 ist einerseits eine definierte Teilmenge aller Anwendungen ($I_0 \subseteq I$) und sie ist andererseits in ihrer Bedeutung zugleich vage. Diese Vagheit ist ein großer Vorteil für die neue Theorie, weil sie der Theorie in den ersten Stunden nach ihrer Geburt eine gewisse Immunität verleiht. Würden sich nämlich einige Elemente von I_0 einer Erklärung durch die Theorie hartnäckig widersetzen, müßte dies zu einer Verwerfung der Theorie führen. Der Wissenschaftler hat aber aufgrund der Vagheit der paradigmatischen Menge I_0 immer noch die Möglichkeit diese Elemente aus der Menge I_0 zu eliminieren, um seine Theorie vor einer frühen Auslöschung zu schützen.[223] Diese Vagheit, was zur beispielhaften Menge I_0 gehört, heißt aber nicht, daß wir willkürlich entscheiden können, welche Anwendung dazu gehören soll. Es ist die gesamte Theorie <K,I> sowie dessen Erweiterungen, die ein entscheidendes Wort bei der endgültigen Festlegung von I_0 mitsprechen.

Das Verfügen über ein und dieselbe Theorie wird jetzt verträglich mit divergierenden Überzeugungen, weil es verschiedene Arten der Erweiterung einer Theorie geben kann. Des weiteren ist auch nicht festgelegt, daß eine Person dieselben Erweiterungen auch in Zukunft beibehalten muß. Ein Wissenschaftler, der dieselbe Theorie verwendet und sich nur mit Kernerweiterungen beschäftigt, betreibt normale Wissenschaft. In der normalen Wissenschaft wird die Theorie nur dazu benutzt, ihre eigenen Anwendungen zu bestimmen, d. h. der Strukturkern K und die im Verlauf der Zeit versuchten Erweiterungen E dieses Kernes bestimmen gemeinsam, was außer den Elementen von I_0 noch als intendierte Anwendungen I zu gelten haben.

Die Aufgabe des normalen Wissenschaftlers könnten wir auch so charakterisieren, daß durch die Theorie nur der Strukturkern K festgelegt ist und über Erfolg oder Mißerfolg nur entscheidet, ob es ihm gelingt, eine geeignete Erweiterung E zu finden. Gelingt es ihm nicht, so ist das als ein persönliches Versagen zu bewerten und nicht als ein Scheitern der Theorie.

Da die Anzahl der Möglichkeiten für derartige Erweiterungen aber potentiell unendlich ist, kann selbst durch ein mehrfaches Versagen einer Erweiterung nicht logisch folgen, daß die Theorie ungeeignet ist. Es bedarf vielmehr eines Beschlusses der gesamten wissenschaftlichen Gemeinschaft, die Suche nach neuen Erweiterungen als „praktisch hoffnungsloses Unterfangen" zu beenden. Wahrscheinlich wird aber niemand solch einer Entscheidung zustimmen, wenn er nicht bereits über eine alternative Theorie verfügt. Es gibt keinen logischen Zwang zur Preisgabe einer Theorie, sondern immer nur in Bezug auf andere praktische Erwägungen.

Familie bestehen. Eine durchgehende Gemeinsamkeit können wir auch hier nicht feststellen, sondern lediglich eine Familienähnlichkeit.

223 Diese Immunität hat weder etwas mit Irrationalität zu tun, noch impliziert sie eine Immunisierungsstrategie gegen die potentielle Widerlegung der Theorie. Der Forscher hat letztlich keine andere Möglichkeit, als eine paradigmatische Wahl seiner Anwendungen zu treffen – mit der er sich auch irren kann.

Hoffentlich ist es gelungen, Ihnen eine intuitive Idee dessen zu vermitteln, was wir als strukturalistisches Konzept wissenschaftlicher Theorien bezeichnen könnten. Obgleich auf eine präzise Darstellung weitgehend verzichtet wurde, sollten Sie mit den Grundgedanken vertraut geworden sein, weil Stegmüller dieses strukturalistische Konzept verwendet, um die vermeintliche Irrationalität zu beseitigen, die die wissenschaftshistorischen Betrachtungen nahelegten. Wenn Wissenschaft ein rationales Unternehmen sein soll, dann sollten sich für die Auswahl verschiedener Theorien auch rationale Begründungen finden lassen. Anders Denkende sollten vorzugsweise durch Argumente überzeugt und nicht durch bloße Propaganda überredet werden. Einsicht und nicht Bekehrungserlebnisse sollten der Maßstab für den wissenschaftlichen Fortschritt sein. Wahrscheinlich werden Sie an dieser Stelle irgendwie das Gefühl nicht los, daß wir uns bei solchen Argumenten wieder am Anfang unserer Betrachtungen befinden, weil sich ähnliche Argumente auch bei Popper finden lassen, dessen Konzept wir nachweislich als inadäquat entlarvt haben. Was uns hier leitet, ist aber lediglich der Wunsch, Wissenschaft als rationale Handlung zu rekonstruieren. Ob dieser Wunsch auch in Erfüllung geht, werden Sie mitentscheiden müssen.

Worin besteht nun die vermeintliche Irrationalität der Wissenschaftler, oder genauer: wann verhält sich ein normaler oder revolutionärer Wissenschaftler irrational? Einem normalen Wissenschaftler wurde unterstellt, daß er im Rahmen seiner Tätigkeiten deshalb irrational handelt, weil er nicht bereit ist, seine Theorie jemals als widerlegt zu betrachten. Es schien so, als ob es keine empirische Beobachtung gäbe, die seine Theorie widerlegen könne.

Diese Annahmen können im Rahmen des strukturalistischen Ansatzes leicht erklärt werden. Die Tätigkeit des normalen Wissenschaftlers besteht darin, Kernerweiterungen bei gleichbleibendem Strukturkern vorzunehmen oder die Menge der intendierten Anwendungen der Theorie zu erweitern. Der normalwissenschaftliche Fortschritt kann als kumulativer Fortschritt angesehen werden, wenn es tatsächlich gelingt, Erweiterungen der Theorie vorzunehmen. Die Veränderungen der Meinungen über eine Theorie sind verträglich mit der Beibehaltung der Theorie, weil es immer viele verschiedene Anwendungen derselben Theorie gibt.

Wenn der Wissenschaftler über eine Theorie verfügt, so gibt es zu keinem Zeitpunkt zwingende empirische Gründe, diese Theorie fallen zu lassen. Er kann zum Beispiel die Erweiterung der Theorie wieder preisgeben, ohne damit auch die Theorie preiszugeben, wenn es Beobachtungen gibt, die der Erweiterung der Theorie widersprechen. Er tut dies in der Gewißheit, daß sich die Theorie ja bereits erfolgreich bewährt hat, nämlich bei der Formulierung der ersten Anwendungen I_0. Sollten sich zunächst keine weiteren erfolgreichen neuen Anwendungen oder Gesetze finden lassen, so kann er diese Stagnation immer als vorläufige Rückschläge ansehen, die wieder durch „bessere Zeiten" abgelöst werden. Die Hoffnung, die Theorie zukünftig erfolgreicher einsetzen zu können, bleibt dem Wissenschaftler unbenommen.

In diesem Verhalten liegt nichts Irrationales. Auch wenn der Forscher der Unrichtigkeit seiner Hypothesen ausdrücklich zustimmt, muß er die Theorie nicht preisgeben, über die er verfügt. Es muß deshalb streng unterschieden werden zwischen dem Verfügen über eine Theorie einerseits und den Hypothesen über diese Theorie andererseits. Nur die letzteren können sich als falsch erweisen, nicht aber die Theorie.[224]

Jetzt wird auch deutlich, warum ein normaler Wissenschaftler, der die Theorie preisgibt und keine andere dafür annimmt, den Beruf wechseln muß. Er entzieht sich seine Arbeitsgrundlage. Ohne Theorie, die den Rahmen für seine Forschung festlegt, die Probleme und Lösungswege vorzeichnet, verfügt der Wissenschaftler nicht mehr über geeignete Instrumente für seine wissenschaftliche Tätigkeit. Deshalb ist auch verständlich, warum es keineswegs ein historischer Zufall ist, daß die Entscheidung gegen eine Theorie immer zugleich eine Entscheidung zugunsten einer neuen Theorie war. Eine Theorie kann auch als kompliziertes Gerät angesehen werden, das wir benutzen, um zu sehen, wie weit wir damit kommen. Wir werden ein solches Gerät nicht wegwerfen, solange kein besseres da ist.[225]

Am Beispiel der Newtonschen Physik (klassische Partikelmechanik) können wir uns diesen Vorgang verdeutlichen. Die Newtonsche Physik war sehr erfolgreich, die Bewegungen von denjenigen Körpern vorauszusagen und zu erklären, die eine mittlere Größe besitzen und die sich mit mäßigen Geschwindigkeiten fortbewegen. Die Theorie geriet in dem Moment in Schwierigkeiten, als sie auf elektrisch geladene Körper angewendet wurde, die sich mit hohen Geschwindigkeiten bewegten. Trotzdem wurde die Newtonsche Physik nicht aufgegeben, sondern es wurde mit ihr erfolgreich weitergearbeitet, bis Einstein mit der Relativitätstheorie eine neue mathematische Struktur entdeckte, die sowohl die bekannten als auch die vorher problematischen Phänomene hinreichend erklärte.

Dem revolutionären Forscher wurde von Kuhn insofern irrationales Verhalten unterstellt, als er die Preisgabe einer Theorie mit der Annahme einer neuen Theorie koppelt und es keine rationalen Argumente zu geben scheint, den Übergang von der einen Theorie zur anderen zu rechtfertigen, weil beide Theorien inkommensurabel sein sollen. Stegmüller behauptet nun, daß Kuhn bezüglich der Theorienverdrängung durch eine Ersatztheorie ein Fehler unterlaufen ist. Der Fehler besteht darin, daß Kuhn einerseits behauptet, daß einander ablösende Theorien unverträglich miteinander sind, und andererseits, daß nicht nur von wissenschaftlichen Umwälzungen sondern von Fortschritt gesprochen wird. Das Sprechen über Erfolg und Fortschritt impliziert aber, daß wir die Theorien doch irgendwie miteinander vergleichen können.

Worin müßte nun aber die Beziehung zwischen der verdrängten und verdrängenden Theorie bestehen, damit der frühere Erfolg der alten und die Überlegenheit der neuen Theorie verständlich werden. Nach Stegmüller muß die

---

224 Wie Sie sicherlich erkannt haben, sollten wir auch sprachlich zwischen der Theorie <K,I> als solcher und zusätzlichen speziellen Gesetzen oder Hypothesen unterscheiden.

225 Stegmüller weist daraufhin, daß es keine logische Begründung für dieses Verhalten gibt, genausowenig wie dafür, daß einem Menschen ein Haus, durch dessen Dach es regnet, lieber ist als gar kein Haus.

verdrängte Theorie auf die Ersatztheorie reduzierbar sein. Obwohl Kuhn bestreitet, daß dieses möglich ist, weist Stegmüller mit Vehemenz und Polemik daraufhin,[226] daß dieses durchaus möglich ist.[227]

Die Vergleichbarkeit verschiedener Theorien ist für die weitere Argumentation insofern fundamental, weil hier eine vermeintliche Rationalitätslücke geschlossen wird, die sowohl Kuhn als auch Feyerabend benutzten, um darauf hinzuweisen, daß es nicht Argumente sind, sondern Propaganda ist, die jemanden vom Stellenwert einer neuen Theorie überzeugt. Mit der Erkenntnis, daß die neue Theorie dasselbe und mehr leisten muß als die alte Theorie und damit die alte Theorie auf die neue Theorie reduzierbar sein muß, ist es jetzt nicht mehr notwendig, nach lediglich psychologischen Gründen zu suchen, warum ein Forscher an die neue Theorie glaubt. Natürlich ist die neue Theorie eine Erfolgsverheißung, die erst noch eingelöst werden muß, aber jetzt sind auch wieder rationale Argumente zugelassen, um jemanden von der neuen Theorie zu überzeugen. Inwieweit auch Propaganda usw. eingesetzt werden kann, um den Siegeszug der neuen Theorie zu beschleunigen, bleibt davon unberührt.[228]

Eine physikalische Theorie ist offensichtlich nicht ein einfaches System von miteinander verknüpften Aussagen, sondern es ist ein Gebilde mit einem starren Zentrum und einer wachsenden und sich ändernden Peripherie. Das Zentrum besteht aus einer komplizierten, relativ stabilen mathematischen Struktur, über die wir erst Klarheit gewinnen, wenn wir ihren dynamischen Lebensweg „von der Wiege bis zur Bahre" verfolgen. Es bedarf der Kreativität des Wissenschaftlers, eine Theorie soweit mit Leben zu füllen, daß sie für systematische Beschreibungen, Erklärungen und Voraussagen verwendet werden kann.

Es scheint, daß wir mit der neuen strukturalistischen Konzeption wieder vom rational orientierten Fortschritt der Wissenschaft sprechen können, wobei wir weiterhin zwischen beiden Arten von wissenschaftlicher Tätigkeit unterscheiden. Im Rahmen der normalen Wissenschaft gibt es sowohl fortschrittliche Entwicklungen als auch Rückschläge. Ein normaler wissenschaftlicher Fortschritt besteht entweder in einer echten Erweiterung der intendierten Anwendungen der Theorie oder in einer erfolgreichen Verwendung einer Spezialisierung des Strukturkernes der Theorie. Als

---

226 „Die Entscheidung darüber, ob eine Theorie auf eine andere reduzierbar ist, oder nicht, fällt nicht in die Kompetenz eines Wissenschaftshistorikers, auch nicht eines solchen, der ein neuartiges wissenschaftstheoretisches Konzept vorzutragen hat. Die Aufgabe der Explikation eines geeigneten Reduktionsbegriffs ist eine logische Aufgabe und zwar wie wir gesehen haben, eine außerordentlich schwierige logische Aufgabe. Ihre Durchführung muß man geeigneten Fachleuten überlassen." Stegmüller [54] S. 249

227 Stegmüller [54] S. 144

228 Damit kann auch die relativ wichtige Unterscheidung zwischen dem Kontext der Entdeckung und dem Kontext der Rechtfertigung beibehalten werden. Die Bestätigungsproblematik tritt zwar nicht gegenüber der Theorie selbst in Kraft, aber gegenüber den Hypothesen, den Erweiterungen der Theorie. Über Erfolg oder Mißerfolg der Theorie entscheidet letzten Endes einzig und allein, ob sich diese Anwendungen der Theorie an der Erfahrung bewähren oder nicht.

Rückschlag der normal wissenschaftlichen Tätigkeit würden wir die Preisgabe von Kernerweiterungen ansehen oder wenn ein physikalisches System aus der bisher angenommenen Menge der intendierten Anwendungen herausgenommen werden müßte, weil es mit den neuen Erkenntnissen nicht mehr vereinbar ist.

Auch bezüglich der revolutionären Wissenschaft können wir jetzt wieder von Fortschritt sprechen, was unserem intuitivem Verständnis der wissenschaftlichen Theoriendynamik eher entspricht, als jeden logischen Vergleich zwischen der ursprünglichen Theorie und der sie verdrängenden Ersatztheorie auszuschließen. Statt nur von einem Wandel oder einer Umwälzung zu sprechen, scheint die neue Konzeption das Fortschrittsphänomen eher aufzuklären. Außerdem ist es jetzt wieder möglich zwischen Theorienverdrängung mit und Theorienverdrängung ohne Fortschritt zu unterscheiden.

Wie lassen sich nun die „rationalistischen Kritiken" gegen die Kuhnschen Thesen interpretieren? Soweit sie die Kritik gegen das angeblich dogmatische Verhalten des normalen Wissenschaftlers betrifft, ist die Kritik unberechtigt, weil der normale Wissenschaftler rational handelt, indem er sein Handwerkszeug nicht aus der Hand gibt. Bezüglich der Tätigkeit des revolutionären Wissenschaftlers versuchte auch der methodologische Falsifikationismus darzulegen, daß fortschrittlicher Theorienwandel dann besteht, wenn die alte auf die neue Theorie reduziert werden kann.

Irgendwie scheint das strukturalistische Konzept auch mit der Idee des Holismus gut verträglich zu sein. Der Holismus behauptet doch, daß jede Theorie als Ganzes mit der Erfahrung konfrontiert wird. Nicht einzelne Sätze werden durch die empirische Erfahrung überprüft, sondern die Theorie als Ganzes.[229] Der Grund liegt nach Meinung der Befürworter dieser These darin, daß die äußere Welt zwar mit der Erfahrung verglichen wird, indem wir Behauptungen über sie aufstellen, aber unser Weltbild ist als Ganzes bezüglich der gemachten Erfahrung unterbestimmt, d. h. auch ganz andere Satzsysteme können mit derselben Erfahrung verträglich sein. Daraus folgern sie, daß lediglich eine Überprüfung des Gesamtsystems sinnvoll ist.

Da ein Ziel wissenschaftlicher Systeme darin besteht, gute Vorhersagen über künftige Ereignisse zu machen und sich diese Vorhersagen auch als falsch erweisen können, ist es immer denkbar, daß wir am Gesamtsystem Veränderungen vorzunehmen gedenken. Es ist unwahrscheinlich, daß wir nur einzelne Behauptungen des Systems für die Fehlprognose verantwortlich machen. Es bleibt uns eine große Freiheit in der Wahl, welche Sätze des Systems erhalten bleiben und welche geändert werden sollen, um den Konflikt zwischen der gemachten Erfahrung und der Theorie zu beseitigen. Quine hat wiederholt darauf hingewiesen, daß unsere Behauptungen über die Wirklichkeit dem Tribunal der Sinneserfahrung nicht einzeln gegenüber stehen, sondern als ein zusammenhängendes Ganzes.

---

229 Allerdings wird in neueren strukturalistischen Konzeptionen der Begriff einer Theorie aufgegeben. Es wird nur noch von Theorieelementen gesprochen, die wie in einem Netzwerk miteinander verknüpft sind. [8,54]

Unser Gesamtsystem könnten wir, wie bereits vorher beschrieben, als Kugel beschreiben,[230] an deren Peripherie die Auseinandersetzung mit unserer empirischen Erfahrung stattfindet und zur Mitte hin immer mehr zu logischen Verbindungen kondensiert. Prinzipiell können wir an jedem beliebigen Satz als richtig festhalten, sofern wir bereit sind, anderswo im System hinreichende praktische Änderungen vorzunehmen, um den Konflikt zu beseitigen. Nach Quine versuchen wir die Sätze an der Peripherie unserer Erfahrung wie „der Baum ist grün" und „es schneit gerade" solange wie möglich zu bewahren. Andererseits sind wir auch wenig geneigt, grundlegende Gesetze zu modifizieren. Beide Prioritäten sind Ausdruck unseres Wunsches, das Gesamtsystem so wenig wie möglich zu verändern.

Stegmüller versuchte nun, den Holismus dadurch zu Entmythologisieren, indem er ihn so präzisierte, daß er sein verschwommenes Bild verliert. Dazu formuliert er Sätze über den „strengen" Holismus, die weit über das hinauszugehen scheinen, was die Befürworter gemeint haben:

„(I)   Eine Theorie wird als Ganzes akzeptiert oder als Ganzes verworfen, nicht dagegen stückweise durch Annahme oder Verwerfung einzelner Komponenten (Sätze) der Theorie.

(II)   So etwas wie eine Verwerfung einer Theorie auf Grund eines experimentum crucis gibt es nicht.

(III) Man kann nicht scharf unterscheiden zwischen dem empirischen Gehalt oder den empirischen Behauptungen auf der einen Seite und den empirischen Daten, welche diese Behauptungen stützen, auf der anderen Seite. ...

(IV)   Mit einer Änderung des Bereiches der Theorie ändert sich die Bedeutung der theoretischen Begriffe dieser Theorie."[231]

Der erste Satz ist sicherlich zutreffend, wenn wir den strukturalistischen Theorienbegriff zu Grunde legt, weil die Entscheidung für eine solche Theorie[232] eine Alles-oder-Nichts-Entscheidung ist. Wenn wir uns für die mathematische Struktur entscheiden, dann müssen wir sie auch auf die paradigmatische Beispielsmenge anwenden. Damit wird der zukünftige Verlauf der Theorie zwar partiell festgelegt, aber er ist mit zwei Arten der Veränderung vereinbar: die Theorie kann auf neue Phänomene anwendbar sein und ist mit der Einführung neuer Gesetze oder Nebenbedingungen verträglich. Auch Rückschläge sind möglich: widerstrebende physikalische Systeme können aus der Menge der intendierten Anwendungen wieder entfernt und hypothetisch angenommene spezielle Gesetze wieder preisgegeben werden. Sowohl die Wachstumsprozesse als auch die Rückschläge der normalen

---

230 Diese eindimensionale Betrachtungsweise werden wir später unter Berücksichtigung anderer sozialer Systeme in eine mehrdimensionale konvertieren müssen.

231 Stegmüller [54] S. 272

232 Eine Theorie <K,I,I$_0$> besteht ja nicht nur aus der mathematischen Fundamentalstruktur K sondern auch aus der paradigmatischen Beispielsmenge I$_0$, die die weitgehend offene Menge I von intendierten Anwendungen charakterisiert.

Wissenschaft sind von Prüfungen und Bestätigungen der speziellen Annahmen über die Theorie bestimmt, nicht aber von der Theorie selbst.

Der zweite Satz über den Holismus trifft trivialerweise zu, wenn wir den strukturalistischen Ansatz wählen, weil danach eine Theorie überhaupt nicht jene Art von Entität ist, von der wir sinnvoller Weise sagen könnten, sie werde gut oder schlecht bestätigt. Sie kann deshalb auch nicht durch ein Experiment verworfen werden. Dies läßt sich lediglich von Sätzen oder Propositionen behaupten und würde auf ein Aussagensystem zutreffen. Letztlich ist uns durch eine Theorie, über die wir verfügen, nur ein mathematischer Formalismus vorgegeben, mit dem wir die Hoffnung verbinden, daß er dadurch erfolgreich auf die Welt angewendet werden kann, indem wir Anwendungen für diese Theorie finden und die Theorie durch weitere spezielle Gesetze verschärfen. Ein beliebiges Experiment würde den Wissenschaftler lediglich zwingen, die überprüfte Anwendung fallenzulassen oder ein neues Gesetz aufzugeben. Die Theorie bliebe davon unberührt. In dieses Konzept sind demnach Mißerfolge und Rückschläge eingeplant, so daß nicht erwartet wird, daß sich der Fortschritt der normalen Wissenschaft frei von Mißerfolgen zu vollziehen habe.[233]

Der dritte Satz erhält dadurch eine harmlose Deutung, indem wir uns auf die Beschreibung von Tatsachen mit Hilfe von theoretischen Funktionen beziehen. Es gibt keine Fakten über theoretische Funktionen, die vollkommen unabhängig sind von mindestens einem versuchsweise akzeptieren empirischen Satz der Theorie. Mit diesem dritten Satz ist auch der vierte Satz eng verknüpft, weil sich mit der Änderung des Bereiches einer Theorie auch die Wahrheitsbedingungen derjenigen empirischen Sätze ändern, die Werte von theoretischen Begriffen enthalten. Auf diese Weise ändern sich dann natürlich auch die Bedeutungen der theoretischen Begriffe.

Zusammenfassend läßt sich an dieser Stelle festhalten, daß diese Sätze eine hinreichende Erklärung des Holismus im Rahmen des strukturalistischen Ansatzes erhalten und dem Holismus den Eindruck des Verklärten genommen wird.

Stegmüllers rationale Rekonstruktion der Theoriendynamik führte zunächst zu der Erkenntnis, daß eine Theorie keine Hypothese ist und auch nicht aus Hypothesen besteht (non-statement view). Er konnte belegen, daß die Dynamik der normalen Wissenschaft nicht irrational ist, wenn wir den strukturalistischen Begriff des Verfügens über eine Theorie berücksichtigen. Er ist damit verträglich, daß diejenigen, welche in diesem Sinn über eine Theorie verfügen, damit variierende Überzeugungen und wechselnde hypothetische Annahmen verbinden, während der bleibende Strukturkern stabil bleibt. Der normale Wissenschaftler handelt auch nicht irrational, wenn er die Theorie erst preisgibt, wenn er über eine Ersatztheorie verfügt. Denn auch aus einem Scheitern endlich vieler Versuche, den Strukturkern seiner alten Theorie erfolgreich zu erweitern, kann nicht geschlossen werden, daß eine erfolgreiche

---

233 Wobei sich hier dieselbe Lücke in der Argumentation zeigt wie bei Lakatos. Es gibt keine exakten Angaben darüber, wie viele Mißerfolge notwendig sind, um einen Wissenschaftler davon zu überzeugen, daß er mit der Theorie doch nicht erfolgreich sein wird.

Kernerweiterung unmöglich ist. Es ist genau entgegengesetzt zur Annahme der kritischen Rationalisten: der Glaube an eine kritische empirische Instanz, die festlegt, wann eine bislang erfolglose Theorie preisgegeben werden muß, ist ein irrationaler Glaube an die Existenz eines solchen unmöglichen Beweises.[234] Soweit es sich um Hypothesen handelt, bleibt die Unterscheidung zwischen einem Kontext der Entdeckung und einem Kontext der Rechtfertigung (Begründung) weiterhin in Geltung, während sie für Theorien gegenstandslos ist.

Es scheint Stegmüller gelungen zu sein, wesentliche Aspekte der Kuhnschen Ansichten zu assimilieren und in einem fruchtbaren strukturalistischen Konzept aufgenommen zu haben.[235] Es bleibt der weiteren Ausarbeitung der Wissenschaftstheoretiker überlassen, ob sich dieses Konzept hinreichend präzisieren läßt. An Versuchen hat es in jüngster Zeit nicht gefehlt [8].

---

234 Stegmüller stellt den kritischen Rationalismus als gescheitertes Konzept dar: Als historische Analysen sind Poppers Grundthesen durch Kuhn weitgehend widerlegt worden und als normative Methodologie ist sie weitgehend überflüssig.

235 Es ist bis jetzt noch nicht hinreichend geklärt, ob dieses neue Konzept nur auf fortgeschrittene physikalische Theorien zutrifft, die ausreichend mathematisierbar sind.

10. Medizin in ihrer historischen Entwicklung

In diesem Abschnitt soll das Verhältnis von Medizin und Wissenschaft konkretisiert werden, indem einerseits viele der vorherigen Argumente berücksichtigt werden und der wissenschaftliche Fortschritt der Medizin in ein Gesamtbild unseres Wissens und unserer wissenschaftlichen Tätigkeiten integriert wird. Es soll unter Verweis auf historische Fakten auf ein globales Konzept unserer medizinischen Erkenntnis hingeführt werden, wobei wir die Erläuterung erneut mit dem Übergang vom Mythos zum Logos beginnen werden.

Um die Bedeutung dieses Überganges zu verstehen, soll kurz auf die Gebräuche archaischer Kulturen und sogenannter „primitiver Völkern" hingewiesen werden. Die Medizin der archaischen Kulturen zeichnete sich dadurch aus, daß magisch-religiöse Praktiken gemeinsam mit empirischen Elementen zur Behandlung eingesetzt wurden. Die empirischen Komponenten waren immer in religiöse Konzepte eingebunden, wenn Krankheitsursachen gedeutet oder Diagnosen aufgestellt wurden. Dabei wurde besonders die Beziehung des Kranken zu Gott berücksichtigt.[236]

Wie konnte nun ein Arzt unter solchen Voraussetzungen seine Aufgabe erfüllen und das Wesen einer Krankheit bestimmen oder eine effektive Behandlungsmöglichkeit aufzeigen? Der Arzt konnte nur dann die Behandlung vornehmen oder zumindest eine Prognose abgeben, wenn er vorher mit den Göttern gesprochen hatte, weil ja immer ein direktes oder indirektes Eingreifen der Götter vorlag. Der Arzt mußte deshalb einen Einblick in die Absichten der Gottheit gewinnen, um erfolgreiche Medizin zu betreiben. Seine Behandlung berücksichtigte sowohl die Folgen des sündhaften Vergehens wie das eigentliche körperliche Leiden. Die Beleidigung der Gottheit mußte gesühnt und die körperlichen Beschwerden gelindert oder behoben werden. Die Behandlung beinhaltete demnach immer magisch-religiöse und empirisch-medizinische Handlungen.

Auch in der hellenistischen Welt ließen sich diese magisch-religiösen Strukturen nachweisen. Die Menschen glaubten damals, daß die Naturerscheinungen zwar einer bestimmten Ordnung der Dinge gehorchten, daß sie aber auch unmittelbar

---

236 Welche Möglichkeiten hatte der Arzt damals, den Ursprung der Krankheit zu interpretieren? Der Arzt konnte vermuten, daß die Götter den Sünder unmittelbar mit einer Krankheit bestraft haben. Außerdem hätte die Gottheit dem Menschen ihren Schutz entziehen können, so daß ein Dämon in ihn hätte eindringen können, der dann die Krankheit hervorrief. Als weitere Möglichkeit blieb, daß durch schwarze Magie eine Erkrankung hervorgerufen worden war. So hätte derjenige, der die schwarze Magie beherrscht, einen bösen Geist nötigen können, in den Körper eines anderen Menschen einzudringen. Was auch immer als die Krankheitsursache beim Einzelnen angesehen wurde, die Krankheit war immer ein Ausdruck von Besessenheit und wurde meistens als Strafe für eine Beleidigung der Gottheit verstanden.

beeinflußt werden konnten, insofern man über die geeigneten Machtmittel verfügte.[237]

Was unterscheidet nun die archaische Betrachtungsweise der Natur und der Medizin von der abendländischen Weltbetrachtung, wie wir sie kennen? Der Unterschied liegt sicher nicht nur in der exakteren Beschreibung von Sachverhalten, denn die astronomischen Berechnungen waren zum Beispiel in Griechenland nicht genauer als in Babylon, Assyrien oder anderswo. Und doch fand bei den Griechen eine wesentliche Veränderung statt. Die Deutung der Naturereignisse und ihre Vorhersage waren jetzt nicht mehr ausschließlich auf Mythen und Götter bezogen, sondern die Naturphilosophen der vorsokratischen Zeit versuchten erstmals, die Natur ausschließlich durch Theorien zu erfassen. Sie wollten Kraft ihres Verstandes die Natur enträtseln. Die Naturabläufe sollten erklärbar und vorhersagbar werden, indem ausschließlich auf theoretische Annahmen über die Natur und nicht auf übernatürliche Kräfte Bezug genommen wurde. Während das Weltbild in der vorsokratischen Zeit noch von Aberglauben und Mythen geprägt war, das für sich ebenfalls in Anspruch nahm, die Welt vollständig zu erklären, führte die Besinnung auf die Verstandestätigkeit, den Logos, zu einem anderen Verständnis unserer Welt.

Die Vorhersagen über zukünftige Ereignisse wurden damals verbessert, weil die Ereignisse jetzt nur noch von den regelhaften Naturgesetzen abhingen und nicht mehr von der Willkür übernatürlicher Kräfte. Naturgesetze gelten immer, der Zorn Gottes war nicht in demselben Maß vorhersehbar. Die Prognosen der Wissenschaftler erwiesen sich deshalb auf Dauer als verläßlicher als die der Magier und Priester der damaligen Zeit.[238]

Die fundamentale Entdeckung, die wir den Griechen also zuschreiben, ist diejenige, daß sie die Möglichkeit von Wissenschaft entdeckt hatten. Wissenschaft zu betreiben ist keine natürliche Tätigkeit, die dem Menschen als solchem bereits zukommt wie Essen und Schlafen. Wissenschaft ist vielmehr eine Tätigkeit, die genauso entdeckt werden mußte wie Ackerbau und Viehzucht.

Was aber war nun das Besondere, wissenschaftlich tätig zu sein. Nun, es war die Fähigkeit eine Theorie über die Welt aufzustellen, ohne auf die Kräfte übernatürlicher Gestalten Bezug nehmen zu müssen. Es implizierte gleichzeitig die Erwartung, daß die Naturgesetze, die es zu finden galt, keine willkürlichen Elemente enthielt. Damit unterliegt auch der Mensch, wie jeder andere Teil der Natur, bedingungslos diesen Gesetzen. Es gibt keine Möglichkeit, sich ihnen zu entziehen. Damit erkauften sich die Menschen zwar einerseits einen Zugewinn an Verständnis und Genauigkeit der Vorhersagen, aber um den Preis der Erkenntnis, daß auch sie innerhalb der Naturgesetzmäßigkeiten gefesselt sind. Während die Menschen früher glaubten, durch

---

237 Häufig wurden deshalb diejenigen Personen zu Führern einer Gruppe gewählt, von denen angenommen wurde, daß sie über außergewöhnliche Mächte verfügten. Diese Propheten oder Seher wurden meist als Gesandten einer Gottheit angesehen.

238 Es kann guten Gewissens unterstellt werden, daß dieser erfolgreiche praktische Aspekt einen nicht unerheblichen Einfluß auf die Entwicklung der wissenschaftlichen Tätigkeiten ausübte.

Magie prinzipiell alles beeinflussen zu können, stellten die Naturgesetze nun unüberwindliche Hindernisse dar.

Diese Leistung, Wissen über die Natur in Form von bewiesenen Sätzen auszudrücken, wird erstmalig den Vorsokratikern zugeschrieben. Die Bedeutung theoretischer Sätze zu erkennen, d. h. der Formulierung von theoretischem Wissen, gemeinsam mit der Möglichkeit eines Beweises waren die notwendigen Voraussetzungen, um Wissenschaft zu betreiben. Theoretische Sätze in ein System von Aussagen einzubetten, die logisch miteinander verknüpft sind, war eine der Errungenschaften der Griechen.

Welchen Bezug hatte nun die Medizin zur Wissenschaft in der Antike? Die Begründer der westlichen Medizin waren ebenfalls die Philosophen des 7. und 6. vorchristlichen Jahrhunderts. Wie wir gesehen haben, beruhte die Heilkunst bis dahin sowohl auf religiös-magischen Ansichten als auch auf vereinzelten, rein empirischen Untersuchungen. Das Ziel war es bis dahin zwar gewesen, die Beschwerden der Kranken und Verwundeten zu lindern, aber es gab keine ernsthaften Versuche, die Beobachtungen zu systematisieren oder auf ein fundamentaleres Prinzip zurückzuführen. Von den vorsokratischen Naturphilosophen wurden jetzt erstmalig grundlegende Fragen gestellt: Woher kommt der Mensch, welchen Platz nimmt er in der Welt ein, wie ist der Mensch beschaffen oder funktioniert er? Zur Beantwortung der Fragen wurden einerseits evolutionäre Theorien aufgestellt und andererseits Theorien über den Aufbau des Universums formuliert, wobei der Mensch als unerklärliche Schöpfung interpretiert wurde, dessen Genese nicht eindeutig geklärt ist. Der Aufbau und die Funktionen des Menschen wurden in Übereinstimmung und in Harmonie mit dem Aufbau des Universums interpretiert. Nach Ansicht der meisten damaligen Philosophen bestanden alle Gegenstände entweder aus einem Element oder aus vier Elementen, die zusammen eine Einheit bildeten. Der Mensch ist aus Wasser, Erde, Luft und Feuer zusammengesetzt, und seine Funktionen werden erklärt als permanenter Austausch von Wärme und Kälte, Trockenheit und Feuchtigkeit. Gesundheit wird als das Bemühen verstanden, einen physischen Gleichgewichtszustand zwischen diesen Elementen zu erreichen. Krankheit ist dagegen ein Ausdruck des Ungleichgewichtes. Die Frage nach dem Leben und dem Tod wurde dahingehend beantwortet, daß es weder Leben noch Tod gibt, sondern lediglich die andauernde Bewegung der Elemente.

Obwohl sich die Vorsokratiker von Thales bis Demokrit nicht ausschließlich mit Medizin beschäftigt haben,[239] können sie insofern als Begründer der Medizin angesehen werden, weil sie die Erforschung des Menschen unlösbar mit der des gesamten Kosmos verknüpften. Ohne sie wäre die Medizin wie in Ägypten oder Mesopotamien eine ausschließlich praktische Tätigkeit geblieben, beschränkt auf eine Sammlung von Heilvorschriften, ohne theoretisches Fundament. Die Philosophen, die häufig auch Ärzte waren, haben damals die vier grundlegenden Vorstellungen

---

239 Allerdings erhielten die meisten von ihnen eine medizinische Ausbildung und waren auch zum Teil als Arzt tätig.

entwickelt, die der griechischen Medizin und besonders der Lehre des Hippokrates zugrunde liegen und somit über viele Jahrhunderte einen bedeutenden Einfluß auf die gesamte westliche Medizin haben sollten. Die erste Vorstellung war, daß es keinen Unterschied zwischen toten und lebendigen Gegenständen gibt, so daß das physikalische Verständnis der Materie auch auf lebendige Gegenstände (Pflanzen, Tiere, Menschen) und deren Physiologie übertragbar ist. Nach der zweiten grundlegenden Vorstellung war die Welt aus den genannten vier Elementen zusammengesetzt, woraus dann die Lehre von den vier Temperamenten und den vier Körpersäften hervorging. Nach der dritten Vorstellung wurde die Welt als dauernder Austausch von Aktion und Reaktion begriffen, wobei sich das Geschehen im Universum nicht von dem im Menschen unterschied. Mikro- und Makrokosmos waren eins. Nach der vierten Vorstellung konnten alle Vorgänge nur in ihrem Zeitablauf vollständig begriffen werden, woraus sich die Prognostik des Hippokrates entwickelte, die Lehre von der Entfaltung der Krankheit.

Da damals überhaupt keine Hilfsgeräte zur Verfügung standen, – obwohl auch auf Geräusche innerhalb des Körpers geachtet wurde[240] –, erforderte die reine Beobachtung durch die Sinnesorgane einen hohen Grad an Konzentration und ständiger Übung.[241] Der direkten Beobachtung durch unsere Sinnesorgane wurde mehr vertraut als der Beobachtung durch Anwendung eines Instrumentes. Ein konvexer oder konkaver Spiegel verzerrte nachweislich die Bilder und erlaubte keine verläßliche Aussage darüber, wie der Gegenstand „tatsächlich" aussieht. Da es bei den Griechen noch keine ausgereifte Theorienlehre über die optischen Gesetze oder ähnliches gab, war die Skepsis gegenüber Instrumenten nur zu verständlich.

Zu Beginn der medizinischen Entwicklung, wurden die einzelnen Beobachtungen der Praktiker lediglich dokumentiert. Doch bald tauchte das Bedürfnis auf, die Tatsachen nicht nur zu beobachten, sondern auch zu erklären. Es wurde nach den Prinzipien geforscht. Eine Krankheit zu erklären, heißt nämlich, ihre Ursachen zu erkennen. Da die Ursache einer Krankheit aber nicht unmittelbar beobachtet werden kann, wenn wir einmal von der direkten Verwundung absehen, mußten Theorien aufgestellt werden, aus denen dann durch logische Folgerung die Krankheit abgeleitet werden konnte.[242]

---

240 So wurde zum Beispiel ein Pleuraerguß vor einem Eingriff dadurch lokalisiert, daß der Körper des Kranken, der durch einen Gehilfen auf einem festen Sitz plaziert wurde, ein Stoß versetzt und das Ohr direkt auf die Rippen gelegt wurde.

241 Es war deshalb notwendig, daß sich die Ärzte in Schulen organisierten, um Regeln zur Sicherung eines festen Zusammenhaltes zwischen den Mitgliedern der Zunft und zur Qualitätssicherung aufzustellen.

242 So enthält das Corpus hypocraticus auch eine kleine Abhandlung über das Herz, die bemerkenswerte anatomische Details enthält. Unter anderem wurden beschrieben: die Funktion der Epiglottis, die die Luftröhre während des Schluckaktes verschließt, Venen und Arterien, das Herz als kräftiger Muskel mit zwei Kammern und zwei Öffnungen. Allerdings gelangte der Autor trotz seiner richtigen Beobachtungen nicht zu einem wirklichen Verständnis der Funktion des Herzens. Offensichtlich ist zum physiologischen Verständnis mehr notwendig als die einfache „orientierungslose" Beobachtung.

Die Grundlagen der medizinischen Theorie basierten so auf den damaligen philosophischen Konzepten.

Den guten Arzt machte damals wie heute sowohl seine klinische Erfahrung als auch sein theoretisches Wissen und seine Bildung aus. Hypothesen über die Krankheiten wurden in Übereinstimmung mit dem damaligen Wissen über die Welt aufgestellt und mußten sich im konkreten Leben bewähren. Inwieweit trifft dies auch auf die Säftelehre zu, wie sie sich in den Texten der Schule von Kos widerspiegelt? Nach ihr werden bekanntermaßen vier Säfte unterschieden: Das Phlegma (der Schleim), das Blut, die gelbe Galle und die schwarze Galle.[243] Wie können wir uns heute erklären, daß sich die Ärzte mit ihrer Säftelehre über Jahrhunderte so geirrt haben? Nun, wir dürfen die damaligen Ärzte nicht überfordern, denn die Säftelehre trug den damaligen Kenntnissen der Wissenschaft weitgehend Rechnung und war mit den übrigen Theorien über den Kosmos verträglich. Sie war zwar unvollkommen, aber zu diesem Zeitpunkt gab es keine bessere alternative Theorie, die die Säftelehre hätte vertreiben können.[244]

Da die Ärzte von der Antike bis zum 17. Jahrhundert nicht die Sekretion der Schleimhäute kannten und lediglich eine Exkretion beobachteten, vermuteten sie, daß sich innerhalb des Körpers Behälter befinden, aus denen die Säfte allmählich abgegeben werden. Aus diesen, an sich kleinen Versehen erwuchsen aus heutiger Sicht folgenschwere Irrtümer.

Die Medizin der Antike wurde als Wissenschaft aufgefaßt, weil sie die allgemein akzeptierten wissenschaftlichen Methoden übernahm. Sie versuchte die empirischen

---

243 Die Lehre von den Temperamenten, dem phlegmatischen, dem sanguinischen, dem cholerischen und dem melancholischen wurde erst in wesentlich späterer Zeit entwickelt.

244 Inwieweit die Säftelehre durch Beobachtungen gestützt wird, läßt sich ermessen, wenn wir die damaligen Kenntnisse über Schleim, Blut, gelbe und schwarze Galle berücksichtigen. Der Schleim (Zeichen des Kalten und Feuchten) versiegt und verschwindet durch bestimmte Kanäle des Körpers. Er begleitet das saure Aufstoßen vom Magen, er tritt als Darmschleim oder vaginaler Ausfluß auf. Bei Schädel-Hirn-Verletzungen tritt er zu Tage und umhüllt das Gehirn. Das Blut (Zeichen des Warmen und Feuchten) ist zwar deutlich sichtbar bei Verletzungen, aber das Konzept des Blutkreislaufes war noch nicht vorhanden, weil er der direkten Anschauung nicht zugänglich war. Die Mediziner stützten sich auf die Kenntnisse bei Obduktionen und glaubten deshalb, daß die Arterien Luft enthielten – schließlich waren diese Gefäße bei der Obduktion leer. Lediglich die Venen enthielten Blut. Da sie die Rolle des Herzens als Pumpe nicht erkannten, wurde das Herz als Quelle des Blutes angesehen. Eine Pulslehre gab es zu diesem Zeitpunkt nicht – hier war die chinesische Medizin deutlich weiter entwickelt. Aufgrund des Mißverständnisses in der Deutung des Blutes, starben die Verwundeten an Blutungen, weil die Mediziner nicht wußten, daß der Blutverlust zu einem Mangel an roten Blutkörperchen führte. Der Tod wurde auf das Entweichen der Luft aus den Arterien zurückgeführt. Die gelbe Galle (Zeichen des Trockenen und Warmen) sahen sie bei Blutergüssen oder schwarzem Auswurf. Sie wurde für die Farbe der Haut und der Augen verantwortlich gemacht und war Bestandteil des Erbrochenen und der Fäkalmasse. Die Leber wurde als Quelle der gelben Galle angesehen. Die schwarze Galle (Zeichen des Kalten und des Trockenen) war Ursache der Melancholie und der erdig-fahlen Hautfarbe. Mehr als die anderen drei Körpersäfte war sie ein Produkt der Einbildungskraft. Die vier Säfte befriedigten so zugleich die intellektuellen Bedürfnisse nach Harmonie zwischen den vier Elementen, aus denen sich bekanntermaßen das Universum zusammensetzte.

Beobachtungen mit den Ideen des Makro- und Mikrokosmos in Übereinstimmung zu bringen und das Wissen systematisch zu strukturieren. Da die direkte Wahrnehmung durch unsere Sinneserfahrung der Maßstab zur Wirklichkeitserkenntnis und damit auch zur Theorienbildung war, bestand kein Bedürfnis, Instrumente zur genaueren Untersuchung des Menschen zu konstruieren. Man vertraute mehr auf der eigenen sinnlichen Erfahrung unterstützt durch die Vernunfttätigkeit.[245]

Der weitere Fortschritt der Medizin kulminierte zunächst in der Medizin Galens, der eine organisch ausgerichtete Medizin inaugurierte. Galen glaubte, daß eine Funktionsstörung nur dann auftritt, wenn gleichzeitig ein Organ verletzt oder erkrankt ist. Seine Medizin gründete zwar auf anatomisch-physiologischen Grundlagen,[246] aber Krankheiten wurden weiterhin als Ungleichgewicht der Körpersäfte angesehen.

Galen beschränkt sich nicht nur darauf, die Beobachtung der Kranken wieder zur Geltung zu bringen, wie es bereits Hippokrates gefordert hatte, sondern er fügte auch noch einen systematischen Aufbau der Diagnostik hinzu. Eine „gute" Medizin manifestierte sich so in vernünftigem Handeln in der klinischen Praxis und in einem systematischen Aufbau der Diagnose. Über diese empirischen Elemente hinaus, verknüpfte er seine medizinischen Erkenntnisse mit den damaligen philosophischen Konzepten über die Natur, um die medizinischen Sachverhalte auch erklären zu können. Wie in der Antike üblich, wurde von Galen das Einzelne immer auf das Universelle bezogen. Damit wurde das Einzelne verständlich und konnte durch deduktive Methoden aus dem Allgemeinen erklärt werden. Es war Galens ehrgeiziges Ziel, die ganze lebendige Welt erfolgreich zu systematisieren. Er war deshalb gezwungen, auf die philosophischen Konzepte seiner Zeit zur Erklärung der Phänomene zurückzugreifen – die sich später als fehlerhaft erwiesen.[247]

Galens Werk war der wichtigste Beitrag der Medizin in der Spätantike und wurde zum Fundament sowohl der arabischen als auch der byzantinischen Medizin. Seine Abhandlungen zählten bis ins 18. Jahrhundert zu den Klassikern der medizinischen Lehre in Euro-

---

245 Weiterhin dürfen wir nicht unberücksichtigt lassen, daß viele Phänomene in der Antike nicht allein durch die Angaben ihrer (Wirk-)Ursache erklärt wurden, wie es heute üblich ist. Es gab früher ein mehr teleologisches Verständnis der Natur, das ausgerichtet war auf das Ziel, das erreicht werden sollte. Nach heutigem Verständnis sind aber nicht die übergreifenden Zielursachen, sondern die analytisch gefaßten experimentell bestimmten Wirkursachen die entscheidenden Prinzipien.

246 Die wissenschaftliche Qualität seiner Werke kann als hoch angesehen werden, weil er grundsätzlich versuchte, jede Funktion der Organe zu beweisen, die er zudem präzise beschrieb. So führte er zahlreiche Experimente durch, um die Funktion der Organe zu begreifen. Er erzeugte unter anderem einen Atemstillstand mittels Durchschneiden der Medulla und er bewies durch Unterbindung der Ureteren, daß der Urin in der Niere und nicht in der Blase erzeugt wird. Leider konnte er nur wenige Studien an menschlichen Leichen vornehmen. Er sezierte meistens Tiere und schloß aus deren Anatomie auf die des Menschen.

247 Nachdem sich bereits einige anerkannte Ärzte der damaligen Zeit mehr auf empirische Beobachtungen stützten und sich von der Bindung an philosophische Konzepte lösten, war Galens Konzeption aus dieser Sicht ein Rückschritt. Er versperrte den nachfolgenden Generationen den Weg zur systematischen Überprüfung der Theorien und förderte so ungewollt einen unfruchtbaren Dogmatismus.

pa und mußten von den Medizinstudenten auswendig gelernt werden. Kritisiert werden durften sie nicht. Galens Medizin wurde wie ein Dogma behandelt, ebenso wie die Unterordnung der Medizin unter die vorherrschende Kirchenlehre und den Aristotelismus.

Auf die Frage, warum über viele Jahrhunderte die antiken Theorien von den geistigen Autoritäten im wesentlichen übernommen und nur geringgradig modifiziert wurden, gibt es wahrscheinlich keine definitive Antwort. Möglicherweise lag ihre Überzeugungskraft darin, daß der Erfahrungsbegriff der Antike in erster Linie ein phänomenaler war, d. h. die Beobachtungen über die Wirklichkeit wurden als dasjenige genommen, was sie sind.

Es war nur natürlich, daß damals unterstellt wurde, mit den Sinnen und unter Benutzung des geistigen Vermögens zu definitiven Erkenntnissen über unsere Welt zu gelangen, zumindest zu einem Wissen, daß als definitiv erschien, weil sich die Abläufe im makroskopischen Bereich nicht änderten. Wenn also die geistigen Autoritäten mit ihrem außergewöhnlichen Verstand und ihren besonderen Befähigungen nach eingehenden empirischen Untersuchungen bestimmte Tatsachen behaupteten und zudem noch plausible, einfache und fruchtbare Theorien formulierten, warum sollten andere diese dann noch in Frage stellen? Das wissenschaftliche System von Aristoteles blieb über viele Jahrhunderte der Maßstab für naturwissenschaftliche Erörterungen. Die Medizin Galens oder die von ihm ins Detail aufgeführte Anatomie wurde von allen Medizinkundigen als korrekt akzeptiert. Es bedurfte der epocheverändernden anatomischen Studien von Andreas Vesal, um zu erkennen, daß es nicht die Anatomie des Menschen war, die allgemein gelehrt wurde, sondern die der Tiere.

Ein weiterer Grund mag die Auseinandersetzung der Ärzte mit der Offenbarungsreligion im Mittelalter gewesen sein. Es war schwierig, die religiösen Lehren mit der Wirklichkeit und Vernunft in Einklang zu bringen. Wenn zum Beispiel behauptet wird, daß der Mensch göttlichen Ursprungs sei und er auf Erden Prüfungen unterzogen wird, mit welchem Recht kann der Arzt dann eingreifen, um das Schicksal des Einzelnen zu korrigieren? Für die streng Gläubigen mußten Heilmittel und Diätverordnungen als unnütz erscheinen, weil das Schicksal des Menschen ja in Gottes Hand lag. Es mußte Gott geradezu herausfordern, wenn durch medizinische Methoden statt durch das Gebet Heilung erwartet wurde. Für die Gelehrten des Mittelalters stellte sich allgemein das Problem, wie die als ewig und als unantastbar empfundenen Glaubenswahrheiten mit der unmittelbar wahrgenommenen Welt einerseits und den naturwissenschaftlichen Erkenntnissen der Antike andererseits in Einklang gebracht werden konnten. Der Konflikt zwischen religiöser und naturwissenschaftlicher Weltanschauung mündete letztlich in die Scholastik, in der durch dialektische und syllogistische Methoden versucht wurde, diese Widersprüche zu beseitigen.[248]

---

248 Allerdings wurden die „alten" Erkenntnisse nicht durch empirische Beobachtungen in Frage gestellt, sondern die akzeptierten Erkenntnisse wurden lediglich erläutert und methodisch analysiert. Es war dabei wichtiger, die formalen Kriterien der Argumentation einzuhalten, als den Inhalt zu diskutieren oder zu überprüfen. Durch dieses Beharren an äußeren Strukturen wurde die weitere wissenschaftliche Entwicklung verzögert.

Die Ausbreitung der aristotelischen Physik ab dem 13. Jahrhundert führte zu einer relativen Aufwertung der empirisch faßbaren Welt, allerdings blieben Medizin, Theologie und Philosophie immer noch eng miteinander verknüpft.[249] Die Universitäten wurden damals von der Kirche gegründet und waren damit ihren Dogmen unterworfen. Die gelehrten Inhalte der Wissenschaften wurden durch die Kirche kontrolliert und mußten der mittelalterlichen Scholastik entsprechen.[250] Dies mag ein Beispiel dafür sei, wie Dogmen – wer immer sie auch aufstellt und verteidigt – die intellektuelle Entwicklung aufhalten können.[251]

Letztlich wagte niemand an den wissenschaftlichen Konstrukten der großen geistigen Autoritäten zu zweifeln. Fast niemand kam auf die Idee, dieses Wissen als fallibel anzusehen. Zu gut waren die Ergebnisse und Theorien auch in der Erfahrungswelt des Alltages integriert. Nur wenigen fiel auf, daß es Diskrepanzen zwischen der Lehre und einzelnen Beobachtungen gab.

Welche intellektuelle Herausforderung mußte es gewesen sein, als zu Beginn der Neuzeit plötzlich der Begriff der konstruktiven Erfahrung auftauchte? Als die Gelehrten feststellen mußten, daß die Sinnesorgane nicht allein der Maßstab für die Erkenntnis der Wirklichkeit sind? Als sie begannen, Instrumente zu entwickeln und wissenschaftliche Fragen durch Experimente zu klären?

Wir wissen aus den vorhergehenden Ausführungen, daß es während der Renaissance zu einer geistigen Revolution gekommen ist, die sich sukzessive auf alle Gebiete ausbreitete. Wahrscheinlich ist weitgehend unbekannt, daß im Jahre 1543 gleichzeitig zwei bedeutende Bücher publiziert wurden: Einerseits „De revolutionibus orbium coelestium" von Kopernikus und andererseits „De humani corporis fabrica" von Vesal. Beide Werke zeichnen sich dadurch aus, daß sie sich nicht an die akzeptierten Methoden hielten, sondern die bisherigen Denkschablonen abstreiften und damit die moderne Wissenschaft einleiteten. Damit ist allerdings nicht gemeint, daß Kopernikus und Vesal die Gründer der neuen Naturwissenschaften sind, sondern, daß die Zeit reif dafür war, aus den bekannten wenig fruchtbaren Schemata auszubrechen.[252]

---

249 Während Aristoteles als unumstrittene Autorität der Philosophie und auch der Biologie betrachtet wurde, galt Galen als der große Arzt der Antike, dessen Theorien zum medizinischen Evangelium des Mittelalters erhoben wurden.

250 Aus diesem Grund ist auch die Abtrennung der Chirurgie von der Medizin möglich. Im Jahr 1163 wurden von der Kirche in Tours alle Behandlungen verboten, die mit Blutungen einhergingen – ecclesia abboret a sanguine. Die Chirurgie wurde schnell ins Abseits gedrängt und an den Universitäten nicht mehr gelehrt. Die chirurgische Praxis wurde unwissenden Barbieren und Badern überlassen.

251 Feyerabends Bedenken gegen jede Art von Dogmen und sein Plädoyer für einen methodischen Pluralismus sollten wir nicht vergessen, wenn wir an diese historische „Tragödie" denken. Diese Zeitperiode macht deutlich, welchen negativen Einfluß Intoleranz und Dogmatismus damals ausgeübt haben.

252 Während Kopernikus seine Gedanken erst im hohen Alter niederschrieb, war Vesal jung, als er seine Beobachtungen machte.

Über Kopernikus und seine Wirkung auf Galilei und die Verbesserung des Kopernikanischen Systems durch Kepler haben wir bereits gesprochen. Um den Stellenwert von Vesals Werk zu verstehen, ist es allerdings notwendig, den Kenntnisstand der Anatomie bis Vesal kurz zu skizzieren. Für uns besteht heute kein Zweifel, daß ein medizinisches Verständnis der Krankheiten nicht möglich ist, ohne über anatomische Kenntnisse zu verfügen. Wie kommt es aber, daß soviel Zeit benötigt wurde, um das natürliche Bedürfnis nach Erkenntnis über den Menschen auch auf die Anatomie auszudehnen?[253] Schließlich sind wir uns doch unseres eigenen Körpers in irgendeiner Weise bewußt. Wir wissen doch, daß der menschliche Körper aus Teilen zusammengesetzt ist. Warum schritten die Gelehrten nicht zum nächsten logischen Schritt, zur Eröffnung des Körpers, um den menschlichen Organismus zu enträtseln? Die Anwort ist einfach: Es waren primär religiöse Gründe, die systematische Sektionen verhinderten. Der Verstorbene wurde unangetastet gelassen. Statt dessen wurden Tiere seziert und dann durch Analogie auf den menschlichen Organismus geschlossen. Seltsamerweise kamen nur wenige auf die Idee, den menschlichen Körper systematisch untersuchen zu wollen. Selbst Hippokrates scheint diesbezüglich nicht von einem wissenschaftlichen Geist beseelt gewesen zu sein. Er und seine Zeitgenossen interpretierten, reflektierten und entwarfen zwar globale Konzepte vom Menschen und seinen Krankheiten, aber sie interessierten sich nicht für die Anatomie, weil sie darin keinen praktischen Wert sahen.

Die Anatomie erfuhr im 3. Jahrhundert v. Chr. bedeutende Fortschritte in Alexandria durch Herophilos und Erasistratos, die in ihrem Bestreben von den ägyptischen Herrschern (Ptolemäus I und II) unterstützt wurden. Sie gestatteten diesen Forschern, an Hunderten von menschlichen Leichen die Anatomie zu studieren. Die Meinungen über den Aufbau des menschlichen Organismus wurden dann für viele Jahrhunderte von Galen festgelegt, der dem Wissen der Alexandriner aber nicht mehr sehr viel Wesentliches hinzufügte.[254] Es vergingen von Erasistratos bis Vesal 1800 Jahre, in denen die Kenntnisse in der Anatomie keinerlei Fortschritte aufwiesen. In dieser Zeit wurden die Thesen von Galen immer nur nachgesprochen, ohne daß sich jemand durch eigene Sektionen davon überzeugte, daß sie der Wahrheit entsprachen. Sektionen wurden damals allerdings sehr selten vorgenommen, weil die

---

253 Wir könnten Aristoteles auch als den ersten bedeutenden Anatomen ansehen. Er sezierte Tiere, beobachtete und wies daraufhin, daß das Herz das Zentrum des Blutkreislaufes ist und die Niere der Ausscheidung dient. Im Unterschied zu Hippokrates hatte die Beobachtung bei ihm den Vorrang vor den theoretischen Konzeptionen, so daß er ausgehend von Beobachtungen versuchte, sich ein Gesamtbild der allgemeinen Anatomie zu erarbeiten. Es interessierte ihn allerdings überhaupt nicht, ob die anatomischen Kenntnisse auch für die Medizin oder Chirurgie fruchtbar sein könnten.

254 An dem mangelnden Fortschritt läßt sich die Bedeutung erahnen, die eine orientierende Theorie auf die Beobachtungen ausüben kann. Sicherlich waren auch die damaligen Anatomen sehr gute Beobachter, aber sie haben die Zusammenhänge nicht erkannt, die wir heute für selbstverständlich halten. Sie konnten sie aber damals nicht erkennen, weil sie keinen theoretischen Hintergund hatten, der sie bei ihren Studien leiten konnte.

Kirche forderte, daß der menschliche Leichnam respektiert werde, denn der Körper ist schließlich der Tempel der Seele vor dem Tode und wartet auf die Stunde der Auferstehung. Seziert wurden deshalb nur hingerichtete Verbrecher, weil sie sich selbst aus der Gemeinschaft der Menschen und der Kirche ausgeschlossen hatten. Insgesamt interessierten sich aber nur wenige Ärzte für anatomische Studien. Die meisten nahmen sie nur innerhalb der medizinischen Lehre vor, um Galens Thesen zu kommentieren und durch praktische Demonstrationen zu ergänzen, – wobei der Leichnam meistens durch einen Hilfsarbeiter, Chirurgen oder jungen Medizin-studenten seziert wurde.

Andreas Vesal leitete damals eine Wende ein. Mit 23 Jahren erhielt er 1537 seinen Doktortitel in Padua mit magna cum laude und wurde aufgrund seiner besonderen Fähigkeiten und Interessen zum explicator chirurgiae ernannt. Während seiner Lehre sezierte er selbst und überließ dieses nicht einem Chirurgen, wie sonst üblich. Aufgrund seines Bekanntheitsgrades wurden Vesal damals die Leichen verurteilter Krimineller überstellt, so daß er seine anatomischen Studien intensivieren konnte. Obwohl er die Anatomie Galens lehrte, erkannte er doch zunehmend, daß es Diskrepanzen zwischen der Lehre Galens und seinen Beobachtungen gab. Bereits 1539 verkündete er, daß Galens Anatomie lediglich auf allgemeinen anatomischen Analogieschlüssen beruhte, daß sie weniger die spezielle menschliche Anatomie aufzeigte und daß sie zudem Fehler aufwies. Er revoltierte somit gegen die weithin akzeptierte Autorität Galens. Mit 29 Jahren veröffentlichte er sein epochales Werk und leitete damit die moderne Entwicklung der Anatomie ein. Die Verbreitung des Werkes von Vesal wurde sowohl durch die Buchdruckerkunst gefördert, die eine rasche Verbreitung seiner Lehre ermöglichte, als auch durch die außerordentlich sorgfältigen anatomischen Zeichnungen.[255] Kurz nach der Veröffentlichung seines Werkes beendete er allerdings seine akademische Karriere.

Vesal konnte beweisen, daß es nicht gestattet war, von den anatomischen Gegebenheiten bei Tieren auf die des Menschen zu schließen. Er wies wiederholt daraufhin, daß übergeprüft werden müsse, wie der Mensch tatsächlich aufgebaut ist. Während Galen es für möglich gehalten hatte, daß Beobachtungen, die beim Tier gemacht wurden, auf den Menschen übertragbar sind, und daß wir vom Allgemeinen zum Besonderen schlußfolgern dürfen, konnte Vesal diese Methode als nicht überall gültig widerlegen. In einem ersten Schritt rückte Vesal von den alten Lehrmeinungen ab, weil er mehr seinen eigenen Beobachtungen vertraute. Sein Werk enthält auch nicht nur eine Beschreibung der Anatomie des Menschen, sondern zugleich eine Abbildung der von ihm verwendeten Instrumente und eine Anleitung zur Präparation, so daß jeder seine Entdeckungen selbst nachvollziehen konnte. Mit dem Aufdecken

---

255 Der Durchbruch der Anatomie wurde durch diese beiden Faktoren maßgeblich gefördert. Durch Bücher und Bilder wurde das Wissen schnell weiterverbreitet. Auch die anatomischen Thesen konnten besser überprüft werden, weil der menschliche Körper und seine Organe abgebildet wurden. Die möglichen Mehrdeutigkeiten der Beschreibung wurden durch eine exakte Skizze weitgehend beseitigt.

von Irrtümern der alten „Meister" wurde ein zunehmender Zweifel über die Wertigkeit der alten Lehren genährt, der sich bis zum systematischen Zweifel steigerte.

Vesal hat aber nie versucht, die Medizin des Galen offiziell zu kritisieren oder eine alternative Theorie aufzustellen. Er wies lediglich daraufhin, daß bestimmte anatomische Gegebenheiten anders waren, als von Galen beschrieben. So konnte er die von Galen beschriebenen Poren in der Herzscheidewand als nicht existent nachweisen. Da Galen aber diese Poren benötigte, um zu erklären, wie das Blut von der rechten Herzkammer in die linke Herzkammer übergeht, hätte Vesal folgern müssen, daß damit auch das Konzept Galens über eine der wichtigsten Körperfunktionen nicht mehr richtig sein konnte. Diese Schlußfolgerung wurde aber weder von Vesal noch seinen Zeitgenossen gezogen. Es wurde weitgehend ignoriert, daß die Hypothese über die Blutversorgung mit einem entscheidenden Faktum in Widerspruch steht.[256] Nach den Regeln des dogmatischen Falsifikationismus hätten Galens Ansichten über die Blutversorgung sofort als falsch entlarven werden müssen. Wahrscheinlich war die Zeit aber noch nicht reif für eine solche Entscheidung, zumal es auch noch keine alternative Theorie gab.[257]

Die darauf folgenden raschen Fortschritte in der Anatomie machen deutlich, daß die äußeren Umstände insgesamt günstig für Veränderungen waren. Viele Mediziner fingen an zu begreifen, welche Bedeutung neue empirische Kenntnisse haben könnten.

Was hatte sich plötzlich in dieser Phase des wissenschaftlichen Umbruches verändert? Die wissenschaftliche Gesellschaft zeichnete sich bis zu diesem Zeitpunkt dadurch aus, daß sie die gemeinhin anerkannten Erkenntnisse, die häufig unserer alltäglichen Erfahrung entnommen wurden, für definitiv wahr hielten. Außerdem wurde allgemein akzeptiert, daß das Wesen der Dinge durch Beobachtung und Vernunfttätigkeit zu erkennen oder zumindest weitgehend zu erkennen war. Was sich einmal als wahr erwiesen hatte, mußte sich immer wieder als wahr erweisen. Aus dieser allgemeinen Einstellung erklärt sich zum Teil die relative intellektuelle Trägheit der Wissenschaftler jener Zeit. So fühlten sich nur wenige herausgefordert, die für wahr gehaltenen Theorien erneut zu überprüfen.

Es war unter anderem der kreative Intellekt Galileis, der erkannte, daß die Erfahrungen, die wir mit unseren Sinnesorganen machen, uns nicht immer ein adäquates Bild über die Wirklichkeit geben. Wir haben bereits bei Feyerabends Ausführungen über Galilei erkennen können, daß die Evidenz der normalen Sinneserfahrung überwunden werden mußte, um die Welt tatsächlich so zu erkennen, wie sie wirklich ist. Würden wir uns auf den herkömmlichen Erfahrungsbegriff verlassen, dann hätten wir es schwer, das heliozentrische Weltbild zu akzeptieren, weil es sich nicht durch empirische Erfahrungen

---

256 Dies ist ebenfalls ein Beispiel dafür, daß die wissenschaftliche Gemeinschaft die vorhandene Theorie nicht aufgab, obwohl die Theorie im krassen Widerspruch mit einer eindeutigen reproduzierbaren Beobachtung stand: „a beautiful hypothesis killed by an ugly fact".

257 Wir sollten uns daran erinnern, daß sich auch das heliozentrische Weltbild des Kopernikus erst durch die Gedanken und Publikationen von Galilei und Kepler durchsetzte.

> **Naturgesetz:**
> Das Naturgesetz ist ein Konstrukt unseres Verstandes, das die Beziehungen zwischen
> verschiedenen metrisierbaren Kontrollgrößen beschreibt.

bestätigen läßt. Erst die Einführung einer neuen Betrachtungsweise, die nicht den einzelnen Menschen mit seinen Wahrnehmungen als Maßstab der Erkenntnis nimmt, sondern diejenige, die in Abhängigkeit von einer Theorie unterschiedliche Gesichtspunkte zuläßt, erhöht unser Verständnis über die Zusammenhänge der Natur. Galilei konnte damals natürlich nicht darauf vertrauen, daß seine Zeitgenossen sich seiner Meinung anschließen. Zu radikal waren die Auswirkungen dieses neuen methodischen Ansatzes. Wenn der Mensch nicht mehr im Mittelpunkt der Erkenntnis steht, wenn er sich nicht mehr auf seine eigenen Wahrnehmungen verlassen kann, um wahr von falsch zu unterscheiden, worauf kann er sich dann überhaupt verlassen.[258] Wäre es möglich, daß der Mensch sich mit all seinem vermeintlich sicheren Wissen täuscht?

Seine außergewöhnlichen Fähigkeiten und Kenntnisse versetzten Galilei in die Lage, die physikalische Welt neu zu strukturieren und seine Gesetze in mathematischen Formeln auszudrücken. Er und seine Nachfolger waren in der Mathematisierung physikalischer Gesetzmäßigkeiten so erfolgreich, daß es schien, als könnten wir alle Aspekte der menschlichen Sphäre quantifizieren. Was aber war der Preis für diesen neuen Erfahrungsbegriff? Von der ursprünglichen evidenten Erfahrung des Einzelnen wurde nun abstrahiert und eine Erfahrung wurde als etwas angesehen, die wir nur unter bestimmten Bedingungen und in Abhängigkeit von theoretischen Erwägungen machen. Die Erfahrung ist von nun an konstruiert, sie erweist sich als abhängig von der ihr zugrunde gelegten Theorie oder dem durchgeführten Experiment. Wir sind nicht mehr nur passive Teilnehmer, sondern aktive Mitspieler in unserer Welt.

Es war dieser Bruch mit dem alten Konzept der Erfahrung, der letztlich der entscheidende Schritt in der Weiterentwicklung des Intellekts war. Erst nachdem die Wertigkeit der eigenen sinnlichen Erfahrung in Zweifel gezogen worden war, erst nachdem hinreichende Evidenz vorlag, daß die Welt (geozentrisches Weltbild) doch nicht so aufgebaut ist, wie es erschien, schritt das Wissen unaufhaltsam fort. Der Mensch katapultierte sich aus dem Zentrum seiner Betrachtung. Er erkannte plötzlich, daß mit dem Wechsel der Betrachtungsweise auch ganz neue Gesichtspunkte auftauchten. Es wurden plötzlich Zweifel an alten Weisheiten wachgerufen und ein neuer Forschungsgeist entdeckt. Zur Erforschung der Natur wurden zunehmend neue Instrumente eingesetzt, die den Menschen mit seinem natürlichen Sinnesapparat als Erkenntnisinstanz immer mehr verdrängten.

---

258 Descartes hat aus diesen Fragen die Konsequenz gezogen und den methodischen Zweifel in sein Denken eingeführt. In einem Gedankenexperiment versuchte er, alles in Zweifel zu ziehen, was er glaubte zu wissen, um zu dem zu gelangen, das für ihn nicht mehr bezweifelbar ist – „cogito ergo sum". Ausgehend von diesem unbezweifelbaren Wissen baute er dann seine Erkenntnistheorie auf.

Allerdings erkaufte sich der Mensch diesen Fortschritt dadurch, daß er nun eine Kluft zwischen seinem Wissen und der Wirklichkeit akzeptieren mußte. Der Mensch verlor seine erkenntnistheoretische Unschuld, er verließ das „intellektuelle Paradies". Es gab nun kein absolut gesichertes Wissen mehr. Die Erkenntnisse basierten jetzt nicht mehr auf unbezweifelbaren Wahrnehmungen, sondern auf theoretischen Konstruktionen, die sich als vorläufiger Entwurf immer als falsch herausstellen konnten. Es gab keine Zuflucht mehr zu einem absoluten Wissen, zu einer sicheren Gewißheit – sowohl auf der theoretischen als auch auf der praktischen Ebene.

Die Wissenschaft erhebt von nun auch nicht mehr den Anspruch, zu erkennen, was das Innere der Natur ausmacht, sondern die formulierten Naturgesetze werden nur noch beschreibend interpretiert und die wissenschaftliche Erklärung wird als eine besondere Weise der Beschreibung aufgefaßt.

Dieser entscheidende Schritt in unserer wissenschaftlichen Entwicklung kann nicht einfach als Paradigmenwechsel oder ähnliches betrachtet werden, der sich zwischen verschiedenen Theorien (z.B. Newtonsche Physik und Relativitätstheorie) abspielte. Es handelte sich vielmehr um einen Schritt in der Menschheitsentwicklung, der so fundamental ist, wie der Übergang vom Mythos zum Logos. Er hatte nicht nur einen Einfluß auf die wissenschaftliche Welt, sondern auf alle theoretischen und praktischen Aspekte des menschlichen Lebens. Es ist deshalb nicht verwunderlich, daß sich zu diesem Zeitpunkt nicht nur die Wissenschaft und Technologie sondern auch das soziale und religiöse Leben gravierend veränderte.[259]

Welche Konsequenz hatte damals diese Entwicklung für die Medizin? Das wichtigste medizinische Ereignis des 17. Jahrhunderts war sicherlich die Entdeckung des Blutkreislaufes durch William Harvey. Seit Galen war die Medizin davon überzeugt, daß nur die Venen Blut enthielten und daß das Blut durch die Gekrösevenen zur Leber, dem zentralen Organ, transportiert wird, um dann durch die von der Leber ausgehenden Venen im Körper verteilt zu werden. Das Herz war lediglich ein Anhängsel der Leber. Ein wenig Blut gelangt nach den damaligen Vorstellungen auch über die Lungenarterie in die Lunge und ernährt diese, wobei die Luft der Lunge die linke Herzkammer passiert und gemischt mit Blut in die Arterien eindringt.[260] Erste Zweifel an dieser Theorie des Blutkreislaufes tauchten bereits vor Harvey auf,[261] weil die Lungenarterie viel zu groß erschien, um nur für die Ernährung der Lunge zuständig zu sein. William Harvey, der Anatomieprofessor

---

259 Es ist deshalb auch wenig sinnvoll, von dem heutigen Wissenschaftler zu fordern, daß er sich in diesem Sinne als „revolutionärer" Wissenschaftler verhalten soll. Der entscheidende Schritt in der Neuzeit ist eine intellektuelle Veränderung der gesamten Gesellschaft, die sich nicht nur auf die Wissenschaften beschränkt.

260 Obwohl es uns heute schwer fällt, dieses Konzept nachzuvollziehen, weil wir bereits die Wahrheit kennen, ist diese Betrachtungsweise durchaus verständlich, wenn wir unvoreingenommen die sinnlichen Eindrücke in uns aufnehmen, die beim Sezieren auftreten.

261 So soll Realdus Columbus, der Nachfolger von Vesal als Anatomieprofessor in Padua, bereits den Lungenkreislauf beschrieben haben. Harvey's Lehrer in Padua, Fabricius ab Aquapendente, beschrieb die Venenklappen, die nahelegten, daß das venöse Blut nur in eine Richtung fließt.

am Royal College of London, formuliert 1628 in „Exercitatio anatomica de motu cordis et sanguinis in animalibus", daß das Herz den Mittelpunkt zweier Kreisläufe bildete – und nicht die Leber. Harvey erkannte richtig, daß die Arterien das Blut in beiden Kreisläufen vom Herzen wegführte und die Venen zum Herzen hin. Allerdings konnte er nicht die Frage beantworten, wie das Blut von den Arterien in die Venen gelangte, so daß seine neue Theorie von vielen Ärzten abgelehnt wurde. Selbst als diese Frage von Malpighi (1661) durch die Entdeckung der Blutkapillaren beantwortet wurde, waren nicht alle Mediziner davon überzeugt, daß Harvey Recht hatte.[262]

Obwohl sich die Kenntnis des Blutkreislaufes nicht kurzfristig auf die praktische Medizin auswirkte, revolutionierte Harvey die Medizin auch methodisch, indem er die Voraussetzungen für eine physiologische und funktionelle Anatomie schuf. Harvey legte nicht nur besonders viel Wert auf empirische Beobachtungen und Experimente, um die Funktionen des Organismus zu klären, sondern er veränderte das methodische Vorgehen in zweierlei Weise: 1. Er versuchte verschiedene Funktionen des Lebens (z.B. die Herzauswurfleistung) zu quantifizieren – in einer Zeit, in der es noch keine Thermometer und Blutdruckmeßgeräte gab.[263] 2. Er führte das Prinzip der Zirkulation in physiologische Systeme ein.[264] Harveys Argumente nahmen nicht nur Bezug auf sein empirischen Studien an mehr als 80 Tierarten, sondern seine Argumente zur Stützung seiner Theorie enthielten auch quantitative Elemente und physiologische Gesichtspunkte.

Seit der Antike war die Medizin von der humoral-pathologischen Doktrin beherrscht. Um endlich eine Assoziation zwischen dem erkrankten Organ und der Krankheit herzustellen, bedurfte es einer pathologischen Anatomie und Histologie. Obwohl die Mediziner durch die makroskopische Beobachtung der kranken Organe bereits einen wichtigen Hinweis auf die verursachten Schäden bestimmter Krankheiten erhielten, basierte die Medizin nicht auf einer neuen soliden Grundlage, weil die Ursachen der meisten Krankheiten weiterhin unbekannt blieben. Durch die Beobachtung eines erkrankten Organes sind wir nämlich noch nicht in der Lage, eine Krankheit tatsächlich zu erklären, denn dazu müßten wir die Ursache herausfinden. Um zu präzisen Erkenntnissen über die Veränderung der Organe zu gelangen, hätte

---

262 Der damals berühmte Riolan und mit ihm die Medizinische Fakultät von Paris widersetzten sich am heftigsten den Thesen Harveys. 1648 veröffentlichte Riolan in Paris eine Gegendarstellung, die von Harvey 1650 Schritt für Schritt widerlegt wurde. Selbst nachdem Marcello Malpighi 1661 die arterio-venöse Verbindung beschrieb und Richard Lower 1669 die periphere Ausnutzung des Blutes belegte, wurde die neue Theorie von der Fakultät in Paris abgelehnt. Ludwig XIV erteilte dem Parlament im März 1673 die königlichen Befehle, daß man die Anatomie des Menschen gemäß des Blutkreislaufes und der neuesten Entdeckungen auf diesem Gebiet zu lehren habe, so daß die medizinische Fakultät ins Lächerliche gezogen wurde.

263 So maß er das Füllungsvolumen der Herzen verschiedener Tiere und multiplizierte diese mit der Pulsrate, um das Herzminutenvolumen zu messen.

264 Während bei Galen Leber und Venen bzw. Herz und Arterien als verschiedene Systeme angesehen wurden, wurden diese Systeme bei Harvey zu einem einzigen System zusammengefügt.

es unter anderem des Mikroskopes bedurft oder des Wissens um den zellulären Aufbau des Lebendigen.[265]

Die Entwicklung leistungsfähiger Instrumente war für die pathologische Anatomie sicherlich ebenso wichtig wie für alle anderen Wissenschaften. Der Grund, warum das Mikroskop fast 250 Jahre lang nicht mehr als ein Spielzeug war, lag sicherlich auch an der schlechten Qualität der Mikroskope, die sich erst nach der Entwicklung des Kondensors und achromatischer Objektive besserte. Allerdings führte die verbesserte Technik des Mikroskopes allein nicht auch zu einer verbesserten feingeweblichen Untersuchung.

An der Entwicklung der Histologie können wir exemplarisch die innige Verknüpfung zwischen Technologie und Erkenntnisfortschritt aufzeigen, wie sie auch heute noch gültig ist (Molekularbiologie, Gentechnik). Die Forschung begnügte sich zunächst mit Mikroskopen, deren Aberration nur recht unscharfe Bilder bei einer hohen Vergrößerung zuließen. Die Gewebspräparate wurden zunächst mit einfachen Farbstoffen (Carmin) gefärbt und rudimentäre Schnittmethoden verwendet. Erst nach 1830 wurden zusammengesetzte Mikroskope ohne erhebliche Aberration entwickelt. In Deutschland baute Abbe den Kondensor und formulierte seine mathematische Theorie über die Entstehung des mikroskopischen Bildes, die die Grundlage der technischen Entwicklung des gesamten Instrumentariums bildete. Das Aufkommen der Farbstoffindustrie in Deutschland wirkte sich ebenfalls fördernd auf die histologischen Färbetechniken aus. Schließlich führte Klebs 1869 die Paraffineinbettung ein, so daß nun viel feinere Schnitte angefertigt werden konnten. Außerdem wurden die Fixierungsmethoden verbessert, so daß die Feinstrukturen erhalten blieben. Erst 1893 führte Blum das Formalin ein, das seitdem als Standardfixiermittel verwendet wird. Die rasche Entwicklung der Untersuchungshilfsmittel führte schließlich dazu, daß das optische Mikroskop gegen Ende des Jahrhunderts die theoretische Grenze seines Auflösungsvermögens erreichte. Sie liegt ungefähr bei 0.302 mm, eine Dimension, die mit der Wellenlänge des benutzten Lichtes zusammenhängt. Diese Hürde wurde erst mit dem Aufkommen der Elektronenmikroskopie überwunden. Das Elektronenmikroskop besitzt im Vergleich ein theoretisches Auflösungsvermögen, das bis zum Atom reicht, wenn es ausreichend schwer ist.

Vor 50 Jahren wurde die Zelle noch als fundamentale Entität betrachtet, über deren Komplexität sich die Forscher zwar bewußt waren, über die aber keine genauen Angaben gemacht werden konnten. Zwischen den feinen mikroskopischen Strukturen und der

---

265 Virchows Zellularpathologie basiert auf der Zellulartheorie, die er durch den Sinnspruch ,omnis cellular a cellura' in seiner berühmten Abhandlung „Die Zellularpathologie in ihrer Begründung auf physiologischer und pathologischer Gewebelehre" aus dem Jahre 1858 ausgedrückt hatte. Obwohl uns Virchows Vorstellung, auf welcher heute die gesamte Biologie gründet, als banal erscheinen mag, weil wir die Bedeutung der Zelle und des genetischen Kodes kennen, ließ sich vor 100 Jahren die kontinuierliche Bildung von Zellen aus Zellen nur durch sehr aufmerksame mikroskopische Beobachtungen nachweisen. Erst die Technik der Mikroskopie erlaubte, die richtigen Schlüsse zu ziehen.

Welt der Biochemiker gab es eine Kluft, die zunächst von vagen Entitäten wie z.B. Genen, Kolloiden und Makromolekülen ausgefüllt wurde. Aufgrund verbesserter Untersuchungsbedingungen wurden auch diese Entitäten besser charakterisiert, ihre Funktionen partiell bestimmt und damit das Leben zunehmend enträtselt.

Neben dem Fortschritt in der pathologischen Anatomie kam es auch zu einer Umwälzung in der Physiologie. Ab dem 17. Jahrhundert wurde die Autorität von Aristoteles und Galen immer schwächer, so daß ihre Lehren nur noch unter dem Vorbehalt einer gewissenhaften empirischen Kontrolle akzeptiert wurden. Obwohl zu dieser Zeit der Forschergeist die festgefügten philosophischen Systeme zunehmend verdrängte, kam es zunächst zu einer gewissen Stagnation in der Medizin. Erst im 19. Jahrhundert wendete die Physiologie die experimentelle Methode auf die Beobachtung der lebenden Organismen an und profitierte von den neuen Erkenntnissen der Physik, der Chemie, der pathologischen Anatomie und der Konstruktion zahlreicher neuer Meßinstrumente. Es setzte sich zunehmend die Erkenntnis durch, daß die Medizin die Physiologie des kranken Menschen ist und somit als eine experimentelle Wissenschaft verstanden werden muß. Es wurde die Forderung aufgestellt, keine Hypothesen oder Theorien mehr zu akzeptieren, die nicht der strengen Kontrolle des Experimentes unterworfen waren. Es wurde außerdem gefordert, daß wir dann, wenn wir auf ein Faktum treffen, das einer herrschenden Theorie widerspricht, das Faktum anerkennen und die Theorie aufgeben müssen, – selbst wenn die Theorie durch große Namen gestützt und allgemein anerkannt war. Die Grundlage des medizinischen Wissens sollte letztlich nur auf Beobachtungen und Versuchen beruhen.

Der Erfolg der Medizin als Wissenschaft beruhte nun wie alle anderen Wissenschaften auf zwei Pfeilern: Erstens sind es systematisch theoriegeleitete Experimente, die mit Hilfe technischer Apparaturen und Geräte durchgeführt werden, und zweitens ist es die mathematische Darstellung, die präzise Vorausberechnungen und technische Anwendungen erlaubt.

Es ist nun nicht mehr die einfache Betrachtung der Natur, sondern das Experiment, das uns Auskunft über die Natur gibt. In den Experimenten werden die zu untersuchenden Prozesse und Objekte „künstlich herauspräpariert". Die „natürliche" Wahrnehmung der ganzheitlichen Natur wird ersetzt durch den Umgang mit Artefakten, mit künstlich erzeugten Situationen. Gerade diese technisch „isolierte" Natur, die sich auf idealisierenden Modellvorstellungen stützt und uns lediglich definierte Zusammenhänge untersuchen läßt, losgelöst von den in der Wirklichkeit immer vorliegenden Störfaktoren, erweiterte unser Wissen. Die „natürlichen" Gegebenheiten sind so komplex, daß es für unser Erkenntnisvermögen effektiver ist, die Komplexität auf wenige Variable zu reduzieren, um den Einfluß der einzelnen Faktoren besser abschätzen zu können. Allerdings führt diese Vereinfachung auch dazu, daß wir unser potentielles Verständnis des zu untersuchenden Vorganges auf die wenigen Parameter beschränken, die im Modell berücksichtigt wurden. Alle anderen Einflußgrößen bleiben zwangsläufig unberücksichtigt, selbst wenn sie rein theoretisch einen wesentlichen Einfluß ausüben konnten. Die Vereinfachung der Modelle führt so auch zu einer Vereinfachung der Erklärung – auch auf die Gefahr hin, entscheidende

---

Teleologie:

Unter Teleologie wird die Zielgerichtetheit eines Prozesses verstanden. Sie beantwortet die Frage „wohin" bzw. „wozu". Es wird dabei unterstellt, daß die Erreichung des Zieles wesentlich für einen bestimmten Prozeß ist. Besonders das menschliche Handeln kann teleologisch betrachtet werden, weil es auf einen Zweck ausgerichtet ist.

Fehler zu machen. Konzentriert sich der Wissenschaftler zum Beispiel auf zu einfache Modelle, so verliert er den Reichtum der Welt aus den Augen und damit möglicherweise auch das ursprüngliche Ziel seiner Untersuchung. Die Untersuchung dieser „reduzierten" Zusammenhänge durch Experimente oder klinische Studien war insofern sehr erfolgreich, als sie zu technisch nutzbaren Erkenntnissen führte, die uns neue Dimensionen im Umgang mit der Welt ermöglichten.[266]

Kennzeichnend für die neue Wissenschaft ist also ein veränderter konstruktiver Erfahrungsbegriff und die zunehmende Mathematisierung. Es galt seit Galilei, das Meßbare zu messen und das nicht Meßbare meßbar zu machen. Die Forscher orientierten sich deshalb vermehrt an technischen Vorgängen und entwickelten Geräte und Apparaturen, die erlaubten, die unmittelbar sichtbaren und unsichtbaren Abläufe und Phänomene ohne Rückgriff auf „verborgene" Ursachen zu messen. Es geht jetzt nicht mehr um die definitive Bestimmung des Wesens von Gegenständen und um die Erkenntnis, wie die Wirklichkeit an sich beschaffen ist, sondern um die selektive Beschreibung der Wirklichkeit und die gezielte Herstellung von Naturprozessen, um mathematisierbare Zusammenhänge zu entdecken.

Nach dem heutigen Verständnis der modernen Naturwissenschaft haben wir jetzt den „richtigen", wahren Zugang zur Natur gewonnen und die „wirklichkeitsfernen" Vorstellungen der aristotelischen Physik abgelegt. Würden wir dagegen die unmittelbare Plausibilität als Maßstab nehmen, dann scheint die aristotelische Physik möglicherweise sogar Vorteile aufzuweisen, weil in der modernen Wissenschaft die „natürliche" Wahrnehmung der Naturphänomene ersetzt wurde durch eine zunehmende Abstraktion und mathematische Theoriebildung, die nur noch von wenigen vollständig begriffen wird.

Blicken wir auf die intellektuelle Entwicklung der Menschheit zurück, dann erkennen wir, daß der Mensch eine Welt verlassen hat, die eine wohlgestaltete, zweckmäßig organisierte, gottgewollte Ordnung hatte, – quasi ein „intellektuelles Paradies". Er hat es eingetauscht gegen das moderne Verständnis der Natur, das nur noch aus falliblen Theoriensystemen besteht, die die zufälligen Gesetze von strukturierten Ansammlungen von Gegenständen modellhaft beschreiben.

---

266 Im Guten wie im Schlechten. Leider sind nicht immer alle Konsequenzen unserer Handlungen von Beginn an absehbar, so daß von einigen Wissenschaftlern der ganzheitliche Aspekt in den Vordergrund gerückt wird. Diese als „system approach" bekannte Methode versucht die Wechselwirkungen der einzelnen Faktoren innerhalb des Gesamtsystems vermehrt in unserem Denken zu berücksichtigen.

Diese Mathematisierung und Mechanisierung des Weltbildes bedeutet einen Verlust an Anschaulichkeit und Sinnhaftigkeit, weil sie sich nicht mehr an den natürlichen und spontanen Prozessen der Natur zu orientieren scheint, sondern an durch technische Hilfsmittel geschaffene Artefakte.[267] Wir leben heute in einer eher künstlichen Welt und weniger in einer natürlichen.

Während in den modernen Naturwissenschaften der Gesamteindruck der Natur verloren zu gehen scheint, ist die Natur zum Beispiel in der chinesischen oder klassischen griechischen Kultur noch als Ganzheitssystem konzipiert. Die moderne Wissenschaft beschäftigt sich heute mehr mit isolierbaren, in sich abgeschlossenen Teilsystemen, und ist in dem Glauben behaftet, daß wir durch die Erkenntnis der Teile auch zu einem Verständnis des Ganzen gelangen, ohne allerdings bisher einen Beweis für diese Annahme erbracht zu haben. Tatsächlich wird nur selten synthetisch oder ganzheitlich gedacht, was möglicherweise für manche Misere in der heutigen Welt verantwortlich ist. Es ist eher so, daß das einzelne Teilstück nicht ohne das Ganze sinnvoll interpretiert werden kann und umgekehrt, so daß eine mehr holistische Denkweise angemessen erscheint.

---

267 Man darf aber nicht vergessen, daß wir die Naturgesetze und damit auch die Natur nicht hinters Licht führen können. Machen wir Fehler, dann schlägt die Natur unbarmherzig zurück. Dies gilt nicht nur für globale Probleme (Kernenergie oder Umweltverschmutzung), sondern auch für die klinische Tätigkeit im Alltag. Kleinere operationstechnische Fehler mag einem der Organismus des Patienten noch „verzeihen"; größere Fehler führen regelmäßig zu einem Disaster.

11. Der Widerstand der Natur

Wir haben versucht, den Weg nachzuzeichnen von der Erfahrung als „natürlichen" Zugang zur Wirklichkeit hin zu der Erfahrung als Konstruktion, als eine von Menschen gemachte Erfahrung.[268] Es ist nicht mehr der Glaube, daß die Welt in einem harmonischen Verhältnis zu uns steht, die das Fundament unserer Erkenntnis ist. In der Wissenschaft übernimmt vielmehr das Experiment die zentrale Rolle, um hypothetische Annahmen über die Welt zu prüfen. Es wird jetzt eine gezielte Frage an die Natur gestellt und mit der experimentellen Beweisführung eine objektive Überprüfung angestrebt, die sich auf diese Weise von subjektiven und spekulativen Elementen befreit. Als Erkenntnisideal wird jetzt die experimentelle und theoretische Bestimmung des Objektes angesehen.[269]

Die wissenschaftliche Tätigkeit beruht also in der Auswahl eines Systems, das einen Spielraum definiert, in dem sich die möglichen Fragen und Antworten bewegen. Um das Problem des Forschenden zu analysieren, wird ein Stück der Realität willkürlich ausgesondert und bestimmte Variablen dieser konstruierten Wirklichkeit definiert und untersucht. Die Wirklichkeit als komplexes Ganzes wird ausgeblendet und so nur noch ein umschriebener Bereich untersucht, der so gewählt wird, das er für den Forschenden überblickbar und auf bekannte Variablen reduzierbar ist. Dieses Vorgehen erlaubt die weitgehende Kontrolle von unerwünschten Störgrößen. In diesem Sinne können die Experimente als wohldefinierte Instanzen angesehen werden, die in einem theoretischen Hintergrund eingebettet sind und mit dem Ziel durchgeführt werden, eine Hypothese zu bestätigen oder zu widerlegen.[270] Diese Reduktion der Komplexität bedeutet einen großen Fortschritt in der Enträtselung der Natur und ihrer Mathematisierung. Wollten wir die Natur in ihrer gesamten Komplexität erfassen, würden wir schnell den Überblick verlieren. Wenn wir uns dagegen auf einige wenige Einflußgrößen beschränken, so werden wir relativ schnell die Zusammenhänge zwischen diesen Größen erkennen, sie vielleicht durch Formeln beschreiben können und so zu immer mehr Detailwissen über unsere Welt gelangen.

---

268 In diesem Sinne erfüllt sich das Vermächtnis von Francis Bacon, der behauptete, daß Erfahrung methodisch gelenkt werden muß. Sie muß nach ihm von der „einfachen" Erfahrung des Aristoteles zu einer „strukturierten" Erfahrung transformiert werden. Über die Natur soll nicht eine einfache Betrachtung entscheiden, sondern eine artifizielle „Befragung" der Natur durch Experimente und Studien. „...die wahre Naturforschung muß durch Instanzen und zweckmäßig angestellte Versuche betrieben werden, wobei die Sinne nur über den Versuch, der Versuch aber über die Natur und die Sache selbst entscheidet." Bacon [7] I50

269 Wir werden im weiteren Verlauf erkennen, daß dieses Ideal nicht erreichbar ist, weil es die psychologischen und sozialen Faktoren der Forschung vernachlässigt.

270 Diese Zusammenhänge waren ja der Ausgangspunkt des kritischen Rationalismus.

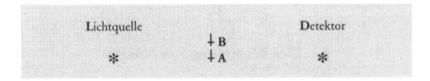

Leider trifft diese so vordergründige und wünschenswerte Beschreibung nur auf die wenigsten medizinischen Experimente zu, weil besonders im klinischen Bezug zuviele Einflußgrößen auf die Zielvariablen einwirken. Ein einzelnes Experiment oder eine Studie beweist deshalb oft gar nichts. Es ist meistens erst ein ganzes System von Experimenten oder Kontrollen, das uns ein verläßliches Bild von der Wirklichkeit gibt, dem wir vertrauen. Experimente bzw. klinische Studien werden deshalb nicht selten wiederholt oder geringgradig modifiziert – insbesondere wenn eine neue Studie überraschende Ergebnisse zeigt.[271]

Genaugenommen sind die experimentellen Untersuchungen nur dazu gedacht, die Objekte unserer Erfahrung so zu manipulieren, daß wir unbekannte, aber doch erwartete Antworten auf unsere Fragen erhalten,[272] wobei es aber auch manchmal vorkommt, daß wir noch nicht einmal die Frage klar stellen können. Wissenschaftler sind offensichtlich Menschen, die experimentelle Anordnungen so konstruieren und Studien so durchführen, daß sie neue und doch auch erwartete Resultate hervorbringen. Glücklicherweise sind aber die Experimente und klinischen Studien offene und unfertige Gebilde, so daß gelegentlich auch unerwartete Ereignisse auftreten, die dann die wissenschaftliche Neugierde voranzutreiben vermögen.

Allerdings scheint die Natur gewisse Gesetzmäßigkeiten vor uns zu verbergen, denn es gelingt nicht immer, dringliche Fragen durch ein geeignetes Experiment zu beantworten. Der Physiker Feynman beschreibt ein Experiment, das ein Dilemma der modernen Quantenelektrodynamik so gut exemplifiziert, daß wir es

---

271 Gelegentlich treten zum Teil überraschende Ergebnisse auf, weil bei der Durchführung der Experimente kleine Ungenauigkeiten auftreten und vielleicht unbemerkt blieben, wie zum Beispiel wenn ein Wissenschaftler das Zellwachstum in vitro in Abhängigkeit von bestimmten Pharmaka untersuchen will und aufgrund von Unachtsamkeit die Zellen in 5 von 50 Kulturen abgetötet bzw. geschädigt wurden; oder wenn ein Psychiater einen Test bei neurotischen Patienten vornimmt, von denen einige während der Durchführung der Studie erkranken; oder wenn ein Chemiker sein zeitaufwendiges Experiment nicht zu Ende führen kann, weil er zu einem Notfall eilen muß. Wie sollen solche Experimente bewertet werden? Manchmal wird es offensichtlich sein, die nicht zu Ende geführten Testversuche einfach unberücksichtigt zu lassen. Manchmal dürfte es sogar adäquater sein, das gesamte Experiment als nicht vollzogen zu betrachten und es zu wiederholen. Aufgrund solcher potentiellen Fehlerquellen hat es sich als sinnvoll erwiesen, Experimente zu wiederholen, um so die Resultate zu bestätigen, insbesondere dann, wenn die Ergebnisse überraschend sind.

272 Wären die Antworten auf eine wissenschaftliche Fragestellung von vornherein klar, so wäre das Experiment unnötig.

kurz skizzieren wollen, ohne näher auf die theoretischen Grundlagen einzugehen.[273]

Wenn wir zwischen einer schwachen monochromatische Lichtquelle L und einem Photonendetektor D einen Schirm plazieren würden, so würden von dem Detektor keine Photonen registriert. Nun machen wir zwei winzige Löcher A und B in den Schirm, die nur Millimeter voneinander entfernt sind. Den Schirm plazieren wir so, daß sich das Loch A mit der Lichtquelle L und dem Detektor D in einer Ebene befinden. Wenn wir nun das Loch B verschließen, das nicht in der gemeinsamen Ebene liegt, dann registriert der Detektor D nur 1 Prozent der abgegebenen Photonen. Verschließen wir nun das Loch A und öffnen B, dann wird ungefähr dieselbe Anzahl an Photonen gemessen. Das Licht scheint sich offensichtlich nicht nur geradlinig auszubreiten, wie wir intuitiv glauben. Öffnen wir nun beide Löcher, so würden wir erwarten, daß wir zwischen 1 Prozent und 2 Prozent der abgegebenen Photonen entdecken können. Wir messen seltsamerweise aber 0 bis 4 Prozent, nämlich in Abhängigkeit davon, welchen Abstand die Löcher zueinander haben. Dieses Resultat ist für den Nicht-Physiker sicherlich überraschend. Warum ändert der Abstand der Löcher die Menge der gemessenen Photonen und wie kommt es, daß wir sogar 4 Prozent nachweisen können? „Das Photon hat eine Amplitude, den einen Weg einzuschlagen, und eine Amplitude, den anderen Weg zu nehmen. Sind die Amplituden aber gegeneinander gerichtet, kommt kein Licht in D an – selbst wenn beide Spalten geöffnet sind."[274]

In diesem Versuchsaufbau stellt die Natur uns aber noch vor ein weiteres Problem. Da wir neugierig sind, werden wir versuchen, das obige Problem aufzuklären, indem wir direkt an den beiden Löchern A und B zusätzliche Detektoren aufstellen. Auf diese Weise registrieren wir, wieviele Photonen jeweils durch eines der Löcher gehen. Interessanterweise zeigen die beiden Detektoren A und B am Schirm jeweils die Registrierung von 1 Prozent der abgegebenen Photonen an, also die Summe der Wahrscheinlichkeiten der einzelnen Durchgänge. Dabei gibt es auch keine Interferenzen mehr zwischen den Löchern in Abhängigkeit vom Abstand der Löcher zueinander. Wir müssen uns also auf die frustranen Messungen der einzelnen Löcher beschränken oder auf die des Detektors D. Es gibt keine Möglichkeit, gleichzeitig den Durchgang der Photonen durch die Löcher A und B und die am Detektor D zu messen. Wir erhielten zu Beginn ein seltsames Ergebnis am Detektor D, das wir erforschen wollten. Wenn wir aber versuchen, die Interferenzeffekte zu untersuchen, dann verschwinden sie.[275]

Nach Feynmans Ausführungen offenbart uns die Quantenelektrodynamik eine neue Sichtweise bekannter physikalischer Phänomene auf durchaus bizarre Art und

---

273 Feynman [19] S. 93–97

274 Feynman [19] S. 95

275 Feynman weist in diesem Zusammenhang daraufhin, wie wichtig es ist, für eine bestimmte Fragestellung auch das richtige Modell zu entwerfen, weil wir je nach der Wahl des Modells unterschiedliche Ergebnisse erhalten werden.

Weise: „daß sich Wahrscheinlichkeiten erhöhen und aufheben, daß Licht von allen Teilen eines Spiegels reflektiert wird, daß sich Licht nicht nur geradlinig ausbreitet, daß sich Photonen schneller oder langsamer bewegen als mit der herkömmlichen Lichtgeschwindigkeit, daß Elektronen in der Zeit zurücklaufen können, daß Photonen in ein Positron-Elektron-Paar zerfallen und so fort."[276] Obwohl wir noch nicht in der Lage sind, die vorhergesagten und beobachteten Phänomene auch zu erklären, verwenden wir die Quantenelektrodynamik, weil sie sich als Theorie bisher gut bewährt hat. „Der Physik als experimenteller Wissenschaft genügt es jedenfalls, daß die Theorie mit dem Experiment übereinstimmt."[277]

Das Beispiel von Feynman macht deutlich, daß die Fragestellung und die Wahl des Experimentes einen bedeutenden Einfluß auf das Ergebnis haben.[278] Stellen wir eine falsche oder gar eine unsinnige Frage, so werden wir entweder keine Antwort darauf geben können oder jemand wird so töricht sein, eine Antwort zu erfinden. Wählen wir zur Beantwortung der Frage ein ungeeignetes Experiment, dann werden wir entweder keine oder eine falsche Antwort erhalten. Die Natur zu enträtseln ist eine komplexe Aufgabe, die sehr fehleranfällig ist. Obwohl diese Art der Wissenschaft uns in den letzten Jahrhunderten wichtige neue Erkenntnisse vermittelt hat, bedeutet das nicht, daß sie der einzige Zugang zur Wirklichkeitserkenntnis ist. Wir sollten uns zumindest tolerant und offen gegenüber alternativen Methoden verhalten, weil wir nicht wissen können, ob sie uns nicht ebenfalls zu Erkenntnissen führen, die für unser Leben relevant sind.

Wenn wir jetzt versuchen, unser bisheriges Verständnis über Wissenschaft zusammenzufassen, so blicken wir auf einen unbefriedigenden Zustand. Intuitiv sind wir davon ausgegangen, daß uns die Wissenschaft zu einem relativ sicheren Wissen führt, daß sie objektiv ist und uns erklärt, welchen Gesetzmäßigkeiten die Natur unterliegt. Wissenschaft unterstellt ja, daß es eine von uns unabhängige Realität gibt, die wir erforschen können, daß wir uns durch die Forschung der Wahrheit nähern und daß wir die Wirklichkeit irgendwann einmal verstehen oder hinreichend erklären können.

Ist das Ziel des Wissenschaftlers tatsächlich darauf ausgerichtet, die Welt zu erkennen, wie sie wirklich ist – zu erkennen, was die Welt im Innersten zusammenhält? Bedeutet dies, daß die Wissenschaftler sich auf einer Wahrheitssuche befinden und sie diesem imaginären Punkt der Wirklichkeitserkenntnis immer näher kommen? Oder ist wissenschaftlicher Fortschritt lediglich eine Kumulation unseres Wissens mit dem Ziel einer gewissen Optimierung? Aber was soll zu welchem Zweck optimiert werden? Kann diese theoretische Frage nur durch ein praktisches Ziel beantwortet werden? Machen wir nicht einen Fehler, wenn wir Wissenschaft als theoretisches Interesse von der Praxis zu sehr trennen?

---

276 Feynman [19] S. 138
277 Feynman [19] S. 143
278 In der mikrophysikalische Welt, in der die Quantenmechanik regiert, spielt es offensichtlich auch eine entscheidende Rolle, in welcher Reihenfolge die Messungen vorgenommen werden.

Obgleich unser laienhaftes Verständnis über Wissenschaft zunächst davon ausging, daß wir über ein sicheres empirisches Fundament unseres Wissens verfügen, wurde im Laufe der Argumentation klar, daß dieses nicht zutrifft. Einerseits sind bereits alle Beobachtungen theorienbeladen und andererseits sind alle Wahrnehmungen empirisch unterbestimmt, sie bedürfen einer Interpretation. Empirisches und theoretisches Wissen bilden eine Einheit, sie sind nicht voneinander trennbar. Wie Münchhausen sich selbst aus dem Sumpf zog, so versuchen sich die empirischen Beobachtungen gemeinsam mit den theoretischen Annahmen zu retten, in dem sie uns ein Bild über die Wirklichkeit vorgaukeln. Und es scheint ihnen auch zu gelingen, denn wir haben in den letzten Jahrhunderten ein umfangreiches Wissen angesammelt, das wir in neue Technologien umsetzen konnten. Offensichtlich scheint sich diese Art, Wissenschaft zu betreiben, bis zu einem gewissen Grad zu bewähren.[279]

Die Wissenschaft ist also nicht auf ein festes Fundament aufgebaut, den Fels der sicheren Empirie, sondern wir haben es mit einer Konstruktion zu tun, die sich von oben in einen Sumpf senkt. Wir hoffen dabei, daß die Konstruktion derart aufgebaut ist, daß wir nicht mit ihr untergehen, sondern auf dem Sumpf treiben – am besten sogar mit ein bißchen Komfort.

In der Wissenschaftsphilosophie wird unserer Problemfeld gelegentlich durch eine Allegorie dargestellt, die sich bis zu Odysseus zurückverfolgen läßt, der das Verbot der Weiterfahrt auf den Säulen des Hercules mißachtet haben soll und neue Erfahrungen an bisher unbekannten Gestaden suchte. Wissenschaftler sind nach Otto Neurath wie „Schiffer, die ihr Schiff auf offener See umbauen müssen, ohne es jemals in einem Dock zerlegen und aus besten Bestandteilen neu errichten zu können." [38]) Zu dieser Allegorie lassen sich nun interessante Fragen stellen: Gibt es ein Ziel in Bezug auf die Erkundung der Welt? Gibt es tatsächlich keinen sicheren Hafen? Was für Schiffe fahren auf dem Meer? Ist es nur ein einzelnes Schiff oder eine ganze Flotte? Können sie sich nur auf ihr eigenes nautisches Geschick verlassen? Müssen sie mit denjenigen Fähigkeiten und Materialien auskommen, die sie an Bord haben? Wie groß ist das Risiko, in irgendwelchen Stürmen unterzugehen? Gibt es Strömungen auf diesem Meer, die uns bestimmte Weg aufzwingen?

Nachdem wir uns eingehend mit den mehr wissenschafts- und erkenntnis-theoretischen Aspekten unserer wissenschaftlichen Tätigkeiten auseinandergesetzt haben, wollen wir, bevor wir uns den soziologischen Aspekten der Wissenschaft zuwenden, noch mit einigen Grundannahmen der gegenwärtigen wissenschaftlichen Methodologie auseinandersetzen, insofern sie für klinische und experimentelle Forschungen in der Medizin relevant sind. Es ist nicht beabsichtigt, in diesem kurzen Abschnitt eine systematische Einführung in die wissenschaftliche Methodenlehre zu geben, sondern es soll auf die Grundlage einiger wissenschaftlicher Methoden

---

279 Allerdings kommen in jüngster Zeit immer mehr Zweifel auf, ob die Wissenschaft geeignet ist, uns bei der Lösung dringlicher Probleme zu helfen: Überbevölkerung, Umweltverschmutzung, Verschwendung von Ressourcen aller Art, etc.

hingewiesen werden. Nur wer sich bewußt ist, auf welchen Annahmen die Methoden beruhen, der wird die Ergebnisse wissenschaftlicher Studien als das nehmen, was sie sind.

Wir hatten bereits die Probleme beschrieben, die bei der Metrisierung von Größen auftreten können. Jetzt wollen wir uns mit den Problemen der Messung von diesen Größen auseinandersetzen. Es dürfte heute allgemeines Gedankengut sein, daß wir niemals den genauen Wert einer uns interessierenden Größe messen können, weil sich von Messung zu Messung immer gewisse Abweichungen ergeben. Wollte jemand den Hämoglobinspiegel im Blut einer Person bestimmen, so wäre er sicherlich nicht erstaunt, wenn er bei 10 Untersuchungen aus derselben Blutprobe 10 verschiedene Resultate erhält. Mit den Methoden der Schätztheorie würden wir den Mittelwert (bzw. Median) berechnen und diesen Wert als beste Annäherung an den „tatsächlichen" Wert der einzelnen Person akzeptieren, z.B. 13,4±0,2 g/dl. Die Streuung (hier angegeben als Standardabweichung) ist so ein Maß für die Ungenauigkeiten des Meßverfahrens – von der Blutabnahme bis zu kleinen Variabilitäten in der Meßtechnik selbst. Letztlich ist uns der „tatsächliche" Wert einer Größe, sei es des Hämoglobinspiegels, des Sauerstoffpartialdruckes im Blut oder der Geschwindigkeit eines sich bewegenden Objektes, völlig unbekannt. Wenn wir irgendeinen gemessenen oder berechneten Wert angeben und von ihm behaupten, daß er der „tatsächliche" Wert ist, so sollten wir uns immer in Erinnerung rufen, daß auch dieses lediglich eine Annahme ist, die sich später als falsch erweisen kann.

Wir wählen allerdings einen bestimmten Schätzwert (das Ergebnis einer Schätzung) nicht deshalb, weil wir mit Sicherheit wissen, daß er nahe beim wahren Wert liegt, sondern nur weil wir gute Gründe zu besitzen glauben. Es ist wichtig, zu beachten, daß alle quantitativen Hypothesen nicht auf Grund von Meßresultaten beurteilt werden, sondern auf Grund von statistischen Vermutungen über wahre Meßwerte, wobei sich diese statistischen Vermutungen ihrerseits auf die faktischen Meßwerte stützen.

Auch hier zeigt sich ein Schwachpunkt der Popperschen Konzeption des Falsifikationismus von Hypothesen. Danach sollten wir eine Hypothese als falsifiziert betrachten, wenn das vorhergesagte Ereignis nicht eintritt bzw. mit der Hypothese in Widerspruch steht. Nach unseren bisherigen Ausführungen würde dieses die unliebsame Konsequenz haben, daß wir wahrscheinlich alle Hypothesen, die quantitative Begriffe enthalten, als falsifiziert betrachten müßten. Schließlich ist es mehr als unwahrscheinlich, daß wir exakt den Wert messen, den die Theorie uns vorschreibt. Der Wissenschaftler erwartet in praxi auch nicht, daß der gemessene Wert exakt mit dem vorhergesagten übereinstimmt. Es würde dem Wissenschaftler schon reichen, wenn der Wert mit der Vorhersage „im guten Einklang" steht, wobei die geforderte Genauigkeit durch den Kontext spezifiziert wird.

Noch komplexer wird dieser Sachverhalt, wenn wir nicht nur versuchen, den Hämoglobinwert einer einzelnen Person zu messen, sondern wenn wir ermitteln wollten, wie hoch der Hämoglobinspiegel generell beim Menschen ist. Um diese Frage definitiv zu beantworten, müßten wir die Blutwerte aller Menschen in der Vergangenheit, der Gegenwart und der Zukunft kennen. Da wir dazu nicht in der Lage sind, wählen wir in der Regel eine repräsentative Gruppe von Menschen aus und messen deren Werte. Aus den Ergebnissen der Untersuchung berechnen wir dann sogenannte Normalwerte, die uns eine vorläufige Antwort auf die gestellte Frage geben. Wir sind auch hier aufgrund unsere methodischen Beschränkung lediglich in der Lage, aus den durchgeführten Messungen auf den gesuchten Wert hypothetisch zu schließen.

Wir werden bei den Bestimmungen des Hämoglobinspiegels in unserer Population zwangsläufig auf eine größere Streuung treffen (12,2±1,2 g/dl) als bei der Messung einer einzelnen Person. Außerdem könnten wir die Vermutung haben, daß sich die Werte zwischen den Geschlechtern unterscheiden. So könnten wir nach 1000 Messungen bei Frauen einen Hämoglobinspiegel von 12,1±1,2 g/dl gefunden haben und nach 1000 Messungen bei Männern einen Wert von 13,5±1,1 g/dl. Um unsere Vermutung zu überprüfen, daß der Hämoglobinspiegel bei Männern und Frauen unterschiedlich hoch ist, wenden wir einen statistischen Test an, der uns helfen soll, zwischen zwei Hypothesen zu wählen: 1. es gibt tatsächlich einen Unterschied des Hämoglobinspiegels zwischen den beiden Geschlechtern und 2. es gibt keinen Unterschied, sondern der vermeintlich gemessene Unterschied zwischen den Geschlechtern ist lediglich eine Zufälligkeit im Rahmen der Streuung der Ergebnisse. Der statistische Test wird uns aber nicht gestatten, endgültig und sicher zwischen diesen Hypothesen zu entscheiden, sondern unsere Entscheidung für eine der Hypothesen ist nur vorläufig. Es könnte nämlich durchaus sein, daß irrtümlich Falsches akzeptiert wird und daß irrtümlich Wahres verworfen wird, was sich erst durch weitere Messungen offenbart.

Ausgehend von diesem einfachen Beispiel wollen wir uns kurz mit dem Begriff „Wahrscheinlichkeit" beschäftigen und uns dann mit dem Problem des Testes einer Hypothese auseinandersetzen.

Welche Bedeutung hat der Begriff „Wahrscheinlichkeit"? Was meinen wir, wenn wir sagen, daß es unwahrscheinlich ist, daß ein bestimmtes Ereignis eintritt? Die Wahrscheinlichkeit ist zumindest keine beobachtbare Eigenschaft von Gegenständen oder Ereignisse, sondern sie ist ein theoretischer Begriff, der nur indirekt mit beobachtbaren Folgen von Ereignissen im Zusammenhang steht, an denen relative Häufigkeiten feststellbar sind.[280]

---

280 Die Wahrscheinlichkeit könnten wir als eine dispositionelle Eigenschaft physikalischer Systeme auffassen, die nicht in einer Beobachtungssprache charakterisierbar ist und deshalb als eine theoretische Größe gelten muß.

Was unter Wahrscheinlichkeit mathematisch verstanden wird, ist durch die drei Kolmogoroff-Axiome festgelegt.[281] Mit den Kolmogoroff-Axiomen ist aber noch nicht die Bedeutung von „Wahrscheinlichkeit" spezifiziert, sondern durch sie werden nur einige Bedingungen formuliert, die der Begriff „Wahrscheinlichkeit" erfüllen muß. Was aber genau unter „Wahrscheinlichkeit" verstanden werden soll, bedarf einer zusätzlichen Erklärung. Bei der Interpretation der Wahrscheinlichkeit gibt es die Anhänger eines subjektivistischen und die eines objektivistischen Standpunktes. Vom objektivistischen Standpunkt aus, können wir unter Wahrscheinlichkeit so etwas wie die relative Häufigkeit auffassen. Wenn bestimmte Vorgänge beliebig wiederholbar wären und wir in 12 Vorgängen von 60 Wiederholungen das Ereignis e nachweisen, dann hätte das Ereignis e die relative Häufigkeit $1/5$. Aus dieser relativen Häufigkeit würden wir dann auf die Wahrscheinlichkeit für zukünftige Ereignisse schließen.[282]

Relative Häufigkeiten können zwar für sich in Anspruch nehmen, objektiv nachweisbar zu sein, aber damit sind sie noch keine Wahrscheinlichkeiten, denn Wahrscheinlichkeiten existieren nur in den Köpfen von Personen. Nach Meinung der Subjektivisten ist die Wahrscheinlichkeit kein Merkmal von Ereignissen, sondern sie ist an Personen gebunden und ist ein Ausdruck des Glaubens über die Welt. Das Sprechen von den Versuchsanordnungen, der Unabhängigkeit von Ereignissen, den Zufallsfolgen und von den objektiven Wahrscheinlichkeiten ist für die Verfechter der subjektivistischen Interpretation lediglich nebulöses Geschwätz. Es gibt nach ihnen nur eine wahre Wahrscheinlichkeit, nämlich den Grad, in dem eine Person an etwas glaubt bzw. an etwas zweifelt. Dieser Grad läßt sich messen, indem die Bedingungen untersucht werden, unter denen die Person bereit wäre, auf das Eintreten des Ereignisses zu wetten.

Subjektive Wahrscheinlichkeit oder subjektiver Glaubensgrad einer Person an ein Ereignis E läßt sich als maximaler Wettquotient (operational) definieren, zu dem die Person auf E zu wetten bereit wäre. Wahrscheinlichkeit ist letztlich ein Maß für das

---

281 Wir können Begriffe auch durch Axiome einführen. Was Begriffe dann bedeuten, wird dadurch festgelegt, indem gesagt wird, daß bestimmte Axiome gelten sollen, die diesen Begriff enthalten. Für einen beliebigen Begriff F gilt demnach, daß durch die Axiomatisierung spezifiziert wird, daß dasjenige, was als ein F angesehen werden soll, die Axiome erfüllen muß. So können wir den Begriff der Wahrscheinlichkeit dadurch mathematisch einführen, daß wir festlegen, daß er die Kolmogoroff-Axiome zu erfüllen hat, wobei damit noch nicht spezifiziert ist, was unter Wahrscheinlichkeit tatsächlich zu verstehen ist. Die Wahrscheinlichkeit des Ereignisses E wird p(E) bezeichnet und muß die Kolmogoroff-Axiome erfüllen:

1. Axiom: $0 \leq p(E) \leq 1$.
2. Axiom: $p(\Omega) = 1$ für das sichere Ereignis Ω.
3. Axiom: Wenn $E_1 \cap E_2 = \emptyset$, d. h. wenn E_1 und E_2 miteinander logisch unverträglich sind, so gilt: $p(E_1 \cup E_2) = p(E_1) + p(E_2)$.
   Wenn für alle i und j mit $i \neq j$ die Ereignisse E_i und E_j einander ausschließen, so gilt: $p(\cup E_i) = \sum p(E_i)$.

282 Dieser objektivistische Wahrscheinlichkeitsbegriff, definiert als relative Häufigkeit, ist durchaus sinnvoll, wenn sich häufige Ereignisse in gleicher Weise wiederholen. Leider ist das selten der Fall.

> **Deterministische Gesetzesaussagen:**
> Formuliert eine Aussage der Form: Wenn immer P realisiert ist, so auch Q.
>
> **Statistische Gesetzesaussagen:**
> Formuliert eine Aussage der Form: Wenn immer P realisiert ist, so auch Q mit einer Wahrscheinlichkeit von p(Q).

Vertrauen einer Person, daß ein bestimmter Sachverhalt besteht bzw. eine Aussage wahr ist. Weil es ein subjektiver Vorgang ist, ist es auch denkbar, daß verschiedene Personen demselben Sachverhalt unterschiedliche Wahrscheinlichkeiten zuordnen.[283]

Ein Großteil unserer routinemäßigen wissenschaftlichen Tätigkeit besteht darin, daß wir sogenannte deterministische Gesetzesannahmen überprüfen, indem wir aus ihnen Voraussagen ableiten, die dann eintreten müssen, wenn die Bedingungen erfüllt sind. Trifft das Vorausgesagte zu, so hat sich die Hypothese über den deterministischen Zusammenhang vorläufig bewährt; trifft es nicht zu, so ist sie empirisch widerlegt bzw. falsifiziert. Deterministische Gesetzesaussagen, die eindeutig festlegen, was sich zu ereignen hat und was nicht, können so effektiv falsifiziert werden. Allerdings gibt es dabei noch eine kleine Schwierigkeit: wollen wir eine Hypothese effektiv falsifizieren, so benötigen wir dazu anerkannte empirische Daten, die dem Vorausgesagten definitiv widersprechen. Nun haben wir gesehen, daß unsere quantitativen Daten nicht einem exakten Wert entsprechen, sondern eher einer Streuung, und daß auch unsere sonstigen Beobachtungen theoriengeleitet sind. Daher braucht eine falsifizierte Hypothese nicht unbedingt falsch zu sein; es könnte ja sein, daß die für die Falsifikation benutzten Daten unrichtig waren und im weiteren Verlauf korrigiert werden. Eine Falsifikation kann also rückgängig gemacht werden, nämlich dann, wenn ein begründeter Zweifel an der Richtigkeit der falsifizierenden Daten auftritt. Wir würden in einem solchen Fall also eher die Daten preisgeben als die Hypothese.

Nehmen wir an, wir wollen die Hypothese „alle Beos haben einen gelben Schnabel" überprüfen. Wir besuchen eine Zoohandlung und finden einen Beo, der einen grünen

---

283 Wir haben im klinischen Alltag häufig das Problem, das wir eine bestimmte Erkrankung vermuten. Zur Bestätigung unserer Vermutung lassen wir einige Untersuchungen vornehmen und überprüfen dann unsere Vermutung im Lichte der neuen Ergebnisse. Mit dem Theorem von Bayes steht uns die Möglichkeit zur Verfügung, a priori Wahrscheinlichkeiten später, nachdem Ergebnisse vorliegen, in a posteriori Wahrscheinlichkeiten zu transformieren. Die vorher angenommene Wahrscheinlichkeit erscheint dann bei zusätzlichen Daten in einem neuen Licht. Wenn jemand zum Beispiel bei einem Patient mit rechtsseitigen Unterbauchschmerzen und einem diskreten Untersuchungsbefund, eine akute Appendizitis mit der a priori Wahrscheinlichkeit (pA) von 0,4 vermutet, dann könnte sich die Wahrscheinlichkeit nach Durchführung einer Laboruntersuchung (L) oder Ultraschalluntersuchung (U) ändern. Mit Hilfe der bedingten Wahrscheinlichkeiten bzw. Likelihoods (p L|A) der zusätzlichen Untersuchungen erscheint die a priori Wahrscheinlichkeit (pA) in einem anderen Licht und kann nun mit dem Theorem von Bayes in eine a posteriori Wahrscheinlichkeit überführt werden. [12]

Schnabel hat. Damit wäre unsere Hypothese falsifiziert. Trotzdem könnte in uns das Gefühl verbleiben, daß die falsifizierte Hypothese doch nicht falsch ist. Es wäre denkbar, daß der Vogel im Käfig in Wirklichkeit gar kein Beo ist oder daß ein Spaßvogel den Schnabel des Vogels grün angemalt hat. Solche Möglichkeiten des Irrtums bestehen faktisch immer. Wir würden sie sogar immer dann ernsthaft in Erwägung ziehen, wenn gute Gründe für einen vermeintlichen Irrtum vorgebracht werden. Solange wir aber die Beobachtung selbst nicht bestreiten, daß es sich wirklich um einen Beo mit einem grünen Schnabel handelt, werden wir die Hypothese als falsifiziert ansehen müssen. Sie bleibt definitiv falsch, solange an der Beobachtung festgehalten wird.

Wenn wir eine deterministische Hypothese überprüfen, gibt es offensichtlich nur zwei Entscheidungsmöglichkeiten: Entweder steht das Beobachtungsergebnis mit der Hypothese im Einklang oder es widerspricht ihr.

Seit Newton wurde an die Determiniertheit der Naturereignisse geglaubt. Die Wissenschaftler waren sich sicher, daß sie alle zukünftigen Ereignisse vorhersagen könnten, wenn sie über genügend Information über die Ausgangsbedingungen und die Naturgesetze hätten, weil schließlich alle Vorgänge in der Natur durch die Naturgesetze determiniert sind. Alles hat einen Grund. Jede Wirkung hat ihre Ursache. Erst später erkannten die Wissenschaftler, daß die Vorgänge in der Natur lediglich mit Wahrscheinlichkeiten vorhersagbar sind und daß dazu statistische Hypothesen herangezogen werden müssen. Die Idee einer deterministischen Realität erscheint heute als eine Chimäre, die der Mensch hervorbringt, wenn er die Welt beobachtet und sich mit makrophysikalischen Gegenständen beschäftigt. In der Quantenmechanik kann zum Beispiel trotz ausreichender Informationen nicht genau vorhergesagt werden, zu welchem Zeitpunkt ein Teilchen zerfällt.[284]

Etwas anders verhält sich die Falsifikation bei sogenannten statistischen Hypothesen, denn hier gilt dieses epistemologische Entweder-Oder (tertium non datur) nicht. Die empirische Verwerfung statistischer Gesetzeshypothesen ist relativ zu anerkannten Daten niemals endgültig, sondern prinzipiell provisorisch. Das „prinzipiell provisorisch" ist dabei folgendermaßen zu verstehen: Auch die bisherigen Daten, auf die sich eine solche Verwerfung stützte, könnten in Zukunft wieder rückgängig gemacht werden, weil zusätzliche Daten dies erzwingen. Das „falsifiziert" bei deterministischen Gesetzmäßigkeiten muß deshalb bei statistischen durch „vorläufig verworfen" ersetzt werden. Eine Verwerfung einer Hypothese bedeutet auch nie eine Falsifikation. Verwerfungen stützen sich auf Plausibilitätsbetrachtungen und sind niemals logisch zwingend, denn auch etwas sehr Unwahrscheinliches könnte sich ereignen. Bei der Überprüfung statistischer Gesetzmäßigkeiten erscheint es deshalb vernünftig, drei Klassen von Beobachtungsresultaten zu unterscheiden: Verwerfung, Annahme und Urteilsenthaltung.

---

284 Wir sind auch nicht in der Lage sind, die Größen von Ort und Impuls oder von Energie und Zeit jeweils gemeinsam exakt zu messen, wie uns die Heisenbergsche Unschärferelation lehrt.

> **Likelihood einer Hypothese:**
> Der Grad der Wahrscheinlichkeit des Beobachteten unter der Annahme der Richtigkeit der Hypothese.

Eine statistische Hypothese ist genaugenommen weder empirisch falsifizierbar noch verifizierbar, was natürlich nicht impliziert, daß sie überhaupt nicht empirisch überprüfbar ist. Allerdings beinhaltet eine Beurteilung einer statistischen Hypothese immer den Bezug auf eine Klasse von Alternativhypothesen, die mit der zur Diskussion stehenden Hypothese konkurrieren.

Wenn wir uns also mit der Überprüfung von wissenschaftlichen Hypothesen auseinandersetzen, dann sollten wir daran denken, daß es meistens statistische Hypothesen sind und wir uns auf statistisch aufbereitete Daten berufen.[285] Diese Daten bestehen nicht nur in konkreten Werten, z.B. dem Hämoglobinspiegel von 13.2 g/dl, oder anderen eindeutigen Beobachtungen, sondern es werden automatisch noch andere Annahmen über die gemessenen Werte oder über die Theorie als gültig vorausgesetzt. Erst wenn wir umfassende Kenntnisse über den Untersuchungsablauf, über die vermutete Verteilung der Werte, ihre Unabhängigkeit usw. haben, können wir eine Bewertung unserer Daten vornehmen, die wir zur Beurteilung der Hypothesen verwenden.

Die grundlegende theoretische Frage bei der Überprüfung von Hypothesen lautet: Welche Hypothese aus einer Klasse miteinander rivalisierender Hypothesen ist die am besten gestützte? Wie entscheiden wir zwischen Hypothesen? Wir gehen dabei nun nicht einfach so vor, daß wir willkürlich herumschauen, welche Hypothese mit den gemessenen Daten übereinstimmt, sondern wir beurteilen die sogenannte Likelihood einer Hypothese. Was ist die Likelihood einer Hypothese? Sie ist die Wahrscheinlichkeit einer Hypothese, die tatsächlichen Beobachtungen zu machen, wenn die angenommene Hypothese zutrifft.

---

285 Nach Stegmüller [55] besteht eine statistische Aussage aus einem geordneten Paar <T,E>, deren zwei Glieder wiederum geordnete Tripel sind. Das erste Tripel repräsentiert die statistische Oberhypothese als theoretische Komponente, die das statistische Problem bzw. die Wahl des geeigneten Modells beschreibt, und das zweite Glied E repräsentiert die konkrete Erfahrung als experimentelle oder empirische Komponente. Das erste Glied enthält somit eine Behauptung über eine Klasse möglicher Verteilungen und das zweite Glied eine Aussage über ein mögliches Resultat eines möglichen Versuchs an einer experimentellen Anordnung. Es ist deshalb wichtig, jede statistische Aussage umfassend zu beschreiben, weil die festgelegten Voraussetzungen keine unumstößlichen Gewißheiten sind. Beide Glieder können einer Revision unterworfen werden. So kann in dem ersten Glied die Klasse von möglichen statistischen Hypothesen eingeengt oder erweitert oder durch ganz andere ersetzt werden. So können die Annahme der Zugehörigkeit zu einer Verteilungsklasse (parametrische Verteilungsformen) oder die Annahme der Unabhängigkeit in Frage gestellt werden. Bezüglich des zweiten Gliedes können Zweifel an der Gültigkeit des Beobachtungsbefundes auftreten, z.B. wegen eines mutmaßlichen Versagens eines Meßinstrumentes, eines experimentellen Irrtums oder des Vorliegens einer Sinnestäuschung.

Wir gehen dabei so vor, daß wir in einem ersten Schritt die zur Diskussion stehende Hypothese als richtig ansehen. Dann stellen wir relevante Beobachtungen an und beurteilen die Wahrscheinlichkeit dafür, daß sich das, was sich tatsächlich ereignet hat, unter der fingierten Annahme der Wahrheit der statistischen Hypothese auch ereignen würde. Wir nehmen also die Ergebnisse als das, was sie sind, – wir stellen die Ergebnisse selbst nicht in Frage – und bewerten nun diese Daten daraufhin, wie wahrscheinlich sie sind, d. h. unter der Annahme, daß die Hypothese tatsächlich zutrifft. Dasselbe wird auch mit der oder den alternativen Hypothesen gemacht und dann diejenige Hypothese ausgewählt, die die größte Likelihood besitzt. Eine statistische Hypothese kann auf Grund verfügbarer Daten nur im Vergleich zu anderen, mit ihr rivalisierenden statistischen Alternativhypothesen beurteilt werden.

Nach der Likelihood-Testtheorie ist eine Hypothese also nicht bereits dann zu verwerfen, wenn sie eine geringe Likelihood besitzt, sondern erst dann, wenn eine andere Hypothese mit einer größeren Likelihood zur Verfügung steht. Im wissenschaftlichen Alltag wird dagegen gern verstoßen. Hier wird gelegentlich empfohlen: Verwirf eine statistische Hypothese h, wenn sich das, was sich tatsächlich ereignet unter der Annahme der Richtigkeit von h nur selten ereignet! Diese falsche Empfehlung sollte ersetzt werden durch: Verwirf eine Hypothese h nicht bereits dann, wenn das, was sich ereignet hat, unter der Annahme der Richtigkeit von h sehr selten ereignet; sondern verwirf die Hypothese h nur dann, wenn du eine bessere Hypothese hast. Obwohl der Begriff der Likelihood auf isolierte Aussagen angewendet wird, gründet sich jede Aussage über die Stützung von Hypothesen auf den Vergleich von Likelihoods. Nur wenn eine rivalisierende Alternativhypothese vorhanden ist, kann eine Stützungsaussage sinnvoll formuliert werden.

Wie wir bereits gesehen haben, fällt der Begriff der Verwerfung nicht mit dem Begriff der Widerlegung zusammen. Statistische Hypothesen können nicht falsifiziert werden. Es ist auch nicht möglich, definitiv zu entscheiden, welche statistischen Hypothesen auf Grund verfügbarer Daten zu verwerfen sind und welche nicht. Falsifikation bzw. Widerlegung ist etwas Endgültiges, während Verwerfung nichts Definitives, sondern etwas Provisorisches ist.

Wenn wir über die Prüfung und Stützung von Theorien sprechen, dann müssen wir nicht nur an die zu testende Hypothese und an die verfügbaren relevanten Beobachtungsdaten denken, sondern wir haben auch noch das Hintergrundwissen in Gestalt akzeptierter statistischer Hypothesen miteinzubeziehen sowie eine Testtheorie bzw. ein System von Verwerfungsregeln. Erst alle vier Komponenten zusammen erlauben uns, ein Urteil darüber zu fällen, ob wir eine Hypothese annehmen sollen oder nicht. Da gegen jede einzelne Komponente Kritik geübt oder deren Berechtigung bezweifelt werden kann, sollten letztendlich alle sorgfältig dokumentiert werden, um nachvollziehen zu können, wodurch die Hypothese gestützt wird. Außerdem haben wir zu berücksichtigen, daß wir zwei Arten von Irrtümern begehen können. Wir können eine wahre Hypothese irrtümlich für falsch halten (Typ I Fehler) und eine falsche Hypothese irrtümlich für richtig halten (Typ II Fehler).

11. Der Widerstand der Natur

Wenn wir uns in unserem wissenschaftlichen Alltag mit statistischen Hypothesen beschäftigen, und daß wird in der überwiegenden Mehrzahl der Fall sein, dann sollten wir daran denken, wie anfällig das statistische Schließen für Fehler ist[286] und daß wir gut beraten sind, unsere Methode sehr sorgfältig und kritisch zu überprüfen.[287]

---

286 Beck-Bornholdt und Dubben [9] haben in lesenswertiger und verständlicher Weise häufige Fehler bei der Interpretation und Darstellung von wissenschaftlichen Daten beschrieben, die von Wissenschaftlern häufig begangen werden und die zum Teil einen ungeheuren Einfluß auf unseren medizinischen Alltag haben. Nur durch die sorgfältige Beachtung methodischer Aspekte kann der wissenschaftliche Stellenwert und die Aussagekraft einer Studie beurteilt werden. Leider erfüllen nur einige wissenschaftliche Publikationen diese hohen Anforderungen. Wir sind also gut beraten, wenn wir die wissenschaftliche Literatur skeptisch beurteilen, die mehr auf Quantität als auf Qualität ausgerichtet ist.

287 Auf ein eher individuelles Problem im Umgang mit klinischen Studien soll noch aufmerksam gemacht werden. Obwohl heute eine kontrolliert, prospektiv-randomisierte Studie als Goldstandard in der klinischen Forschung gilt, ist es immer wieder überraschend festzustellen, wie wenig Einfluß solche Studien tatsächlich auf unsere Tätigkeit zu haben scheinen. Selbst diese sehr aufwendigen und sorgfältigen Studien können die Kliniker nicht immer überzeugen, von ihren etablierten Verhaltensweisen abzugehen. Was macht nun der Kliniker, wenn er eine prospektiv randomisierte Studie in der Literatur findet, dessen Schlußfolgerungen er nicht akzeptieren will? Da er weder die Ergebnisse in Frage stellen kann noch deren Schlußfolgerung, vorausgesetzt sie sind schlüssig aus den Ergebnissen ableitbar, kann er nur die Methode kritisieren – die Ein- und Ausschlußkriterien für klinisch nicht relevant, die Randomisierung für nicht adäquat und die Auswahl der Zielkriterien für nicht aussagekräftig halten. Wenn wir einmal unterstellen, daß bei der Analyse und der Repräsentation der Daten keine Fehler unterlaufen sind, dann ist diese Art der Kritik der einzige intellektuelle Weg, um den unerwünschten Schlußfolgerung aus dem Wege zu gehen. Wenn wir dem Kliniker unterstellen, daß er kein bornierter Dogmatiker ist, sondern sich von rationalen Argumenten überzeugen läßt, dann gibt es aber eine Methode, wie wir ihn zwingen können, doch noch gewisse Veränderungen ins Auge zu fassen. Wir fragen ihn nämlich, unter welchen Umständen er bereit ist, seine gegenwärtige Behandlungsmethode aufzugeben, d. h. wenn welche Ergebnisse in welchen Studien vorliegen. Antwortet er, daß er sich keine Situation vorstellen könne, seine Behandlungsmethode aufzugeben, dann sollten wir die weitere Diskussion einstellen. Gibt er dagegen Bedingungen an, die in einer Studie realisierbar sind, dann wissen wir, welche Studie wir durchführen müssen, um diesen Opponenten zu gewinnen – vorausgesetzt, er bleibt auch dann bei seiner Meinung, wenn die Daten der neuen Studie vorliegen.

12. Wissenschaft als sozialer Prozeß

Wir haben uns bisher fast ausschließlich mit der Wissenschaft als systematisches Wissen auseinandergesetzt, weil wir glaubten, daß wir auf diese Weise das sichere Fundament unserer medizinischen Erkenntnisse herauskristallisieren können. Unsere Erwartungen konnten sich nicht erfüllen, weil eine isolierte Betrachtung der Wissenschaft als systematisches Wissen nicht zu einer hinreichenden Explikation von Wissenschaft ausreichte. Wir scheinen nicht umhin zu können, uns auch den anderen beiden Aspekten der Wissenschaft zuzuwenden: der Wissenschaft als Forschungsprozeß und der Wissenschaft als Kulturbereich. Die Unterscheidung zwischen diesen beiden Aspekten mag auf den ersten Blick etwas willkürlich erscheinen, sie wird sich aber später als sinnvoll erweisen, weil sich unter dem ersteren eher der Forschungsprozeß als sozialer Vorgang zwischen den Wissenschaftlern subsumieren läßt, während unter dem zweiten Aspekt die gesamten lebensweltlichen Einflüsse zusammengefaßt werden können, die auf die Wissenschaft als Ganzes einwirken.[288] Wir werden uns zunächst mit dem eigentlichen Forschungsprozeß auseinandersetzen, um dann im Spannungsfeld der Forschung zu erklären, welche Interaktionen zwischen der Wissenschaft und anderen sozialen Systemen bestehen.

Wir haben aus den bisherigen Ausführungen gelernt, daß es weder ein sicheres empirisches Fundament unserer Erkenntnis gibt, noch daß unser Wissen ausschließlich durch den Gegenstand bzw. durch die Wirklichkeit selbst bestimmt wird, sondern auch durch psychologische, soziale und historische Faktoren geprägt ist, so daß es keine Objektivität im strengen Sinne geben kann, als Unabhängigkeit von den Bedingungen des menschlichen Erkenntnisvermögens. Das bedeutet allerdings nicht, daß unser Wissen vollständig sozial determiniert ist oder einen rein subjektiven Charakter hätte, sondern nur, daß das „objektive Abbild der Natur" auch das Produkt einer sozialen Tätigkeit ist.

---

288 Welche Bedeutung die Beachtung des lebensweltlichen Bezuges selbst auf die Bestimmung des Theorienbegriffes haben kann, zeigen die Äußerungen von Janich: „Theorien dienen der sprachlichen Organisation oder Ordnung von Wissen zur übersichtlichen und sparsamen Kommunikation unter den Forschern sowie zu Zwecken der Lehre und der Traditionsbildung. ... Damit sind Theorien als geordnete Systeme von Sätzen nicht etwa Bilder oder Modelle von Weltausschnitten oder Lehren davon, wie die Welt, die natürliche wie die kultürliche ‚wirklich' sei, sondern Theorien sind Satzsysteme zur geordneten Zusammenfassung bisheriger Resultate mit der Zielsetzung, diese sprachlich zum Zwecke weiterer Forschung und Lehre mitteilbar zu machen. Sie sind ein Kommunikationsinstrument"([26] S. 58f). Theorien müssen nach Janich deshalb primär als pragmatisch legitimiert angesehen werden und erst sekundär als semantisch oder syntaktisch fundiert. Damit wäre dann auch die Forderung verknüpft, daß jede Untersuchung über Wissenschaft zunächst mit pragmatischen Aspekten zu beginnen hat, um ihr Fundament in unserer lebensweltlichen Tätigkeit zu erhalten.

Es mag vielleicht interessant sein, sich zunächst mit soziologischen Thesen über die Interaktionen der Wissenschaftler auseinanderzusetzen, um etwas über die Forschung als soziale Tätigkeit zu lernen, wodurch wir möglicherweise auch die internen Abläufe innerhalb der Forschung besser verstehen würden. Da wir aber am Ende wiederum nicht zufrieden sein werden, weil uns die Integration der verschiedenen Gesichtspunkte wieder nicht gelingen wird, wollen wir diesmal einen anderen Weg beschreiten. Wir werden damit beginnen, uns mit dem integrativen Konzept der Wissenschaft auseinandersetzen, wie es von Krohn und Küppers [28] vorgestellt wurde. Dieses Konzept hat den Vorteil, daß es in kurzer und prägnanter Form die wesentlichen wissenschaftlichen Abläufe skizziert, die für uns von Interesse sind. Ihr methodischer Ansatz besteht darin, daß sie Wissenschaft als selbstorganisierender Prozeß verstehen. Dabei nehmen sie Bezug auf die stabilisierenden Prozesse sich selbstorganisierender Systeme und versuchen die sozialen und kognitiven Prozesse in der Forschung in ähnlicher Weise zu rekonstruieren.[289] Krohn und Küppers haben diesen Ansatz für ihr Wissenschaftskonzept gewählt,

---

289 Was sind selbstorganisierende Systeme? Wie sind sie definiert und wodurch zeichnen sie sich aus? Selbstorganisierende Prozesse traten in den letzten Jahrzehnten zunehmend in den Vordergrund der Forschung, als versucht wurde, geeignete Modelle für komplexe dynamische chemische und biologische Prozesse zu entwickeln. Generell gibt es zwei Arten von Strukturen: Gleichgewichtsstrukturen und dissipative (zerstreuende) Strukturen. Gleichgewichtsstrukturen befinden sich immer im oder nahe einem Gleichgewichtszustand, während sich dissipative Strukturen fern vom Gleichgewicht aufhalten. Dieser Zustand fern von einem Gleichgewicht, mit einem hohen Maß an Ordnung, ist aber nur durch einen stetigen Materie- und Energieaustausch mit der Umgebung aufrechtzuerhalten. Die Unterscheidung zwischen diesen beiden Strukturen ist deshalb wichtig, weil es in Gleichgewichtsstrukturen keine Dynamik gibt. Gleichgewichtsstrukturen sind im wesentlichen durch ihre räumliche Struktur definiert, so daß alle Prozesse letztlich nur statistische Schwankungen sind. In den Strukturen, die sich fern vom Gleichgewicht aufhalten, bei den dissipativen Systemen, gelten dagegen andere Gesetzmäßigkeiten. Unter anderem tritt ein neues Phänomen auf, das von Prigogine [44] als „Ordnung durch Schwankungen" bezeichnet wurde. Dissipative Systeme, für die die Produktion von Entropie wesentlich ist, organisieren sich nämlich unter bestimmten Bedingungen selbst, wobei sie dabei einem stetigen Materie- und Energieaustausch mit der Umwelt unterliegen, um ihre durch Selbstorganisation gewonnene Struktur aufrechtzuerhalten. Um entweder Ordnung oder Chaos zu erzeugen, müssen die Prozesse eine nicht-lineare Eigenschaft aufweisen. Besteht eine lineare Beziehung zwischen zwei Größen, so bedeutet das, daß sie sich proportional verhalten. Wir bezahlen zum Beispiel für 10 Eier zehnmal so viel wie für ein Ei. Eine nicht-lineare Beziehung würde zum Beispiel dann bestehen, wenn wir einen Nachlaß bekämen, wenn wir viele Eier kaufen würden. Selbstorganisation ist kein geheimnisvolles Verhalten von Strukturen, sondern die Konsequenz von physikalischen Gesetzen über Systeme fern vom Gleichgewicht. Ein sogenanntes deterministisches Chaos ist zum Beispiel eine innere Eigenschaft von Systemen, die sich durch nicht-lineare Differentialgleichungen beschreiben läßt. Solche Systeme sind sehr sensibel bezüglich kleinster Veränderungen in den Anfangsbedingungen – dem berühmten Schmetterlingsschlag, der einen Taifun auslöst. Da Ordnung und deterministisches Chaos denselben Ursprung in der Systemstruktur haben, können wir Chaos auch als eine aus der Art geschlagene Form der Selbstorganisation auffassen. Dissipative Systeme zeichnen sich nicht nur dadurch aus, daß sie sich selbstorganisieren können, sondern daß sie eine ihrer Funktion gemäße Größe und Form finden, wobei sich Funktion und Struktur gegenseitig beeinflussen. Solche Systeme scheinen über die Möglichkeit zu verfügen, sich anzupassen.

weil sie glauben, damit am ehesten die sozialen Phänomene beschreiben zu können. Außerdem hat dieser Ansatz einige methodische Vorteile, die nicht unerheblich sind: das System Wissenschaft braucht nicht in seiner gesamten Komplexität einschließlich aller normativen Aspekte im Detail beschrieben zu werden, sondern es erscheint ausreichend, wenn die Beziehung zwischen dem System „Wissenschaft" und anderen sozialen Systemen spezifiziert wird und einige wenige Regeln für den Ablauf innerhalb des Systems vorgegeben werden. Da wir unterstellen, daß in diesem System ähnliche Regeln gelten, wie in dissipativen Systemen, ist zu erwarten, daß aus den Fluktuationen im Mikrobereich ein neuer Zustand im Makrobereich resultiert, der nicht eindeutig deterministisch ist. Übertragen auf die Wissenschaft bedeutet dies, daß die individuellen Handlungen der einzelnen Wissenschaftler ein kollektives Handeln bewirken können, das dann selbst wiederum auf das eigene individuelle Handeln zurückwirkt. Durch diese gegenseitige Wechselwirkung könnten einige der besprochenen Erscheinungen in der Wissenschaft erklärt werden. So wird es auch nicht notwendig sein, bestimmte Regeln des kollektiven Handelns (Rationalitätskriterien oder Gütekriterien für Theorien oder Methoden) dem System vorzuschreiben, sondern es ist genausogut denkbar, daß das System diese aus sich selbst heraus entwickelt. Auf diese Weise würde dann der vermeintliche Gegensatz zwischen „sozialen" und „rationalen" Verhaltensweisen verschwinden, weil das soziale System „Wissenschaft" am Ende selbst festlegt, was als rational bewertet werden soll und was nicht.

Krohn und Küppers haben für ihr Konzept vier grundlegende Ausgangspunkte gewählt. Sie wollen zunächst das von Polanyi [41] aufgestellte Prinzip integrieren, daß die Wissenschaft durch die gegenseitige Kontrolle der Wissenschaftler gesteuert wird. Durch das Wechselspiel der gegenseitigen Koordination zwischen den Forschern werden auf Dauer die Urteile über die Theorien und Forschungsergebnisse abgeglichen und die allgemeine Beachtung der Methodologie sichergestellt. Dieses Prinzip formuliert offensichtlich einen wichtigen sozialen Regulationsmechanismus – vorausgesetzt, die Wissenschaftler vertrauen einander und kommunizieren in einem „herrschaftsfreien" Diskurs miteinander. Wir werden später sehen, daß diese Annahmen in der Realität nicht immer erfüllt sind, sondern daß hier häufiger konkrete Machtverhältnisse gelten. Trotzdem ist dieses von Polanyi beschriebene Prinzip für die Wissenschaft relevant, weil sich so etwas wie eine wissenschaftliche Methodologie, akzeptiert durch die wissenschaftliche Gemeinschaft, durch die gesamte Wissenschaftsgeschichte zu ziehen scheint.

Als zweiten Ausgangspunkt wählten Krohn und Küppers die uns mittlerweile geläufige Erkenntnis, daß das wissenschaftliche Wissen „im Kern ungewiß, komplex und unanschaulich" ist. Wird der Wissenschaftler aber aufgefordert, zum Beispiel die Grundlagen der Physik allgemeinverständlich zu vermitteln, dann wird er sie als gewiß, einfach und anschaulich darstellen. Erst dadurch wird dem Laien suggeriert, daß er über ein sicheres Fundament verfügt, das er nur den hoch spezialisierten Wissenschaftlern und dem Einsatz gesellschaftlicher Ressourcen verdankt. Es ist die Rückkoppelung zwischen dem komplexen und unverständlichen Forschungsprozeß und der „naiven" Lebenswelt, die auf diese Weise einen entscheidenden Einfluß auf die Begriffsbestimmungen sowohl in unserer Gesellschaft als auch in der Wissenschaft ausübt. Nicht umsonst stehen die Quantenphysiker vor dem Problem, die statistischen Gesetzmäßigkeiten des Mikrokosmos auf die scheinbar deterministische Struktur der makrophysikalischen Erscheinungen abzubilden. Warum existiert in unser makroskopischen Welt so etwas wie ein Zeitpfeil, der in die Zukunft zeigt? Warum sind dagegen die Gesetze des Mikrokosmos bezüglich der Zeit unsensibel, warum gibt es dort keine Richtung der Zeit?

Nach dem dritten Ausgangspunkt ist heutzutage die wissenschaftspolitische und industrielle Steuerung der Wissenschaft aus dem Forschungsprozeß nicht mehr wegzudenken und muß deshalb berücksichtigt werden. Als vierten Ausgangspunkt versuchen sie auch die tatsächlichen Handlungen der einzelnen Wissenschaftler in ihrem Konzept zu berücksichtigen. Es hatte sich nämlich in empirischen Feldstudien gezeigt, daß es weniger die allgemeinen kognitiven Prinzipien sind, die wir vorher ausführlich besprochen haben, die einen Einfluß auf die Tätigkeit des einzelnen Wissenschaftlers ausüben, als vielmehr unrationale und opportunistische Verhaltensweisen.

Ausgehend von diesen vier Positionen haben die Autoren ein integratives Konzept der Wissenschaft aufgestellt, das als ein soziales System angesehen wird, dessen Zweck darin besteht, Wissen zu erzeugen und das sich durch Handlungen konstituiert.[290] Es wird nicht primär als ein System von Wissen, von Propositionen betrachtet.

Unsere Frage „Was ist Wissenschaft?" wurde auch von diesen Autoren in ähnlicher Weise beantwortet wie zu Beginn unserer Ausführungen: alles dasjenige ist Wissenschaft, was Wissenschaftler betreiben. Das gesamte soziale System „Wissenschaft" einschließlich seiner Mitglieder, den Wissenschaftlern, legt mit seiner wissenschaftlichen Methodologie fest, was zu Recht als Forschung bezeichnet werden kann. Alle diejenigen Tätigkeiten, die gemäß den Regeln der Wissenschaft vorgenommen werden, sind wissenschaftliche. Diese Abgrenzungsleistung zu unwissenschaftlichen Tätigkeiten, die wir auf der theoretischen Ebene nicht vornehmen konnten, weil wir über kein brauchbares Signifikanzkriterium verfügten, wird jetzt durch das soziale System vollbracht. Die Wissenschaft grenzt andere Disziplinen als sogenannte „Randwissenschaften" einfach aus, wenn sie sich nicht an die gegenwärtig akzeptierten Regeln der wissenschaftlichen Methodologie halten. Dabei wendet sie kein objektives Kriterium an, sondern der Psychoanalyse, der Parapsychologie oder der Homöopathie kann einfach der Titel „Wissenschaft" entzogen werden, wenn die wissenschaftliche Gemeinschaft dieses so entscheidet. Genauso kann einzelnen Personen die Berechtigung abgesprochen werden, kompetent auf einem bestimmten Gebiet zu urteilen. Wenn ein Wissenschaftler wiederholt gegen die Standards aufbegehrt, nicht nachprüfbare Behauptungen aufstellt und auf ihnen beharrt, dann wird er bald von der

---

290 „Das Wissenschaftssystem ist also nicht durch Überzeugungen (Theorien, Dogmen) bestimmt, sondern durch Handlungen. Wir gehen weiter davon aus, daß diese Handlungen nicht durch eine besondere Methodologie (Forschungslogik) beschrieben werden können. Allein die Absicht der Wissenserzeugung ist ein notwendiger, konstitutiver Bestandteil der wissenschaftlichen Tätigkeit, aber natürlich keine hinreichende Bedingung.... Handeln mit der Absicht der Wissenserzeugung nennen wir Forschung oder Forschungshandeln" ([28] S. 28)

restlichen wissenschaftlichen Gemeinschaft ignoriert oder als inkompetent von der weiteren Forschung ausgeschlossen. Was nicht bedeutet, daß dieser Wissenschaftler als Außenseiter nicht sogar an Achtung in anderen sozialen Systemen gewinnt.[291]

Diese Abgrenzung zu anderen Ansichten durch die wissenschaftliche Methodologie ist natürlich nicht für alle Zeiten verbindlich, weil sich ja bekanntermaßen auch die Ansichten über die Methoden ändern. Letztlich könnte jede Art der Abgrenzung zwischen der korrekten wissenschaftlichen Methode und der inadäquaten unwissenschaftlichen Methode in Zweifel gezogen werden, weil aufgrund theoretischer Gesichtspunkte keine eindeutige und umfassende Methodologie gerechtfertigt werden kann, die für immer verbindlich entscheidet, was Wissenschaft ist oder was für sie charakteristisch ist. Es sind lediglich gegenwärtig vorgegebene Standards einer wissenschaftlichen Gemeinschaft, die festlegen, was wissenschaftlich fundiert ist und was nicht. Da sich diese Standards aber im Laufe der Zeit ändern können, sollten wir mit einer Ablehnung von „andersartigen" Erkenntnissen sehr vorsichtig sein. Ein gewissenhaftes Ausloten der anderen Denk- und Sichtweise führt häufig nicht nur zu einem besseren Verständnis der ungewohnten Methode, sondern scheint unerläßlich für den vernünftigen Umgang mit anderen Methoden, wie wir am Ende noch erkennen werden.

Die wissenschaftliche Tätigkeit muß also als Handeln verstanden werden. Eine Handlung ist dadurch definiert, daß wir zu einer Handlung auffordern können. Wir können jemanden bitten, etwas zu tun oder zu unterlassen. Handlungen erfordern eine Entscheidung, einen Entschluß, etwas Bestimmtes zu tun und sind auf einen Zweck ausgerichtet, der angestrebt oder erwünscht wird. Eine Handlung gilt als mißlungen, wenn sie ihren Zweck verfehlt hat, und als gelungen, wenn sie ihren Zweck erreicht hat. Dadurch, daß Handlungen einen Akt der Entscheidung voraussetzen, unterscheiden sie sich vom bloßen Verhalten. Auch die wissenschaftliche Erfahrung kann als Produkt eines zweckgerichteten Handelns verstanden werden, nämlich als Ergebnis unseres Strebens etwas über die Wirklichkeit zu erfahren. Erst unsere Entscheidung, unser Handeln an diesem Zweck auszurichten, bringt die Erfahrung hervor.

„Forschungshandlungen werden von Wissenschaftlern betrieben, also von Personen, die forschen können. Sie sind die Basiselemente des Wissenschaftssystems. … Durch die Interaktionen von Forschern entstehen soziale Netzwerke; sind die Interaktionen in einem solchen Netzwerk rekursiv, dann bildet sich eine soziale Organisation, die wir Forschungsgruppe nennen."[292] Alle wissenschaftlichen Handlungen finden heutzutage in irgend einer Forschungsgruppe statt, wobei die

---

291 Besonders im medizinischen Bereich wurden einige Ärzte dadurch besonders bekannt, indem sie alternative Methoden propagierten, die von der etablierten Schulmedizin, als wissenschaflich nicht hinreichend belegt, abgelehnt wurden. Diesen Ärzten wurde viel Verachtung von den Wissenschaftlern und viel Achtung und Sympathie von anderen Gesellschaftsgruppen entgegengebracht.
292 Krohn und Küppers [28] S. 31

Forschungsgruppe eher ein Phänomen der modernen Wissenschaft ist, denn Teamarbeit war früher eher die Ausnahme als die Regel. Es waren früher entweder einzelne Individuen oder eine hierarchisch strukturierte Gruppe, Professor mit seinen Assistenten, die Forschung betrieben. Wir unterstellen, daß auch früher die einzelnen Forscher und kleinen Gruppen miteinander korrespondierten und somit die kommunikativen Bedingungen erfüllt waren, um auch in diesem Sinne von einer Forschungsgruppe zu sprechen.

Wo aber findet die sogenannte Selbstorganisation innnerhalb der Forschung statt? Wodurch entwickelt sich so etwas wie eine verbindliche Methodologie? In der Forschungsgruppe, die eine soziale Organisation aus einzelnen Forschern ist, agieren die Wissenschaftler miteinander. Sie sind alle darauf aus, neue Erkenntnisse zu gewinnen und Wissen zu erzeugen. Forschungsgruppen können sich innerhalb eines Großlabors, eines Institutes oder zwischen mehreren Forschungsstätten konstituieren. Wesentlich ist lediglich, daß sie durch die wiederholte Kommunikation und Interaktionen gemeinsame emotionale und kognitive Strukturen entwickeln, deren primärer Zweck es ist, die eigene Gruppe zu stabilisieren. Diese gemeinsamen Verhaltensweisen werden dann weitergetragen, tradiert und ausgearbeitet. Neben diesem konservativen sozialen Element ist die gemeinsame Tätigkeit natürlich auch auf die Enträtselung der Natur ausgerichtet. Es werden demnach nicht nur Strukturen geformt, die ihre Bedeutung innerhalb der Gruppe entfalten können, sondern sie müssen sich auch in der Auseinandersetzung mit der Umwelt bewähren. Die Forschungsgruppe entwickelt dabei so etwas wie eine Gruppenmatrix, bei der es sich im wesentlichen um gemeinsame Einstellungen, Interessen, Überzeugungen und Absichten handelt, die sich dann in bestimmten Handlungen äußern. Nach Krohn und Küppers setzt sich diese Gruppenmatrix aus einer kognitiven, sozialen, emotionalen und reflexiven Komponente zusammen.

Die kognitive Komponente drückt sich in einem gemeinsamen Denkstil aus, der von der Forschunsggruppe gepflegt wird. Wie wir bereits gesehen haben, entsteht wissenschaftliche Erkenntnis dadurch, daß bestimmte Wahrnehmungen bewußt ignoriert oder vernachlässigt werden und daß andere erfundene bzw. konstruierte Daten, die tatsächlich nicht beobachtet wurden, zu unserem Denken hinzugefügt werden. Zu Erkenntnissen über die Wirklichkeit gelangen wir aber nur dadurch, daß wir entscheiden, welches genau die Objekte unseres Interesses sind. Zu der Theorienbeladenheit unserer Beobachtung gesellt sich mithin nun noch die Entscheidungsbeladenheit der Erkenntnis, die der Selektion unseres Interessenbereiches korrespondiert. Jede Erkenntnis erweist sich so als das Produkt einer sowohl über- als auch unterdeterminierten Tätigkeit der wissenschaftlichen Forschung.

Diese Über- und Unterbestimmung wird durch die Forschungsgruppe beseitigt. Die Forschungsgruppe legt einerseits fest, was als Interesse und Hintergrundwissen akzeptiert wird, und andererseits, was prinzipiell als wissenschaftliche Erkenntnis gelten kann. Die Erkenntnis konstituiert sich jetzt als ein Akt, die durch das Gruppenverhalten determiniert wird. Durch die Interaktion innerhalb der Gruppe (als rekursives Element) werden die Interessengebiete, die Methoden und Verfahren und akzeptierten Theorien festgelegt. Dadurch stabilisiert sich die Gruppe und formiert so etwas wie einen Denkstil. Hat sie einmal bestimmt, was als geeignetes Verfahren zur Überprüfung der Hypothesen oder adäquaten Interpretation der Daten angesehen werden kann, dann ist auch eine Entscheidung zugunsten weiterer zielgerichteter Forschung gefallen, wobei damit zugleich ein Großteil alternativer Forschungsmöglichkeiten ausgeschlossen wird.

Dieser kognitiven Komponente der Forschungsgruppe wird eine soziale Komponente hinzugefügt, die das Gruppenverhalten gegenüber anderen Überzeugungen und Theorien abgrenzt. Die Gruppe wird sich immer darum bemühen, ihre Struktur zu stabilisieren. Sie verhält sich gegenüber Mitgliedern der eigenen Gruppe weitgehend tolerant und ist auch bereit in einem gewissen Rahmen abweichende Meinungen zu integrieren. Gegenüber Nicht-Mitgliedern verhält sie sich dagegen intolerant. Andere Denkweisen werden als unvereinbar mit dem eigenen Denkstil eingestuft. Mit diesem differenzierten Vorgehen gegen Nicht-Mitglieder und Mitglieder stabilisert sich die Forschungsgruppe, ohne auf eine gewisse Entwicklungsfähigkeit innerhalb der eigenen Reihen zu verzichten.

Als dritte Komponente kommt eine emotionale Verpflichtung der einzelnen Guppenmitglieder hinzu. Die Überzeugungen und Arbeitsweisen der Gruppe erzeugen ein Gruppengefühl, das als reflexive Komponente die Gruppenidentität soweit stärkt, daß sie sich nach außen geschlossen darstellen kann. Es wird für Nicht-Mitglieder immer schwieriger, der Gruppe beizutreten. Die vierte reflexive Komponente entspricht der Ausbildung einer Gruppenidentität. Jede Handlung geschieht mit Bezug auf die Gruppe, so daß sich in dem Forschungsprozeß ein Bild von der Gruppe konstituiert, das über die Zeit konstant bleibt.

Die vier Komponenten (kognitiv, sozial, emotional, rekursiv) der Forschungsgruppe legen die methodologischen Überzeugungen fest und bestimmen, in welcher Weise sich die Gruppe nach außen präsentiert. Die Konstitution der Forschungsgruppe wird dabei weniger durch „rationale" Methoden erklärt als auf soziopsychologische Mechanismen zurückgeführt. Die beschriebene Gruppenmatrix ist vom Prinzip her konservativ. Die aufgestellten Zielsetzungen und Arbeitsformen sind das Produkt eines sich stabilisierenden Prozesses und werden von sich aus nicht in Frage gestellt.

Wie kommt nun das Produkt zustande, die wissenschaftliche Erkenntnis? Von der Forschungsgruppe werden zwei Entscheidungen gefällt. Einerseits werden bestimmte Verfahren ausgewählt, die Daten erzeugen – in Studien oder Experimenten. Andererseits werden die erhobenen Daten in bestimmter Weise durch Hypothesen oder Theorien interpretiert. Beide Mechanismen sind konstitutiv für die Erkenntnis. Aufgrund vorhandener Daten werden nämlich Hypothesen aufgestellt, die als Aussagen entweder wahr oder falsch sind. Die Hypothesen werden dann durch Handlungen des Wissenschaftlers näher untersucht, indem die Hypothesen erfolgreich oder erfolglos überprüft werden. Eine erfolgreiche Erzeugung von angenommenen Effekten führt dann zu einer Erklärung der theoretischen Annahmen. Die theoretischen Annahmen werden wiederum durch geeignete praktische Verfahren überprüft.

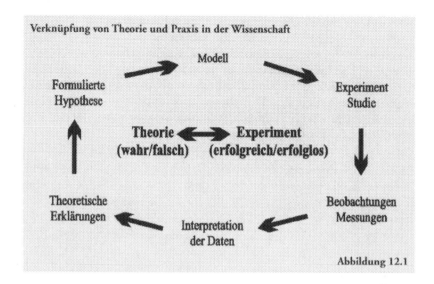

Abbildung 12.1

Erst die gelungene Verknüpfung zwischen der Hypothese und den vorhergesagten Effekten gestattet, eine reproduzierbare Prognose von Tatsachen durch die Hypothese abzugeben, die ihrerseits durch diese Tatsachen gestützt werden.

Eine Erkenntnis liegt demnach erst dann vor, wenn die Verknüpfung zwischen Theorie (Hypothese) und Praxis (Experiment, Studie) gelungen und reproduzierbar ist (s. Abb. 12.1). Den Anforderungen an die Theorie werden demnach Verfahren zur Beobachtung und Überprüfung von Experimenten und Studien gegenübergestellt. Ein Experiment oder Studie für sich ist niemals wahr oder falsch, sondern lediglich erfolgreich oder erfolglos – es funktioniert oder nicht, es produziert die erwarteten Daten oder nicht – nur Behauptungen können wahr oder falsch sein. Krohn und Küppers sehen in diesem Regelkreis eine wichtige Voraussetzung, um unsere Erkenntnisse auf Kohärenz zu überprüfen und die Forschung zu konstituieren. Der Forschungsprozeß thematisiert sich damit selbst, er ist reflexiv, in ihm werden alternative Verfahren und neue Interpretationen wiederholt berücksichtigt. Erst dadurch stabilisiert er sich, bilden sich die adäquaten Verfahren erfolgreich heraus und bewähren sich die Theorien.

Das soziale System der einzelnen Gruppe ist eingebettet in andere soziale Systeme, insbesondere in die der anderen Forschergruppen. Dadurch, daß die Gruppen miteinander in Kontakt stehen, bilden sich generalisierte Übereinstimmungen über rationale Qualitäten einer Theorie. Diese Rationalität wird nicht extern vorgegeben als normative Instanz, sondern sie bildet sich als Ergebnis von wiederholten Rückkoppelungen zwischen den Forschergruppen. Die Rationalitätskriterien sind demnach ein Produkt des Forschungsprozesses, in dem Informationen zwischen den einzelnen Forschergruppen hin- und herfließen.

Die Interaktionen mit anderen Forschungsgruppen haben natürlich auch den Zweck, die Existenz der eigenen Gruppe zu sichern, indem sie ihren Einfluß auf die anderen Gruppen und die Umwelt verstärkt. Dieses Handeln mit der Umwelt wird von Krohn und Küppers Wissenschaftshandeln genannt und umfaßt die Veröffentlichung von Ergebnissen, die Forschungspolitik und -planung, die Lehre, die Schaffung von Expertenbereichen und die Auseinandersetzung mit der Öffentlichkeit. Die Selbstorganisation der Forschung findet also durch das Forschungshandeln statt, innerhalb der Forschergruppen. Die Selbstorganisation der Wissenschaft als Kulturbereich wird dagegen durch das Wissenschaftshandeln konstituiert, d. h. in der Auseinandersetzung der Forschergruppe mit seiner Umwelt.

Zusammenfassend läßt sich nach Krohn und Küppers die Selbstorganisation der Wissenschaft folgendermaßen konstruieren: „(a) Der Aufbau und die Strukturierung des Wissenschaftssystems als ein soziales System mit systemspezifischer Rationalität kann auf beobachtbare Interaktionen, die wir Forschungshandeln und Wissenschaftshandeln genannt haben, zurückgeführt werden. Während das Forschungshandeln durch rekursive Interaktionen den Forschungsprozeß organisiert, wird durch das Wissenschaftshandeln die Umwelt der Forschung so strukturiert, daß das Wissenschaftssystem sich in verschiedenen Dimensionen geordnet entwickeln kann. Beide Handlungsformen zusammen vernetzen die Mikrowelt der Wissenschaftler zur Makrowelt der Wissenschaft.

(b) Die durch das Wissenschaftssystem selbst vorgenommene Trennung in System und Umwelt beendet die fruchtlose Diskussion über die Dichtomisierung in gesteuerte versus autonome Wissenschaft. Wissenschaftshandeln modelliert die Umwelt so, daß die Forschung im Kern autonom ist; dies gilt für Industrie- und Staatsforschung nicht weniger als für die akademische Forschung. Diese Autonomie erhält ihre Bedeutung aber weder durch eine rechtliche Gewährleistung noch durch eine wissenschaftstheoretische Begründung, sondern als eine ständig aktivierte soziale Konstruktion von für die Forschung günstigen Randbedingungen. Allerdings trifft Wissenschaft in ihrer Umwelt auf konkurrierende Ansprüche anderer Systeme, so daß in dem durch die Randzonen eröffneten Verhandlungsraum externe Einflüsse ständig verarbeitet werden müssen.

(c) Eine weitere Erwartung an unseren theoretischen Ansatz ist, daß wissenschaftliche Rationalität nicht in einem komplementären Gegensatz zum Sozialsystem der Wissenschaft gesehen werden muß, sondern auch als eine soziale Konstruktion ausgewiesen werden kann. ... Nicht die Forschung, sondern die Wissenschaft ist rational; aber es ist die Wissenschaft, die diese Rationalität konstruiert."[293]

Warum genau ist Wissenschaft nun rational? Wir können diese Frage jetzt leicht beantworten: Sie ist es, weil sie sich selbst ihr Fundament erarbeitet hat. Wissenschaft legt selbst fest, was als rational zu gelten hat. Was rational ist, ist wissenschaftlich, und was wissenschaftlich ist, ist rational. Damit gibt es keine objektive Bestimmung der wissenschaftlichen Rationalität, sondern die Wissenschaft als Institution entscheidet willkürlich darüber, was vernünftig und sinnvoll ist. Wissenschaft stützt sich dabei als

---

293 Krohn und Küppers [28] S. 132f

ein soziales Unternehmen auf sich selbst korrigierende Mechanismen, indem es potentiell jede Behauptung in Frage stellt oder zumindest stellen kann – aber nicht alle auf einmal. Die Wissenschaft ist also deshalb rational, weil sie sich an ihre eigene Methodologie hält, die sie für rational ausgibt.

Was ist das institutionelle Ziel der Wissenschaft? Es ist die Erweiterung des Wissens, wobei unterstellt wird, daß die Wirklichkeit prinzipiell erkennbar ist. Wissenschaft strebt somit an, wahre Aussagen über reale Tatbestände und Gesetzmäßigkeiten zu formulieren, die zur Erklärung bzw. Problemlösung herangezogen werden können. Wahrheit gilt mithin als regulative Idee der Forschung, weil wissenschaftliche Aussagen mit einem universellen Wahrheitsanspruch verbunden werden. Außerdem sollen wissenschaftliche Aussagen überprüfbar sein. Alle wissenschaftlichen Handlungen sollten an diesem Ziel ausgerichtet sein und müssen daraufhin bewertet werden, ob sie erfolgreich sind, um das Ziel zu erreichen.

Wenn wir uns der Frage zuwenden, wodurch Forschung und Wissenschaft als soziales System beeinflußt werden, dann können wir zwischen Forschungshandeln und Wissenschaftshandeln unterscheiden, wie es Krohn und Küppers definiert haben. Eine ähnliche, wenn auch nicht kongruente Einteilung wird von anderen Wissenschaftssoziologen vorgenommen, indem sie interne und externe Faktoren unterscheiden. Interne Faktoren sind Einflußgrößen, die innerhalb des sozialen Systems die wissenschaftlichen Tätigkeiten und den Fortschritt der Forschung beeinflussen. Externe Faktoren sind dagegen diejenigen Einflußgrößen, die von außen auf das soziale System „Wissenschaft" einwirken. Obwohl es unterschiedliche Meinungen darüber gibt, welche Faktoren tatsächlich einen signifikanten Einfluß auf die wissenschaftliche Entwicklung haben, wollen wir versuchen, uns einen allgemeinen Überblick zu verschaffen. Die von uns vorgenommene Einteilung in interne und externe Faktoren mag in manchen Details nicht unbedingt von allen Wissenschaftssoziologen geteilt werden, sie bietet sich aber aus systematischen Gründen an. Solange wir nämlich die Wissenschaft als soziales System mit ihren internen Einflußgrößen besprechen, wollen wir die Ausführungen unter der Wissenschaft als Forschungsprozeß subsumieren. Wenn wir uns dann später der Wissenschaft als Kulturbereich zuwenden, dann werden wir den externen Einflüssen unsere Aufmerksamkeit widmen.

Wissenschaft wird gemeinhin als relativ autonome soziale Institution verstanden, die einigen internen Einflußgrößen unterliegt:

1. dem Ethos des Wissenschaftlers,
2. dem Belohnungssystem der Wissenschaft,
3. dem Kommunikationssystem, und
4. der Kooperation und dem Wettbewerb zwischen Wissenschaftlern.

Diese einzelnen Faktoren haben einen unterschiedlichen Einfluß auf die Entwicklung der Wissenschaft und ihrer Teildisziplinen. Wir wollen mit dem Ethos des Wissenschaftlers beginnen. Wir unterstellen, daß es dem Wissenschaftler um Objektivität und Wahrheit geht, daß er die Natur zu enträtseln versucht und er dabei seine persönlichen Interessen unberücksichtigt läßt. In Wirklichkeit wird dagegen nicht selten verstoßen.

Insbesonders in der angewandten Forschung der Industrie werden partikularistische Interessen verfolgt und gelegentlich wichtige Erkenntnisse geheimgehalten. Nicht selten kommt es für Forscher in der Industrie zu einem Konflikt zwischen der Verpflichtung gegenüber dem wissenschaftlichen Ethos und den in der Wirtschaft vorherrschenden Normen. Dies ist nicht weiter überraschend, weil Wissenschaft und Wirtschaft zwei relativ autonome soziale Systeme mit eigenen Zielen und Werten sind, die außerdem auch noch unterschiedlichen Bewertungskriterien ihrer spezifischen Leistungen unterliegen. Wir wollen uns bei den weiteren Ausführungen deshalb auf die reine Grundlagenforschung beschränken, weil wir nicht erwarten können, daß die Normen und Regeln für einen Wissenschaftsbetrieb innerhalb eines wirtschaftlichen Unternehmens oder der wissenschaftlich-orientierten angewandten Forschung dieselben sind wie an unabhängigen Instituten.

Innerhalb der Wissenschaft gibt es einige Werte, die von den Wissenschaftlern zum Teil unterschiedlich interpretiert werden, denen sie sich aber alle irgendwie verpflichtet fühlen: dem Objektivismus, dem Skeptizismus und der Uneigennützigkeit.

Nach dem objektivistischen Gebot soll sich der Wissenschaftler bei der Bewertung der Forschungsleistungen subjektiver Kriterien enthalten und gegenüber seinen und anderen Untersuchungen unvoreingenommen urteilen. Es sollten universelle Maßstäbe angewendet werden, um den wissenschaftlichen Werten der Objektivität und der Unpersönlichkeit gerecht zu werden. Partikularistische Interessen von einzelnen Forschergruppen sollten unberücksichtigt bleiben. Das Verhalten der Wissenschaftler bleibt so dem Zweck der Wissenschaft verbunden und nicht an persönlichen Vorlieben, Wünschen und Interessen orientiert.

Außerdem wird erwartet, daß der Wissenschaftler sich in einem bestimmten Rahmen skeptisch verhält. Er soll sich durch die generelle Bereitschaft auszeichnen, alle Entdeckungen und Forschungsergebnisse der konstruktiven Kritik zu unterwerfen – auch der eigenen, weil nur durch die kritische Analyse der vorliegenden Erkenntnisse der wissenschaftliche Fortschritt gefördert wird.

Als weitere Tugend sollte der Wissenschaftler uneigennützig handeln. Erkenntnisse und Entdeckungen sind nicht alleiniger persönlicher Besitz des einzelnen Wissenschaftlers, sondern der Besitz aller Menschen. Das Gebot der Uneigennützigkeit ist allein schon deshalb wünschenswert, weil damit das Verfügungsrecht über Entdeckungen in den Besitz der Gesellschaft übergeht. An dieses Gebot ist zugleich die Forderung nach Veröffentlichung geknüpft, so daß die Geheimhaltung als „schlechtes" Verhalten eingestuft wird.[294]

Diese Forderungen an die moralische Einstellung eines Wissenschaftlers sind natürlich eng verknüpft mit dem Ideal der Wissenschaft als autonome Institution, der es nur um Wissen und Wahrheit geht. Es sind diese Ideale, aufgrund derer die Gesellschaft die Wissenschaft bisher so hoch achtet.

---

294 Forschungsergebnisse werden in der akademischen Grundlagenforschung publiziert, um Eigentumsrechte zu sichern oder Reputation zu gewinnen. In der industriellen und militärischen Forschung gelten dagegen die normalen Eigentumsrechte und eine weitgehende Geheimhaltungspflicht.

Was aber bleibt dem Forscher, wenn er uneigennützig handelt? Was ist sein Motiv zur Forschung? Ist es tatsächlich ausschließlich das Streben nach Erkenntnis, das den Wissenschaftler motiviert, oder erwartet er nicht auch irgendeine Art der Belohnung? Der Forscher erwartet als Belohnung die Anerkennung seiner wissenschaftlichen Leistung durch die wissenschaftliche Gemeinschaft, wenn er originelle Forschungs-ergebnisse präsentiert. Der Grad der professionellen Anerkennung richtet sich danach, wie unerwartet oder originell die von ihm erzielten Resultate sind – vorausgesetzt sie werden durch andere bestätigt. Diese Art der Belohnung ist für den Forscher insofern auch erstrebenswert, weil ihm das höhere Ansehen dann verbesserte Arbeitsbedingungen sichert und ihm den Zugang zu Informationen, Forschungs-einrichtungen und -mitteln erleichtert. Eine hohe Reputation führt so zunächst zur Verbesserung der eigenen Forschungsbedingungen und verschafft später Zugang zu Machtpositionen in der Wissenschaft, weil die bekannten Forscher auch als Gutachter für andere wissenschaftliche Projekte tätig werden. Sie entscheiden damit über die Zuteilung von Ressourcen und spielen so eine zentrale Rolle im Belohnungs-system. Diese professionelle Wertschätzung durch die wissenschaftliche Gemein-schaft scheint die treibende Kraft für den Wissenschaftler zu sein. Die Reputation ist somit die grundlegende Belohnungsform in der Wissenschaft, die dem Forscher Zugang zu Informationen, Ressourcen und Positionen verschafft.

Durch dieses Belohnungssystem wird die wissenschaftliche Produktivität aber nicht gleichmäßig auf alle Forscher verteilt, sondern es entstehen Eliten und Zentren innerhalb der Wissenschaft durch den Matthäus-Effekt.[295] Das Matthäus-Prinzip beschreibt ein grundlegendes soziales Kennzeichen der Wissenschaft: Erfolg führt zu weiterem Erfolg. Dadurch daß der berühmte Wissenschaftler mehr publiziert, werden auch seine Chancen für weitere Veröffentlichungen größer, die wiederum die bereits erhaltene Reputation verstärken. Dieser Mechanismus führt dann zwangsläufig zu einer Kumulation an Vorteilen bezüglich der Beurteilung neuer Publikationen und Zuteilung von Ressourcen, so daß die wissenschaftliche Produktivität nicht mehr chancengleich verteilt ist und sich Zentren und Eliten bilden. Die Reputation eines Wissenschaftlers hängt nicht ausschließlich von der Qualität seiner eigenen Forschung ab, sondern auch davon, ob er einem Zentrum oder einer Elite angehört bzw. an einer Universität oder Institut mit einem hohen Ansehen tätig ist.

Wissenschaftler betreiben also Forschung, um professionelle und öffentliche Anerkennung zu erhalten. Einige sind primär nur an Reputation und weniger an einem Erkenntnisfortschritt interessiert. Damit handeln Wissenschaftler zum Teil gegen das Gebot der Uneigennützigkeit, weil sie keineswegs ausschließlich wissenschaftliche Ziele verfolgen, sondern um Gelder, persönlichen Einfluß und Anerkennung kämpfen. Dabei werden sie zunehmend weniger skeptisch, vermeiden Kritik und klammern sich an ihre eigenen Theorien.

---

295 „Wer hat, dem wird gegeben werden, und er wird Überfluß haben; wer aber nicht hat, dem wird noch genommen werden, was er hat." Matthäus 23,30

Eine Anerkennung durch die wissenschaftliche Gemeinschaft kann erst dann ausgesprochen werden, wenn der Forschungsbeitrag durch Veröffentlichung den anderen Wissenschaftlern zugängig gemacht worden ist. Deshalb ist es wichtig, die Forschungsergebnisse zu publizieren. Die Entscheidung über die Annahme oder Ablehnung neuer Forschungsresultate sind im wesentlichen an drei Normen orientiert: der Originalität, der Plausibilität und dem wissenschaftlichen Wert.

Die Originalität eines Forschungsergebnisses entspricht dem Grad an Überraschung, den die Mitteilung unter Wissenschaftlern auslöst. Originalität ist für den Fortschritt der Wissenschaft zwar einerseits unverzichtbar, aber andererseits auch problematisch, wenn wesentliche Grundpfeiler des Paradigmas in Frage gestellt werden.

Der Originalität steht deshalb die Plausibilität gegenüber. Es ist weder die Verifikation noch die Falsifikation einer Theorie, die als relevantes Beurteilungskriterium für Entdeckungen und Forschungsergebnisse gilt, wie die kritischen Rationalisten annahmen, sondern es ist die Einschätzung der Plausibilität bzw. Konsistenz mit bisherigen wissenschaftlichen Ergebnissen. Widerlegte Theorien werden de facto weiter verwendet, wenn sie plausibel erscheinen, und bestätigte Gesetze bleiben nicht selten unbeachtet, wenn sie im Lichte des gegenwärtig geltenden Paradigmas nicht plausibel erscheinen. Da die Einschätzung der Plausibilität neuer Erkenntnisse von den akzeptierten Theorien und Methoden abhängt, unterliegt sie wie diese einem steten Wandel. Verändert sich das Paradigma, dann erscheinen die Ergebnisse möglicherweise in einem neuen Licht und werden im nachhinein akzeptiert oder abgelehnt.

Als dritter wichtiger Faktor zur Beurteilung der Publikation gilt der eigentliche wissenschaftliche Wert, der sich aus der Validität und Reliabilität der Ergebnisse zusammensetzt, die durch die wissenschaftliche Methode festgelegt werden, und aus der Relevanz, die die neuen Ergebnisse in Bezug zum akzeptierten Wissen haben.

Indem die wissenschaftliche Gemeinschaft die Bewertung der Forschungsergebnisse gemeinsam von der Originalität, Plausibilität und dem wissenschaftlichem Wert abhängig macht, kann die Gemeinschaft ein konservatives Element mit einem progressiven verbinden. Einerseits fördert die Gemeinschaft durch die Plausibilität und den wissenschaftlichen Wert eine gewisse Konformität mit den gegenwärtig akzeptierten Anforderungen, und andererseits belohnt sie originelle Abweichungen, die zumindest eine gewisse Modifikation dieser Anschauungen hervorrufen kann. Sie richtet sich damit zwar gegen wissenschaftliche Revolutionen, sie fördert aber „übersichtliche" Veränderungen.

Normale Wissenschaft ist also primär konservativ ausgerichtet, wie es bereits Kuhns Analysen nahelegten. Das Paradigma bzw. die kognitiven und methodologischen Normen und Grundannahmen der Wissenschaft zusammen mit den akzeptierten Forschungsergebnissen bilden die gemeinsame Grundlage aller Forschung, in deren Lichte die neuen Erkenntnisse bewertet werden. Eine streng objektive Bewertung aus einem neutralen Blickwinkel gibt es nicht. So ist es auch nicht ungewöhnlich, daß Theorien trotz widersprechender Beobachtungen beibehalten werden und neue Theorien nur deshalb zurückgewiesen werden, weil sie nicht der allgemein akzeptieren Auffassung über die Natur der Dinge entsprechen. Dieses konservative Verhalten hemmt zwar einerseits die Weiterentwicklung, aber sie hat zugleich den Vorteil, daß „verrückte" Forscher mit ihren Ergebnissen abgelehnt werden, daß die Wissenschaft von „Spinnerei" freigehalten wird und daß sie sich somit auch gegen Betrug leichter schützen kann. Diesen Schutz erkauft sie sich aber durch die Hindernisse und Hemmnisse bei der Einführung neuer Methoden und Erkenntnisse.

In den Wissenschaften gibt es eine wissenschaftliche Autorität, die durch eine relativ kleine Gruppe von Wissenschaftlern ausgeübt wird. Sie entscheiden über die Auswahl von Publikationsbeiträgen, über die Vergabe von Stellen und Preisen sowie über die Form und den Inhalt der Lehre. Sie sind häufig als Gutachter tätig, so daß sie neue Untersuchungsrichtungen blockieren oder fördern können, indem sie entsprechenden Forschungsvorhaben finanzielle Mittel gewähren oder die Publikation bestimmter Resultate fördern und ihnen so zum Durchbruch verhelfen. Ihre Entscheidungen über die Annahme oder Ablehnung von Forschungsprojekten prägen die Weiterentwicklung der Wissenschaft. Sie fungieren somit als ein wichtiger sozialer Faktor, der den Fortschritt der Wissenschaft bestimmen kann.

Die wissenschaftliche Autorität wacht natürlich auch über die Tradition, denn die Verbundenheit der Forscher untereinander beruht zum Teil auch auf den gemeinsamen tradierten Erkenntnissen, sie bilden schließlich die Grundlage für die Ausbildung und wissenschaftliche Tätigkeit. Eine weitere wichtige Aufgabe der wissenschaftlichen Autorität besteht darin, Konsens bezüglich der Methodologie und akzeptierten Theorien innerhalb der wissenschaftlichen Disziplinen zu schaffen und aufrecht zu erhalten. Sie wacht einerseits über das Paradigma und sie läßt andererseits dem Wissenschaftler genügend Freiraum, um die tradierten Regeln und die Theorien zu interpretieren, so daß originelle Beiträge überhaupt entstehen können.

Die wissenschaftliche Autorität, die so über die weitere Entwicklung der Wissenschaft entscheidet, ist weder ausschließlich durch ihre Kompetenz legitimiert noch urteilt sie ausschließlich auf Grund wissenschaftlicher Kriterien. Bei ihrer Bewertung spielen selbstverständlich auch soziale und persönliche Faktoren eine Rolle, insbesondere bei der bereits erhaltenen Reputation.

Die Autorität, die durch eine eine kleine Gruppe von anerkannten Wissenschaftlern repräsentiert wird, entscheidet also über die zu besetzenden Stellen, die Verteilung der Ressourcen und die Reputation. Die ursprüngliche Freiheit der Forschung wird damit zur Freiheit einer kleinen Elite, denn sie allein beansprucht, kompetente Urteile über die weitere Entwicklung der Wissenschaft fällen zu können. Damit beeinflussen sie massiv die Forschung und schränken so die Wahl der Themen und Methoden ein. Da die Ressourcen gegenwärtig zunehmend knapper werden, wächst auch die Konkurrenz unter den Wissenschaftlern. Sie werden zunehmend vom Wohlwollen der Gutachters abhängig und gelegentlich kommt es zu arglistigen Täuschungen.[296]

Rein theoretisch genießt der Forscher aber Freiheit und Unabhängigkeit. Auch die Autorität der Wissenschaft ist theoretisch auf alle Wissenschaftler verteilt, denn jeder könnte auf seinem Gebiet grundsätzlich kompetente Urteile fällen. Die gegenseitige Anpassung der Forschungen durch die Methodologie läßt aber eine spontane Ordnung innerhalb der Wissenschaft entstehen, die eine wechselseitige Koordination sicherstellt, wie wir es im Konzept vom Krohn und Küppers kennengelernt haben. Die gegenseitige Kontrolle durch die Publikationen unterstützt die Aufrechterhaltung der wissenschaftlichen Werte und Methodologie,[297] ohne daß eine institutionelle zentrale Macht entstehen oder eingreifen müßte.

Da die Koordination der Wissenschaftler wesentlich auf den Veröffentlichungen und den freien Zugang zum Kommunikationssystem beruht, wirken sogenannte ‚Invisible Colleges' kontraproduktiv. Persönliche Kontakte und die Zusammenarbeit in gemeinsamen Projekten gewährleisten eine schnelle Informationsübermittlung und sichern die Anerkennung im engsten Kreis. Invisible Collges werden häufig dann gegründet oder ins Leben gerufen, wenn für die weitere Entwicklung schnelle und effektive Kommunikationswege zwischen den Wissenschaftlern benötigt werden. Für die ambitionierten Forscher, denen sich ein wichtiges Problem aufgedrängt hat, ist der relativ langsame formale Weg über Publikationen oder Kongreßbesuche zu zeitaufwendig. Es werden deshalb informelle Wege gesucht, um die Kommunikation zu intensivieren und die Reaktionszeiten zu verkürzen, was wiederum den Vorteil hat, daß die Experimente rascher fortschreiten können. Diesen offensichtlichen Vorteilen steht der Nachteil gegenüber, daß es zu einem Informationsdefizit auf Seiten der Nichtmitglieder der Invisible Colleges kommen muß. Es kann jetzt nicht mehr von einer Zusammenarbeit aller Forscher gesprochen werden. Invisible Colleges sind zwar in der Lage, ihr Kommunikations- und Informationsprobleme zu lösen, sie schaffen aber damit Ungleichheiten zwischen den Wissenschaftler, sie behindern damit sowohl

---

296 Auch in jüngster Zeit wurde immer wieder über Betrugsfälle berichtet. Die Gründe für diese Täuschungen sind vielfältig. Der wichtigste ist sicherlich das Streben nach Reputation und Ressourcen. Erleichtert wird der Betrug, weil heutzutage meistens „big science" in größeren Forschungsprojekten stattfindet, in denen sich der Projektleiter auf seine Mitarbeiter verlassen muß. Täuschungen werden dabei nicht immer gleich entdeckt. Aufgrund der zunehmenden Abhängigkeit von finanziellen Unterstützungen wächst der Druck bei einigen Wissenschaftlern immer neue originelle Ergebnisse zu produzieren, so daß sie Ergebnisse fingieren. Hinzu kommt, daß die Kontrollen nicht in dem gleichen Maße durchgeführt werden können, weil die Kosten für die Wiederholungen von Experimente sehr hoch sind. Außerdem ist es auch für andere Wissenschaftler wenig interessant, erfolgreiche Experimente eines Konkurrenten zu wiederholen.

297 Das Gutachtersystem der angesehenen wissenschaftlichen Zeitschriften ist zwar geeignet, unqualifizierte Manuskripte abzulehnen, aber das bedeutet nicht, daß die Beiträge nicht publiziert werden. Aufgrund der Fülle von wissenschaftlichen Journalen ohne strenges Gutachterwesen werden viele abgelehnte Manuskripte dennoch häufig in gering veränderter Form publiziert.

die Kooperation als auch den freien Wettbewerb und fördern die Bildung von Zentren. Wenn wir eine offene Kommunikation und die Kooperation der Wissenschaftler als wesentliche Voraussetzungen für die Erweiterung unserer wissenschaftlichen Erkenntnisse ansehen, dann ist die Bildung von Invisible Colleges kontraproduktiv – trotz der vordergründigen Vorteile.[298] Letztlich sind es die sozialen Interaktionen und das gesamte Kommunikationssystem, die die wissenschaftliche Entwicklung fördern, wobei sie sowohl durch Konkurrenz als auch durch Kooperation gekennzeichnet ist.

Die Wissenschaft beansprucht, eine autonome soziale Institution zu sein, wobei sie ihren Anspruch auf Autonomie daraus ableitet, daß angeblich nur unabhängige Wissenschaftler in der Lage sind, neue Erkenntnisse und Entdeckungen hervorzubringen. Anhänger des Autonomieprinzips glauben, daß die internen Selbstregulationsmechanismen ausreichen, um den Erkenntnisfortschritt zu sichern, und daß externe Einflüsse nur negative Folgen für die Wissenschaftsentwicklung haben.

Allerdings haben wir bereits gesehen, daß die Wissenschaft ein soziales System ist, das nicht isoliert für sich, sondern in Wechselwirkung mit anderen gesellschaftlichen Systemen steht. So läßt sich zwischen dem gesellschaftlichen Interesse an der Wissenschaft und der konsekutiven Zunahme der wissenschaftlichen Aktivität eine positive Beziehung in der angewandten Forschung nachweisen. Eine dauerhafte Entwicklung der Wissenschaft ist wahrscheinlich nur in solchen Gesellschaften möglich, die die kulturellen und die materiellen Voraussetzungen für diese Entwicklung bereitstellen.[299]

Nur wenn die Wissenschaft durch die Gesellschaft anerkannt bleibt und sie von ihr finanziell unterstützt wird, kann sich moderne Forschung weiterentwickeln. Es ist demnach eine primär gesellschaftliche, mithin politische Entscheidung zugunsten der Wissenschaft, die sich auf der Anerkennung und Wertschätzung durch andere gesellschaftliche Institutionen gründet. Nur die Gesellschaft das Gefühl hat, daß die wissenschaftliche Entwicklung mit ihren kulturellen Werten übereinstimmt und die Forschung auch zu praktisch relevanten Lösungsansätzen für gesellschaftliche

---

298 Wahrscheinlich werden wir das Problem der Invisible Colleges in Zukunft durch moderne Kommunikationssysteme etwas entschärfen können, wenn die Forschungsergebnisse z.B. über das Internet schneller der gesamten wissenschaftlichen Gemeinschaft zur Verfügung stehen.

299 Warum die modernen Naturwissenschaften sich gerade in Europa entwickelten und nicht in China, ist ebenfalls eine interessante Frage. Die modernen Naturwissenschaften sind in einem geistigen Klima entstanden, in dem die theoretischen naturphilosophischen Fragen auf ein auch technisch-handwerkliches Bemühen trafen. Der Einfluß dieser praktischen Interessen zur allgemeinen Produktivitätssteigerung sollte nicht unterschätzt werden. Auch Needham [37] glaubt, in diesen sozialen und ökonomischen Interessen einen wichtigen Grund zu sehen, warum die modernen Naturwissenschaften in Westeuropa und nicht in China entwickelt wurden, obwohl die chinesische Kultur in vielen Einzelentwicklungen der europäischen um einige Jahrhunderte voraus war und neben dem magnetischen Kompass, der Druck- und Papierkunst, der Herstellung von Gußeisen und Schießpulver viele weitere nützliche Techniken entwickelte. Warum in der chinesischen Kultur das Bedürfnis nach einer systematischen wissenschaftlichen Enträtselung der Natur nicht entstand, sieht Needham in soziokulturellen Ursachen begründet.

Probleme führt, wird sie die Wissenschaft weiter fördern. Wenn sich dagegen die Meinung verstärkt, daß die Wissenschaft unfähig ist, bestimmte lebensweltliche Probleme zu lösen, ja sie vielleicht noch verschlimmert, dann wird ihr die weitere Unterstützung in Zukunft zunehmend versagt bleiben. Warum sollte eine Gesellschaft materielle und personelle Ressourcen für eine Institution zur Verfügung stellen, die anstehende Probleme nicht löst, sondern sie vielleicht noch verschlimmert? Es ist zu erwarten, daß die Verteilung der Ressourcen dann immer weniger den Wissenschaftlern überlassen wird und mehr von professionellen Wissenschaftspolitikern reguliert wird, zumal trotz steigender Forschungsausgaben die Effizienz der Forschung sinkt.

Wissenschaft dient heute auch nicht länger ausschließlich der intellektuellen Weiterbildung der Gesellschaft, sondern sie wird zunehmend zu einem wichtigen Bestandteil der Technikentwicklung[300] und gilt als bedeutender Wirtschaftsfaktor in den industriellen Gesellschaften. Wissenschaft wird sich deshalb in Zukunft vermehrt mit externen Eingriffen auseinandersetzen müssen, weil auch Nichtwissenschaftler ein Mitspracherechte bei der Verteilung der Gelder und der gezielten Förderung bestimmter Disziplinen fordern werden, wobei zur Steigerung der Effizienz auch externe Erfolgskontrollen auf der Basis von Wissenschaftsindikatoren (z.B. Impact-Faktoren) eine zunehmende Bedeutung erlangen werden.

---

300 Technik und Handwerk waren für die Entwicklung der Wissenschaft wahrscheinlich wichtiger als neue theoretische Konzepte. Insbesondere die neuen technischen Hilfsmittel haben die Wissenschaftsentwicklung nachweislich gefördert, indem sie den potentiellen Anwendungsbereich erweitert haben und damit die Entdeckung neuer Phänomene ermöglichten.

13. Rationale Entscheidungen in der Medizin

Wir haben häufiger den Begriff „rational" verwendet, ohne ihn näher zu definieren. Was ist unter Rationalität zu verstehen, wann verhält sich jemand rational? Unter Rationalität können wir dasjenige verstehen, was mit Verstand oder Vernunft getan oder gesagt wird, d. h. wir werden sie zunächst einfach mit Vernünftigkeit gleichsetzen.[301] Wann aber verhalten wir uns vernünftig? Während es früher ein einheitliches Verständnis des Vernunftgebrauches gab, werden heute verschiedene Formen, sogenannte Rationalitäten, unterschieden: es sind die kognitiv-instrumentelle, die moralisch-praktische und die ästhetisch-praktische Rationalität. Wir werden am Ende unserer Abhandlung andeuten, wie diese verschiedenen Rationalitäten miteinander zu verknüpfen sind. Zunächst werden wir uns hier aber ausschließlich mit der kognitiv-instrumentellen Rationalität auseinandersetzen.

Wann sagen wir, daß eine Argumentation oder Handlung rational bzw. vernünftig ist? Unter welchen Bedingungen sind wir rational, wenn wir eine wissenschaftliche Theorie für besser als eine andere halten oder sie als widerlegt ablehnen? Wann sind wir bereit, eine Handlung als rational zu bezeichnen? Wir werden hier die einfachste Antwort auf diese Fragen geben, wohlwissend, daß sie nur vorläufig ist: Dasjenige ist als vernünftig, als rational anzusehen, was in irgendeiner Form begründet worden ist. Obgleich damit das Problem der Definition von „Rationalität" zunächst verschoben wurde, nämlich dahin, festzulegen, wann wir etwas als begründet ansehen, haben wir doch einen bedeutenden Fortschritt gemacht. Der Begriff der Vernünftigkeit verliert nämlich etwas von seiner fast geheimnisvollen Aura. Begründbarkeit ist viel neutraler und sachlicher als Vernünftigkeit.[302] Über Begründbarkeit glauben wir, konkreter diskutieren zu können. Wann allerdings ein Argument innerhalb einer Diskussion als begründet angesehen werden kann oder soll, haben wir bereits besprochen. Im weiteren werden wir uns nur mir der Begründung von Handlungen beschäftigen und

---

301 Es ist wichtig sich an eine möglichst konsistente Verwendung der philosophisch bedeutsamen Begriffe „Verstand" und „Vernunft" zu halten. Nach Mittelstraß ist es zum Beispiel der Verstand, der für Rationalität sorgt, der die Welt durch ihr technisches Wissen verändert, während die Vernunft für Normativität zuständig ist. Die Vernunft muß deshalb die Tätigkeit des Verstandes beurteilen und lenken, denn der technische Verstand sagt nicht, was seine Ausprägungen, Wissenschaft und Technik, tun sollen und was nicht. „Die technische Vernunft sagt, was moderne Gesellschaft können; die geisteswissenschaftliche Vernunft sagt, was moderne Gesellschaften sind. Eben dies aber war und ist ein Element der Bildung." Mittelstraß [36] S. 261.

302 Rationalität ist damit einerseits ein normativer Begriff, weil in seiner Verwendung implizit eine Beurteilung über die Begründbarkeit enthalten ist, und andererseits ein deskriptiver, beschreibender Begriff, weil mit ihm ausgedrückt wird, daß bestimmte Rationalitätsstandards erfüllt sein müssen.

Rationalität:
Handeln und Urteilen in Übereinstimmung mit der Vernunft oder dem Verstand.

uns dabei ausschließlich auf ärztliche Entscheidungen beziehen. Administrative oder ökonomische Entscheidungen lassen wir hier unberücksichtigt, um die Beispiele zu vereinfachen.

Wir müssen als Ärzte jeden Tag Entscheidungen darüber fällen, welche Diagnose die richtige ist, ob eine Indikation zu einer medizinischen Behandlung besteht und welche Behandlung am sinnvollsten gewählt wird. Obgleich wir intuitiv immer davon ausgehen, daß unsere Entscheidungen rational sind, machen wir uns doch nur wenig Gedanken, was damit gemeint ist. Meistens fällt uns dieser Mangel erst auf, wenn wir unsere eigenen Entscheidungen oder die eines Kollegen kritisieren. Nicht selten verwenden wir dann Redewendungen wie „Wie kam sie/er überhaupt zu dieser Diagnose" oder „Warum hat sie/er denn das Medikament A und nicht B gegeben?" oder „Warum wurde der Patient nicht gleich operiert?". Jedem klinisch Tätigen sind solche Situationen bekannt. Häufig werden diese Fragen allerdings nur rhetorisch gestellt werden, weil der Fragende meistens schon die „richtige" Antwort zu geben bereit ist.

Wie kommt es, daß zwei sehr erfahrene Mediziner, nehmen wir einen Gastro-enterologen und einen Visceralchirurgen, darüber streiten können, ob ein Patient mit rechtsseitigen Unterbauchschmerzen operiert wird oder nicht. Wir gehen dabei davon aus, daß beide Ärzte den Patienten persönlich untersucht haben, ihnen die Anamnese bekannt ist, sie sich über die Diagnose einig sind und über alle Untersuchungs-ergebnisse informiert sind. Und trotzdem kann es sein, daß sie zu unterschiedlichen Empfehlungen der Therapie gelangen. Bedeutet dies, daß es nicht möglich ist, allseits verbindliche Rationalitätskriterien in der Medizin zu formulieren? Bedeutet es, daß die Medizin doch keine so exakte Wissenschaft ist wie die anderen Naturwissen-schaften? Wie können wir diese Sachverhalt erklären? Was bedeutet es überhaupt, eine rationale Entscheidung zu fällen?

Rational sind Handlungen dann, wenn sie wohlbegründet sind. Sind sie dagegen unbegründet, sind sie irrational. Als arational können sie bezeichnet werden, wenn sie außerhalb der Vernunft liegen, wie zum Beispiel im Falle von Neurosen und Psychosen. Wann ist aber eine Handlung begründet? Nun, zum Beispiel, wenn sie mit Bezug auf die Ziele und Präferenzen der Person das geeignete Mittel zur Erreichung eines gegebenen Zweckes ist.[303] Handlungen sind dadurch charakterisiert, daß sie immer auf ein bestimmtes Ziel oder Zweck ausgerichtet sind. Sie unterscheiden sich so von einem Verhalten. Wir handeln, um etwas zu erreichen.

---

303 Diese Art der Rationalität liegt der gesamten Entscheidungstheorie und Spieltheorie zugrunde. In der Entscheidungstheorie ist eine Handlung genau dann rational, wenn unter alternativen Handlungsmöglichkeiten die geeignete ausgewählt wird, um das Ziel zu erreichen.

Zunächst wollen wir uns aber vergegenwärtigen, daß wir Entscheidungen nur dann treffen müssen, wenn wir verschiedene Handlungsalternativen haben. Erst daraus entsteht das Problem, sich entscheiden zu müssen. Da die Konsequenzen der einzelnen Handlungen aber nicht immer eindeutig und sicher sind, treten gelegentlich Zweifel bei uns auf, ob die Entscheidung zugunsten einer bestimmten Handlung richtig ist oder nicht. Entscheidungen sind häufig auch deshalb schwierig, weil es gelegentlich zu Konflikten zwischen verschiedenen Zielen kommt. Nicht selten sind die Handlungsalternativen sogar so zahlreich und die Zielverknüpfungen so komplex, daß wir glauben, keine rationale Entscheidung treffen zu können.

Eine Entscheidung ist also immer dann erforderlich, wenn wir zwischen verschiedenen Alternativen auszuwählen haben. Die Wahl zugunsten einer Alternative ist in der Regel nicht willkürlich, sondern wird nach persönlichen Präferenzen vorgenommen. Jede Handlung hat ja schließlich irgendeinen Zweck. Allerdings bedeutet jede Entscheidung zugunsten einer Alternative auch immer irgendwo das Eingeständnis einer Preisgabe, denn meistens erreichen wir mit einer Handlung nicht alle angestrebten Ziele. Wir müssen also auch wählen, worauf wir verzichten. Eine sorgfältige Abwägung aller Vor- und Nachteile führt dann zur rationalen Entscheidung.

Wenn wir unterstellen, daß wir etwas planvoll und absichtlich tun können, dann setzen wir also voraus, daß wir Alternativen haben und daß wir uns bei der Auswahl nach Gründen richten können. Erst dann können wir sinnvoll behaupten, daß wir unser Verhalten vernünftig steuern. Handlungsfreiheit ist gegeben, wenn wir uns zwischen Alternativen entscheiden können. Willensfreiheit dagegen dann, wenn wir unsere Ziele, Interessen und Präferenzen frei wählen können.

Eine gewisse Unterstützung, um sich rational zu entscheiden, bietet heutzutage die sogenannte präskriptive Entscheidungstheorie, die die zum Teil unklaren und widersprüchlichen Erwartungen zu artikulieren hilft und uns Regeln an die Hand gibt, um rationale Entscheidungen zu fällen. Wir werden uns im Folgenden das Instrumentarium der Entscheidungstheorie zu Nutze machen, um die Strukturen und Mechanismen herauszuarbeiten, die einer rationalen Entscheidung zu Grunde liegen.

Worauf beruht die Entscheidung des Arztes, eine bestimmte Handlung zu vollziehen? Nun, sie beruht wie bei jedem Menschen auf Gründen, die sein Handeln motivieren.[304] Zu diesen Gründen gehören: die Ziele, die eine Person verfolgt, seine allgemeinen Überzeugungen, und sein Wissen über die Wege, die zur Erreichung des Zieles vorhanden sind. In der nachfolgenden Beurteilung, ob eine vollzogene Handlung rational erklärbar ist oder nicht, wird aber nur berücksichtigt, ob die Handlung zur Erreichung des Zieles basierend auf dem vorhandenen Wissen und in Übereinstimmung mit den Überzeugungen des Handelnden vernünftig ist. Es ist

---

304 Gründe werden hier als praktische Gründe verstanden, die den Handelnden zur Tat motivieren, und nicht als theoretische. Als theoretische Gründe werden Prämissen angesehen, aus denen etwas logisch gefolgert werden kann.

wichtig, diesen Aspekt nicht aus den Augen zu verlieren, weil sich die Diskussionen meistens bereits bei der Auswahl der Ziele erhitzen. Bei der Beurteilung über die Rationalität der Entscheidung bleibt also unberücksichtigt, ob wir mit den Überzeugungen des anderen übereinstimmen, seine Ziele für gut heißen oder sein Wissen für unvollständig halten. Unsere Beurteilung über die Überzeugungen oder Ziele des Handelnden sind moralischer Natur und haben keinen Einfluß auf die ihr unterstellte instrumentelle Rationalität.[305] Eine Tätigkeit wird also nur bezüglich der Ziele und des Wissens des Handelnden als rational (vernünftig) oder irrational (unvernünftig) angesehen, d. h. wir können nur sagen, daß die Person zur Erreichung ihres Zieles rational gehandelt hat.

Wie stellen wir uns konkret eine rationale Entscheidung vor? Nun, bevor eine Entscheidung getroffen werden kann, muß durch sorgfältige und systematische Analyse das Problem untersucht werden. Welches ist genau das Problem? Welche Bedeutung messen wir ihm bei? Was erwarten wir von der Entscheidung? Was sind unsere Ziele und Präferenzen? Diese Fragen sollten wir uns stellen, bevor wir in Betracht ziehen können, eine fundierte Entscheidung fällen zu wollen.[306]

Am Anfang steht sicherlich die Schwierigkeit, das Entscheidungsproblem in seine Komponenten zu zerlegen, um die Komplexität besser überblicken zu können. Dann überlegen wir uns meistens, welche Alternativen wir haben, zwischen denen wir sinnvoll wählen können. Außerdem berücksichtigen wir die Einflüsse, auf die wir keinen direkten Einfluß haben, wie zum Beispiel auf die Umwelteinflüsse, körperliche Konstitution des Patienten, instrumentelle und personelle Ressourcen unserer Tätigkeiten. Außerdem müssen wir uns der Auswirkungen bzw. Konsequenzen der Entscheidung bewußt sein, die die Alternativen haben. Und zuletzt dürfen wir unsere Ziele und Präferenzen nicht aus den Augen verlieren, denn sie motivieren letztlich unsere Handlung.

Am Schlimmsten ist es, wenn wir nicht wissen, was wir eigentlich wollen. Ohne Klarheit über die Ziele, die wir erreichen wollen, kann es keine vernünftige Entscheidung geben. Erst wenn wir die Konsequenzen im Lichte unserer Ziele beurteilen, dann können wir eine rationale Wahl treffen. Es ist deshalb zu Beginn äußerst wichtig, unsere Ziele klar und deutlich zu beschreiben. Nicht selten versuchen wir, mehrere Ziele zu verfolgen, die miteinander in Konflikt stehen, d. h. es kann sein, daß es keine Alternative gibt, die bezüglich der gewählten Präferenzen immer besser ist als die anderen Alternativen. Wir müssen uns trotz dieses Problems dennoch entscheiden, denn wir können nicht alles gleichzeitig haben. Wir müssen zwischen den Alternativen und Präferenzen sorgfältig abwägen.

---

305 Wir könnten zwar auch moralische Urteile vernünftig nennen, im Sinne der praktischen Vernunft, aber dieser Wortgebrauch entspricht nicht ganz dem, wenn wir sagen, jemand handelt rational.

306 Es gibt noch weitere Bedingungen für rationale Entscheidungen, die hier nicht alle aufgeführt werden können. Wer zum Beispiel nach Eisenführ und Weber [16] gegen die Forderungen der Zukunftsorientierung, Dominanz, Transitivität und Invarianz der Präferenzen handelt, der kann keine rationale Entscheidung fällen.

Entscheidung:
  – unter Sicherheit
  – unter Risiko
  – unter Unsicherheit

Präferenzen sind unsere Einstellungen zu den Konsequenzen. Unsere Präferenzen können wir aber nur dann sinnvoll festlegen, wenn wir in der Lage sind, die Konsequenzen der alternativen Handlungen mit gewissen Merkmalen zu beschreiben. So können wir als Chirurgen dem Patienten nur dann eine Operationsmethode empfehlen, wenn wir z. B. ihre Erfolgs-, Komplikations- und Sterblichkeitsrate im Vergleich mit alternativen Verfahren kennen.

In der Entscheidungstheorie werden drei verschiedene Entscheidungsformen unterschieden: eine Entscheidung unter Sicherheit, eine Entscheidung unter Risiko, und eine Entscheidung unter Unsicherheit. Will jemand beurteilen, ob das Handeln eines Arztes oder einer anderen Person rational war, so muß er zunächst festlegen, zu welcher Entscheidungsform die Entscheidung gehörte.

Eine Entscheidung unter Sicherheit ist dann gegeben, wenn jede Handlungs-alternative zu einer bestimmten Konsequenz führt, ohne daß unbekannte Einflüsse auf sie einwirken können. Sie liegt also genau dann vor, wenn die Person weiß, daß die verschiedenen Handlungen (H_1, H_2 oder H_3), die erwogen werden, mit Gewißheit zu einem bestimmten Ergebnis führen (E_1, E_2 oder E_3). Eine rationale Handlung kann dann folgendermaßen definiert werden: Eine Handlung H ist rational, wenn sie aus der Menge der möglichen Tätigkeiten ausgewählt wird, um den gewünschten Effekt E zu erreichen. Wünscht eine Person E_1 herbeizuführen und führt lediglich die Handlung H_1 zu der gewünschten Konsequenz E_1, dann handelt die Person rational, wenn sie H_1 vollzieht. Sie handelt irrational, wenn sie sich für H_2 oder H_3 entscheidet, die zu E_2 oder E_3 führen. Nach der Entscheidungstheorie wird eine Entscheidung unter Sicherheit also als rational bezeichnet, wenn die Handlung geeignet ist, die angestrebten Ziele aufgrund der verfügbaren Informationen zu erreichen. Die Ziel- und Normvorstellungen der Person werden als gegebene Daten betrachtet und nicht einer moralischen Kritik unterzogen.

Ob die Handlung der Person rational ist, wird auch nur bezüglich des subjektiven Wissens beurteilt, über das die Person zum Zeitpunkt der Entscheidung zugunsten einer Handlung verfügte und wie sie zu diesem Zeitpunkt die Situation einschätzte.[307] Weder die objektiven Tatsachen noch die tatsächlich relevanten Gesetzmäßigkeiten gehen in diese Beurteilung ein. Wenn der Arzt sich in der Diagnose eines Patienten irrte, er den Zustand

---

307 Gelegentlich begegnen wir im klinischen Alltag dem sogenannten „hindsight bias". Es handelt sich dabei um die Neigung, im nachhinein, wenn wir also durch die Erfahrung bereits belehrt wurden, zu glauben, daß wir bereits vor der Entscheidung so klug gewesen sind. Erfolge werden so häufig auf die eigenen Entscheidungen und Mißerfolge auf die Entscheidungen anderer bezogen.

des Patienten falsch einschätzte oder er nicht über die nötigen Kenntnisse verfügte, um die Konsequenzen seiner Handlung zu überblicken, so handelt er nicht irrational. Wir würden den Arzt als unfähig oder unverantwortlich bezeichnen – seine Entscheidung könnte aber trotzdem rational gewesen sein. Möglicherweise würden sie Unfähigkeit und Unverantwortlichkeit auch als unvernünftig im moralischen Sinne ansehen. Auf die Beurteilung, ob eine Entscheidung zu einem gegebenen Zeitpunkt rational war, um das Ziel zu erreichen, haben diese Faktoren aber keinen Einfluß.

Eine Entscheidung unter Sicherheit tritt im klinischen Alltag aber eher selten auf. Meistens sind wir in der Situation, daß wir eine Entscheidung unter Risiko treffen müssen. Eine Entscheidung unter Risiko liegt dann vor, wenn für die handelnde Person nicht sicher erkennbar ist, welche Konsequenzen die verschiedenen potentiellen Handlungen tatsächlich haben werden. Nehmen wir an, die Person muß zwischen den beiden Handlungen H_1 und H_2 entscheiden. Jede der beiden Handlungen würde in Abhängigkeit von äußeren Einflüssen zu zwei verschiedenen Ergebnisse führen, wobei jedem Ergebnis eine gewisse Wahrscheinlichkeit zukommt. So könnte H_1 zu I_1 oder I_2 führen und H_2 zu J_1 oder J_2. Eine Entscheidung unter Risiko wird nun als rational beurteilt, wenn der zu erwartende Gesamtnutzen der Handlung maximiert wird (Bayes Kriterium). Der Nutzen einzelner Handlungen wird dadurch ermittelt, daß eine Präferenzmatrix und eine Wahrscheinlichkeitsmatrix für die Konsequenzen aufgestellt wird und für jede Handlung berechnet wird, wir hoch der sogenannte erwartete Nutzen (expected utility) ist. Dieses Vorgehen wollen wir nun im Detail besprechen.

Für derartige Entscheidungssituationen gilt zunächst, daß das handelnde Subjekt zwischen verschiedenen möglichen Handlungen wählen muß, wobei es einen Überblick über alle möglichen Konsequenzen hat, die eintreffen könnten, ohne zugleich mit Sicherheit zu wissen, welcher Zustand dies sein wird. Es sind ihm nur die subjektiven Wahrscheinlichkeiten des Eintreffens gegeben. Unter der subjektiven Wahrscheinlichkeit eines Ereignisses ist der Grad zu verstehen, in dem das Subjekt an das Eintreffen dieses Zustandes glaubt. Wahrscheinlichkeit bedeutet hier soviel wie Glaubens- oder Überzeugungsgrad an das Eintreffen eines Ereignisses.[308]

Bei Entscheidungen unter Risiko hängt die Entscheidung zugunsten einer Handlung also vom erwarteten Nutzen der Handlung ab. Die Präferenz der Entscheidungen wird als sogenannte Nutzenfunktion abgebildet und einer Zahl zugeordnet. Bei einer rationalen Entscheidung wird die Handlungsalternative mit dem höchsten Erwartungsnutzen gewählt.

Am Beispiel der Appendizitis soll deutlich gemacht werden, in welcher Form rationale Entscheidungen durch unser Wissen beeinflußt werden können. Erst wenn wir die Mechanismen verstehen, die eine rationale Entscheidung bedingen, können wir auch gezielt auf sie einwirken.

---

308 In der Entscheidungstheorie wird Wahrscheinlichkeit subjektivistisch interpretiert: Wahrscheinlichkeit ist der Grad des rationalen Glaubens – die Wahrscheinlichkeit einer Hypothese h ist danach ein Gradmesser für den Glauben an h bei gegebenen Erfahrungsdaten e, wobei der Glaube einer rationalen Person zum Maßstab erhoben wird.

Rekonstruieren wir gemeinsam die Situation in der Notfallambulanz. Eine 32jährige Patientin klagt seit 5 Stunden über zunehmende rechtsseitige Unterbauchschmerzen mit Übelkeit und einmaligem Erbrechen – ansonsten „leere" Anamnese bis auf rezidivierende Adnexitiden. Bei der körperlichen Untersuchung findet sich lediglich über McBurney ein deutlicher Druckschmerz, geringer Klopfschmerz und keine sichere Abwehrspannung. Im Blutbild ist eine Leukozytose (14.000) nachweisbar. Der hinzugezogene Chirurg schätzt die Wahrscheinlichkeit auf 60 Prozent (0.6), daß es sich um eine akute Appendizitis handelt. Er steht jetzt vor der Entscheidung eine Appendektomie vorzuschlagen oder die Patientin über die nächsten Stunden zu beobachten. Führt er eine Appendektomie durch, so besteht zu 40% das Risiko, daß er eine nicht akut entzündliche Appendix vermiformis resezieren wird. Beobachtet er statt dessen die Patientin über 12 Stunden, natürlich mit wiederholten körperlichen Untersuchungen, um eine Verschlechterung sofort zu erkennen, so werden voraussichtlich in 40 Prozent der Fälle die Beschwerden verschwunden sein, in 60 Prozent fortbestehen oder sich sogar bis zur Perforation verschlechtern.[309]

Wir stellen nun die möglichen Handlungen (Operation oder primär konservative beobachtende Therapie) den möglichen Situationen (Appendizitis oder keine Appendizitis) gegenüber und formulieren die Konsequenzen: Operation bei Appendizitis ist eindeutig indiziert und die optimale Behandlungsform; Operation bei einer Fehlindikaton (z.B. Gastroenteritis, M. Crohn, Adnexitis o.ä.) ist wenig sinnvoll und nicht wünschenswert, aber auf Grund der geringen Komplikationsrate nicht fatal; eine symptomatische Behandlung der Appendizitis ist nicht indiziert, führt möglicherweise zu einer unerwünschten Zunahme der Komplikationen durch die fortschreitende Entzündung; und eine konservative Behandlung ist bei anderen Erkrankungen durchaus wünschenswert und indiziert.

Eine Konsequenzenmatrix dieser Situation läßt sich nun folgendermaßen darstellen:

	Appendizitis	Keine Appendizitis
Operative Behandlung	indiziert	nicht indiziert, geringe Komplikationsrate
Konservative Behandlung	nicht indiziert, hohe Komplikationsrate	indiziert

Um eine rationale Entscheidung fällen zu können, wird aber noch eine Wahrscheinlichkeitsmatrix benötigt, die dem Auftreten einer Appendizitis bei dem Patienten eine Wahrscheinlichkeit p zuordnet (und 1-p für das Gegenteil).

	Appendizitis	Keine Appendizitis
Operative Behandlung	60	40
Konservative Behandlung	60	40

---

309 Die Wahrscheinlichkeit, daß unter der Beobachtung eine Perforation eintritt, wird mit 5 Prozent angenommen.

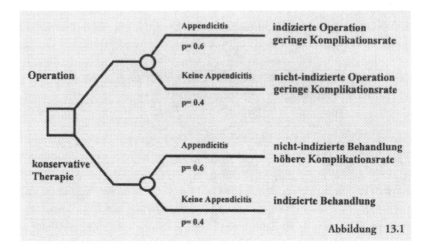

Appendicitis
p= 0.6
indizierte Operation
geringe Komplikationsrate

Operation

Keine Appendicitis
p= 0.4
nicht-indizierte Operation
geringe Komplikationsrate

Appendicitis
p= 0.6
nicht-indizierte Behandlung
höhere Komplikationsrate

konservative
Therapie

Keine Appendicitis
p= 0.4
indizierte Behandlung

Abbildung 13.1

Solche Entscheidungsprobleme können am besten durch eine Entscheidungs-matrix, wie oben, oder einen Entscheidungsbaum dargestellt werden. Da die Ent-scheidungsmatrix bei multiplen Entscheidungen sehr unübersichtlich werden kann, werden wir Entscheidungsbäume verwenden, um uns das nötige Instrumentarium für komplexere Entscheidungen anzueignen. Dazu müssen einige Definitionen eingeführt werden:

1. Eine Entscheidung, die getroffen werden muß, wird mit einem Viereck dargestellt.
2. Von der Entscheidung ausgehend werden die verschiedenen Handlungs-alternativen durch eine Linie abgebildet.
3. Wenn es mehrere Konsequenzen der Handlungen gibt, die eintreten können, dann werden sie von einem Kreis ausgehend dargestellt.

Soll eine Entscheidung unter Risiko gefällt werden, z.B. ob bei dem oben genannten Patienten mit unklaren rechtsseitigen Unterbauchschmerzen eine Appen-dektomie vorgenommen werden soll oder ein beobachtendes Abwarten, so kann sie gemäß Abb. 13.1 dargestellt werden.

Jeder Kreis gibt demnach die möglichen Konsequenzen der alternativen Handlung an. Zu jeder möglichen Konsequenz wird deshalb die Wahrscheinlichkeit angegeben, mit der erwartet wird, daß sie eintritt. Die Summe aller Wahrscheinlichkeiten für jeden Kreisknoten ist 1. Die Konsequenzen bzw. Folgen einer medizinischen Behandlung bestehen in der Regel in dem Auskommen oder Ergebnis der Behandlung. Sie werden meistens als geheilt oder nicht geheilt beschrieben, als in Remission befindlich, als mit vorübergehenden oder dauernden Defekt verheilt.

Zu einer rationalen Entscheidung können wir aber erst dann gelangen, wenn wir für die verschiedenen Konsequenzen einen erwarteten Nutzen angeben. Dieser wird vom Patienten angegeben werden müssen, denn er ist letztlich derjenige, der die Entscheidung trifft – obwohl der behandelnde Arzt ohne Zweifel eine wesentlichen Einfluß auf die Entscheidungsfindung ausüben kann. Wir hatten bereits gesagt, daß wir den erwarteten Nutzen in Zahlen zwischen 0 und 100 spezifizieren wollen. Ohne Zweifel wird die Operation einer perforierten Appendix mit 0 bewertet, denn gerade dieser Zustand ist ja derjenige, den wir vermeiden wollen. Den meisten Nutzen werden wir dem spontanen Rückgang der Beschwerden ohne Operation zuschreiben, diese Konsequenz wird deshalb mit 100 bewertet. Das Prinzip bei der subjektiven Zuschreibung des Nutzens besteht also darin, dem besten Ergebnis eine 100 und dem schlechtesten eine 0 zuzuschreiben. Die anderen Konsequenzen werden dann im Lichte dieser Bewertung interpretiert. Es wird demnach eine Art Nutzenfunktion konstruiert, die jeder Konsequenz eine Zahl zwischen 0 und 100 zuordnet.[310]

Wenn der Nutzen für mehrere Konsequenzen angegeben werden muß, dann ist es notwendig, eine Nutzenfunktion für die verschiedenen Ergebnisse zu konstruieren. Dazu sind verschiedene Techniken verfügbar, die aber bisher allesamt nicht ideal sind.[311] Bei der Erstellung solch einer Nutzenfunktion müssen berücksichtigt werden: 1. der Wille des Einzelnen zum Risiko, d. h. ist der Patient bereit, ein hohes Risiko zu tragen, oder versucht er, diesem möglichst auszuweichen, auch wenn er sich dadurch die Chance zu einer „Heilung" vergibt. 2. Welchen Bezugsrahmen, welche Erwartung hat der Patient? Was hat er bereits von Bekannten und Freunden über die Behandlung gehört oder welche Komplikationen sind ihm bekannt? 3. Viele Patienten sind inkonsistent in ihren Bewertungen, um einem schlechten Ergebnis auszuweichen.

Wie wird nun der Chirurg die Entfernung eines entzündeten Blinddarmes und eines „unschuldigen" bewerten. Wir werden die Resektion eines akut entzündeten Blinddarmes mit einem Nutzen von 100 festsetzen und eines nicht-entzündeten von 40.[312] Dabei berücksichtigen wir, daß es sich im ersten Fall um eine eindeutig indizierte Operation handelt, die als adäquate Behandlung angesehen wird, und im zweiten Fall, daß wir eine nicht eindeutig notwendige Operation zwar nicht für wünschenswert halten, sie aber aufgrund der geringen Komplikationsrate und Prophylaxe vor möglichen weiteren Schmerzattacken in der Zukunft als nicht so dramatisch einschätzen.

	Appendizitis	Keine Appendizitis
Operative Behandlung	100	40
Konservative Behandlung	0	100

Wenn wir jetzt zu dem Entscheidungsbaum die erwarteten Nutzen hinzufügen und den gesamten Nutzen für jede Entscheidung berechnen erhalten wir das in Abb. 13.2 dargestellte Ergebnis.

---

310 Natürlich spricht auch nichts dagegen, andere Zahlen zu verwenden.

311 Eine ausführliche Darstellung findet sich in Eisenführ und Weber [16] oder Clarke [13].

312 Interessanterweise setzte Clarke und Roseman [14] den Nutzen für die Entfernung einer normalen Appendix auf 70 und den der Entfernung eines entzündeten Blinddarmes auf 60.

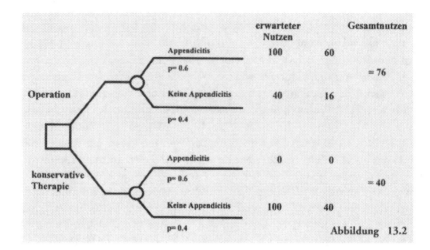

Abbildung 13.2

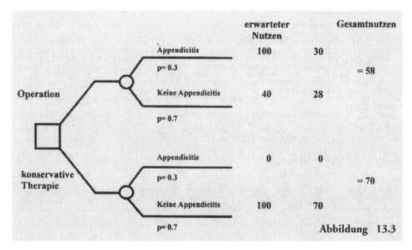

Abbildung 13.3

Für die operative Behandlung [(100×0,6)+(40×0.4)=60+16=76] ergibt sich so ein erwarteter Gesamtnutzen von 76 und für die konservative Behandlung [(0×0,6)+(100×0,4)=40] von 40. Die Entscheidung zugunsten der Operation ist eindeutig. Die Situation ändert sich aber, wenn die Untersuchungsbefunde eine Appendizitis weniger wahrscheinlich (0.3) machen. Dann beträgt der erwartete Gesamtnutzen für die Operation [(100×0,3)+(40×0,7)=30+28=58] nur noch 58 und 70 für die konservative Behandlung [(0×0,3)+(100×0,7)=70]. Eine operative Behandlung ist nicht gerechtfertigt (s. Abb. 13.3).

Nach dem Kriterium von Bayes wird nun verlangt, daß unter den Handlungen diejenige ausgewählt werden soll, für die der erwartete Gesamtnutzen am größten ist, d. h. der zu erwartende Gesamtnutzen wird von keiner alternativen Handlung übertroffen. Akzeptieren wir also die obige Präferenzmatrix und Nutzenfunktion,

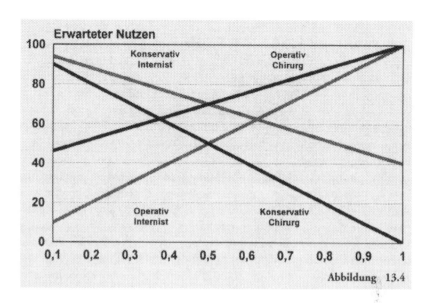

Abbildung 13.4

dann werden wir immer dann eine operative Behandlung empfehlen, wenn die Wahrscheinlichkeit der Appendizitis größer als 0.37 ist.

Wahrscheinlich wird aber ein Internist seine Präferenzen mit einer anderen Nutzenfunktion ausdrücken und damit zu anderen Ergebnissen gelangen. Er könnte es aufgrund seiner „natürlichen" Abneigung gegenüber Operationen als viel schlimmer empfinden eine überflüssige Operation vorzunehmen als eine vorübergehende konservative Behandlung mit einem Antibiotikum. Seine Präferenzmatrix könnte zum Beispiel folgendermaßen aussehen:

	Appendizitis	Keine Appendizitis
Operative Behandlung	100	0
Konservative Behandlung	40	100

Stellen wir nun die zu erwarteten Gesamtnutzen aus beiden individuellen Einstellungen (Chirurg versus Internist) in einer Abbildung zusammen (s. Abb. 13.4), dann wird offensichtlich, daß die Entscheidung zur konservativen Therapie von der Wahrscheinlichkeit der Diagnose abhängt. Der Internist wird den Patienten bis zu einer Wahrscheinlichkeit von 0.63 eher konservativ behandeln und abwarten, während der Chirurg bereits ab einer Wahrscheinlichkeit von 0.37 die Operation empfehlen wird.

Es wird deutlich, wie die individuellen Einstellungen der Ärzte bei denselben Wahrscheinlichkeiten bezüglich der Sicherheit der Diagnose zu unterschiedlichen Therapieempfehlungen führen müssen. Handelt der Arzt gemäß diesen Prinzipien der Entscheidungstheorie rational, dann sind die unterschiedlichen Therapieempfehlungen aufgrund derselben Einschätzung der Krankheit verständlich und rational begründbar.

Wir entnehmen dem Entscheidungsbaum, daß die Entscheidung wesentlich von der angenommen Wahrscheinlichkeit des Auftretens der Konsequenz und dem erwarteten Nutzen abhängt. Beide Faktoren unterliegen aber wichtigen Einflüssen, so daß die im klinischen Alltag vorkommenden sich widersprechenden unterschiedlichen Therapieempfehlungen erklärbar sind und nicht der Ausdruck einer allgemeinen Konfusion in der Medizin. Haben wir nämlich einmal erkannt, worauf sich unsere Entscheidungen gründen, dann wissen wir auch, an welcher Stelle wir Änderungen vornehmen können, um die Entscheidungen zu beeinflussen. Am einfachsten läßt sich die Wahrscheinlichkeit erhöhen, die Erkrankung richtig zu diagnostizieren. Durch eine bessere Diagnostik kann die Wahrscheinlichkeit erhöht werden, daß eine bestimmte Erkrankung vorliegt, um auf diese Weise eine gezieltere Therapie vorzunehmen. Könnten wir bei allen Patienten mit rechtsseitigen Unterbauchschmerzen immer mit einer Wahrscheinlichkeit von mehr als 0.63 eine Appendizitis vorhersagen, dann würden die Therapieempfehlungen des Internisten und Chirurgen in unserem Beispiel übereinstimmen, wie wir in der Abbildung deutlich sehen.

Die zweite Möglichkeit, Einfluß auf die Entscheidung zu nehmen, besteht in der Veränderung der Konsequenzen. So können die Nebenwirkungen einer medikamentösen Behandlung durch ein besser verträgliches oder besser wirksames Medikament reduziert werden. So könnte sich die Bewertung der Folgen für bestimmte operative Therapien nach der Einführung minimal invasiver Techniken (z.B. Implantation von Stents zur Therapie des Aortenaneurysmas, laparoskopische Resektion von Dickdarmerkrankungen) ändern. Um die Folgen einer Therapie richtig einschätzen zu können, müssen natürlich Informationan über Erfolgs-, Nebenwirkungs-, Komplikations- oder Sterberate der alternativen Therapieverfahren vorhanden sein. Diese verläßlichen Daten können nur aus guten experimentellen und klinischen Studien gewonnen werden. Wissenschaftlich aussagekräftige Studien können so die Entscheidung des Patienten zugunsten oder gegen eine bestimmte Behandlung beeinflussen.

Könnten wir z.B. durch eine prospektiv-randomisierte Studie nachweisen, daß die konservative Behandlung der nicht-perforierten Appendizitis mit hochdosierten Antibiotika ebenfalls zu einer dauerhaften Heilung führt, dann wird auch der Chirurg die konventionelle Behandlung der Appendizitis anders bewerten müssen – und würde sich damit der Einstellung des Internisten nähern. Andererseits ist genausogut denkbar, daß durch die minimal invasiven Operationsmethoden die „frustrane" Appendektomie nicht mehr so negativ bewertet wird.

Letztlich sind es aber nicht die Konsequenzen selbst, die einen Einfluß auf unsere Entscheidungen haben, sondern es ist unsere Bewertung der Konsequenzen. Es sind die Präferenzen, die den entscheidenden Einfluß auf unsere Entscheidungen haben, weil sie sich in dem erwarteten Nutzen widerspiegeln. Der Nutzen eines Ergebnisses wird von dem Patienten als subjektiv bewertet und unterliegt den subjektiven Erwartungen und Ängsten des Patienten. Da der Patient derjenige ist, der behandelt werden soll, muß auch er aufgrund seiner Präferenzen entscheiden, welche Behandlung für ihn die geeignete ist.

Eine rationale Entscheidung zwischen alternativen Behandlungsverfahren hängt demnach einerseits von der Wahrscheinlichkeit der zu berücksichtigenden Ereignisse ab, als auch von den Präferenzen, die ihren Ausdruck in dem zu erwarteten Nutzen finden. Da der Arzt dem Patienten eine Behandlungsmethode aber nur raten kann, muß er in der Lage sein, seine Entscheidung dem Patienten zu erklären. In einigen Fällen mag sich der Patient aber zu einem anderen Behandlungsverfahren entscheiden, als der Arzt es für sinnvoll hält. Ist zum Beispiel der Arzt davon überzeugt, daß eine Cholezystektomie bei einer unkomplizierten Cholezystolithiasis laparoskopisch vorgenommen werden soll, weil sie evidente Vorteile für den Patienten hat, so mag es einige Patienten geben, die diese Operationsmethode dennoch ablehnen. Aufgrund der in der Öffentlichkeit berichteten Komplikationen haben sie möglicherweise kein Vertrauen zu dieser Methode und wünschen konventionell über einen großen Bauchschnitt operiert zu werden. In anderen Situationen werden von einigen Patienten möglicherweise alternative Behandlungsverfahren favorisiert, die der Arzt für wenig sinnvoll hält. Hier wird der Arzt im ausführlichen Gespräch versuchen müssen, den Patienten von seinen Ansichten zu überzeugen, damit sich die Präferenzen des Patienten ändern.

Eine Konsequenzenmatrix für die laparoskopische und konventionelle Chirurgie bezogen auf die seltene Komplikation der Choledochusverletzung könnte so aussehen:

	Komplikationen	Keine Komplikationen
Laparoskopische Cholezystektomie	Gallengangsverletzung	optimales Ergebnis
Konventionelle Cholezystektomie	Gallengangsverletzung	gutes Ergebnis

Die Konsequenzenmatrix wurde mit Absicht stark vereinfacht, um das vermeintliche Wissen und die Ängste des Patienten darzustellen, der von den häufigeren Gallenwegsverletzungen gehört hat und dessen Folgen fürchtet. Obwohl der Patient weiß, daß die laparoskopische Operationsmethode mit weniger Schmerzen und einer schnelleren Rekonvaleszenz einhergeht, stellt er die folgende Präferenzmatrix auf:

	Komplikationen	Keine Komplikationen
Laparoskopische Cholezystektomie	−10,000	100
Konventionelle Cholezystektomie	−10,000	80

Unter der Annahme, daß eine Gallenwegsverletzung bei 0,5 Prozent der laparoskopischen und 0,2 Prozent der konventionellen Fälle eintritt, ist es besser, sich einer konventionellen Operation (59,8) als einer laparoskopischen Operation (49,5) zu unterziehen. Wir erkennen hier, daß selbst die geringe Wahrscheinlichkeit, daß eine bestimmte Komplikation auftritt, trotzdem die Entscheidung beeinflussen kann, wenn die Furcht vor den Folgen der Komplikation so groß sind, daß der zu erwartende Nutzen mit −10,000 bewertet wird.

Der Entscheidungsbaum und der zu erwartete Gesamtnutzen stellen sich dann wie in Abb. 13.5 skizziert dar.

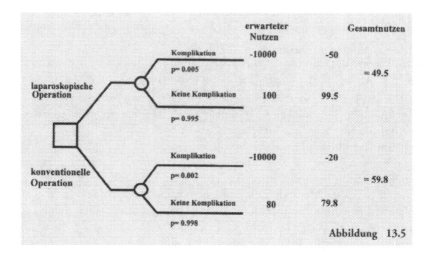

Abbildung 13.5

Intuitiv werden wir die Reaktion des Patienten, die Komplikation so negativ zu bewerten, als übertrieben einstufen. Deshalb ist es sinnvoll, den Nutzen als numerischen Wert zwischen 0 und 100 festzulegen. Würde die Person das Eintreten der Komplikation mit 0 bewerten, die komplikationslose laparoskopische Operation mit 100 und die komplikationslose konventionelle Operation mit 80, dann würde der Gesamtnutzen für die laparoskopische Operationsmethode 99.5 betragen und für die konventionelle Methode 80×99.8=79.8 (s. Abb. 13.6). Die laparoskopische Methode hätte damit den größeren Gesamtnutzen. Aus diesem Beispiel können wir erkennen, daß der Zwang zur numerischen Bestimmung unserer Präferenzen auch regulativ gegenüber übertriebenen Ängsten sein kann, weil die Festlegung zu einer Nutzenfunktion uns zwingt, kritisch, rational und konsistent unsere Präferenzen zu artikulieren, was nicht selten schwierig ist.

Die bisherigen Ausführungen zur Entscheidungstheorie schienen deshalb geboten, weil manchmal behauptet wird, daß Medizin als praktische Tätigkeit keine Wissenschaft sei, weil es zu viele unterschiedliche Meinungen über die Behandlung von Patienten gibt. Sie könne deshalb höchstens eine Erfahrungswissenschaft sein – was immer das auch sein mag. Ob Medizin als praktische Tätigkeit eine Wissenschaft ist, kann auf diese Weise nicht beantwortet werden, weil die Frage ohne weitere Erklärung wenig sinnvoll ist. Wenn jemand damit meint, daß die theoretischen Erkenntnisse wissenschaftlich fundiert sind, die uns die Gründe für unsere Entscheidungen liefern, so werden wir der Medizin schwerlich den Titel einer Wissenschaft streitig machen können, wie wir bereits gesehen haben. Wenn jemand damit meint, daß rationale Entscheidungen, wie gerade diskutiert, in der Medizin keine Rolle spielen, so werden wir ihm ebenfalls Unrecht geben. Wenn jemand dagegen Bezug nimmt auf den Hintergrund der Entscheidungen, ihren Zielen und Zwecken, dann haben wir es nicht mehr allein mit theoretischen Aspekten zu tun, sondern mit praktischen, die aber nach ganz anderen Kriterien bewertet werden. Hier

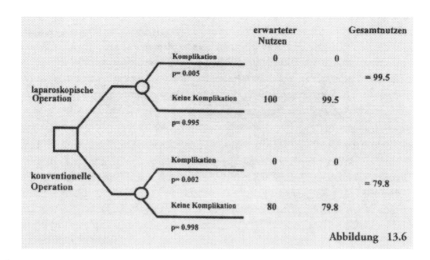

Abbildung 13.6

spielen moralische, soziale und religiöse Normen und Überzeugungen eine bedeutende Rolle. Sie können aber in gewissem Grade entmystifiziert werden, weil sie indirekt in die Präferenzen und ihre Bewertung mit eingehen.

Wollten wir die Präferenzen und Nutzenfunktion zwischen verschiedenen Personen thematisieren, so müßten wir untersuchen, wie diese unterschiedliche Wünschbarkeit zustande kommt, d. h. welche individuellen, sozialen und moralischen Erwägungen den unterschiedlichen Empfehlungen zu Grunde liegen. Das wäre aber eher eine psychologische Aufgabe.

Wir wollen an einem weiteren Beispiel darlegen, wie hilfreich die Regeln der Entscheidungstheorie sein können, um uns bei klinischen Entscheidungen zu leiten.

Betrachten wir zunächst die klinische Situation, daß wir bei einer abdominellen Operation zufällig ein Meckelsches Divertikel finden. Das Meckelsche Divertikel ist eine angeborene gastrointestinale Anomalie, die mit einer Inzidenz von 0,3–1,7% Prozent auftritt. Da das Divertikel zu Komplikationen wie Blutungen, Entzündungen oder Perforationen führen kann, wird in den einschlägigen chirurgischen Lehrbüchern empfohlen, ein intraoperativ zufällig gefundenes Meckelsches Divertikel beim Erwachsenen zu entfernen. Die Empfehlung beruht darauf, daß die Entfernung des Divertikels mit einer sehr geringen Komplikationsrate vorgenommen werden kann und damit zugleich der potentiellen Bedrohung durch eine zukünftige Komplikation vorgebeugt wird.

Ein Literaturstudium der Komplikationen nach solchen zufällig entfernten Divertikeln offenbart,[313] daß die postoperativen Komplikationen, die direkt auf die Abtragung des Divertikels zurückgeführt werden können, durchschnittlich 4,1

313 Peoples et al. [39]

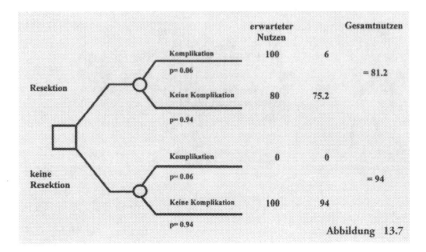

Abbildung 13.7

Prozent beträgt und die Sterblichkeit sogar nur 0,2 Prozent. Wenn wir diese Ergebnisse mit denen nach Entfernung eines komplizierten Divertikels vergleichen, dann erkennen wir, daß die Komplikationsrate mit 8,5 Prozent und die Sterblichkeit mit 1,6 Prozent deutlich höher liegen. Diese Ergebnisse scheinen der Grund für die Empfehlung zu sein, ein zufällig gefundenes Divertikel abzutragen, schließlich ist die Komplikation bei den zufällig gefundenen geringer.

Wollten wir nun die Entscheidung zur Entfernung eines Divertikels rational rekonstruieren, so benötigen wir noch die Wahrscheinlichkeit, mit der bei einem Divertikel eine Komplikation auftritt. Die Wahrscheinlichkeit beträgt beim Erwachsenen zwischen 4,2 und 6,2 Prozent. Wir präferieren, bewertet mit 100, natürlich die Situation, daß wir das zufällig entdeckte Divertikel nur dann entfernt wissen wollen, wenn der Patient ansonsten tatsächlich ein Komplikation bekäme und ein Belassen des Divertikels, wenn er niemals eine Komplikation bekommen würde. Dagegen würden wir es als sehr unerwünscht ansehen, bewertet mit 0, daß das Divertikel belassen wird und später doch eine Komplikation auftritt. Allerdings würde es uns nicht so berühren, bewertet mit 80, wenn der Chirurg das Divertikel entfernt, obwohl es keinen komplizierten Verlauf nehmen würde. Die Bewertung mit 80 begründen wir damit, daß das Fehlen des Divertikels wahrscheinlich für unsere Gesundheit keine Rolle spielt und deshalb nur unerhebliche Spätfolgen haben wird.

Der Entscheidungsbaum einschließlich Gesamtnutzen wird in Abb. 13.7 dargestellt.

Bei dieser Konstellation erscheint es nicht rational begründbar, ein zufällig gefundenes Meckel Divertikel zu entfernen. Zusätzlich zu dem Entscheidungsbaum können wir uns auch durch die einfache Wahrscheinlichkeitsrechung klarmachen, daß unsere Entscheidung gegen die Resektion vernünftig ist. Da als Argument für die Abtragung des Divertikels die geringe Komplikations- und Sterberate angeführt wird, wollen wir jetzt die Wahrscheinlichkeit berechnen, mit der die Komplikation tatsächlich auftritt. Bei einer Wahrscheinlichkeit von 0,062 (6,2 Prozent), daß sich eine Komplikation ausbildet, und einer durchschnittlichen postoperativen Komplikationsrate von 8,5 Prozent beträgt die Wahrscheinlichkeit, daß eine Komplikation auftritt lediglich 0,062×0,085=0,00527. Vergleichen wir nun die zu erwartende Komplikationsrate von 0,527 Prozent mit der tatsächlichen nach Entfernung eines zufällig gefunden Divertikels, die 4,1 Prozent beträgt, dann ist auch die zu erwartende Komplikationsrate ein Argument gegen die Resektion. Die Entscheidungstheorie hilft dem Chirurgen so eine sinnvolle Entscheidung zu treffen, obgleich sie damit den meisten Lehrbüchern widerspricht.[314]

Die dritte Art der Entscheidungen, der wir uns nun zuwenden, sind die Entscheidungen unter Unsicherheit, d. h. die Person kennt zwar die möglichen gegenwärtigen Zustände und die möglichen Tätigkeiten sowie ihre Konsequenzen einschließlich ihrer Wünschbarkeiten, aber sie kann für die Ereignisse keine Wahrscheinlichkeiten angeben. Wir können in solchen Fällen also nur die Konsequenzen- bzw. Präferenzmatrix angeben. Ein einfaches Beispiel soll dieses näher erläutern:[315] Gegeben sind zwei Beutel mit Kugeln aus Blei, Silber, Gold, und Platin. Im ersten Beutel sind nur Silber- und Goldkugeln und im zweiten nur solche aus Blei und Platin. Der Wert beträgt 100 für Platin, 10 für Gold, 1 für Silber und 0 für Blei. Eine Person darf einmal eine Kugel aus einem Beutel seiner Wahl ziehen und diese behalten. Die Wahrscheinlichkeitsverteilung der Kugeln innerhalb des Beutels sind unbekannt, ansonsten würde es sich um eine Entscheidung unter Risiko handeln. Es könnte zum Beispiel sein, daß von den 20 Kugeln im ersten Beutel 19 aus Silber und 1 aus Gold sind oder umgekehrt. So könnten im zweiten Beutel auch 19 Kugeln aus Platin und nur eine aus Blei sein, oder umgekehrt. Wie aber sollen wir uns hier entscheiden? Welches Kriterium können wir hier anwenden, um rational zu entscheiden?

Für die Entscheidung unter Unsicherheit wurden verschiedene rationale Entscheidungskriterien formuliert. Die beiden einfachsten sind die Maximin-Nutzen-Regel und die Maximax-Nutzen-Regel. Wenn wir uns nach der Maximin-Regel richten, dann sollen wir diejenige Handlung wählen, die im ungünstigsten Fall den Nutzen maximiert. Sie ist der Ausdruck einer pessimistischen Einstellung. Nach dieser Regel müßten wir in den ersten Beutel greifen, weil wir so zumindest eine Silberkugel erhalten würden. Der Handelnde, der nach dieser Regel handelt, geht demnach immer von der ungünstigsten Wahrscheinlichkeit aus. Er tut so, als wenn sein Gegenspieler ihm feindlich gesonnen ist. Eine optimistische Grundeinstellung kommt dagegen in der Maximax-Regel zum Ausdruck. Nach ihr sind wir davon überzeugt, daß jede Handlung zum bestmöglichen Resultat führt, so daß wird den zweiten Beutel auswählen.

---

314 Clarke und Roseman [14] beschrieben ausführlich, wie eine rationale Entscheidung über eine intraoperative Cholangiographie bei einer geplanten Cholezystektomie getroffen werden kann.
315 Stegmüller [56] S. 391f

Ein vorsichtig Handelnder wird wahrscheinlich die erste Regel anwenden. Sie führt aber als allgemeine Regel nur dann zu einem optimalen Resultat, wenn er sich einer bewußt feindlichen Umgebung gegenüber sieht.[316]

Wir haben gesehen, daß die Entscheidungstheorie uns durchaus in manchen Situationen behilflich sein kann. Allerdings setzt sie voraus, daß wir uns auch diszipliniert verhalten: wir müssen unsere Zwecke und Ziele artikulieren, die möglichen Folgen oder Konsequenzen unserer Handlungen vollständig angeben und uns der Mühe unterziehen, eine Nutzenfunktion für die zu erwartenden Konsequenzen anzugeben. Obwohl die drei Komponenten wesentliche Bestandteile einer rationalen Entscheidung sind, verstoßen wir im Alltag sehr häufig gegen diese Bedingungen. Die Entscheidungstheorie kann somit auch als ein Instrument verwendet werden, unsere Entscheidungen transparenter zu machen, indem wir uns an bestimmte Regeln halten. Da es bei den meisten ärztlichen Entscheidungen um das Wohl von Menschen geht, sollte es nicht zuviel verlangt sein, zu versuchen, diese Forderungen zu erfüllen. Am meisten Schwierigkeiten wird man sicherlich damit haben, eine konsistente Nutzenfunktion beim Patienten zu erheben [13], weil wir nicht gewohnt sind, unsere Präferenzen differenziert gegeneinander abzuwägen.

---

316 Strenggenommen gibt es wahrscheinlich keine Entscheidung unter Unsicherheit, weil es immer irgendwelche Informationen über die Handlungssituation gibt. Auch in den Situationen, wo es keine relevanten Informationen zu geben scheint, ist der Handelnde gezwungen eine Entscheidung zu fällen. Dies wird ihm dadurch ermöglicht, daß er sich z.B. mit einer Menge von Wahrscheinlichkeitsmöglichkeiten behilft.

14. Wirklichkeit, Rationalität und Vernunft

Einige Erwartungen bezüglich dessen, was wir zu Beginn unserer Betrachtungen unter Wissenschaft zu verstehen meinten, wurden wahrscheinlich durch die bisherige Argumentation enttäuscht und haben sich nicht erfüllt, während sich dafür möglicherweise andere Erwartungen eingestellt haben. Da wir Gelegenheit hatten, uns mit wissenschaftsphilosophischen Grundkonzepten vertraut zu machen, auf denen wir jetzt argumentativ aufbauen können, wollen wir jetzt abschließend die Untersuchung erneut am Beginn aufnehmen. Wir wollen diesen Weg nicht um der bloßen Wiederholung willen beschreiten, sondern die gewonnenen wissenschaftsphilosophischen Erkenntnisse vertiefen und zum Abschluß bringen. Außerdem werden wir versuchen, den praktischen Bezug von Wissenschaft zu unserer Lebenswelt herzustellen.

Wie Sie sich erinnern, haben wir zu Beginn die Frage „Was ist Wissenschaft?" zu beantworten getrachtet. Bei diesem Versuch stießen wir auf drei verschiedene Aspekte von Wissenschaft: Wissenschaft als Kulturbereich, Wissenschaft als Forschungsprozeß und Wissenschaft als systematisches Wissen. Zusätzlich formulierten wir Minimalanforderungen an eine rationale Argumentation, die erfüllt sein müssen, wenn wir den Anspruch erheben, eine wissenschaftliche Diskussion zu führen.

Da es nicht möglich war, alles zu thematisieren, was gegenwärtig unter Wissenschaft im weiten Sinne verstanden wird, hatten wir uns zunächst damit begnügt, die Grundlagen von Wissenschaft als systematisches Wissen und den wissenschaftlichen Fortschritt näher zu betrachten. Dabei erwies es sich als notwendig, auch Gedanken zur Wissenschaft als Forschungsprozeß zu berücksichtigen, weil wir die theoretischen Aspekte unseres Wissens nicht scharf von den pragmatischen trennen konnten. Auch der Hinweis auf die sozialen Hintergründe und Fundamente der wissenschaftlichen Tätigkeiten erwies sich nicht als hinreichend. Es scheint, als ob der lebensweltliche Bezug der Wissenschaft ebenfalls den Stellenwert von Wissenschaft in unserer Gesellschaft mitbestimmt, so daß wir uns diesem und seinen Implikationen zuwenden werden.

Wir wollen nicht noch einmal mit der Frage „Was ist Wissenschaft" beginnen, sondern einen anderen Weg einschlagen, indem wir uns als erstes fragen, welchen Zweck erfüllt Wissenschaft? Was ist das Ziel unserer wissenschaftlichen Tätigkeit? Wir betreiben Wissenschaft nicht als bloßen Selbstzweck. Wissenschaft befriedigt ein menschliches Bedürfnis. Wir betreiben Wissenschaft, um etwas über die Natur bzw. die Wirklichkeit zu erfahren, in der wir leben.[317] Wir wollen aber nicht nur wissen,

---

317 „Wissenschaften haben als Ziel, transsubjektiv gültiges Wissen bereitzustellen." Janich [26] S. 41

was ist, d. h. die bloßen Fakten kennenlernen, sondern wir wollen vielmehr auch wissen, warum etwas so ist, wie es ist, d. h. wir wollen die Gründe kennen. Erst wenn wir die Gründe kennen, die für die Tatsachen verantwortlich sind, glauben wir zu wissen, wie es sich tatsächlich verhält, welche Zusammenhänge bestehen.

Was implizieren wir, wenn wir von einem Wissen reden? Wir haben Wissen dadurch gekennzeichnet, daß wir es als richtige und begründete Überzeugung umschrieben haben. Eine bloße Annahme ist nämlich noch kein Wissen, auch dann nicht, wenn sie richtig sein sollte. Erst die Begründung konstituiert Wissen. Wenn jemand weiß, daß etwas der Fall ist, dann ist er davon überzeugt, daß er recht hat, und er kann gute Gründe dafür angeben. Er ist durch diese Gründe zu seiner Überzeugung gelangt. Unser Vertrauen auf unsere Erkenntnisse basiert darauf, daß wir uns bisher von den Gründen leiten lassen konnten, denn sie waren häufig zutreffend. Der fundamentalistische Anspruch, daß es Sätze gibt, die ein perfektes, absolutes Wissen ausdrücken, die keiner weiteren Begründung bedürfen, weil sie angeblich evident sind und ein vernünftiger Zweifel an ihrer Geltung nicht sinnvoll möglich ist, wird fallengelassen.

In der Wissenschaft vertrauen wir mehr auf sogenannten Beobachtungssätzen, die uns etwas über die von uns wahrgenommene Wirklichkeit sagen. Sie erscheinen uns auf den ersten Blick als relativ sicher und verläßlich, wobei es sich aber eher um eine praktische Sicherheit handelt. Beobachtungssätze vermitteln uns ein Wissen, das sich relativ einfach überprüfen läßt. Sie beschreiben Gegenstände, über die wir alle eine gemeinsame Erfahrung haben können.

Durch die Tätigkeit des Verstandes kann der Mensch in die Vielfalt der Natur eine gewisse Ordnung projizieren. Die Mannigfaltigkeit der einzelnen Erscheinungen wird durch allgemeine Merkmale der Einzeldinge oder gesetzmäßige Beziehungen begriffen bzw. strukturiert und damit der Umgang des Menschen mit der Komplexität der Natur erleichtert. Unser Verstand erlaubt uns einerseits Gegenstände zu klassifizieren und sie damit übersichtlicher zusammenzufassen und andererseits Gesetzmäßigkeiten zu formulieren, aus denen wir Prognosen ableiten können. Dabei bleibt offen, ob es widerstreitende Methoden der Strukturierung gibt und welche wir davon als wissenschaftlich oder „besser" ansehen.

Ein anderer wichtiger Aspekt wird mit dem vorher Gesagten schon angedeutet. Es ist nicht allein die Natur, die Vielfalt der Erscheinungen, die festlegt, unter welche Begriffe etwas geordnet wird, sondern es ist der Mensch selbst, sein Verstand, sein Intellekt. Sein geistiges Vermögen, eine Struktur oder Ähnlichkeit zu erkennen, ist eine unabdingbare Voraussetzung, um zu Erkenntnissen zu gelangen. Sowohl die Natur selbst als auch unser geistiges Vermögen sind gleichermaßen für unsere Erkenntnisse verantwortlich bzw. konstituieren sie.

Wenn sich unsere wissenschaftliche Tätigkeit an der Natur ausrichten soll, dann müssen wir auch die Frage stellen, was wir unter „Wirklichkeit" verstehen? Dem „naiven" Verständnis nach wollen wir schließlich die Wirklichkeit erforschen, die unabhängig von uns existiert und bestimmten Regelmäßigkeiten unterworfen zu sein scheint. Indem wir diese Regelmäßigkeiten erkennen, glauben wir, die Natur zu enträtseln und zu einem immer besseren Verständnis der Wirklichkeit zu gelangen.

Wir nähern uns der Wahrheit immer mehr an. Diese Auffassung von der Wirklichkeit ist für den Wissenschaftler insofern unabdingbar, weil er unterstellen muß, daß es so etwas wie eine Wirklichkeit gibt, die von uns zwar unabhängig, aber grundsätzlich erkennbar ist, – wobei der Erfolg der Wissenschaft diese Annahme zu bestätigen scheint.

Im ursprünglichen Sinn vertrauen wir unbedingt auf unsere Wahrnehmung. Dasjenige, was wir wahr-nehmen, nehmen wir als wahr an, wir akzeptieren es als richtig bzw. adäquat. Wir vertrauen auf dasjenige, was wir über unsere Sinne wahrnehmen, weil es die empirische Grundlage unserer Erfahrung ist. Allerdings haben wir auch gesehen, daß die „einfache" Wahrnehmung kein sicheres Fundament für alle mikro- oder makrophysikalischen Erscheinungen ist, weil der Erkenntnisprozeß empirisch unterdeterminiert ist. Theoretische Begriffe und grundlegende Erklärungsprinzipien sind Konstruktionen des Beobachters und als solche natürlich abhängig von deren sozialen und intellektuellen Bedingungen.

Die Natur ist der primäre Gegenstand unserer Erfahrungen und wir sind bereit zwischen richtigen und falschen Meinungen über die Natur zu unterscheiden.[318] Daraus können wir folgern, daß es Etwas gibt, was uns dazu motiviert. Ob dieses Etwas aber auch gegenständlich ist und ob es eine eigenständige Existenz besitzt, – was wir in unserem alltäglichen Verständnis unterstellen –, kann nicht entschieden werden. Wir gehen intuitiv davon aus, daß die Natur nicht nur ein Produkt unserer Einbildungskraft ist, sondern daß sie auch eine eigene Existenz hat, unabhängig davon ob und wie wir sie wahrnehmen. Inwieweit wir diese realistische Annahme aber auch theoretisch rechtfertigen können, ist einerseits ungewiß und andererseits zweitrangig. Wenn wir nämlich glauben, daß wir ohne diese realistische Annahme nicht auskommen, wäre es eine Frage der praktischen Klugheit, diese Annahme einfach zu akzeptieren.

Obgleich es sich bewährt hat, davon auszugehen, daß es eine Wirklichkeit gibt, die wir entdecken können, ist unser Bezug auf sie deutlich eingeschränkt. Wir haben nämlich keinen direkten Bezug auf die Wirklichkeit als solche, ohne Zwischenschaltung unseres spezifischen Erkenntnisapparates. Es gibt keine Möglichkeit, auf solch eine Wirklichkeit zu referieren, ohne nicht bereits bestimmte Beschreibungssysteme bzw. Sprachen zu verwenden.[319] Die Idee einer Wirklichkeit, die unabhängig von uns existiert, ist nach Rorty [51] eine unhaltbare Idee. Wirklichkeit ist immer eine beschriebene Wirklichkeit. Sie ist immer auf bestimmte Beschreibungssysteme als Deutungssysteme verwiesen. Nur innerhalb solcher Deutungssysteme können wir über Wirklichkeit sprechen. Da es mehrere Deutungssysteme gibt, folgt daraus, daß es auch mehrere „interpretierte" Wirklichkeiten bzw. Welten gibt. Nicht die Wirklichkeit als solche ist der Bezugspunkt unserer Erkenntnis, sondern die verschiedenen Interpretationen und Deutungen von kohärenten Beschreibungssystemen.

---

318 Eindrücke von etwas sind per se weder wahr noch falsch. Nur Behauptungen enthalten einen Wahrheitsanspruch.

319 „Die Welt spricht überhaupt nicht. Nur wir sprechen." Rorty [51] S. 24

Nachdem Kant [27] folgerichtig erkannte, daß die Struktur der Welt nicht durch die Natur als solche vorgegeben ist, sondern durch die Struktur unseres Geistes, werden wir heutezutage noch einen Schritt weiter gehen müssen. Wir werden nicht mehr sagen können, daß es nur eine einzige vorgefundene Wirklichkeit bzw. Welt gibt und damit nur eine einzige Wahrheit, sondern es werden vom Menschen mehrere Versionen von Welten geschaffen, die zum Teil im Konflikt miteinander stehen. Diese neue Sichtweise wird wahrscheinlich bei Ihnen auf ein gewisses Unbehagen stoßen. Was können wir damit meinen, daß es nicht nur eine Wirklichkeit, sondern mehrere Welten geben soll? Nun die Antwort liegt darin, daß unser Zugang zu jeder Beschreibung der Wirklichkeit an ein Deutungssystem gebunden ist. Dieses Deutungssystems oder dieser Interpretationsrahmen kann zu keinem Zeitpunkt unterlaufen werden. Jenseits von Interpretationen gibt es nichts, jeder Gegenstand wird immer als ein bestimmtes Etwas angesehen. – Dabei sollten sie sich an die verschiedenen Interpretationen des Pendels und des freien Falles von Aristoteles und Galilei erinnern. – Unsere Eindrücke von etwas sind unterbestimmt und bedürfen einer zusätzlichen Interpretation. Wir bleiben also auf interpretierte Beschreibungssysteme beschränkt, wenn wir über die Wirklichkeit reden. Durch die Struktur und Inhalte des Deutungssystems ist festgelegt, was in Wirklichkeit überhaupt sein kann und wie es erkennbar ist –, sie definieren den Horizont unserer Welt, unseres Seins. Der Mensch muß sich damit abfinden, daß es wenig Sinn macht von der einen einzigen Wirklichkeit zu sprechen, die wir enträtseln wollen. Es wird immer nur eine Wirklichkeit sein bezogen auf ein bestimmtes Deutungssystem.

Der Rede von sogenannten „objektiven" Wahrheiten,[320] Wahrheit über die Wirklichkeit als solcher, ist nun sinnleer, weil wir über die Wirklichkeit als solche nicht reden können. Der Physiker, der Phänomenalist und der Mediziner leben je in ihrer eigenen Welt.[321] Jede erklärt alles, aber jede erklärt alles anders. Zwischen ihnen besteht

---

320 Damit geht der Sinn von „objektiv" nicht verloren, sondern er wird jetzt anders interpretiert. Da sich derjenige, der sich um Objektivität bemüht, nach vorurteilsfreier und unvoreingenommener Erkenntnis strebt, bedeutet „objektiv" soviel wie „unvoreingenommen" – er löst sich von der subjektiven Perspektive. Eine objektive Erkenntnis weist nicht auf die nichtinterpretierte Wirklichkeit hin, sondern lediglich auf eine inter-subjektiven Perspektive innerhalb des Deutungssystems.

321 „Der Physiker hält seine Welt für die reale, indem er Tilgungen, Ergänzungen, Unregelmäßigkeiten und Betonungen anderer Versionen der Unvollkommenheit der Wahrnehmung, den Dringlichkeiten der Praxis oder der dichterischen Freiheit zuschreibt. Der Phänomenalist betrachtet die Wahrnehmungen als fundamental, die Beschneidugnen, Abstraktionen, Vereinfachungen und Verzerrungen anderer Versionen hingegen als Ergebnis von wissenschaftlichen, praktischen oder künstlerischen Interessen. Für den Mann auf der Straße weichen die meisten Versionen der Wissenschaft, der Kunst und der Wahrnehmung auf mancherlei Weise von der vertrauten und dienstbaren Welt ab, die er aus Fragmenten der wissenschaftlichen und künstlerischen Überlieferung und aus seinem eigenen Überlebenskampf zusammengebastelt hat. Am häufigsten wird in der Tat diese Welt für real gehalten; denn Realität in einer Welt ist – wie der Realismus eines Bildes – größtenteils eine Sache der Gewohnheit." Goodman [21] S. 34f

zum Teil ein unaufhebbarer Widerstreit, weil es keine gemeinsame Grundlage der Beurteilung gibt. Wahrheit verliert so ihre objektive Bedeutung und wird jetzt kontextabhängig. Der Wahrheitsanspruch wird relativiert auf das jeweilige Deutungssystem. Es gibt jetzt nicht nur eine Wirklichkeit und eine Wahrheit, sondern verschiedene, so daß widerstreitende Behauptungen in verschiedenen Welten wahr sein können.

Wahrheit kann jetzt nicht mehr so ohne weiteres als Übereinstimmung mit der Wirklichkeit definiert werden, wie es die Korrespondenztheorie nahelegt, denn es ist nicht klar, womit übereingestimmt werden soll. Ist damit die Übereinstimmung mit der Wirklichkeit als solcher oder nur mit der interpretierten gemeint. Da wir unter Übereinstimmung nur die zwischen der interpretierten Welt und den Tatsachenaussagen meinen können, verliert die Wahrheit ihren absoluten Stellenwert, sie kann keinen absoluten Geltungsanspruch über die verschiedenen Welten hinweg mehr erheben. Sie ist jetzt relativiert auf das entsprechende Deutungssystem, sie muß sich ebenfalls orientieren. Wahrheit definiert sich selbst als dasjenige, was in dem entsprechenden System wahr sein soll. Wahrheit reduziert sich so auf die Kohärenz der Aussagen in einem logischen und ästhetischen Kontext. Die Aussagen müssen passen und plausibel sein. Damit hat die „wissenschaftliche" Wahrheit ihre Exklusivität verloren, insofern sie beansprucht, uns mitzuteilen, wie die Welt tatsächlich strukturiert ist.

Offensichtlich hat jede Welt-Version, – definiert durch ihr Deutungssystem –, auch ihr eigenes relatives Fundament bzw. ihren eigenen Bezugsrahmen. Die Wahrheit jeder Aussage ist selbstverständlich nur überprüfbar innerhalb des Interpretationsrahmens, wobei keines der relativen Fundamente universale Gültigkeit beanspruchen kann. Damit wird auch verständlich, warum verschiedene Menschen, die ihren Erkenntnissen unterschiedliche Deutungssysteme zugrunde legen, zu unterschiedlichen Aussagen kommen und ihren Wahrheitsanspruch vehement verteidigen. Wahr zu sein, ist jetzt nur noch ein Merkmal relativ zu einem Interpretationsrahmen, innerhalb einer Weltversion. Das bedeutet allerdings nicht, daß wir beliebige Deutungssysteme einführen können, daß Theorien nicht auch falsch sein können. Innerhalb des Deutungsrahmens werden wir sehr wohl Wahres von Falschem unterscheiden müssen. Schwierig wird es nur, wenn wir die Geltungsansprüche zwischen verschiedenen Systemen klären bzw. ihnen gerecht werden wollen.

Aus unserer Ausführungen lernten wir, daß wir über eine von uns unabhängige Wirklichkeit nicht sprechen und aus der Welt der Erscheinungen nicht ausbrechen können. Wir haben uns mit der Beschränktheit unseres intellektuellen Vermögens abzufinden und müssen darauf verzichten, ewige Prinzipien und Wahrheiten aufzustellen. Wir sollten uns deshalb von der intellektuellen Einstellung leiten lassen: „da wir nicht allwissend sind, steht es uns nicht zu, absolute Sicherheit für beliebiges Wissen in Anspruch zu nehmen." Wir können uns als sterbliche Lebewesen lediglich für eine gewisse Zeit der Illusion hingeben, daß wir eine „sichere" Position erworben hätten. Es gibt keine Rechtfertigung, intolerant gegenüber andersartigen Auffassungen oder Denkweisen zu sein. Diese intellektuelle Einstellung sollten wir uns insbesondere immer dann in Erinnerung rufen, wenn wir uns besonders sicher fühlen und glauben, über Erkenntnisse zu verfügen, die „absolut" verläßlich sind und von denen wir niemals abzurücken bereit sind. Wir sollten unser Leben also nicht darauf ausrichten, Strukturen zu entdecken, die auf ewig gesichert sind, sondern wir sollten uns damit abfinden, daß wir nur Justierungen an unserem Bild über die Wirklichkeit vornehmen können. Dieses Schicksal gilt es zu ertragen.

Wenn es diverse Welten gibt, lassen sie sich ineinander transformieren oder irgendwie aufeinander reduzieren, um unsere ursprüngliche Idee einer einzigen Wirklichkeit doch nicht aufgeben zu müssen? Diese Frage werden wir wohl verneinen müssen, weil die Deutungssysteme einen Ausschließlichkeitsanspruch erheben und vielfach unvergleichlich miteinander sind. Es gibt keinen archimedischen Punkt, keinen externen Standpunkt, von dem aus wir darüber urteilen können, ob wir die Wirklichkeit so sehen, wie sie tatsächlich ist. Wir können eine Version über unsere Welt nicht dadurch prüfen, daß wir sie mit einer nicht beschriebenen oder nicht wahrgenommenen Welt vergleichen, sondern nur indem wir sie mit anderen Beschreibungen vergleichen. Wir können die Natur immer nur aus der Sicht eines Menschen betrachten, geprägt von dem menschlichen geistigen Vermögen und gefangen in einem Begriffssystem, mit dem wir unsere Meinungen ausdrücken. Wir werden nicht umhin kommen, auch den Anspruch aufzugeben, eine bezugsneutrale Matrix zu finden, die es uns gestatten wird, zu beurteilen, wie die Wirklichkeit tatsächlich ist.

Die Wahrheit über die Wirklichkeit zu erfahren, war der Ausgangspunkt unseres wissenschaftlichen Strebens. Wir haben nun erkennen müssen, daß es diese eine „monistische" Wirklichkeit nicht gibt, sondern nur verschiedene Welten bzw. Wirklichkeiten in Abhängigkeit von verschiedenen Deutungssystemen als Ausdruck eines Pluralismus. An die Stelle einer einzigen Wirklichkeit, an die wir uns immer mehr annähern wollten, tritt von nun an ein Pluralismus von Kulturen, Überzeugungen und Beschreibungsformen, denen wir gerecht werden müssen.

Jemand, der weiterhin nach einem absoluten sicheren Fundament sucht, mag fragen, ob es nicht ausgezeichnete Deutungssystem gibt, die sich als sicher und verläßlich erwiesen haben, denen wir bedingungslos vertrauen können. Leider haben sich alle unsere Deutungssysteme als prinzipiell fallibel und zufällig erwiesen. Sie basieren eben nicht auf absoluten und notwendigen Fundamenten. Erst wenn wir uns unserer definitiven Endlichkeit, unsere beschränkten Fähigkeiten bewußt werden und akzeptieren, daß wir die Wirklichkeit immer nur innerhalb eines bestimmten Beschreibungssystem begreifen können, dann begreifen wir Situation des Menschen richtig: als Fehlbarkeit und Pluralismus. Dies bedeutet aber nicht, daß alle Systeme gleichwertig sind oder daß sie sich alle gleich gut bewährt haben. Aus der Menge aller möglichen Systeme wurden bisher nur diejenigen ausgewählt, die dem Menschen unter pragmatischen Gesichtspunkten am erfolgversprechensten erschienen.

Die Entscheidung zugunsten eines bestimmten Deutungssystems ist zugleich auch die Verneinung bzw. Ablehnung von anderen. Ausgewählte Deutungssysteme setzen Fakten und schränken die weitere Auswahl ein. Wir grenzen mithin unsere Entwicklungsmöglichkeiten mit der Entscheidung zugunsten eines Systems ein. Mit unserer Wahl konstituieren wir ein Netzwerk von akzeptierten Auffassungen über unsere Welt, die zwar nur relativ hierzu gültig sind, die wir aber als festgefügte Struktur erleben und nur durch weitere Justierungen verändern. Da wir vor Fehlentscheidungen nicht geschützt sind und möglicherweise Deutungssysteme ausgewählt haben, die uns andere, vielleicht sogar bessere Methoden verschließen und uns in selbsterzeugte Probleme verstricken, sollten wir uns als Handlungsmaxime Toleranz und Offenheit zu eigen machen. Wir sollten gegenüber den Justierungen flexibler reagieren, weniger dogmatisch, mehr aufeinander zugehend, aufklärender und neugieriger.[322]

Wenn wir uns einmal von dem fundamentalistischen Anspruch auf unbedingt verläßliche Grundlagen frei gemacht haben und die Erscheinungswelt als die einzige Wirklichkeit akzeptieren, dann werden wir uns auch nicht mehr nur als passive Zuschauer auffassen können, die die Welt lediglich betrachten, sondern als aktive Teilnehmer in der Welt, als Mitgestalter. Selbst der Akt der Wahrnehmung eines Gegenstandes ist schließlich ein Hervorbringen, eine Tat. Indem wir uns mit den Sinneseindrücken auseinandersetzen und sie in Wahrnehmungen deuten, erzeugen wir unsere Wirklichkeit – die Tatsachen sind das Resultat einer Tat, eines kreativen Aktes.[323] Daß wir Mitgestalter in unserer Welt sind, ist uns ja bereits vertraut, denn als homo faber verändern wir tagtäglich unsere Umwelt. Wir leben heute in einer zumeist artifiziellen Welt, – wenn wir sie mit der naturgegebenen vergleichen. Kultur statt Natur.

Der relativistische Standpunkt, daß es keine absolute Position, keinen archimedischen Punkt gibt, bedeutet aber nicht, daß es nicht einen Standpunkt geben kann,

---

322 „Non-Fundamentalismus ist zu unserer Grundsituation geworden. Es gibt keine letzten Fundamente – weder in der Dimension der Grundlagen noch im Bereich der Oberfläche. Vielfältigkeit und Übergängigkeit sind der letzte Befund – an der Oberfläche unübersehbar mannigfaltig, in der Dimension der Grundlagen zwar weniger zahlreich, aber gleichermaßen unentrinnbar und einschneidend. Zuletzt stoßen wir allenthalben auf Relativität und Beweglichkeit – und sind gehalten, auf instabilen und veränderlichen Fundamenten zu operieren." Welsch [59] S. 943f

323 Wissenschaft ist auch eine Art von Kunst, wir erzeugen Erkenntnisse. Der ursprüngliche Ansatz der Ästhetik von Alexander Gottlieb Baumgarten in seinem Werk „Aesthetica" (1750/1758) basiert auf der Anschauung. Er betonte die Wahrheit und Bedeutung des sinnlich konkret Erlebten, das sich deutlich von der begrifflichen Wahrheit des Verstandes unterscheidet, die nicht auf Konkretes und Singuläres bezogen ist, sondern auf Abstraktes und Generelles. Der Verstand kann so die konkrete Wirklichkeit und ihre Individualität überhaupt nicht erfassen. Eine ästhetische Komponente ist in jeder Auseinandersetzung mit der Wirklichkeit nachweisbar: Wirklichkeit wird von uns gemacht, erzeugt, wir sprechen über Tat-sachen, die die Folge einer Tat sind. Die Wirklichkeit ist das Produkt bestimmter Anschauungsformen, Leitbilder, oder definierter Muster. Die Wirklichkeit ist so das Ergebnis eines kreativen Aktes eines künstlerisch schaffenden Subjektes. Kognition und Ästhetik gehören zusammen. Nicht umsonst weisen einige Erfinder und Entdecker daraufhin, daß sie ihre Theorie zum Teil auch auf die Annahme zurückführten, daß sie harmonisch sein müsse, daß sie schön, einfach und elegant aussehen müsse. Wirklichkeit und Wahrheit wird auch zu einem künstlerischen Akt. Ja, sie wird zu einer Frage des Geschmacks, weil sich der Mensch nur in einem jeweils von ihm gewählten Deutungssystem aufhält.

der begründbar ist. Da wir uns endgültig davon verabschiedet haben, absolut letzte Begründungen zu suchen, werden wir uns mit guten und vielfachen Begründungen zufrieden geben müssen. Wir erwarten im Grunde genommen auch keine Letztbegründungen, sondern halten überschaubare Gründe für ausreichend, wenn wir mit den daraus ableitbaren Konsequenzen oder Alternativen einverstanden sind. Es wird jetzt nicht mehr irgendeine Instanz für die Güte der Begründungen verantwortlich gemacht, sondern es bleibt der Mensch im Kommunikationsprozeß. Gute Gründe zeichnen sich dadurch aus, daß sie in einem bestimmten Kontext als hinreichend angesehen werden,[324] was natürlich auch bedeutet, daß sie in anderen Kontexten oder Kulturbereichen nicht unbedingt auch gelten müssen. Alle Begründungen und Bestimmungen von Sachverhalten sind so letztlich eingebettet in ein System von Relationen, sie unterliegen der Relativität.[325] Sie gelten immer nur in einem bestimmten Rahmen bzw. unter bestimmten Bedingungen.

Alle Versuche, irgendwie geartetes absolutes Wissen zu begründen – ohne auf ein transzendentes Wesen zu referieren –, müssen als gescheitert angesehen werden. Übrig bleibt das geistige Vermögen des Menschen mit seinen methodischen und historischen Wurzeln, das kritisch auf sich selbst reflektieren muß, um den heutigen komplexen Ansprüchen gerecht zu werden und den unabweisbaren Relativismus zu akzeptieren. Der Fundamentalismus wird endgültig verabschiedet.

Wie Sie sicherlich vermuten, entsprechen die Deutungssysteme demjenigen, was einige andere Paradigmen nennen. Was können wir nun unter einem Paradigma verstehen? Zu einem Paradigma gehört sicherlich die Grundstruktur von umfassenden Konzepten. Es enthält Regeln, die festlegen, wie wir über Gegenstände reden und nach denen wir unsere Urteile fällen. Dazu gehört im Grunde das gesamte spezifische Begriffssystem, die Theorie mit ihren Rahmenbedingungen, die Methoden und Rationalitätskriterien. Über Begründung, Rationalität und Wissen kann deshalb

---

324 „Habe ich die Begründungen erschöpft, so bin ich nun auf dem harten Felsen angelangt, und mein Spaten biegt sich zurück. Ich bin dann geneigt zu sagen: „So handle ich eben." Wittgenstein [60] S. 133 (217)

325 Damit findet auch das von Albert [1] beschriebene „Münchhausen-Trilemma" eine lebensweltliche Lösung. Albert hat noch einmal darauf hingewiesen, daß jeder Versuch, eine Letztbegründung zu geben, entweder in einen unendlichen Regress mündet, d. h. die Begründung kommt nicht zum Ende, oder sie mündet in einen logischen Zirkel, oder sie beruft sich auf die Evidenz der Sinne oder der Vernunft. Wenn Begründung nur als logische Ableitung aufgefaßt wird, ist das Trilemma nicht lösbar. Um dennoch ein gemeinsames sicheres Fundament für unsere Kommunikation zu finden, wurde eine sogenannte transzendental-pragmatische Letztbegründung konzipiert, die darauf basiert, daß Fragen, Behaupten und Bestreiten nur sinnvoll sein können, wenn die Möglichkeit und die Aufgabe einer Verständigung über Sinn und Wahrheit von Aussagen immer schon anerkannt sind. Auch der Konstruktivismus fußt auf dem Versuch, einen begründeten und zirkelfreien Aufbau der Naturwissenschaften und Mathematik zu leisten. Inwieweit die Einführung der logischen Propädeutik, Protophysik und Protochemie u. a. diesen Anspruch haben einlösen können, wird heute kontrovers beurteilt. Interessanterweise wird der Begründungsbegriff im Konstruktivismus auf einen Verständigungsbegriff reduziert.

immer nur relativ zum Paradigma gesprochen werden. Um uns darin zu unterstützen, daß wir in unserer Welt zurechtkommen, enthält das Paradigma die Ziele, Zwecke, Interessen und Erwartungshaltungen derjenigen, die das Paradigma verwenden. Es gibt uns eine Orientierungshilfe, es ist praktisch ausgerichtet.

Warum entwickeln wir solche Deutungskonzepte, was ist der Ursprung eines Paradigmas? Wir haben bereits früher gesehen, daß Wahrnehmung und Begreifen aufeinander angewiesen sind. Begreifen ohne Wahrnehmung ist zwar leer, aber Wahrnehmung ohne Begreifen ist völlig blind. „Wir können zwar Wörter ohne eine Welt haben, aber keine Welt ohne Wörter oder andere Symbole."[326] Unsere Urteile über Beobachtungen werden nicht direkt durch einfache Sinneseindrücke hervorgerufen, sondern in einem komplexen Prozeß von uns gebildet. Dabei spielt die innere Kohärenz bei der Bewertung des Urteiles eine entscheidende Rolle, weil sie zu den anderen für wahr gehaltenen Annahmen unbedingt gewahrt bleiben muß. Erst durch die innere Konsistenz können die Urteile über die gesamten Annahmen über den Aufbau der Welt systematisiert werden – unter einem Paradigma.

Um als Gemeinschaft sinnvoll über intersubjektive Erfahrungen sprechen zu können, bedarf es einer gemeinsamen Sprache. Denn wir wollen doch verstehen, worüber andere reden. Dazu müssen wir von den subjektiven Bedingungen der Erfahrung, dem sogenannten Erleben, abstrahieren, um zu einer gemeinsamen Basis zu gelangen, die einen Gedankenaustausch über Sachverhalte ermöglicht. Die Annahmen über die Zusammenhänge der Natur sind ein wichtiger Bestandteil beim Erlernen der gemeinsamen Sprache, die wir alle teilen und im Laufe unserer Ausbildung stückweise gelernt haben. Sollen wir als Individuum entscheiden, ob eine Behauptung wahr oder falsch ist, dann gehen wir in der Regel so vor, daß wir uns zunächst ein kohärentes Bild über den Sachverhalt verschaffen, dann entscheiden, welche Eindrücke uns als zuverlässig erscheinen, und zuletzt über die Wahrheit urteilen. Die Kohärenz unseres Weltbildes wird zu einem bestimmenden Faktor, was als zur Wirklichkeit gehörend akzeptiert wird und was nicht.

Die Entwicklung von Paradigmen beruht also einerseits darauf, daß unsere empirische Erfahrung unterbestimmt ist und einer Interpretation bedarf,[327] und andererseits darauf, daß wir uns nur in einer Sprache sinnvoll auf die Wirklichkeit beziehen können – wir können unsere Meinungen nur in einer Sprache Ausdruck verleihen. Ohne ein gemeinsames Deutungssystem würde die Kommunikation zwischen Menschen nicht gelingen. Wir akzeptieren das Paradigma, weil wir es zur persönlichen und gemeinsamen Orientierung benötigen – sowohl in theoretischer als auch in praktischer Hinsicht.

---

326 Goodman [21] S. 19

327 „Es gibt keine voraussetzungslose Erkenntnis; wir bewegen uns denkend, sprechend oder argumentierend immer im Rahmen von nicht einholbaren Voraussetzungen. Es gibt keine absolute, sondern viele unterschiedliche und unvergleichbare Grundlagen von Erkenntnis." Kutschera [33] S. 145

Außerdem steigern Paradigmen die Effizienz unserer Tätigkeiten, weil sie bestimmte Sachverhalte nur von einer Seite her beleuchten und damit den Umgang mit der Wirklichkeit vereinfachen. Sie erheben für ihren Anwendungsbereich einen Ausschließlichkeitsanspruch, indem sie nur die eigene Interpretation der Sachverhalte zulassen. Die Beschränkung auf eine Interpretation ist zum Teil wünschenswert, weil ein Forscher, der sich ganz auf eine bestimmte Deutung der Theorie konzentriert, effektiver und produktiver arbeiten kann. Die Ausblendung von störenden anderen Anschauungsweisen ist für den Wissenschaftler hilfreich. Der Wissenschaftler muß bei seinen Studien und Experimenten immer irgendwie selektieren; er muß sowohl sein Interessengebiet abstecken als auch seine Methoden definieren. Dann erst kann er mit den durch das Paradigma bereitgestellten Mitteln und Methoden anfangen, tätig zu werden. Das Paradigma muß sich als leistungsfähig erweisen, es muß adäquate Mittel zur Verfügung stellen, um neue Erkenntnisse zu erschließen, die sich praktisch umsetzen lassen. Erst wenn einerseits die Kohärenz des Weltbildes gesichert ist und andererseits die Leistungsfähigkeit nachgewiesen wurde, halten wir ein Paradigma für erfolgreich.

Allerdings beinhaltet das Paradigma nicht nur den Kern einer Theorie[328] oder impliziert nur einfache Methoden, sondern es ist ein weitgespanntes Netz von Ansichten und Handlungsempfehlungen. Dieses Netz muß sich vielfach bewähren und steht aufgrund seiner weitverzweigten Ausläufer zwangsläufig mit einigen plausiblen Sachverhalten oder anderen Paradigmen in Widerspruch. Nicht selten werden von anderen Paradigmen sogar bessere Alternativen aufgezeigt oder das eigene Paradigma erweist sich zur Bewältigung wichtiger Probleme als nicht hilfreich. Erst in solchen Konfliktsituationen wird offenbar, welche relative Gültigkeit das Paradigma besitzt – schließlich formuliert es doch nur Rahmenbedingungen, innerhalb derer es gilt und außerhalb derer es nicht gilt. Es ist eine der Aufgaben der Vernunft, diese Rahmenbedingungen des Paradigmas zu ergründen und seine Ansprüche im Verhältnis mit anderen zu klären.

Läßt sich ein Paradigma modifizieren? Der Schiffallegorie von Neurath [38] gemäß können wir auf dem Ozean treibend unser Paradigma nur stückweise verändern, wobei wir immer darauf achten sollten, daß es uns weiterhin über Wasser hält. Einen absoluten Neuaufbau kann es nicht geben und eine vollständige Destruktion unseres Schiffes würden wir nicht überleben. Die Entscheidung für oder gegen ein Paradigma ist immer eine notwendige, die von dem einzelnen Individuum getroffen werden muß. Die Entscheidung für ein bestimmtes Paradigma läßt sich aber nur selten allein mit den Mitteln der kognitiv-instrumentellen Rationalität treffen. Sie stellt uns nämlich keine Kriterien zur Verfügung, die es uns gestatten, zwischen verschiedenen Paradigmen „rational" zu entscheiden. Die subjektive Entscheidung zugunsten eines Paradigmas ist eher eine Frage der Persönlichkeit, der Moral und des Geschmackes.

Auch wenn Kuhns Analysen nahelegen, daß es zwischen den verschiedenen Paradigmen keine Vergleichbarkeit gibt, wählen wir doch zwischen verschiedenen

---

328 Theorie und Paradigma werden hier nicht in den strukturalistischen Konnotationen aufgefaßt.

Paradigmen aus. Es ist demnach durchaus möglich, daß sich Wissenschaftler von einer neuen Sichtweise überzeugen lassen. Da wir auch als Wissenschaftler zugleich an mehreren sozialen Systemen partizipieren, die von unterschiedlichen Paradigmen „beherrscht" sein können, sind wir immer von dem Konflikt zwischen verschiedenen Deutungssystemen bedroht. Deshalb ist es wichtig, daß wir über Handlungsstrategien verfügen, die eine Entscheidung darüber erlauben, wie wir uns verhalten sollen, wenn es zu Konflikten zwischen verschiedenen Paradigmen kommt.[329] Selbst die Entscheidung des Wissenschaftlers am Spiel „Wissenschaft" teilzunehmen und sich den Regeln der wissenschaftlichen Methodologie zu unterwerfen, ist ein freie subjektive Entscheidung. Solange der Wissenschaftler Wissenschaft betreiben will, muß er sich allerdings an die Vorgaben der Methodologie halten. Er kann nicht Wissenschaft betreiben wollen, ohne sich an die Methodologie zu halten – genausowenig wie wir Fußball unter Mißachtung der Fußballregeln spielen oder versuchen Handball, ohne Ball zu spielen.

Jedes Paradigma definiert seine eigenen Prinzipien, die zugleich das Paradigma konfigurieren und damit seine eigene Logik festlegen. In diesem Sinne stabilisiert sich das Paradigma selbst. Es benötigt zur Rechtfertigung nur sich selbst. Es muß aber den Nachweis erbringen, in den relevanten Bereichen leistungsfähig zu sein. Ein Paradigma wird nämlich nur dann von uns angenommen, wenn es pragmatisch erfolgreich ist und uns die Welt erschließt. Wenn es nicht hilft, uns in der Welt zu orientieren, dann wird es erfolglos bleiben und sich selbst auslöschen. Es geht also entweder an sich selbst zugrunde oder es wird verdrängt. Es wird nicht durch andere Paradigmen widerlegt, denn Paradigmen können nicht argumentativ „überwunden" werden. Die Rechtfertigung eines Paradigmas erfolgt empirisch, es muß sich praktisch für uns bewähren. Es muß helfen, uns in unserem Leben zu orientieren, es muß unsere Handlungen leiten. Dazu muß es mit unseren Zielvorstellungen und Lebenseinstellungen verträglich sein und muß uns eine Weltanschauung vermitteln, die wir akzeptieren.

An dieser Stelle wollen wir kurz innehalten. Sie werden sich wahrscheinlich verwundert fragen, warum wir uns jetzt mit mehr lebensweltlichen Problemen auseinandersetzen? Unser ursprüngliches Thema war doch die Wissenschaft. Nun, wir werden uns langsam damit vertraut machen müssen, daß die Rechtfertigung wissenschaftlicher Methoden durch theoretische Konstruktionen nicht ausreicht, und daß sie ihre Legitimation nur in einem übergeordneten Rahmen erhält. Wissenschaft als Kulturbereich thematisiert diese Aspekte und versucht die Bedeutung der wissenschaftlichen Methode im Spannungsfeld unserer Lebenssphäre zu ermitteln. Auch die Entscheidung zugunsten der Wissenschaft, die Unterwerfung der Gedanken unter das Paradigma der wissenschaftlichen Methodologie ist eine persönliche Entscheidung, die von anderen nicht mitgetragen werden muß. Wenn wir Gründe angeben wollen, warum diese Entscheidung uns in unserem Leben hilft, dann können

---

329 So werden wir sicherlich die Frage, ob wir Menschen klonen sollen, nicht allein mit wissenschaftlichen Argumenten beantworten wollen.

dieses nur übergeordnete Gründe sein, die mit den Mitteln der Wissenschaft nicht mehr erfaßt werden können.

Doch zurück zu unserer Argumentation. Wir haben erkannt, daß es keine verbindlichen und sicheren Kriterien gibt, die ein Deutungssystem gegenüber einem anderen auszeichnen und daß es mehrere plausible Deutungssystem gibt. Die Konsequenz ist eine pluralistische Welt. Wir leben in einer Welt mit „gültigen" multiplen Beschreibungssystemen. Da jedes Paradigma für sich wahr ist und es mehrere Paradigmen gibt, die zum größten Teil unvergleichlich miteinander sind, sind widersprüchliche Urteile und Handlungsanweisungen nicht ungewöhnlich.

Wie aber sollen wir uns verhalten, wenn unterschiedliche Paradigmen jeweils für sich beanspruchen, „wahre" Sätze zu formulieren bzw. vernünftige Handlungen zu begründen? Da es ein Gebot der Vernünftigkeit ist, Paradigmen anzuerkennen und ihnen gerecht zu werden, werden wir uns als nächstes mit der Vernunft auseinandersetzen. Wir leben heutzutage in einer Welt voller Imperative wie: gebrauche Vernunft, gestalte Dein Leben vernünftig und richte Dein Leben nach rationalen Prinzipien aus. Was verstehen wir aber unter „vernünftig" oder „rational"? Obgleich wir uns alle zur Vernunft und Rationalität bekennen, besteht häufig keine Einigung darüber, was wir unter diesen Begriffen zu verstehen haben. Die bloße Annahme, daß unsere Welt durch rationale Prozesse regiert wird, daß sie von Vernunft durchsetzt ist, ist zur Erklärung nicht hinreichend. „Vernunft", „Vernünftigkeit" und „Rationalität" sind Begriffe, die wir in unserer heutigen Zeit immer dann verwenden, wenn wir glauben, daß etwas mit Bedacht getan werden soll, wenn wir wichtige Entscheidungen treffen oder wichtige Handlungen bewerten. Dabei zeigt sich aber, daß die Verwendung dieser Begriffe nicht ganz unproblematisch ist, weil sie in den verschiedenen Kontexten unterschiedliche Bedeutungen haben. Wir wollen deshalb eine Begriffsbestimmung versuchen, die einerseits eine konsistente Verwendung der Begriffe zuläßt[330] und andererseits sowohl den historischen als auch aktuellen Ansprüchen gerecht wird. [36, 59]

Ein Beispiel für den zum Teil ungewohnten Gebrauch von „rational" haben wir im vorhergehenden Abschnitt kennengelernt, als wir einige Regeln der Entscheidungstheorie besprachen. Als rational gilt eine Entscheidung unter Risiko, wenn sie zu einem Maximum des Erwartungsnutzens führt. Rationalität wurde definiert als die Befolgung bestimmter Kriterien zur Erreichung eines Zweckes. Sie hatte hier einen ausschließlich instrumentellen Charakter. Aspekte der Moral oder des Geschmacks, die sich in unseren Präferenzen niederschlugen, blieben bei der Beurteilung über den rationalen Charakter der Entscheidung bewußt unberücksichtigt. Es ist sicherlich nicht ausreichend, Vernunft nur auf dieses kognitiv-instrumentelles Vermögen zu reduzieren, denn von Vernunft erwarten wir mehr, als uns zu sagen, welche Mittel wir Einsetzen müssen, um ein bestimmtes Ziel zu erreichen.

---

330 Die hier verwendete Terminologie weicht geringgradig von anderen ab. Da wir unsere Verwendung aber präzisieren, dürfte es nicht schwer fallen, sie zu übersetzen – vorausgesetzt, die andere Terminologie ist auch konsistent.

Wie stellen wir uns ein modernes Konzept der Vernunft vor?[331] Welche Anforderungen muß Vernunft erfüllen? Wie kann sie zur Rationalität abgegrenzt werden? In unserem alltäglichen Sprachgebrauch unterscheiden wir durchaus zwischen dem, was vernünftig ist, und dem, was bloß als rational bzw. verstandesmäßig angesehen wird. Der Ursprung dieses Unterschiedes läßt sich bis in die Antike zurückverfolgen. Bereits bei Aristoteles wurde mit „nous" (später „intellectus") das geistige Vermögen bezeichnet, das in der Lage ist, intuitiv die Prinzipien zu erkennen.[332] Prinzipien müssen unmittelbar erfaßt werden, weil sie nicht durch eine andere intellektuelle Tätigkeit abgeleitet werden können. Nur durch den Nous gelangt der Mensch zu den nötigen Einsichten, die ihm ein umfassendes Bild vermitteln. Es ist das „höchste" geistige Vermögen des Menschen. Traditionellerweiser war die Vernunft auch das Vermögen, um Verschiedenes als Momente der Einheit zu begreifen. Immer dann, wenn Unterschiede oder Widersprüche auftauchten, sollten diese durch Vernunft überwunden werden.

Mit „logos" (später „ratio") wurde dagegen das „niedere" Vermögen bezeichnet, das schlußfolgert, das aus Begriffen und Sätzen andere Sachverhalte ableiten konnte, das logisch operiert. Nach wiederholtem Bedeutungswechsel der Begriffe in der Geistesgeschichte finden diese Vermögen ihre deutsche Übersetzung in „Verstand" als untergeordnetem und „Vernunft" als übergeordnetem Vermögen. Die Vernunft ist das höhere Vermögen, weil sie für sich beansprucht, Einsicht in das Ganze nehmen zu können, während der Verstand der Argumentation und Logik verhaftet bleibt. Die Vernunft ist weniger an den einzelnen Erkenntnissen oder ihren logischen Zusammenhängen interessiert, als daran, das Ganze zu überblicken; sie will in der Vielfalt die Einheit hervorbringen, das Gemeinsame betonen, integrieren.[333]

Der Verstand kümmert sich dagegen mehr um Klassifikationen und Diskriminationen. Er versucht Verständlichkeit herzustellen, indem er uns etwas begreiflich macht, – wobei wir dann etwas begriffen haben, wenn wir es unter einen Begriff subsumiert haben. Das Einzelne wird als besonderer Fall des Allgemeinen angesehen. Der Verstand blickt vom Allgemeinen auf das Besondere, indem er weitgehend alle Besonderheiten ausklammert. Der Verstand ist egalisierend und homogenisierend. Erst durch die Verstandestätigkeit begreifen wir die einzelnen Vorgänge in der Natur als gesetzesartig. Der Verstand zielt auf Berechenbarkeit und

---

331 Welsch [59] hat in ausführlichen Analysen deutlich gemacht, wie wichtig das moderne Konzept einer „transversalen" Vernunft ist, die in Übergängen zwischen den Anforderungen verschiedener Paradigmen und inmitten von Kontroversen und Widersprüchen operiert.

332 Sie erinnern sich, daß das damalige erkenntnistheoretische Problem der Begründung von Wissen dadurch gelöst wurde, indem behauptet wurde, daß unsere Erkenntnisse aus Prinzipien abgeleitet werden, die absolut und notwendig wahr sind. Nur dadurch, daß die Prinzipien als gewiß gelten, erhält auch das daraus abgeleitet Wissen einen hohen Grad an Sicherheit.

333 Bisher gingen die Gelehrten immer davon aus, daß sich alles aus einem ersten Grund entwickelte und sich daraus der Gedanke an einer Einheit ableiten läßt. Jede Vielheit war immer nur Vielheit unter dem Dach der Einheit. Heute finden wir uns zunehmend damit ab, daß es eine Einheit als solche häufig nicht gibt. Wir akzeptieren weitgehend die Vielheit, den Pluralismus.

versucht deshalb die Mathematik zum Kanon der Wissenschaft zu erheben. Der Intention nach versucht der Verstand die Natur zu Beherrschen, indem sich die einzelnen Dinge den durch den Verstand konstituierten allgemeinen Ansichten unterzuordnen haben, – damit sie begreiflich und verständlich werden.

Nur dem Verstand wird zugestanden, daß er konstitutiv für Erkenntnisse ist, die Vernunft allein ist nur regulativ tätig.[334] Das heißt, daß die Vernunft als solche nicht notwendig ist, um Erkenntnisse zu begründen; im Gegensatz zum Verstand, durch den Erkenntnisse erst zustande kommen. Obwohl der Verstand das „niedere" Vermögen ist, ist er allein für sich fähig, Erkenntnisse zu konstituieren, er ist in diesem Sinne das stärkere Vermögen. Das „höhere" Vermögen, die Vernunft, ist zugleich das schwächere.[335]

Die Verstandestätigkeit entspricht der kognitiv-instrumentellen Rationalität. Mit ihr verknüpfen wir Kriterien der Effizienz, sie ist ein mehr technisches Vermögen, das uns hilft, über die Wahrheit von Aussagen zu urteilen und zweckgerichtete Entscheidungen zu fällen. Es fehlt diesem instrumentellen Vermögen aber die Fähigkeit, uns Orientierungswissen mitzuteilen, die Frage nach dem Sinn zu beantworten oder uns eine Reflexion auf unsere Ziele zu ermöglichen. Vielerseits wird die Vernunft auf die kognitiv-instrumentelle Rationalität reduziert, was zur Vorherrschaft der wissenschaftlichen Erkenntnis und Technologie über alle Lebensräume hinweg führte. Der Mangel an Orientierung und Sinn wurde durch die technische Machbarkeit ersetzt. Gegenwärtig wird zunehmend kritisiert, daß ein so verabsolutiertes instrumentelles Vermögen unseren Ansprüchen nicht gerecht wird, uns durch unser Leben zu leiten.

Neben der kognitiv-instrumentellen Rationalität werden noch weitere Rationalitätsformen unterschieden: die moralisch-praktische und die ästhetisch-expressive Rationalität. Nach Habermas [22] ist Rationalität ein kommunikatives Vermögen, das auf Konsens ausgerichtet ist. Rationalität liegt genau dort vor, wo Argumente begründet werden, wo Geltungsansprüche eingelöst werden. Von Rationalität kann dementspechend in verschiedenen Kontexten gesprochen werden, je nachdem ob es sich um eine kognitiv-instrumentelle, moralisch-praktische oder ästhetisch-expressive Äußerung handelt. Damit wird Rationalität als kommunikative

---

334 Kant [27] A68, A 299

335 „Die Überordnung des Ideenvermögens über das Begriffsvermögen hatte traditionell stets den Sinn, daß das höhere Vermögen auch das stärkere und leistungsfähigere Vermögen, das niedrigere hingegen das schwächere Vermögen sei. Das höhere Vermögen sollte erkenntnisbegründende Funktion haben, und es mußte intuitiv sein, weil man sonst in eine unbeendbare Regreß-problematik geraten wäre; aus dem gleichen Grund mußte dieses Vermögen über wohldefinierte Gehalte (über Prinzipien, Axiome oder Grundsätze) verfügen, die für die Erkenntnistätigkeit insgesamt begründende Funktion haben sollten. Dieser Merkmals- und Leistungskomplex des oberen Erkenntnisvermögens war die notwendige Grundlage aller nachgeordneten Operationen des logos bzw. der ratio. ... Die Vernunft will zwar mehr als der Verstand – sie will ja aufs Ganze hinaus –, der Verstand aber kann mehr als sie – er allein verbürgt wirkliche Erkenntnis." Welsch [59] S. 819f

Instanz bestimmt, sie vollzieht sich nicht mehr durch Reflexion des einzelnen Individuums auf sich selbst, sondern in der erfolgreichen Verständigung zwischen Individuen, sie ist eine Angelegenheit zwischen Menschen.

Diese Dreiteilung in verschiedene Rationalitäten hat ihren Ursprung in der abendländischen Philosophie, die schon immer zwischen theoretischen, praktischen und ästhetischen Aspekten unterschieden hat.[336] Es war deshalb nur konsequent, wenn den unterschiedlichen Arten der Äußerungen auch verschiedene Rationalitäten zugeordnet wurden. Diese Differenzierung verschiedener Rationalitäten förderte das Auseinandertreten der kognitiven Wahrheit, der moralischen Richtigkeit und der ästhetischen Wahrhaftigkeit. Wissenschaft, Moral und Kunst werden als getrennte Bereiche angesehen, die jeweils anderen Rationalitätskriterien unterliegen.

Die verschiedenen Rationalitäten scheinen sich zu spezialisieren und gegenseitig auszugrenzen.[337] Am Beispiel der kognitiv-instrumentellen Rationalität der Entscheidungstheorie haben wir gesehen, daß Fragen des Geschmackes oder moralischer Werte lediglich bei den Präferenzen berücksichtigt werden. Die Vernünftigkeit in der Auswahl des Geschmackes oder moralischer Werte ist nicht durch die aufgeführten Rationalitätskriterien bewertbar. Beschreibende Sätze über Sachverhalte werden offensichtlich nach anderen Kriterien bewertet als Vorschriften, die festlegen, was moralisch richtig ist. Häufig treten zwischen moralischen und faktischen Ansprüchen auch Widersprüche auf, die unaufhebbar erscheinen. Würden wir versuchen, den Widerspruch dadurch aufzulösen, indem wir uns nur nach moralischen Rationalitätskriterien richten, dann werden wir den faktischen Ansprüchen wahrscheinlich genausowenig gerecht wie den moralischen, wenn wir nach den Kriterien der instrumentellen Rationalität handeln. Die einzelnen Rationalitäten können uns nicht immer helfen, vernünftige Entscheidungen zu treffen. Es ist in solchen Fällen die Aufgabe der Vernunft, und nicht die der Rationalitäten, aufklärend für Gerechtigkeit zwischen den Ansprüchen der Rationalitäten zu sorgen.

Einem vordergründigen Mißverständnis soll hier gleich vorgebeugt werden. Vernunft und die Rationalitäten sind streng genommen nicht verschiedene Vermögen des Menschen, sondern es ist dasselbe geistige Vermögen, das aber unterschiedlich ausgerichtet ist. Es ist dasselbe Denken, das lediglich verschiedene Funktionen erfüllt. Während die Rationalität Sachverhalte thematisiert, geht es der Vernunft um die Rationalität selber.

Wir haben gesehen, daß die kognitiv-instrumentelle Rationalität, die auch als Verstand oder theoretische Vernunft bezeichnet wird, darauf ausgerichtet ist, zu sicheren Erkenntnissen zu gelangen bzw. einen bestimmten Zweck zu erreichen. Sie

---

336 Allerdings gibt es einen entscheidenden Unterschied zwischen der Bedeutung der Vernunft in der Antike und der Moderne: Vernunft spiegelt in der Antike die Ordnung des Universums wider, während sie heute die Struktur der Gesellschaft widerspiegeln soll.

337 Es scheint beinahe so, als wenn heute jedes soziale System wie Recht, Wirtschaft, Wissenschaft, Bildung usw. sein eigene Rationalität hat, so daß es nicht selten zu Konflikten zwischen den verschieden Rationalitäten kommt.

versucht, uns Gründe für unsere Erkenntnisse zu geben, die möglichst absolut und sicher sind. Die moralisch-praktische Rationalität bzw. praktische Vernunft versucht uns dagegen anzuleiten, wie wir richtig handeln sollen. Sie versucht im Gegensatz zur kognitiv-instrumentellen Rationalität uns lediglich gute Gründe für unsere Handlungen zu geben, die kontextgebunden sind und relativ auf unseren kulturellen Hintergrund interpretiert werden müssen. Sie erfordert Lebenserfahrung,[338] Umsicht und Urteilskraft.[339]

Als „rational" bezeichnen wir in der Regel ein Verhalten, das bestimmten Rationalitätskriterien folgt, sich ihnen unterordnet. Sie ist eine Verständigkeit. Vernunft ist dagegen dadurch ausgezeichnet, daß sie über die jeweils spezifische Rationalität hinausgehen kann, sie blickt über den Zaun des Verstandes hinweg, sie ist ein weiterblickendes Vermögen, für das Ganze zuständig und mit Einsicht verknüpft.

Die Einteilung in verschiedene Rationalitäten erscheint prima vista durchaus gerechtfertigt. Während von einigen Befürwortern behauptet wird, daß es sich um inkompatible Rationalitätstypen handelt, die autonom sind und sich auch klar voneinander unterscheiden, wurde in jüngster Zeit Zweifel an dieser Teilung laut. Welsch[340] hat in seinen Untersuchungen gezeigt, daß alle drei Rationalitäten immer irgendwie miteinander vernetzt sind und ein klare Trennung nicht möglich ist.[341] Es ist deshalb eine Fiktion, anzunehmen, daß sich die unterschiedlichen Typen unabhängig voneinander konstituieren. Sie sind vielmehr eng untereinander verflochten und verweisen aufeinander. Keine der Rationalitäten kann letztlich ohne Bezug auf die andere existieren.

Wären die Rationalitätstypen tatsächlich autonom, dann könnte es im Konfliktfall keine angemessene Entscheidung geben, weil es keine Regel oder ähnliches gäbe, die

---

338 „..., daß man in jungen Jahren ein Geometer und Mathematiker und ein Weiser oder Kundiger in solchen Disziplinen, doch schwerlich klug werden kann. Der Grund dafür ist der, daß die Klugheit sich auf das Einzelne bezieht, das man nur durch Erfahrung kennenlernt, die eben dem jungen Manne fehlt, daß sie nur die Frucht langer Jahre ist." Aristoteles [5] 1142 a

339 „Urteilskraft: das ist der sichere Instinkt des Verstandes, der greift, nicht nur berührt, verändert, nicht nur beschreibt, das Wesentliche, ohne daß es den Dingen oder den Informationen auf der Stirn stünde, erfaßt, sich aneignet, Wege weist, orientiert. ... Ohne klug beratende Urteilskraft und ohne klug beurteilende Vernunft auch keine Zukunft des Wissens und keine Zukunft einer Welt, die in wirklicher oder eingeredeter Orientierungslosigkeit zu versinken droht." Mittelstraß [36] S. 243

340 Welsch [59] S. 461–540

341 „Den Ausgangspunkt bildete die Pluralisierung der Rationalität. In einem ersten Schritt bewirkte sie eine Ausdifferenzierung, ein Auseinandertreten unterschiedlicher Rationalitätstypen. Es zeigte sich jedoch, daß diese Rationalitätstypen nur an der Oberfläche klar getrennt, in der Tiefe hingegen konstitutiv mit Elementen anderer Rationalitätstypen verflochten sind, so daß die Wohlordnung nur ein vordergründiger Anschein war, während darunter mannigfache Querverbindungen und Uneindeutigkeiten bestanden. Vollends kommt es dann zu einer Situation rationaler Unordentlichkeit durch die Pluralisierung zweiter Stufe: durch das Hervortreten unterschiedlicher Paradigmen innerhalb der ausdifferenzierten Rationalitätsbereiche." Welsch [59] S. 605

gemeinsam auf die verschiedenen Rationalitäten anwendbar wäre. Von einem vernünftigen Vorgehen mit solchen Widersprüchen, wie sie ja tatsächlich immer wieder auftreten, erwarten wir sorgfältige Umsicht sowie Findigkeit in der Problembewältigung. Dazu muß die Vernunft sich auf die sich widersprechenden Positionen einlassen, sie muß ihre Gemeinsamkeiten und Unterschiede kontourieren.

Was zeichnet Vernunft gegenüber anderen geistigen Vermögen aus? Nun, Vernunft soll einsichtig und weitsichtig sein. Sie soll das Ganze in Betracht ziehen und den einzelnen Bestandteilen gerecht werden, damit unsere Handlungen nicht an einseitigen Interessen ausgerichtet sind. Vernunft verweist damit auf die Eigenschaft des Menschen zum kritischen Nachdenken und auf die Fähigkeit, mit unterschiedlichen und sich widersprechenden Ansichten umzugehen. Vernunft macht sich stark für alle Beteiligten und versucht ihnen gerecht zu werden. Im Gegensatz zur einzelnen Rationalität, die sich zum Anwalt einer bestimmten Hinsicht gemacht hat und versucht, diese durchzusetzen, ist die Vernunft nicht einseitig ausgelegt. Vernunft soll sämtliche Ansprüche würdigen und gerecht werden, um danach zu einer Entscheidung mit Rücksicht auf diese Ansprüche zu gelangen. Vernunft ist somit ein Vermögen der Klärung, des Nachdenkens. Sie soll uns Rat geben, wo die Rationalitäten versagen. Sie soll uns Sicherheit geben, sie soll uns in unserem Leben die notwendige Orientierung geben.

Worin besteht nun das Verhältnis zwischen Rationalität bzw. Verstand und Vernunft? Die Verstandestätigkeit oder Rationalität ist auf ihren jeweiligen Horizont beschränkt, während die Vernunft sich auf die Verstandestätigkeit bezieht[342] indem sie Ordnung in die verschiedenen Rationalitäten bringt, ihre Grenzen aufzeigt und sie zugleich übersteigt. Die unterschiedlichen Rationalitäten sind dagegen auf ihren jeweiligen Horizont beschränkt. Sie haben ihre bestimmte Funktion nur innerhalb eines definierten Umfeldes, genauso wie die Paradigmen. Vernunft erweist sich dabei als ein Vermögen, das auf Universalität und auf die Ganzheit ausgerichtet ist.

Es ist nun die Aufgabe der Vernunft, die verschiedenen Rationalitäten und Paradigmen zu kritisieren und in ihre berechtigten Schranken zu weisen.[343] Wir haben gesagt, daß die Vernunft auf das Ganze ausgerichtet ist. Was aber ist das Ganze, die Totalität? Sie ist sicherlich nicht ein Gegenstand, den wir wie andere erkennen können. Sie ist vielmehr eine Perspektive, eine Idee, die sich uns aufdrängt, wenn wir über komplexe Sachverhalte nachdenken.[344] Das Ganze zu denken, ist demnach eine subjektive Leistung, die wir vollbringen wollen als Ausdruck des Interesses der Vernunft. Das Ganze kann nun in klassischer Denkweise unter dem Aspekt einer Einheit betrachtet werden, oder sie wird als Vielheit akzeptiert. Heute glauben wir zunehmend weniger daran, daß das Ganze auf einer Einheit beruht, sondern wir sind bereit, die Unterschiede, den Pluralismus, im Gesamtsystem anzuerkennen. Damit ist

---

342 „Die Vernunft bezieht sich niemals geradezu auf einen Gegenstand, sondern lediglich auf den Verstand." Kant [27] A 643
343 Letztlich ist die Vernunft selbst der Gerichtshof über die Vernunft. Kant [27] A XIf
344 Kant [27] A329

unsere zunehmende Bereitschaft verknüpft, unsere Weltsicht zu liberalisieren, im Pluralismus zu leben und die mit ihr einhergehende Konflikte lösen zu wollen. Unter der Leitidee der Gerechtigkeit ist die Vernunft weiterhin der Ganzheit verpflichtet, aber ohne die Vielheit zu vernachlässigen.[345]

Unser gegenwärtiges partikularistisches Denken ist für das Denken in Übergängen zwischen Paradigmen und Rationalitäten nicht geeignet. Sie gelten als störend. Die heutige Auseinandersetzung mit der Pluralität von Sinnsystemen in der Welt erfordert aber gerade, daß wir uns den verschiedenen Realitätskonstellationen stellen. „Auch diese Vernunft dekretiert nicht, sondern sucht, prüft, wägt ab. Sie agiert situationsbewußt und findig. Sie achtet auf Widerstreite und ist sich der Relativität bewußt. Sie weiß um den Vorletzt-Charakter ihrer Perspektiven und Entscheidungen, den Fließcharakter der Wirklichkeit und den bloß interventionistischen Charakter ihrer Tätigkeit, die unmöglich die Verhältnisse ein für allemal festschreiben kann."[346] Eine Vernunft, die uns gestattet, die Übergänge zu vollziehen, wäre geradezu eine dringliche Tugend. Sie allein würde es uns nämlich erlauben, uns in unserer Lebenswelt mit der Pluralität von gelingenden Lebensmöglichkeiten zu orientieren.[347]

Während Rationalität in unserer heutigen Gesellschaft institutionalisiert ist, viele über Rationalität sprechen und glauben, rational zu handeln, bleibt Vernünftigkeit immer noch unter dem Joch der kognitiv-instrumentellen Rationalität gefangen. Dies umso mehr, als Vernünftigkeit sich nicht dadurch offenbart, daß wir lediglich über sie reden. Vernünftigkeit zeigt sich nur, wenn wir sie praktizieren, – was nicht selten ein hohes Maß an Courage voraussetzt. Vernunft ist eine Sache von Individuen, sie ist keine Basis auf den wir nach Belieben zurückgreifen können. „Vernünftigkeit muß jeweils in der Situation bewährt, hervorgebracht, unter Beweis gestellt werden."[348] Sie ist eine praktische Aufgabe.

Sie werden sich wahrscheinlich weiterhin fragen, warum es wichtig ist, zwischen den Rationalitäten und der Vernunft zu unterscheiden, insbesondere in einer Abhandlung über Wissenschaft. Dieser kurze Exkurs war notwendig, um Sie für den Abschluß zu rüsten. Schließlich werden Sie sich kaum damit zufrieden geben, daß wir die Meinung über die stabilen Fundamente der Wissenschaft in einen haltlosen und orientierungslosen Relativismus umgeformt haben, der etwas Erschreckendes an sich hat, weil er keinen Halt zu geben scheint. Trotzdem werden wir nicht umhin können,

---

345 Dazu bedarf es nach Welsch einer neuen neue Leitperspektive der Vernunft. „Die neue Leitidee ist die Idee der Gerechtigkeit – die die Idee rationaler Gerechtigkeit. Sie bildet die neue Leitperspektive einer Vernunft, die, ihrer Ganzheitsverpflichtung folgend, auf den Umstand stößt, daß sich das Ganze nicht mehr zu einer einheitlichen Ordnung fügt, sondern durch eine Vielheit gegenläufiger Rationalitäten und Optionen gekennzeichnet bleibt. Dieser Situation vermag allein das Ideal der Gerechtigkeit zu entsprechen." Welsch [59] S. 698

346 Welsch [59] S. 790

347 Für Welsch sind folgende Eigenschaften für einen effektiven Vernunftgebrauch konstitutiv: „Weitsicht, Ganzheitsbezug, Entscheidungskompetenz, Eröffnungscharakter, Transparenz, Spezifikationsvermögen, Grenzgängerschaft und Souveränität." Welsch [59] S. 909ff

348 Welsch [59] S. 936f

die Relativität zu akzeptieren, zumal sie auch noch zwei wünschenswerte Konsequenzen mitsichbringt: sie fördert einerseits unsere Flexibilität, was ein nicht zu unterschätzender Überlebensvorteil ist, und sie fördert andererseits die Einsicht für die Verantwortung, die wir im Umgang mit anderen Menschen und der Welt auf uns genommen haben, indem wir uns als aktive Mitspieler sehen. Diese Verantwortung ist nicht auf andere Wesen oder Instanzen delegierbar, sie ist die jeweils eigene.

Sicherheit und Stabilität zu finden auf relativen Fundamenten ist die Herausforderung. Toleranz, Weitsichtigkeit und Umsicht sind einige der Voraussetzungen, um in unserer Gesellschaft mit ihren pluralistischen Anforderungen gerecht zu leben. Wissenschaft ist dabei nur ein Teil unseres Lebens, – ein wichtigen Teil, aber eben nur ein Teil. Wissenschaftlichen Ansprüchen gerecht zu werden und die kognitiv-instrumentelle Rationalität mit ihrem Absolutheitsanspruch in ihre Schranken zu weisen, ist eine Frage der Klugheit und Angemessenheit. Feyerabends Kritik gegen den wissenschaftlichen Monismus beruht auf solchen Einsichten. Es wäre fatal, die kognitiv-instrumentelle Rationalität als ausschließliches und universelles Instrument zur Gestaltung des menschlichen Lebens einzusetzen.

In der Auseinandersetzung der Schulmedizin mit alternativen oder komplementären Behandlungsformen ist es erforderlich, diesen Relativismus zu berücksichtigen. Wenn Behandlungsformen den Anspruch stellen, wissenschaftlich fundiert zu sein, dann müssen sie sich auch den Anforderungen der wissenschaftlichen Methodologie unterwerfen. Sie müssen ihre Wirksamkeit und „Harmlosigkeit" in kontrollierten Studien belegen. Wenn sie diese Ansprüche aber nicht stellen, weil sie nicht in das gegenwärtige schulmedizinische Paradigma eingegliedert werden können oder von diesem nicht verstanden werden, dann sollten sie versuchen, ihre Überzeugungskraft anders zu entfalten. Sie sollten darauf verzichten, sich der eingeschränkten Sichtweise der wissenschaftlichen Methodologie auszusetzen. Der Erfolg oder Mißerfolg alternativer Behandlungsformen läßt sich nicht danach bemessen, ob sie der wissenschaftlichen Methodologie genügen, sondern es ist letztlich der Patient, der über Erfolg oder Mißerfolg entscheidet.

"Nachdem die falsche Hoffnung auf eine feste Grundlage verschwunden und die Welt ersetzt ist durch Welten, die nichts als Versionen sind, nachdem Substanz sich in Funktion aufgelöst und das Gegebene als ein Genommenes erkannt wurde, stehen wir nun vor den Fragen, wie Welten erzeugt, getestet und erkannt werden."[349]

Wir werden uns hier natürlich nur auf die Aspekte beschränken, die sich direkt auf die Wissenschaft beziehen. Was zeichnen wissenschaftliche Untersuchungen im Vergleich mit anderen heute aus? Wie sieht die wissenschaftliche Tätigkeit in der Praxis aus? Welche methodischen Ansprüche werden an eine geplante Studie bzw. Experimente gestellt? Wir beginnen in der Regel damit, daß wir uns eine Frage stellen, dessen Antwort wir für dringlich halten, weil sie ein wichtiges Problem formuliert. Das Probleme entstehen häufig durch einen Konflikt oder Widerspruch

---

349 Goodman [21] S. 19

zwischen unseren Erwartungen und den tatsächlich gemachten Beobachtungen, die eine Art Inkohärenz bilden, – wenn es solche Konflikte nicht gäbe, dann entfiele auch die Motivation, etwas erkennen zu wollen, es würde sich keine Neugierde ausbilden. Wir formulieren also den Zweck einer Studie und stellen dann eine Hypothese auf. Zielkriterien werden formuliert, die festlegen, auf welche Weise die Hypothese überprüft werden soll. Danach wird ein Meßaufbau und Studienablauf festgelegt, bei dem es im Wesentlichen darum geht, Maßnahmen zu ergreifen, um das Untersuchungsobjekt zu isolieren, damit äußere Einflüsse kontrolliert werden können. Während in der Realität die Untersuchungsgegenstände in vielfältiger Weise mit der Welt in Kontakt stehen, besteht die wissenschaftliche Tätigkeit in erster Linie darin, Objekte und ihre Einflüsse zu isolieren oder vereinfachte Modelle zu konstruieren. Wir untersuchen also Systeme, die in der Natur nicht vorkommen. Wir untersuchen genau genommen künstliche Systeme, um etwas über die natürlichen Systeme zu erfahren.

Der Wissenschaftler setzt sich nicht eigentlich mit der komplexen Realität auseinander, sondern immer nur mit bestimmten, genau definierten Ausschnitten. Da diese Ausschnitte auch in ihrer Struktur stark vereinfacht sind, sind diese Studien nicht unerheblichen Fehlerquellen ausgesetzt, die der Studierende zu berücksichtigen hat. Nicht selten werden Fehler im Studienablauf nicht erkannt oder die Daten fehlerhaft interpretiert. Die daraus abgeleiteten Ergebnisse können dann zu nicht unerheblichen Konsequenzen führen.[350]

Die Durchführung einer Studie ist eine genuin praktische Tätigkeit, die sich nicht von den Zwängen der menschlichen Bedingungen befreien kann. Um den Wissenschaftsprozeß zu verstehen, ist es nicht hinreichend, sich lediglich auf Abstraktionsprozesse, logische Verfahren oder Korrelationen zwischen Daten zu beziehen, die nur das Ziel haben, Gesetzmäßigkeiten zu demonstrieren. Da die in den Studien bzw. Experimenten gewonnenen Erkenntnisse lediglich unter den Beschränkungen der Studie bzw. des Experimentes gültig sind, muß die Interpretation in ein ganzheitliches Konzept der Welt eingebettet werden. Erst die gedeuteten Daten geben uns dann einen adäquaten Eindruck über die Wirklichkeit.

Dementsprechend müssen auch die Ergebnisse der Forschung bewertet werden. So sagen uns zwar die empirischen Gesetze, wie die Wirklichkeit sich unserer Meinung nach regelhaft verhält, aber die Gesetze sind keine Eigenschaft der Wirklichkeit, sondern ein Produkt des menschlichen Verstandes. Kann aus der Tatsache, daß wir empirische Gesetze aufstellen können, die sich in Vorhersagen bewährt haben, geschlossen werden, daß sich die Wirklichkeit tatsächlich regelhaft verhält? Da wir keinen Zugang zur Wirklichkeit als solcher haben, kann diese Frage nicht sinnvoll beantwortet werden. Fest steht, daß der Erfolg der Wissenschaft aber ohne diese Annahme nur schwer zu verstehen ist.

---

350 Beck-Bornholdt und Dubben [9] haben eindrucksvoll darauf hingewiesen, zu welchen Fehlentscheidungen die Nichtbeachtung methodischer Anforderungen führen kann.

Wir müssen uns damit abfinden, daß wir immer nur mit Modellen operieren, die Konstrukte unseres Verstandes sind. Wir sollten uns deshalb unser Mißtrauen bezüglich unserer Methoden bewahren. Sowohl die Klassifikationen durch Abstraktion als auch die Durchführung von Experimenten und Studien beinhaltet immer die Möglichkeit, daß wir unserer Wirklichkeit zu sehr Gewalt antun, sie verzerren. Begründen können wir diese Annahme aber nicht, weil wir nicht wissen, wie die Realität tatsächlich beschaffen ist. Sollten wir uns irren, werden wir durch die Realität allerdings schnell eines Besseren belehrt. Ist unsere Theorie über eine Erkrankung falsch und dadurch die Therapie inadäquat, wird der Patient nicht geheilt oder stirbt. Irrt sich der Landwirt bei der Bestellung seiner Getreidefelder oder bei seiner Hühnerzucht, wird er auf dem Feld kein Getreide ernten bzw. keine Eier verkaufen. Der Erfolg unserer wissenschaftlichen Tätigkeit läßt sich sehr häufig in der Praxis ablesen.

Die moderne Wissenschaft enthält mathematische Strukturen, die alles bisherige an Systematik und Allgemeinheit übertreffen. Doch um diesen Strukturen zu entsprechen, wurden alle bestehenden Schwierigkeiten bei der Formulierung von Gesetzmäßigkeiten und Theorien beiseite geschoben oder durch ad-hoc Näherungen oder andere approximative Verfahren verdeckt. Während empirische Gesetze nur Tatsachen beschreiben, die regelmäßig ablaufen, werden Theorien aufgestellt, um auch diese Abläufe noch erklären zu können. Die ersteren werden entdeckt, indem wir in den Tatsachen nach ihnen suchen, und die letzteren werden erfunden, um sie uns verständlich zu machen. Die Formulierung von Theorien ist deshalb der schwierigste kreative Akt, der vom Menschen Kraft seines Verstandes vollzogen wird. Es ist deshalb auch nicht verwunderlich, daß Theorien quantitative Ergebnisse nicht exakt voraussagen und daß sie zum Teil auch qualitativ unzulänglich sind. Nicht selten lieferte uns die Wissenschaft Theorien von großer Schönheit und großem Scharfsinn, – die sich leider später als falsch erwiesen.

Die neuen Ideen, mit denen kreative Wissenschaftler ins Unbekannte vorstoßen, entsprechen zumindest in der Anfangsphase nicht immer den strengen Vorschriften der Logik. Der Versuch, die Ideen diesen Anforderungen anzupassen, würde dem Geist nur die nötige Elastizität rauben, die für den Fortschritt benötigt wird. Offensichtlich sind Tatsachen allein nicht stark genug, um den Wissenschaftler zur Annahme oder Ablehnung neuer Theorien zu veranlassen - dem Denken wird ein relativ weiter Spielraum gelassen, der Einfluß der Deutung und der Druck durch die Kohärenz überwiegt.

Warum betreiben wir überhaupt Wissenschaft? Der Mensch zeichnet sich bekanntermaßen dadurch aus, daß er ein neugieriges Wesen ist, er strebt nach Wissen.[351] Es entspringt unserer Natur, etwas wissen zu wollen, um unsere Erkenntnisse in praktische Fertigkeiten zu transformieren. Zum homo sapiens gesellt sich der homo faber, beide Vermögen entfalten sich im Menschen – Wissenschaft und Technik

---

351 „Alle Menschen streben von Natur nach Wissen." Aristoteles [6] 980a

zusammen charakterisieren den Menschen. Wir beschreiben unsere heutige Welt als eine technisierte Welt, die sich durch den wissenschaftlichen und technologischen Fortschritt zu dem entwickelt hat, was sie heute ist – eine wissenschaftsgestützte technische Kultur als Produkt des Menschen.[352] Der Mensch offenbart sich in dieser Welt als ein Wesen, daß sich Wissen verschafft und dieses als technologisches Können einsetzt.

Das bedeutet aber nicht, daß der Mensch sich nur durch diese beiden Eigenschaften bestimmt. Unser Leben erweist sich als Vielfältiger, es ist nicht ausschließlich durch Wissenschaft und Technik festgelegt. Andere Bereiche wie Kunst, Recht oder Wirtschaft haben für manche eine viel größere Bedeutung. Unsere lebensweltlichen Probleme lassen sich deshalb auch nur zum Teil durch wissenschaftlich fundierte Erkenntnisse oder Technologien lösen, die auf der kognitiv-instrumentellen Rationalität beruhen.[353] Moderne Wissenschaft versagt uns nämlich weitgehend jede Art von Sinngebung, sie hilft immer weniger, uns in der Welt zu orientieren.

Das war in der Antike anders. Die Erwartungen, die früher an die Wissenschaft gestellt wurden, waren umfangreicher als die heutigen. Wissenschaft wurde ursprünglich konstituiert, um das Verständnis unserer Welt zu verbessern und damit zugleich eine Orientierung in der Welt zu geben.[354] Diese Orientierung wurde durch das Vertrauen in die alltäglichen Erkenntnisweisen bestärkt; durch das Gefühl, das Wesen der Dinge durch unser intellektuelles Vermögen zu erkennen; durch teleologische Betrachtungsweisen ohne systematischen Zweifel an die Stellung des Menschen im Universum. In der Antike war die Natur nicht nur dasjenige, was der Mensch nicht geschaffen hatte, sondern sie war auch eine Ordnung, die sich offenbarte.

Zu Beginn der Neuzeit kam es zu einem gravierenden Wandel in allen Bereichen des menschlichen Lebens, nicht nur in der Wissenschaft. Galilei war es gelungen, theoretische Erwägungen mit experimentellen und technischen Anwendungen zu verknüpfen. Damit trat an die Stelle des phänomenologischen Erscheinungsbegriffes des Alltages ein instrumenteller Begriff der Erfahrung. Man erkannt, daß sich die neuen physikalischen Konzepte nicht durch die Erfahrung per se überprüfen lassen, sondern lediglich dadurch, daß erst ein bestimmter Erfahrungshorizont mit Instrumenten

---

352 Da uns die moderne Welt als ein Ergebnis von wissenschaftlichen und technischen Rationalitäten erscheint, bezeichnet Mittelstraß sie als „Leonardo-Welt", nach dem Baumeister, Wissenschaftler und Künstler Leonardo da Vinci. [36]

353 „Der technische Verstand ist groß und stark, die praktische Vernunft ist schwach und verzagt." Mittelstraß [36] S. 20

354 Wissenschaft wird zum Beispiel bei Aristoteles auch als Vollzug eines gelungenen Lebens verstanden. Wissenschaft hat nicht zum Ziel, zu beliebigen Erkenntnisse zu gelangen, sondern sie ist geleitet von dem Interesse, das gesellschaftliche Leben zu gestalten – unter moralischen Gesichtspunkten. Indem wir unser Wissen über die Wirklichkeit erweitern, verändert sie unsere Sichtweise der Welt und beeinflußt damit unser gesamtes Leben. Wissenschaftliche Tätigkeiten sind immer schon eingebunden in die Lebenswelt des Forschers und weil sie in die Lebenswelt eingreifen, haben sie eine moralisch-praktische Relevanz.

geschaffen wird. Die technische Entwicklung gekoppelt an die theoretische war eine conditio sine qua non für die Entwicklung moderner Wissenschaften.

Es erschien damals notwendig, die innere Komplexität der Welt durch neue Methoden in Angriff zu nehmen, weil sich die traditionellen Methoden der Aristotelischen Physik als ungeeignet erwiesen hatten. Mit der Renaissance setzte langsam eine Revolution des Denkens ein, die sich auch in neuen Konzepten und Begriffssystemen manifestierte: der Begriff der Bewegung erfährt durch Galilei einen wesentlichen Wandel; die Natur wurde zunehmend mathematisiert und der Raum geometrisiert; und die Qualitäten wurden auf Quantitäten reduziert, bis sie ganz aus der Physik verschwanden.

Mit dem Untergang der Philosophie des absoluten Idealismus wurde zu Beginn des 18. Jahrhunderts auch die seit Aristoteles bestehende tradierte Gleichsetzung von Philosophie und Wissenschaft aufgegeben. Die philosophische Methode war seit den Griechen bis zu Hegel die wissenschaftliche Methode schlechthin, denn es war die Aufgabe der Philosophie, dem Wesen des Seienden auf die Spur zu kommen, dem Menschen zu offenbaren, was die Welt im Innersten zusammenhält. Die sich danach entwickelnde Philosophie wurde nicht mehr als das Modell von Wissenschaftlichkeit schlechthin angesehen. Beide entwickelten sich voneinander weg. Philosophische Begründungen wurden in der Wissenschaft entbehrlich – indem sie auf den Empirismus vertrauten. Zugleich fand eine Verwissenschaftlichung der Lebenswelt statt, die im Produktions- und Organisationsbereich ebenso wirksam wurde wie im Bildungs- und Erziehungsbereich. Während philosophische Konzepte ihr Dasein im Elfenbeinturm zu fristen begannen, wurde Wissenschaft als einzige noch fraglos anerkannte Legitimationsquelle unserer Handlungen zugelassen.

Die modernen, experimentell vorgehenden Naturwissenschaften werden als Garanten für sichere empirische Erkenntnisse angesehen, weil das Wissen an der Wirklichkeit angeblich überprüft werden kann. Hypothesen sollen aufgestellt und durch empirische Verfahren getestet werden, die bestimmten wissenschaftlichen Kriterien genügen müssen. Theorien sind lediglich Konstruktionen, die uns die Wirklichkeit aus einem Guß erzeugen sollen und die Mittel bereitzustellen, über die Welt zu verfügen. Wissenschaft hat nicht das individuelle Glück zum Ziel, sondern sie ist darauf aus, die Wirklichkeit zu beherrschen, sie sich Untertan zu machen.

Da die wissenschaftliche Erkenntnis in einem kognitiven, sozialen und institutionellen Handlungszusammenhang steht, der ausschlaggebend dafür ist, was wissenschaftlich gegenwärtig „in" und „out" ist, was die richtige Problemsicht und was eine befriedigende Erklärung ist, kann die Bedeutung der Forschung nur in ihrer Entstehung, Durchsetzung und Geltung als gesamtgesellschaftliches Projekt verstanden werden. Wissenschaftliche Praxis läßt sich nicht losgelöst von der gesellschaftlichen Praxis adäquat erfassen. Die wissenschaftliche Methode muß immer in Relation auf die existierenden Normen und akzeptierten Verhaltensmuster einer Gesellschaft betrachtet werden. Untersuchungen zur Gentechnik oder Lebens-verlängerung werden geprägt von gesellschaftlichen Zwängen. Wissen bleibt immer bezogen auf einen bestimmten Horizont kognitiver und sozialer Relationen, sie ist eingebettet in einen bestimmten Kontext.

Mit der Explosion des vorhandenen Wissens, das am Ende der Goethe-Zeit einsetzte, weicht die universale wissenschaftliche Bildung allmählich der Spezialisierung. Die Folge ist, daß eine übergeordnete Weltanschauung von den spezialisierten Wissenschaften nicht mehr geliefert werden kann, ohne zugleich den Charakter der Wissenschaftlichkeit zu verlieren. Ein umfassendes Weltbild zu geben, gehört nicht mehr in den Aufgabenbereich der Wissenschaft. Hier muß sie versagen. Getragen von dem Erfolg der empirischen Wissenschaften und der Technologie,[355] fingen die Menschen an, der scheinbaren Allmacht der kognitiv-instrumentellen Rationalität zu vertrauen, sie weitgehend zu verabsolutieren und als Substitut für das fehlende übergeordnete Weltbild anzuerkennen. Es schien, als könnte die Welt durch den Verstand beherrscht werden. Es wurde alles gemessen, was meßbar war, und es wurde alles meßbar gemacht, was vorher nicht meßbar war. Von da an lebt der Mensch in einer Welt, die ihm zwar ein umfangreiches technisches Wissen vermittelt, ohne ihm aber zugleich eine Orientierung geben zu können.

Das von den modernen Wissenschaften bereitgestellte Wissen ist dazu gedacht, uns über die Zusammenhänge in der Natur aufzuklären und uns damit die nötigen Informationen für die technische Entwicklung und Umsetzung zugeben. Sie sagt uns, was wir mit der Welt tun können, wie wir über die Natur verfügen können, wie wir unser Wissen anwenden und unsere Effizienz steigern können. Gibt sie uns aber auch ein Wissen darüber, was wir tun sollen? Verschafft uns die gegenwärtige Wissenschaft auch ein Orientierungswissen, die uns Handlungsanweisungen gibt, was wir tun sollen? Oder sind wir zur Zeit weitgehend orientierungslos?

Wodurch orientieren wir uns? Was gilt als erstrebenswert? Was sollen wir tun? Wir können sicherlich nicht alle Fundamente über Bord werfen, wir können nicht ohne Leitfaden leben, weil wir ohne sie in der Unentscheidbarkeit verloren gehen. Wir benötigen irgendeine Form relativer Verbindlichkeiten. Da es absolut verbindliche Prinzipien nicht gibt, sondern nur relative Sicherheiten, besteht die wahre Stärke des Menschen darin, diese als relativ zu akzeptieren und mit den jeweiligen Anpassungen an die Situationen fertig zu werden. Die moderne Welt erfordert eine Änderung in unserem Denken: aufmerksamer statt rücksichtsloser, flexibler statt rigider, vielfältiger statt einseitiger, demokratischer statt hedonistischer.

---

355 Allerdings gibt es auch vermeintlich Rückschläge in der Wissenschaft, – die sich später als Fortschritte herausstellten: durch die Antinomien der Mengenlehre werden die Verhältnisse von Mathematik und Logik neu bestimmt, die Entstehung nicht euklidischer Geometrien und der Relativitätstheorie bewirken sowohl eine Änderung im Verständnis des Raum-Zeit-Kontinuums als auch das Ende der Newtonschen Physik.

15. Nachwort

Nachdem das Manuskript endlich fertiggestellt war, entspannte sich zwar einerseits das Gemüt, aber es traten andererseits immer wieder Zweifel darüber auf, ob nicht zu viele wesentliche Teile vernachlässigt wurden. Außerdem stellte sich die Frage, ob der Leser wirklich in die Lage versetzt wurde, sich ein adäquates Bild über die Grundlagen der wissenschaftlichen Tätigkeit zu machen. Wurde er vielleicht zu sehr verunsichert, oder tendierte er am Ende zu „anything goes".

Beide Einstellungen sind die Folge eines Mißverständnisses. Das anvisierte Ziel war die kritische Auseinandersetzung mit unserem naiven Glauben an ein sicheres Fundament der Wissenschaft, das uns häufig arrogant werden läßt gegenüber anderen Meinungen, die wir nicht gleich in unser Paradigma einordnen können. Wenn wir verstehen lernen, auf welchem wackeligen Boden wir selbst stehen, dann werden wir auch leichter akzeptieren, wenn eine andere Ansicht ebenfalls auf wackeligen Beinen steht.

Außerdem wurde an die Vernunft appelliert, die zwar noch zu häufig unter dem Joch der kognitiv-instrumentellen Vernunft steht, aber die uns hoffentlich aus einigen selbstverschuldeten Schwierigkeiten in unserer Welt heraushelfen wird. Sie ist ein leistungsfähiges Vermögen, das leider zu selten eingesetzt wird – zumal sie uns auch häufig relativ unbequeme Ratschläge gibt. Trotzdem sollten wir häufiger auf sie hören, auch wenn die praktische Umsetzung der Ratschläge gelegentlich Mut erfordert.

Da nicht beansprucht wird, alle diskutierten wissenschaftsphilosophischen Konzepte richtig dargestellt zu haben, sind Irrtümer natürlich nicht ausgeschlossen. Der Autor würde sich über konstruktive Kritiken bezüglich möglicher Irrungen und Wirrungen sehr freuen. Sollte es gravierende und fundierte Einwände gegen die dargestellte Sichtweise geben, könnte eine entsprechend formulierte Kritik auch zu einer Revision der hier vorgebrachten Einstellungen führen.

16. Anhang[*]

Definition 13

„**D13** X ist eine physikalische Theorie im Sinn von Sneed nur dann, wenn es ein K und ein I gibt, so daß gilt:

(1) $X = \langle K, I \rangle$;

(2) $K = \langle M, M_p, M_{pp}, r, C \rangle$ ist ein Strukturkern für eine Theorie der mathematischen Physik;

(3) $I \subseteq M_{pp}$;

(4) jedes Element von I ist ein physikalisches System;

(5) wenn D eine Klasse ist, die als Elemente genau die Individuenbereiche der Elemente von I enthält, so gilt für zwei beliebige Elemente Di und Dj aus D: Di ist mit Dj verkettet;

(6) I ist eine homogene Menge von physikalischen Systemen." (Stegmüller [54] S. 189)

Die logische Komponente einer Theorie soll genau fünf Bestandteile haben: 1. die Menge aller Modelle (M), die die mathematische Struktur erfüllen, 2. die Menge aller potentiellen Modelle (M_p), von denen man sinnvoll fragen kann, ob sie Modelle sind, 3. die Menge der partiell potentiellen Modelle (M_pp), d. h. eine beobachtbare Tatsache, die durch nicht-theoretische Begriffe allein beschrieben werden kann, 4. der Restriktionsfunktion r, die jedem Element jedes potentiellen Modells genau ein Element der denkmöglichen Anwendung, des partiell potentiellen Modells, zuordnet, und 5. den Nebenbedingungen (C). Das geordnete Quintupel dieser fünf Bestandteile wird der Strukturkern K der Theorie genannt.

Definition 14

„**D14** Die Person p verfügt zum Zeitpunkt t im Sneedschen Sinn über die physikalische Theorie T $= \langle K, I \rangle$ gdw gilt:

(1) $\langle K, I \rangle$ ist eine physikalische Theorie im Sinne von Sneed (vgl. **D13**)

(2) es gibt eine Erweiterung E_t von K, so daß p zur Zeit t glaubt, daß $I \in A_e (E_t)$. Diese Erweiterung ist in dem Sinn die schärfste Erweiterung dieser Art von K, daß gilt: $\wedge E$ [(E ist eine Erweiterung von K, so daß p zu t glaubt, daß $I \in A_e (E_t)$ und p verfügt über Beobachtungsdaten, welche diese Proposition stützen) $\rightarrow E_t \subseteq E$];

(3) p verfügt über Beobachtungsdaten, welche die Proposition $I \in A_e (E_t)$ stützen;

(4) p glaubt zur Zeit t, daß es eine Erweiterung E von K gibt, für die gilt:

(a) $I \in A_e (E)$;

(b) $A_e (E) \subset A_e (E_t)$.

(1) besagt, daß an den schwachen Begriff der physikalischen Theorie angeknüpft wird.

(2) liefert die Gewähr dafür, daß p mindestens an eine unter den Theorienpropositionen glaubt, die man mit Hilfe der Theorie T bilden kann. Die Zusatzbestimmung in (2) garantiert, daß der Glaube unserer Person, daß $I \in A_e (E_t)$, ein Glaube an die Theorienproposition vom stärksten Tatsachengehalt unter allen Theorienpropositionen ist, an die sie glaubt. In (3) wurde nur die erwähnte und nicht weiter explizierte Minimalbedingung über die empirische Stützung aufgenommen. Den Inhalt der vierten Bestimmung könnte man als Fortschrittsglauben der Person p bezeichnen. Dieser Glaube findet in der Überzeugung des Forschers p seinen Niederschlag, daß seine Theorie in Zukunft verbessert werden wird." (Stegmüller [54] S. 194)

---

[*] Der Anhang enthält für Interessierte lediglich die genauen Spezifikationen für die verwendeten Definitionen des strukturalistischen Theoriebegriffes. Zum Verständnis der Argumentation im Text ist die Kenntnis der Definitionen nicht notwendig. Eine umfangreiche Diskussion findet sich in Stegmüller [54] und Balzer et al [8].

Definition 16

„**D16** X ist eine physikalische Theorie im Sinn von Kuhn gdw es ein K, I und I_0 gibt, so daß gilt:
- (1) $X = \langle K, I, I_o \rangle$;
- (2) $K = \langle M_p, M_{pp}, r, M, C \rangle$ ist ein Strukturkern für eine Theorie der mathematischen Physik;
- (3) (a) $Vp_0 \, Vt_0 \, VE_0$ (die Person p_o hat zu t_o die Menge I_o als paradigmatische Beispielsmenge für I gewählt und erstmals die Erweiterung E_0 von K erfolgreich auf I_0 angewendet;
-     (b) $I_0 \subseteq I \subseteq M_{pp}$;
-     © $\wedge p \wedge t$ (wenn I^P die Menge der intendierten Anwendungen der physikalischen Theorie $T = \langle K,I \rangle$ ist, welche p zu t annimmt, dann glaubt p zu t, daß $I_0 \subseteq I_p$);
- (4) jedes Element von I ist ein physikalisches System;
- (5) wenn D eine Klasse ist, die als Elemente genau die Individuenbereiche der Elemente von I enthält, so gilt für zwei beliebige Elemente D_i und D_j aus D: D_i ist mit D_j verkettet;
- (6) I ist eine homogene Menge von physikalischen Systemen.

Die drei Bestimmungen (4) bis (6) dieser Definition sind identisch mit den Bestimmungen (3) und (5) von **D13**. In diesen drei Hinsichten stimmt also der neue Theorienbegriff mit dem Begriff der Theorie im schwächeren Sneedschen Sinn wörtlich überein. Neu ist die ausdrückliche Hervorhebung der paradigmatischen Beispielsmenge Io, von der außerdem verlangt wird, daß sie von dem „Erfinder der Theorie" angegeben worden ist und daß dieser Erfinder die Theorie erstmals erfolgreich darauf angewendet hat." (Stegmüller [54] S. 222)

Definition 17

„**D17** Die Person p verfügt zum Zeitpunkt t im Sinn von Kuhn über die physikalische Theorie $T = \langle K,I \rangle$ gdw gilt:
- (1) $\langle K, I, I_o \rangle$ ist eine physikalische Theorie im Sinn von Kuhn;
- (2) es gibt eine Erweiterung von E_t von K, so daß p zur Zeit t glaubt, daß $I \in A_e (E_t)$. Diese Erweiterung ist in dem Sinn die schärfste Erweiterung dieser Art von K, daß gilt: $\wedge E$ [(E ist eine Erweiterung von K, so daß p zu t glaubt, daß $I \in A_e (E)$ und p verfügt zur Zeit t über Beobachtungsdaten, welche diese Proposition stützen) $\rightarrow E_t \subseteq E$];
- (3) p wählt I_0 als paradigmatische Beispielsmenge für I;
- (4) p glaubt zu t, daß $\wedge t'$ (wenn I^P die Menge der Anwendungen der physikalichen Theorie $\langle K,I \rangle$ im Sinn von Sneed ist, dann ist $I_0 \subseteq I_t$);
- (5) p verfügt zur Zeit t über Beobachtungsdaten, welche die Proposition $I \, A_e (E_t)$ stützen;
- (6) p glaubt zur Zeit t, daß es eine Erweiterung E von K gibt, für die gilt:
  - (a) $I \in A_e (E)$;
  - (b) $A_e (E) \subset A (_e E_t)$.

Die Bestimmungen (1), (2), (5) und (6) stimmen wörtlich mit den Bestimmungen (1) bis (4) im Begriff des Verfügens über eine Theorie im Sinn von Sneed überein (vgl. **D14**). Neu hinzugetreten sind die Bestimmungen (3) und (4). Sie besagen, daß die Person p selbst bereit ist, I_0 als paradigmatische Beispiele für I anzuerkennen sowie daß p davon überzeugt ist, daß I_0 eine Teilmenge jeder Menge von intendierten Anwendungen ist, die sie selbst einmal in der Zukunft (im Sinn von **D15**) annehmen wird." (Stegmüller [54] S. 223)

17. Literatur

1. Albert H. Traktat über kritische Vernunft. 4. Aufl. Tübingen: Mohr; 1980.
2. Aristoteles. Lehre vom Schluss oder erste Analytik (Organon III). Hamburg: Meiner; 1921.
3. Aristoteles. Lehre vom Beweis oder Zweite Analytik (Organon IV). Hamburg: Meiner; 1922.
4. Aristoteles. Topik. Organon V. Hamburg: Meiner; 1968.
5. Aristoteles. Nikomachische Ethik. 3. Aufl. Hamburg: Meiner; 1972.
6. Aristoteles. Metaphysik. Hamburg: Meiner; 1978.
7. Bacon F. Neues Organ der Wissenschaften (novum organon). Darmstadt: Wiss. Buchgesellschaft; 1974.
8. Balzer W; Moulines CU; Sneed JD. An architectonic for science. Dordrecht: Reidel; 1987.
9. Beck-Bornholdt H-P; Dubben H-H. Der Hund, der Eier legt. Erkennen von Fehlinformationen durch Querdenken. Reinbek: Rowohlt; 1997.
10. Böhm B. Identität und Identifikation. Franfurt: Peter Lang; 1989.
11. Carnap R. Der logische Aufbau der Welt. Berlin: Weltkreis-Verlag; 1928.
12. Clarke JR. A scientific approach to surgical reasoning. II Probability revision – odds ratios, likelihood ratios, and Bayes' theorem. Theoretical Surgery 1990;5:206–10.
13. Clarke JR. A scientific approach to surgical reasoning. V. Patients' attitudes. Theoretical Surgery 1991;6:166–76.
14. Clarke JR, Rosemann DL. A scientific approach to surgical reasoning. IV. Resolving tradeoffs – decision trees and decision analysis. Theoretical Surgery 1991;6:110–5.
15. Cohen BI. Revolution in science. Cambridge: Harvard Press; 1985.
16. Eisenführ F; Weber M. Rationales Entscheiden. 2. Aufl. Berlin: Springer; 1993.
17. Feyerabend P. Wider den Methodenzwang. Frankfurt: Suhrkamp; 1976.
18. Feyerabend P. Der wissenschaftstheoretische Realismus und die Autorität der Wissenschaften. Braunschweig: Vieweg; 1978.
19. Feynman RP. QED. Die seltsame Theorie des Lichts und der Materie. München: Piper; 1985.
20. Goodman N. Tatsache, Fiktion, Voraussage. Frankfurt: Suhrkamp; 1975.
21. Goodman N. Weisen der Welterzeugung. Frankfurt: Suhrkamp; 1984.
22. Habermas J. Theorie des kommunikativen Handelns. Frankfurt: Suhrkamp; 1981.
23. Hempel CG. Studies in the logic of confirmation (I). Mind 1945;54:13
24. Hume D. Eine Untersuchung über den menschlichen Verstand. Hamburg: Meiner; 1973.
25. Hume D. Ein Traktat über die menschliche Natur. Buch I. Über den Verstand. Hamburg: Meiner; 1978.
26. Janich P. Kleine Philosophie der Naturwissenschaften. München: Beck; 1997.
27. Kant I. Kritik der reinen Vernunft. Hamburg: Meiner; 1956.
28. Krohn W; Küppers G. Die Selbstorganisation der Wissenschaft. Frankfurt: Suhrkamp; 1989.
29. Kuhn TS. Die Struktur wissenschaftlicher Revolutionen. 2. Aufl. Frankfurt: Suhrkamp; 1969.
30. Kuhn TS. Logik der Forschung oder Psychologie der wissenschaftlichen Arbeit? In: Lakatos I, Musgrave A, (Hrsg.) Kritik und Erkenntnisfortschritt. Braunschweig: Vieweg; 1974; S. 1–24.
31. Kuhn TS. Bemerkungen zu meinen Kritikern. In: Lakatos I, Musgrave A, (Hrsg.) Kritik und Erkenntnisfortschritt. Braunschweig: Vieweg; 1974; S. 223–70.
32. Kuhn TS. Die Entstehung des Neuen – Studien zur Struktur der Wissenschaftsgeschichte. Frankfurt: Suhrkamp; 1978.
33. Kutschera F. Die falsche Objektivität. Berlin: deGruyter; 1993.
34. Lakatos I. Falsifikation und die Methodologie wissenschaftlicher Forschungsergebnisse. In: Lakatos I, Musgrave A (Hrsg.) Kritik und Erkenntnisfortschritt. Braunschweig: Vieweg; 1974; S. 89–190.

35. Mastermann M. Die Natur eines Paradigmas. In: Lakatos I, Musgrave A (Hrsg.) Kritik und Erkenntnisfortschritt. Braunschweig: Vieweg; 1974; S. 59–88.

36. Mittelstraß J. Leonardo-Welt. 2. Aufl. Frankfurt: Suhrkamp; 1996.

37. Needham J. Wissenschaftlicher Universalismus. 3. Aufl. Frankfurt: Suhrkamp; 1993.

38. Neurath O. Protokollsätze. Erkenntnis 1932;3:204–14.

39. Peoples JB, Lichtenberger EJ, Dunn MM. Incidental Meckel's diverticulectomy in adults. Surgery 1995;118:649-52.

40. Platon. Theaitetos. Hamburg: Rowohlts; 1958.

41. Polanyi M. Implizites Wissen. Frankfurt: Suhrkamp; 1985.

42. Popper K. Logik der Forschung. 6. Aufl. Tübingen: Mohr; 1976.

43. Popper K. Die offene Gesellschaft. 6. Aufl. Tübingen, Mohr, 1992

44. Prigogine I. Vom Sein zum Werden. Zeit und Komplexität in den Naturwissenschaften. 5. Aufl. München: Piper; 1988.

45. Putnam H. Die Bedeutung von „Bedeutung". Frankfurt: Klostermann; 1979.

46. Quine WVO. Wort und Gegenstand. Stuttgart: Reclam; 1980.

47. Quine WVO. Zwei Dogmen des Empirismus. In: Quine WVO. Von einem logischen Standpunkt. Neun logisch-philosophische Essays. Frankfurt: Ullstein; 1979; S. 27–50.

48. Riedl R. Begriff und Welt. Biologische Grundlagen des Erklärens und Verstehens. Berlin: Parey; 1987.

49. Riedl R; Wuketits F. Die Evolutionäre Erkenntnistheorie. Berlin: Parey; 1987.

50. Rorty R. Der Spiegel der Natur. Eine Kritik der Philosophie. 3. Aufl. Frankfurt: Suhrkamp; 1994.

51. Rorty R. Kontingenz, Ironie und Solidarität. Frankfurt, Suhrkamp; 1995

52. Roth G. Das Gehirn und seine Wirklichkeit. Frankfurt: Suhrkamp; 1997.

53. Sneed JD. The logical structure of mathematical physics. Dordrecht: Reidel; 1971.

54. Stegmüller W. Probleme der Wissenschaftstheorie und Analytischen Philosophie. Band II. Theorie und Erfahrung. Heidelberg: Springer; 1970.

55. Stegmüller W. Probleme und Resultate der Wissenschaftstheorie und Analytischen Philosophie. Band IV. Personelle und statistische Wahrscheinlichkeit. Heidelberg: Springer; 1973.

56. Stegmüller W. Probleme der Wissenschaftstheorie und Analytischen Philosophie. Band I. Wissenschaftliche Erklärung und Begründung. Heidelberg: Springer; 1974.

57. Tarski A. Die semantische Konzeption der Wahrheit und die Grundlagen der Semantik. In: Skirbekk G (Hrsg.) Wahrheitstheorien. Frankfurt: Suhrkamp; 1977; S. 140–88.

58. Vollmer G. Evolution und Erkenntnisfähigkeit. Dialektik 1984;8:76–89.

59. Welsch W. Vernunft. Die zeitgenössische Vernunftkritik und das Konzept der transversalen Vernunft. 2. Aufl. Frankfurt: Suhrkamp; 1996.

60. Wittgenstein L. Philosophische Untersuchungen. Frankfurt: Suhrkamp; 1977.

61. Wittgenstein L. Tractatus logico-philosophicus. Logisch-philosophische Abhandlung. 13. Aufl. Frankfurt: Suhrkamp; 1978.

SpringerMedizin

Rudolf Tischner

Geschichte der Homöopathie

1998. Mit Abbildungen. Etwa 900 Seiten.
Gebunden DM 225,–, öS 1575,–
Subskriptionspreis gültig bis 31.7.1998: DM 180,–, öS 1260,–
ISBN 3-211-83101-0

Nachdruck eines lange vergriffenen Klassikers!
Auf höchst spannende und interessante Weise zeigt Tischners
bedeutendes Werk, das im Original 1939 erschienen ist, die
Entwicklung der Homöopathie im Zusammenhang mit anderen Strömungen, vor allem der Schulmedizin. Die mangelnde
Anerkennung der homöopathischen Lehre machte es notwendig, die berechtigten Ansprüche der Homöopathie vom
geschichtlichen Standpunkt aus hervorzuheben und sich mit
den gegnerischen Ansichten ausführlich auseinanderzusetzen. Einer der Schwerpunkte liegt in der Darstellung des wissenschaftlichen Werks Samuel Hahnemanns, des Begründers
der homöopathischen Lehre (1796). Aber auch die Vorläufer
des homöopathischen Gedankens, die Zeitgenossen, Schüler
und Gegner Hahnemanns finden ihren Platz in diesem
großartigen Buch.

Aus dem Inhalt:
• Die Vorläufer der Homöopathie
• Hahnemann. Leben und Werk
• Ausbreitung der Homöopathie (bis 1850)
• Die Homöopathie seit 1850

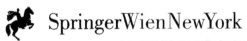

SpringerWienNewYork

Sachsenplatz 4-6, P.O.Box 89, A-1201 Wien, Fax +43-1-330 24 26
e-mail: order@springer.at, Internet: http://www.springer.at
New York, NY 10010, 175 Fifth Avenue • D-14197 Berlin, Heidelberger Platz 3
Tokyo 113, 3-13, Hongo 3-chome, Bunkyo-ku